ARZNEIBUCH DER DEUTSCHEN DEMOKRATISCHEN REPUBLIK

Bromchlortrifluoraethanum

Bromchlortrifluoräthan

Halothanum

2-Brom-2-chlor-1.1.1-trifluoräthan

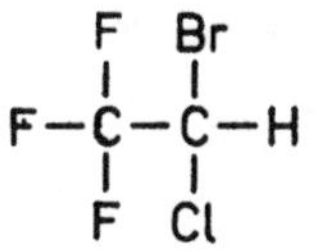

$C_2HBrClF_3$ (197,4)

Gehalt 99,99 bis 100,00% Bromchlortrifluoräthan.
Die Substanz muß 0,008 bis 0,012% Thymol als Stabilisator enthalten.

Beschreibung

Klare, farblose Flüssigkeit.
Geruch charakteristisch.
Geschmack süß und brennend.
Die Substanz ist flüchtig.

Löslichkeit: Wasser . . . . schwer löslich
Äthanol, Äther, Chloroform . . mischbar

Prüflösung: 25,0 ml Substanz werden nach Zusatz von 25,0 ml kohlendioxidfreiem Wasser 3 min geschüttelt. Nach dem Entmischen wird die wäßrige Schicht abgetrennt und als Prüflösung verwendet.

Identitätsprüfung

[*a*] Die Prüfung wird, wie unter „Gaschromatografische Bestimmung" (III, 14.0.) angegeben, durchgeführt.

Säule: Länge 300 cm; Innendurchmesser 4 mm
Füllung: 15,0% Silikonöl (Trennflüssigkeit) auf säure- und alkaligewaschenem und dimethylsilyliertem Porolith (Trägermaterial)
Temperatur: 65,0 °C
Trägergas: Stickstoff
Trägergasmengenstrom: 1 800 ml/h
Trennstufenzahl: mindestens 1 200, berechnet für den 1.1.2-Trichlor-1.2.2-trifluoräthan-Standard
Detektor: Flammenionisationsdetektor
Ausführung: Chromatogramm I: 0,10 µl Bromchlortrifluoräthan-Vergleichssubstanz werden chromatografiert.

Chromatogramm II: 0,10 µl Substanz wird chromatografiert.

Auswertung: Die Gesamtretentionszeit des Hauptpeaks der Substanz muß mit der der Bromchlortrifluoräthan-Vergleichssubstanz übereinstimmen.

[*b*] 5,0 ml Substanz werden in einem 25-ml-Becherglas auf dem Wasserbad nahezu zur Trockne eingedampft. Der Rest der Substanz wird durch Einblasen von Luft entfernt. Der Rückstand wird unverzüglich in 10 Tropfen Essigsäure gelöst. Nach Zusatz von 3 Tropfen konzentrierter Schwefelsäure und 1 Tropfen 5 N Salpetersäure zeigt die Lösung eine blaue Färbung.

Reinheitsprüfung

[*c*] *Alkalisch oder sauer reagierende Verunreinigungen:* 20,0 ml Prüflösung müssen nach Zusatz von 5 Tropfen Bromkresolpurpur-I sowie 0,100 ml 0,01 N Kalilauge blauviolett und nach darauffolgendem Zusatz von 0,70 ml 0,01 N Salzsäure gelb gefärbt sein.

[*d*] *Bromid-, Chlorid-Ionen:* 2,50 ml Prüflösung dürfen nach Zusatz von 7,5 ml Wasser bei der „Prüfung auf Chlorid-Ionen" (VI, 7.0.) keine stärkere Trübung als die Vergleichsprobe zeigen (höchstens 0,0002%, berechnet als $Cl^{\ominus}$).

[*e*] *Brom, Chlor, Phosgen:* 5,0 ml Substanz werden mit 2 Tropfen 3 N Schwefelsäure, 1,0 ml Stärke-I sowie 2 Tropfen frisch bereiteter Kaliumjodidlösung (10,0 g/100,0 ml) versetzt und 10 s geschüttelt. Danach darf die obere Schicht bei seitlicher Betrachtung gegen einen mattweißen Hintergrund keine violette oder blaue Färbung zeigen.

[*f*] *Organische Verunreinigungen:* 15,0 ml Substanz werden mit 7,50 ml konzentrierter Schwefelsäure versetzt. Die Mischung wird 5 min geschüttelt. Nach weitgehendem Entmischen wird die Schwefelsäureschicht abgetrennt und bei 3000 *g* 10 min zentrifugiert. Die Lichtabsorption (III, 5.0.) der überstehenden, klaren Lösung wird 25 min nach dem Schütteln der Mischung in einer Schichtdicke von 2 cm bei 430 nm gegen konzentrierte Schwefelsäure gemessen. Die Extinktion darf höchstens 0,150 betragen.

[*g*] *Verdampfungsrückstand* (VI, 20.0.): 50,0 ml Substanz werden, wie unter „Bestimmung des Verdampfungsrückstandes" angegeben, behandelt. Die Substanz darf höchstens 0,0010 g Rückstand hinterlassen.

Gehaltsbestimmung

[*h*] *Bromchlortrifluoräthan:* Die Bestimmung wird, wie unter „Gaschromatografische Bestimmung" (III, 14.0.) angegeben, durchgeführt. Für Säule, Trägergas, Trägergasmengenstrom, Trennstufenzahl und Detektor gelten die bei der Prüfung nach [*a*] gemachten Angaben.

Ausführung: Chromatogramm III: 3,0 µl Substanz werden chromatografiert.

Chromatogramm IV: 25,00 ml Substanz werden mit 5,00 µl 1.1.2-Trichlor-1.2.2-trifluoräthan-Standard (innerer Standard) versetzt. 3,0 µl der Lösung werden chromatografiert, bis die 3fache Gesamtretentionszeit des Bromchlortrifluoräthans vergangen ist.

Berechnung:

$$\% \text{ Bromchlortrifluoräthen} = 100 - \frac{0{,}02\left(a + \dfrac{cx}{y}\right)}{b - \dfrac{cx}{y}}$$

a = Summe der Flächen aller Peaks auf dem Chromatogramm IV mit Ausnahme des Bromchlortrifluoräthans und des 1.1.2-Trichlor-1.2.2-trifluoräthans in Quadratzentimeter.

b = Fläche des Peaks des 1.1.2-Trichlor-1.2.2-trifluoräthan-Standards auf dem Chromatogramm IV in Quadratzentimeter.

c = Fläche des Peaks mit der Gesamtretentionszeit des 1.1.2-Trichlor-1.2.2-trifluoräthans auf dem Chromatogramm III in Quadratzentimeter.

x = Fläche des Peaks einer weiteren Verunreinigung auf dem Chromatogramm IV in Quadratzentimeter.

y = Fläche des Peaks derselben Verunreinigung auf dem Chromatogramm III in Quadratzentimeter.

[*i*] *Thymol:* 0,500 ml Substanz werden in einem Reagenzglas mit 5,00 ml Tetrachlorkohlenstoff und 5,00 ml Titan(IV)-oxid-RL versetzt. Die Mischung wird in dem verschlossenen Gefäß 30 s geschüttelt. Nach dem Entmischen darf die untere Schicht bei seitlicher Betrachtung gegen einen mattweißen Hintergrund keine schwächere Färbung als die nachstehend beschriebene Vergleichsprobe I und keine stärkere Färbung als die nachstehend beschriebene Vergleichsprobe II zeigen.

Vergleichsprobe I: 0,2250 g Thymol werden in Tetrachlorkohlenstoff zu 100,0 ml gelöst.

1,00 ml der Lösung ist für die Vergleichsprobe II aufzubewahren.

1,00 ml der Lösung wird mit 14,00 ml Tetrachlorkohlenstoff versetzt. 0,500 ml dieser Lösung werden, wie vorstehend angegeben, behandelt.

Vergleichsprobe II: 1,00 ml der bei Vergleichsprobe I hergestellten Lösung wird mit Tetrachlorkohlenstoff zu 10,00 ml aufgefüllt. 0,500 ml dieser Lösung werden, wie vorstehend angegeben, behandelt.

Aufbewahrung

Vorsichtig!
In sehr gut verschlossenen Gefäßen.
Vor Licht geschützt.
Kühl.

Galactosum

Galaktose

α-D-Galaktopyranose

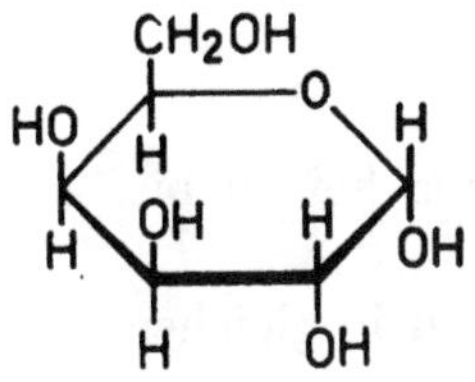

$C_6H_{12}O_6$ (180,2)

Beschreibung

Weißes, kristallines oder feinkörniges Pulver.
Geruch nicht wahrnehmbar.
Geschmack schwach süß.

Löslichkeit: Wasser . . . . leicht löslich
Äthanol . . . . schwer löslich

Prüflösung: 2,000 g Substanz werden in kohlendioxidfreiem Wasser zu 40,0 ml gelöst.

Identitätsprüfung

[a] *Optische Drehung* (III, 6.0.): $[\alpha]_D^{20} = +78,8$ bis $+81,5°$. Zur Bestimmung werden 2,5000 g Substanz in 20,0 ml Wasser gelöst. Die Lösung wird nach Zusatz von 1 Tropfen 3 N Ammoniaklösung mit Wasser zu 25,00 ml aufgefüllt.
10,0 ml der Lösung sind für die Prüfung nach [*f*] aufzubewahren.

[*h*] Die Prüfung wird, wie unter „Dünnschichtchromatografische Prüfung" (III, 12.0.) angegeben, durchgeführt.
Zelluloseschicht: Zellulosepulver FND
Aufzutragende Lösungen: Lösung 1: 0,150 g Substanz werden in 10,0 ml Wasser gelöst. 20,0 µl der Lösung werden als 20 mm langes Startband a aufgetragen.
Lösung 2: 1,00 ml Lösung 1 wird mit Wasser zu 25,0 ml aufgefüllt. 10,0 µl der Lösung werden als Startfleck b aufgetragen.
Aufzutragende Lösungen der Testsubstanz: Lösung 1: 0,030 g Galaktose-Standard werden in 2,0 ml Wasser gelöst. 20,0 µl der Lösung werden als 20 mm langes Startband c aufgetragen.
Lösung 2: 1,00 ml Lösung 1 wird mit Wasser zu 25,0 ml aufgefüllt. 10,0 µl der Lösung werden als Startfleck d aufgetragen.
Die Startflecke b und d werden in der Mitte der Dünnschichtplatte zwischen den beiden Startbändern in einer Entfernung von 10 mm voneinander aufgetragen.

Beim Auftragen darf das Trocknen nicht durch einen Heißluftstrom beschleunigt werden.

Laufmittel: Äthylazetat-Pyridin-Wasser (61+23+16)

Es wird 3mal chromatografiert und die Dünnschichtplatte zwischendurch jeweils an der Luft 10 min aufbewahrt.

Trocknung: Die Dünnschichtplatte wird nach dem letzten Chromatografieren an der Luft aufbewahrt, bis das Laufmittel verdunstet ist.

Detektion: Reagenz: Anilin-RL*

Die Dünnschichtplatte wird nach dem Besprühen mit dem Reagenz bei 90 bis 105 °C 20 min erhitzt.

Auswertung: Das Chromatogramm zeigt über den Startpunkten b und d in gleicher Entfernung von den Startpunkten je einen braunen Fleck.

Das Chromatogramm ist für die Prüfung nach [*h*] aufzubewahren.

Reinheitsprüfung

[*c*] *Unlösliche Verunreinigungen, Farbe* (VI, 2.0./3.0.): 5,0 ml Prüflösung müssen klar und farblos sein.

[*d*] *Alkalisch oder sauer reagierende Verunreinigungen:* 10,0 ml Prüflösung müssen nach Zusatz von 2 Tropfen Phenolphthalein-I farblos und nach darauffolgendem Zusatz von 0,300 ml 0,01 N Kalilauge rot gefärbt sein.

[*e*] *Barium-Ionen* (VI, 6.0.): 5,0 ml Prüflösung dürfen bei der „Prüfung auf Barium-Ionen“ keine Trübung zeigen.

[*f*] *Schwermetall-Ionen* (VI, 15.0.): 10,0 ml der Lösung von [*a*] dürfen bei der „Prüfung auf Schwermetall-Ionen“ nach Methode I keine stärkere Färbung und gegebenenfalls keine stärkere Trübung als die Vergleichsprobe zeigen (höchstens 0,001 %, berechnet als $Pb^{2\oplus}$).

[*g*] *Sulfat-Ionen* (VI, 16.0.): 10,0 ml Prüflösung dürfen bei der „Prüfung auf Sulfat-Ionen“ keine stärkere Trübung als die Vergleichsprobe zeigen (höchstens 0,01 % $SO_4^{2\ominus}$).

[*h*] *Fremde Zucker:* Das Chromatogramm von [*b*] darf über der Startlinie a außer einem braunen Fleck nur Flecke zeigen, die hinsichtlich Laufstrecke mit denen über der Startlinie c übereinstimmen und die nicht stärker gefärbt sind als diese.

[*i*] *Sulfatasche* (VI, 18.0.): 1,000 g Substanz wird, wie unter „Bestimmung der Sulfatasche“ angegeben, behandelt. Die Substanz darf höchstens 0,10 % Rückstand hinterlassen.

[*j*] *Trocknungsverlust* (VI, 19.0.): 0,4000 g Substanz werden, wie unter „Bestimmung des Trocknungsverlustes“ angegeben, behandelt und bei 105 °C 120 min getrocknet. Die Substanz darf höchstens 0,50 % Masse verlieren.

Aufbewahrung

Höchstens 10 Jahre.

Gallaminum triaethjodidum

Gallamintriäthjodid

Gallamini triethiodidum

1.2.3-Tris-[β-triäthylammonioäthoxy]-benzoltrijodid

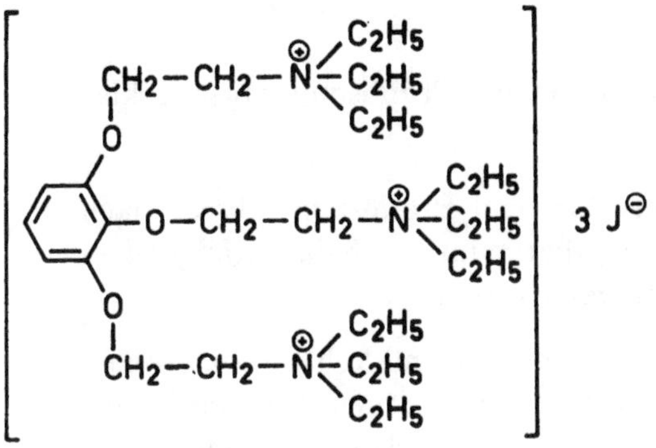

$C_{30}H_{60}J_3N_3O_3$ (891,5)

Gehalt 98,5 bis 101,0% Gallamintriäthjodid, berechnet auf die bei 105 °C getrocknete Substanz.

Beschreibung

Weißes oder schwach gelbliches Pulver.
Geruch nicht wahrnehmbar.
Geschmack schwach bitter.
Die Substanz ist hygroskopisch.

Löslichkeit: Wasser . . . . sehr leicht löslich
Äthanol . . . . schwer löslich

Prüflösung: 0,500 g Substanz werden in kohlendioxidfreiem Wasser zu 50,0 ml gelöst.

Identitätsprüfung

[a] *Eutektische Temperatur der Mischung mit Phenolphthalein* (III, 8.0.): 159 bis 163 °C

[b] 0,450 g Substanz werden in 40,0 ml Äthanol unter Erwärmen gelöst. Nach Zusatz der Lösung von 0,120 g Pikrinsäure in 5,0 ml Äthanol und Kühlen in Eiswasser entsteht ein Niederschlag. Der Niederschlag wird auf einem Filter gesammelt und mit Äthanol gewaschen. Die aus Äthanol umkristallisierten, mit Äthanol, anschließend mit Äther gewaschenen und bei 50 °C 60 min getrockneten Kristalle schmelzen im Bereich von 84 bis 87 °C (III, 8.0.).

[c] 1,0 ml Prüflösung wird nach Zusatz von 2,0 ml Wasser, 5 Tropfen 3 N Schwefelsäure, 3,0 ml Chloroform und 5 Tropfen frisch bereiteter Tosylchloramid-Natrium-Lösung (5,0 g/100,0 ml) geschüttelt. Nach dem Entmischen zeigt die Chloroformschicht eine violette Färbung.

Reinheitsprüfung

[d] *Unlösliche Verunreinigungen, Farbe* (VI, 2.0./3.0.): 5,0 ml Prüflösung müssen klar und farblos sein.

[e] *Alkalisch oder sauer reagierende Verunreinigungen:* 10,0 ml Prüflösung müssen nach Zusatz von 2 Tropfen Bromthymolblau-I gelb oder gelbgrün und nach darauffolgendem Zusatz von 0,200 ml 0,01 N Kalilauge sofort blau gefärbt sein.

[f] *Schwermetall-Ionen* (VI, 15.0.): 0,500 g Substanz werden in 5,0 ml kohlendioxidfreiem Wasser gelöst. Die Lösung darf bei der „Prüfung auf Schwermetall-Ionen" nach Methode I keine stärkere Färbung und gegebenenfalls keine stärkere Trübung als die Vergleichsprobe zeigen (höchstens 0,002%, berechnet als $Pb^{2\oplus}$).

[g] *Sulfat-Ionen* (VI, 16.0.): 10,0 ml Prüflösung dürfen bei der „Prüfung auf Sulfat-Ionen" keine stärkere Trübung als die Vergleichsprobe zeigen (höchstens 0,05% $SO_4^{2\ominus}$).

[h] *Jod:* 5,0 ml Prüflösung dürfen nach Zusatz von 5 Tropfen 3 N Schwefelsäure und 1,0 ml Stärke-I keine Färbung zeigen.

[i] *Sulfatasche* (VI, 18.0.): 1,000 g Substanz wird, wie unter „Bestimmung der Sulfatasche" angegeben, behandelt. Die Substanz darf höchstens 0,10% Rückstand hinterlassen.

[j] *Trocknungsverlust* (VI, 19.0.): 0,4000 g Substanz werden, wie unter „Bestimmung des Trocknungsverlustes" angegeben, behandelt und bei 105 °C 8 h getrocknet. Die Substanz darf höchstens 1,50% Masse verlieren.

Gehaltsbestimmung

[k] 0,2000 g Substanz werden in einem Erlenmeyerkolben mit aufgesetztem Silikagelrohr in der Mischung aus 20,0 ml wasserfreier Essigsäure und 20,0 ml Quecksilber(II)-azetat-RL unter Erwärmen gelöst. Nach dem Abkühlen auf 20 °C und Zusatz von 3 Tropfen Kristallviolett-I wird die Lösung mit 0,1 N Perchlorsäure bis zum Farbumschlag nach Blau titriert (Feinbürette).

1 ml 0,1 N Perchlorsäure ist 29,72 mg Gallamintriäthjodid äquivalent.
Der Gehalt wird auf die bei 105 °C getrocknete Substanz berechnet.

Aufbewahrung

Vorsichtig!
Vor Licht geschützt.

Dosierung

Einzelmaximaldosis: iv. 0,1 g

Tagesmaximaldosis: iv. 0,2 g

Gelatina

Gelatine

Durch Hydrolyse von Kollagen gewonnenes und gereinigtes Protein.

Beschreibung

Nahezu farbloses oder bräunliches Granulat bzw. farbloses oder gelbliches Pulver.
Geruch nicht wahrnehmbar.
Geschmack nicht wahrnehmbar.

Löslichkeit: Äthanol . . . . fast unlöslich
Nach vorangegangener Quellung in Wasser von 20 °C ist die Substanz bei 60 °C in Wasser und Glyzerol leicht löslich.

Prüflösung: 10,00 g Substanz werden nach Zusatz von 80 ml kohlendioxidfreiem Wasser in einem verschlossenen Gefäß 60 min stehengelassen und danach unter Erwärmen in einem Wasserbad von höchstens 60 °C gelöst. Die noch mäßig warme Lösung wird mit kohlendioxidfreiem Wasser zu 100,0 ml aufgefüllt.

Identitätsprüfung

[*a*] 1,00 ml Prüflösung gibt nach Zusatz von 9,0 ml Wasser und 10 Tropfen frisch bereiteter Gerbsäurelösung (5,0 g/100,0 ml) einen weißen, flockigen Niederschlag.

[*b*] 10 Tropfen Prüflösung zeigen nach Zusatz von 5,0 ml Wasser, 5 Tropfen 3 N Natronlauge und 2 Tropfen Kupfer(II)-sulfatlösung (10,0 g/100,0 ml) eine violette Färbung.

[*c*] 0,50 g Substanz werden nach Zusatz von 1,00 ml 6 N Natronlauge erhitzt. Die entweichenden Dämpfe färben angefeuchtetes rotes Lackmuspapier blau.

Reinheitsprüfung

[*d*] *Unlösliche Verunreinigungen, Farbe* (VI, 2.0./3.0.): 2,50 ml Prüflösung dürfen nach Zusatz von 2,50 ml Wasser nicht stärker getrübt sein als 5,0 ml der Mischung aus 37,0 ml Wasser, 2,0 ml 5 N Salpetersäure, 0,50 ml 0,01 N Salzsäure und 0,50 ml 0,01 N Silbernitratlösung.
2,50 ml Prüflösung dürfen nach Zusatz von 2,50 ml Wasser nicht stärker gefärbt sein als 5,0 ml Farb-VL Ge 4 oder B 4.

[*e*] *Reaktion:* 1,00 ml Prüflösung wird mit 9,0 ml kohlendioxidfreiem Wasser versetzt. Die Mischung muß einen pH-Wert (III, 7.0.) im Bereich von 4,0 bis 7,0 zeigen.

[*f*] *Arsen-Ionen* (VI, 5.0.): 5,0 ml Prüflösung werden nach Zusatz von 25,0 ml Wasser, wie unter „Prüfung auf Arsen-Ionen" angegeben, behandelt. Das Quecksilberbromid-

papier darf keine stärkere Färbung als das der Vergleichsprobe zeigen (höchstens 0,0002% $As^{3\oplus}/As^{5\oplus}$).

[*g*] *Schwermetall-Ionen* (VI, 15.0.): Der Rückstand von [*j*] wird in 3,0 ml 3 N Salzsäure unter Erhitzen im Wasserbad gelöst. Nach Zusatz von 10,0 ml Wasser und 3,0 ml 3 N Ammoniaklösung wird die Lösung mit Wasser zu 20,0 ml aufgefüllt. 2,00 ml dieser Lösung dürfen nach Zusatz von 8,0 ml Wasser bei der „Prüfung auf Schwermetall-Ionen" nach Methode I keine Färbung und gegebenenfalls keine stärkere Trübung als die Blindprobe zeigen.

[*h*] *Schwefeldioxid:* Zur Bestimmung wird die in der Abbildung schematisch dargestellte Apparatur verwendet.

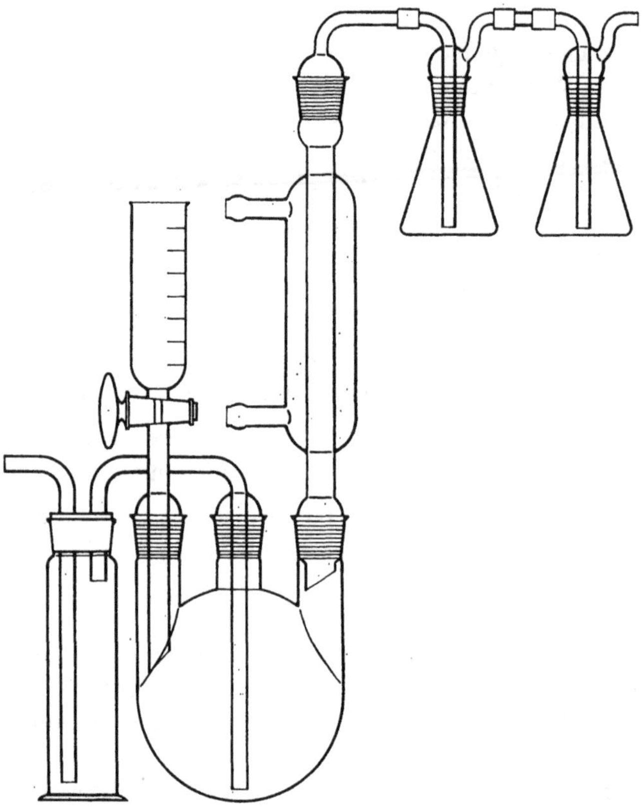

Die Waschflasche enthält 0,1 N Kalilauge, und die beiden Vorlagen enthalten je die Mischung aus 20,0 ml Wasser, 5,0 ml verdünnter Wasserstoffperoxidlösung und 5 Tropfen Methylrot-Methylthioninchlorid-I, die mit 0,1 N Kalilauge bis zur Grünfärbung versetzt worden ist. In den Trichter werden 15,0 ml konzentrierte Phosphorsäure gegeben.

20,0 g Substanz werden in dem 500-ml-Dreihalsrundkolben zu 150 ml Wasser gegeben, 30 min stehengelassen und danach unter Erwärmen in einem Wasserbad von höchstens 60 °C gelöst. Durch die Lösung wird 10 min Stickstoff geleitet. Danach werden durch den Trichter 15,0 ml konzentrierte Phosphorsäure und 5,0 ml Wasser zu der Lösung gegeben. Die Lösung wird unter fortwährendem Durchleiten von Stickstoff 30 min im Sieden gehalten. Danach werden die Vorlagen entfernt, der Stickstoffstrom wird unterbrochen und die in der ersten Vorlage enthaltene Mischung nach dem Abspülen des Gaseinleitungsrohres mit 2,0 ml Wasser mit 0,1 N Kalilauge bis zur Grünfärbung titriert (Feinbürette). Wenn die in der zweiten Vorlage enthaltene Mischung eine violette Färbung zeigt, wird sie ebenfalls, wie vorstehend angegeben, titriert. Es dürfen insgesamt höchstens 3,12 ml 0,1 N Kalilauge verbraucht werden (höchstens 0,05% SO_2).

[*i*] *Fremder Geruch, fremder Geschmack:* 2,0 ml Prüflösung werden, wie unter „Beschreibung" (II, 2.0./3.0.) angegeben, auf Geruch und Geschmack geprüft. Es dürfen kein fremder Geruch und kein fremder Geschmack wahrnehmbar sein.

[*j*] *Glührückstand* (VI, 17.0.): 0,2000 g Substanz werden, wie unter „Bestimmung des Glührückstandes" angegeben, behandelt. Die Substanz darf höchstens 2,0% Rückstand hinterlassen.
Der Rückstand ist für die Prüfung nach [*g*] aufzubewahren.

[*k*] *Trocknungsverlust* (VI, 19.0.): 1,0000 g Substanz wird nach Zusatz von 10,0 ml Wasser 60 min stehengelassen und danach unter Erhitzen im Wasserbad gelöst. Die Lösung wird, wie unter „Bestimmung des Verdampfungsrückstandes" angegeben, behandelt. Die Substanz darf höchstens 15,0% Masse verlieren.

Wertbestimmung

[*l*] *Viskosität* (III, 11.0.): mindestens 10 cP. Die Bestimmung wird bei 40 °C ± 0,3 °C unter Verwendung der Prüflösung und eines Fallkörperviskosimeters durchgeführt.

Sonstige Prüfungen

[*m*] *Mikrobiologische Reinheit* (X, 5.0.): Zur Bestimmung werden 2,00 g Substanz mit 75 ml Wasser versetzt. Die Mischung wird 60 min stehengelassen und danach in einem Wasserbad von 45 °C unter wiederholtem Schütteln erwärmt, bis sich die Substanz gelöst hat. Die Lösung wird mit Wasser zu 100,0 ml aufgefüllt. Diese Lösung wird, wie unter „Prüfung auf mikrobiologische Reinheit" angegeben, behandelt.
Die Keimzahl darf höchstens 1000 betragen. Enterobacteriaceae, Pseudomonas aeruginosa und Staphylococcus aureus dürfen in 0,1 g Substanz nicht nachweisbar sein.

Aufbewahrung

Vor Feuchtigkeit geschützt.

Gereinigte Baumwolle

Entfettete, gebleichte und von anhaftenden Verunreinigungen befreite Haare der Samenschalen von Gossypium-Arten (Malvaceae).

Beschreibung

Weiße, 1 bis 3 cm lange Haare.
Im mikroskopischen Bild sind einzellige, bandartig flache, häufig um ihre Achse gedrehte, bis 40 µm breite Fasern erkennbar.
Geruch nicht wahrnehmbar.
Geschmack nicht wahrnehmbar.

Prüflösung: 15,00 g gereinigte Baumwolle werden in einem Becherglas mit 150 ml siedendem Wasser versetzt und auf dem Wasserbad 15 min erhitzt. Die durch Absaugen erhaltene Flüssigkeit wird gegebenenfalls filtriert und als Prüflösung verwendet.

Identitätsprüfung

[*a*] Gereinigte Baumwolle zeigt beim Betupfen mit Chlorzinkjod-RL eine rosaviolette Färbung.

Reinheitsprüfung

[*b*] *Ätherlösliche Verunreinigungen:* 10,0 g gereinigte Baumwolle werden in einem Soxhletapparat mit Äther 4 h extrahiert. Der Extrakt wird, wie unter „Bestimmung des Verdampfungsrückstandes" (VI, 20.0.) angegeben, behandelt. Es dürfen höchstens 0,30% Rückstand verbleiben.

[*c*] *Alkalisch oder sauer reagierende Verunreinigungen:* 50,0 ml Prüflösung müssen nach Zusatz von 3 Tropfen Phenolphthalein-I farblos und nach darauffolgendem Zusatz von 0,150 ml 0,1 N Kalilauge rot gefärbt sein.

[*d*] *Kalzium-Ionen* (VI, 10.0.): 2,00 ml Prüflösung dürfen nach Zusatz von 8,0 ml Wasser bei der „Prüfung auf Kalzium-Ionen" keine stärkere Trübung als die Vergleichsprobe zeigen (höchstens 0,025% $Ca^{2\oplus}$).

[*e*] *Chlorid-Ionen* (VI, 7.0.): 1,00 ml Prüflösung darf nach Zusatz von 9,0 ml Wasser bei der „Prüfung auf Chlorid-Ionen" keine stärkere Trübung als die Vergleichsprobe zeigen (höchstens 0,01% $Cl^{\ominus}$).

[*f*] *Sulfat-Ionen* (VI, 16.0.): 1,00 ml Prüflösung darf nach Zusatz von 9,0 ml Wasser bei der „Prüfung auf Sulfat-Ionen“ keine stärkere Trübung als die Vergleichsprobe zeigen (höchstens 0,05% $SO_4^{2\ominus}$).

[*g*] *Schönungsmittel:* 5,0 ml Prüflösung müssen farblos sein.

[*h*] *Fluoreszierende Schönungsmittel:* Gereinigte Baumwolle darf im ultravioletten Licht der Wellenlänge von 366 nm höchstens eine schwach hellblaue oder schwach rötlichblaue, aber keine starke Fluoreszenz zeigen.

[*i*] *Kupferzahl* (XII, 1.0.): Gereinigte Baumwolle wird, wie unter „Bestimmung der Kupferzahl“ angegeben, behandelt. Zur Bestimmung werden 60,0 ml Kupfertartrat-RL verwendet. Die Kupferzahl darf höchstens 0,50 und bei sterilisierter gereinigter Baumwolle höchstens 0,65 betragen.

[*j*] *Glührückstand* (VI, 17.0.): 2,000 g gereinigte Baumwolle werden, wie unter „Bestimmung des Glührückstandes“ angegeben, behandelt. Die gereinigte Baumwolle darf höchstens 0,30% Rückstand hinterlassen.

[*k*] *Trocknungsverlust* (VI, 19.0.): 1,0000 g gereinigte Baumwolle wird, wie unter „Bestimmung des Trocknungsverlustes“ angegeben, behandelt und bei 105 °C 120 min getrocknet. Die gereinigte Baumwolle darf höchstens 8,0% Masse verlieren.

Wertbestimmung

[*l*] *Untersinkdauer* (XII, 2.0.): Gereinigte Baumwolle wird, wie unter „Bestimmung der Untersinkdauer“ angegeben, behandelt. Die Untersinkdauer darf höchstens 10 s betragen.

[*m*] *Wasseraufnahmevermögen* (XII, 3.0.): Gereinigte Baumwolle wird, wie unter „Bestimmung des Wasseraufnahmevermögens“ angegeben, behandelt. 1 g gereinigte Baumwolle muß mindestens 22,0 g Wasser aufnehmen.

[*n*] *Wasserhaltevermögen* (XII, 4.0.): Gereinigte Baumwolle wird, wie unter „Bestimmung des Wasserhaltevermögens“ angegeben, behandelt. 1 g gereinigte Baumwolle muß mindestens 20,0 g Wasser festhalten.

Glibenclamidum

Glibenklamid

Glibenclamidum

N-{4-[2-(5-Chlor-2-methoxybenzamido)-äthyl]-phenylsulfonyl}-N'-zyklohexylharnstoff

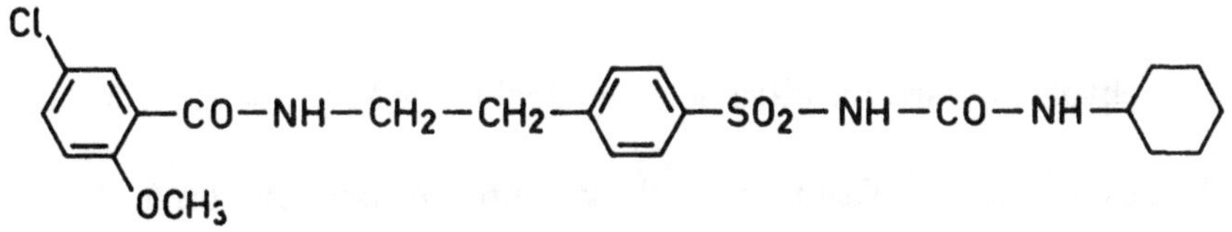

$C_{23}H_{28}ClN_3O_5S$ (494,0)

Gehalt 98,5 bis 100,5% Glibenklamid, berechnet auf die bei 105 °C getrocknete Substanz.

Beschreibung

Weißes, kristallines oder mikrokristallines Pulver.
Geruch nicht wahrnehmbar.
Geschmack nicht wahrnehmbar.

Löslichkeit: Wasser . . . . fast unlöslich
Äthanol . . . . mäßig löslich

Prüflösung: 1,000 g Substanz wird in der Mischung aus 10,0 ml 1 N Kalilauge und 10,0 ml Wasser unter Erwärmen gelöst. Nach langsamem Abkühlen auf 20 °C wird die Mischung durch einen Glasfiltertiegel G 3 filtriert. Das Filtrat wird als Prüflösung verwendet.

Identitätsprüfung

[*a*] *Schmelzbereich* (III, 8.0.): 168 bis 174 °C

[*b*] Die Prüfung wird, wie unter „Dünnschichtchromatografische Prüfung" (III, 12.0.) angegeben, durchgeführt.
Adsorptionsschicht: Kieselgel GF_{254}
Aufzutragende Lösung: 0,025 g Substanz werden in 10,0 ml Azeton gelöst. 20,0 µl der Lösung werden als Startfleck a aufgetragen.
Aufzutragende Lösung der Testsubstanz: 0,025 g Glibenklamid-Vergleichssubstanz werden in 10,0 ml Azeton gelöst. 10,0 µl der Lösung werden als Startfleck b aufgetragen.
Laufmittel: Chloroform-Essigsäure (90 + 10)
Trocknung: Die Dünnschichtplatte wird an der Luft aufbewahrt, bis das Laufmittel verdunstet ist.

Detektion: Die Dünnschichtplatte wird im ultravioletten Licht der Wellenlänge von 254 nm betrachtet.

Auswertung: Der R_F-Wert des dunklen Testsubstanzfleckes muß im Bereich von 0,55 bis 0,80 liegen.

Das Chromatogramm zeigt über dem Startpunkt a einen dunklen Fleck mit dem R_F-Wert des Fleckes der Testsubstanz.

Das Chromatogramm ist für die Reinheitsprüfung auf „4-[2-(5-Chlor-2-methoxy-benzamido)-äthyl]-benzolsulfonamid" aufzubewahren.

Reinheitsprüfung

Alle Prüfungen sowie die Bestimmung der „Lichtabsorption" werden, wie unter „Glibenclamidum"/CM-RGW angegeben, durchgeführt.

Gehaltsbestimmung

Die Bestimmung wird, wie unter „Glibenclamidum"/CM-RGW angegeben, durchgeführt.

Aufbewahrung

Vorsichtig!

Dosierung

Einzelmaximaldosis: oral 0,01 g Tagesmaximaldosis: oral 0,02 g

Glucosum

Glukose

Glucosum

α-D-Glukopyranose

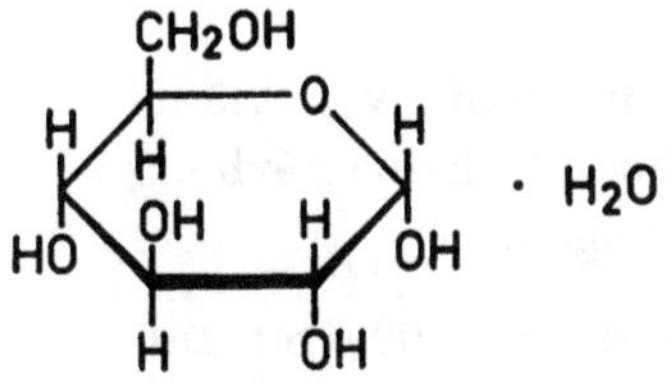

$C_6H_{12}O_6 \cdot H_2O$ (198,2)

Beschreibung

Weißes, kristallines oder mikrokristallines Pulver.
Geruch nicht wahrnehmbar.
Geschmack süß.

Löslichkeit: Wasser . . . . leicht löslich
Äthanol . . . . sehr schwer löslich

Prüflösung: 5,00 g Substanz werden in kohlendioxidfreiem Wasser zu 50,0 ml gelöst.

Identitätsprüfung

[a] *Optische Drehung* (III, 6.0.): $[\alpha]_D^{20} = +52,0$ bis $+53,0°$.
Zur Bestimmung werden 2,5000 g getrocknete Substanz von [n] in 20 ml Wasser gelöst. Die Lösung wird nach Zusatz von 3 Tropfen 3 N Ammoniaklösung mit Wasser zu 25,00 ml aufgefüllt.

[b] 5 Tropfen Prüflösung werden mit 10,0 ml Wasser versetzt. 1 Tropfen der Lösung wird auf die Indikatorzone eines Teststreifens Biophan G gegeben. Innerhalb 120 s zeigt die Indikatorzone eine grüne oder blaugrüne Färbung.

Reinheitsprüfung

[c] *Farbe* (VI, 3.0.): 1,00 g Substanz wird in 5,0 ml Wasser gelöst. Die Lösung darf nicht stärker gefärbt sein als 5,0 ml Farb-VL Ge 2.

[d] *Alkalisch oder sauer reagierende Verunreinigungen:* 5,0 ml Prüflösung müssen nach Zusatz von 5,0 ml kohlendioxidfreiem Wasser sowie 2 Tropfen Phenolphthalein-I farblos und nach darauffolgendem Zusatz von 0,200 ml 0,01 N Kalilauge rot gefärbt sein.

[e] *Eisen-Ionen* (VI, 8.0.): 1,00 ml Prüflösung darf nach Zusatz von 9,0 ml Wasser bei der „Prüfung auf Eisen-Ionen" keine stärkere Färbung als die Vergleichsprobe zeigen (höchstens 0,01% $Fe^{2\oplus}/Fe^{3\oplus}$).

[f] *Kalzium-Ionen* (VI, 10.0.): 5,0 ml Prüflösung dürfen nach Zusatz von 5,0 ml Wasser bei der „Prüfung auf Kalzium-Ionen" keine stärkere Trübung als die Vergleichsprobe zeigen (höchstens 0,01% $Ca^{2\oplus}$).

[g] *Schwermetall-Ionen* (VI, 15.0.): 2,50 ml Prüflösung dürfen nach Zusatz von 7,5 ml Wasser bei der „Prüfung auf Schwermetall-Ionen" nach Methode II keine Färbung und gegebenenfalls keine stärkere Trübung als die Blindprobe zeigen.

[h] *Chlorid-Ionen* (VI, 7.0.): 2,50 ml Prüflösung werden mit Wasser zu 100,0 ml aufgefüllt. 10,0 ml der Lösung dürfen bei der „Prüfung auf Chlorid-Ionen" keine stärkere Trübung als die Vergleichsprobe zeigen (höchstens 0,04% $Cl^{\ominus}$).

[i] *Sulfat-Ionen* (VI, 16.0.): 1,00 ml Prüflösung darf nach Zusatz von 9,0 ml Wasser bei der „Prüfung auf Sulfat-Ionen" keine stärkere Trübung als die Vergleichsprobe zeigen (höchstens 0,05% $SO_4^{2\ominus}$).

[j] *Sulfit-Ionen:* 10,0 ml Prüflösung dürfen nach Zusatz von 0,100 ml 0,1 N Jodlösung keine schwächere Gelbfärbung zeigen als die Mischung aus 0,100 ml 0,1 N Jodlösung und 10,0 ml Wasser.

[k] *Stärke, Dextrin:* 10,0 ml Prüflösung werden zum Sieden erhitzt. Nach dem Erkalten und Zusatz von 1 Tropfen 0,1 N Jodlösung muß die Lösung eine gelbe Färbung zeigen.

[l] *Fremde Zucker:* Die Prüfung wird, wie unter „Dünnschichtchromatografische Prüfung" (III, 12.0.) angegeben, durchgeführt.
Zelluloseschicht: Zellulosepulver FND
Aufzutragende Lösung: 0,150 g Substanz werden in 10,00 ml Wasser gelöst. 20,0 µl der Lösung werden als 20 mm langes Startband aufgetragen. Beim Auftragen darf das Trocknen nicht durch einen Heißluftstrom beschleunigt werden.
Laufmittel: Äthylazetat-Pyridin-Wasser (61+23+16).
Es wird 3mal chromatografiert und die Dünnschichtplatte zwischendurch jeweils an der Luft 10 min aufbewahrt.
Trocknung: Die Dünnschichtplatte wird nach dem letzten Chromatografieren an der Luft aufbewahrt, bis das Laufmittel verdunstet ist.
Detektion: Reagenz: Anilin-RL*
Die Dünnschichtplatte wird nach dem Besprühen mit dem Reagenz bei 90 bis 105 °C 20 min erhitzt.
Auswertung: Das Chromatogramm darf außer einem braunen Fleck keinen weiteren Fleck zeigen.

[m] *Sulfatasche* (VI, 18.0.): 1,000 g Substanz wird, wie unter „Bestimmung der Sulfatasche" angegeben, behandelt. Die Substanz darf höchstens 0,12% Rückstand hinterlassen.

[n] *Trocknungsverlust* (VI, 19.0.): 3,0000 g Substanz werden, wie unter „Bestimmung des Trocknungsverlustes" angegeben, behandelt und bei 105 °C getrocknet. Die Substanz darf nicht weniger als 6,0% und nicht mehr als 10,0% Masse verlieren.
Die getrocknete Substanz ist für die Prüfung nach [a] aufzubewahren.

Aufbewahrung

Höchstens 10 Jahre.
Zur Herstellung von Injektions- und Infusionslösungen ist besonders gereinigte Glukose zu verwenden.

Glucosum depuratum

Besonders gereinigte Glukose

Glucosum

α-D-Glukopyranose

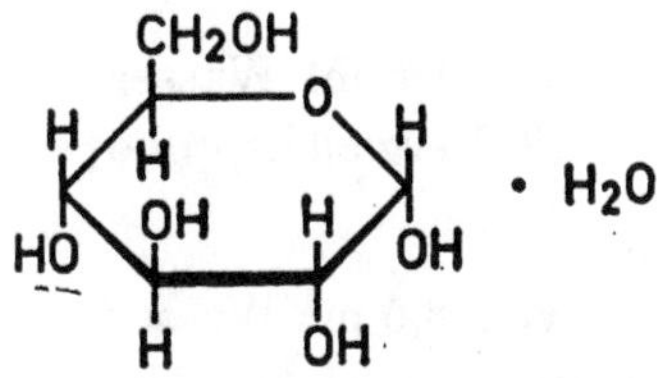

$C_6H_{12}O_6 \cdot H_2O$ (198,2)

Beschreibung

Weißes, kristallines oder mikrokristallines Pulver.
Geruch nicht wahrnehmbar.
Geschmack süß.

Löslichkeit: Wasser . . . . leicht löslich
Äthanol . . . . sehr schwer löslich

Prüflösung: 5,00 g Substanz werden in kohlendioxidfreiem Wasser zu 50,0 ml gelöst.

Identitätsprüfung

[a] *Optische Drehung* (III, 6.0.): $[\alpha]_D^{20} = +52,0$ bis $+53,0°$.
Zur Bestimmung werden 2,5000 g getrocknete Substanz von [m] in 20 ml Wasser gelöst. Die Lösung wird nach Zusatz von 3 Tropfen 3 N Ammoniaklösung mit Wasser zu 25,00 ml aufgefüllt.

[b] 5 Tropfen Prüflösung werden mit 10,0 ml Wasser versetzt. 1 Tropfen der Lösung wird auf die Indikatorzone eines Teststreifens Biophan G gegeben. Innerhalb 120 s zeigt die Indikatorzone eine grüne oder blaugrüne Färbung.

Reinheitsprüfung

[c] *Unlösliche Verunreinigungen, Farbe* (VI, 2.0./3.0.): 1,00 g Substanz muß sich in 5,00 ml Wasser lösen. Die Lösung muß klar und darf nicht stärker gefärbt sein als 5,0 ml Farb-VL B 1.

[d] *Alkalisch oder sauer reagierende Verunreinigungen:* 5,0 ml Prüflösung müssen nach Zusatz von 5,0 ml Wasser sowie 2 Tropfen Phenolphthalein-I farblos und nach darauffolgendem Zusatz von 0,200 ml 0,01 N Kalilauge rot gefärbt sein.

[e] *Kalzium-Ionen* (VI, 10.0.): 5,0 ml Prüflösung dürfen nach Zusatz von 5,0 ml Wasser bei der „Prüfung auf Kalzium-Ionen" keine stärkere Trübung als die Vergleichsprobe zeigen (höchstens 0,01% $Ca^{2\oplus}$).

[f] *Schwermetall-Ionen* (VI, 15.0.): 2,50 ml Prüflösung dürfen nach Zusatz von 7,5 ml Wasser bei der „Prüfung auf Schwermetall-Ionen" nach Methode I keine Färbung und gegebenenfalls keine stärkere Trübung als die Blindprobe zeigen.

[g] *Chlorid-Ionen* (VI, 7.0.): 2,00 ml Prüflösung dürfen nach Zusatz von 8,0 ml Wasser bei der „Prüfung auf Chlorid-Ionen" keine stärkere Trübung als die Vergleichsprobe zeigen (höchstens 0,005% $Cl^{\ominus}$).

[h] *Sulfat-Ionen* (VI, 16.0.): 2,00 ml Prüflösung dürfen nach Zusatz von 8,0 ml Wasser bei der „Prüfung auf Sulfat-Ionen" keine stärkere Trübung als die Vergleichsprobe zeigen (höchstens 0,025% $SO_4^{2\ominus}$).

[i] *Sulfit-Ionen:* 10,0 ml Prüflösung dürfen nach Zusatz von 0,100 ml 0,1 N Jodlösung keine schwächere Gelbfärbung zeigen als die Mischung aus 0,100 ml 0,1 N Jodlösung und 10,0 ml Wasser.

[j] *Stärke, Dextrin:* 10,0 ml Prüflösung werden zum Sieden erhitzt. Nach dem Erkalten und Zusatz von 1 Tropfen 0,1 N Jodlösung darf die Lösung keine andere Färbung zeigen als die Mischung aus 1 Tropfen 0,1 N Jodlösung und 10,0 ml Wasser.

[k] *Fremde Zucker:* Die Prüfung wird, wie unter „Dünnschichtchromatografische Prüfung" (III, 12.0.) angegeben, durchgeführt.

Zelluloseschicht: Zellulosepulver FND

Aufzutragende Lösung: 0,150 g Substanz werden in 10,0 ml Wasser gelöst. 20,0 µl der Lösung werden als 20 mm langes Startband aufgetragen.

Beim Auftragen darf das Trocknen nicht durch einen Heißluftstrom beschleunigt werden.

Laufmittel: Äthylazetat-Pyridin-Wasser (61+23+16).

Es wird 3mal chromatografiert und die Dünnschichtplatte zwischendurch jeweils an der Luft 10 min aufbewahrt.

Trocknung: Die Dünnschichtplatte wird nach dem letzten Chromatografieren an der Luft aufbewahrt, bis das Laufmittel verdunstet ist.

Detektion: Reagenz: Anilin-RL*

Die Dünnschichtplatte wird nach demBesprühen mit dem Reagenz bei 105 bis 115 °C 20 min erhitzt.

Auswertung: Das Chromatogramm darf außer einem braunen Fleck keinen weiteren Fleck zeigen.

[l] *Sulfatasche* (VI, 18.0.): 1,000 g Substanz wird, wie unter „Bestimmung der Sulfatasche" angegeben, behandelt. Die Substanz darf höchstens 0,10% Rückstand hinterlassen.

[*m*] *Trocknungsverlust* (VI, 19.0.): 3,0000 g Substanz werden, wie unter „Bestimmung des Trocknungsverlustes“ angegeben, behandelt und bei 105 °C getrocknet. Die Substanz darf nicht weniger als 6,0% und nicht mehr als 10,0% Masse verlieren.
Die getrocknete Substanz ist für die Prüfung nach [*a*] aufzubewahren.

Sonstige Prüfungen

[*n*] *Pyrogene Verunreinigungen* (X, 3.0.): Die unter Verwendung von Wasser zur Injektion bereitete Lösung (5,00 g/100,0 ml) muß den unter „Prüfung auf pyrogene Verunreinigungen“ angegebenen Forderungen entsprechen.

Aufbewahrung

In dem Verbrauch angemessenen Gefäßen.
Höchstens 10 Jahre.

3046/I
2. AB – DDR/304/75

Glutethimidum

Glutethimid

Glutethimidum

3-Äthyl-3-phenylpiperidindion-(2.6)

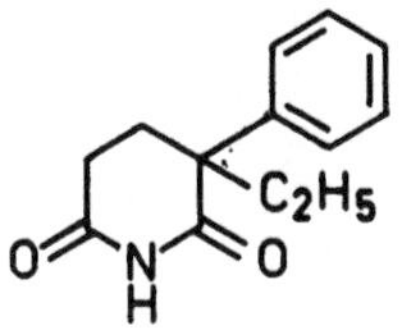

$C_{13}H_{15}NO_2$ (217,3)

Gehalt 99,0 bis 102,0% Glutethimid, berechnet auf die getrocknete Substanz.

Beschreibung

Farblose Kristalle oder weißes, kristallines Pulver.
Geruch nicht wahrnehmbar.
Geschmack schwach bitter.

Löslichkeit: Wasser . . . . fast unlöslich
Äthanol . . . . leicht löslich

Prüflösung: 2,500 g Substanz werden nach Zusatz von 50,0 ml Wasser 60 s geschüttelt. Das Filtrat wird als Prüflösung verwendet.

Identitätsprüfung

[a] *Lichtabsorption* (III, 5.0.): 0,0300 g Substanz werden in wasserfreiem Äthanol zu 100,0 ml gelöst. Die Lösung zeigt bei 251 nm ± 1 nm, 257 nm ± 1 nm und 263 nm ± 1 nm je ein Absorptionsmaximum.

[b] *Schmelzbereich* (III, 8.0.): 84 bis 87 °C

[c] 0,10 g Substanz und 0,020 g Kobalt(II)-nitrat werden in 5,0 ml Methanol gelöst. Die Lösung zeigt nach Zusatz von 2,0 ml Bariumhydroxid-RL sofort eine Trübung und eine violette Färbung.

Reinheitsprüfung

Alle Prüfungen werden, wie unter „Glutethimidum"/CM-RGW angegeben, durchgeführt.

Gehaltsbestimmung

Die Bestimmung wird, wie unter „Glutethimidum"/CM-RGW angegeben, durchgeführt.

Aufbewahrung

Vor Licht geschützt.

Glycerolum

Glyzerol

Glycerolum

Propantriol-(1.2.3)

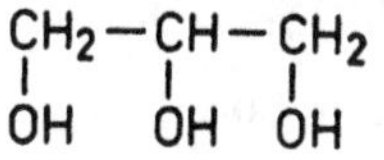

$C_3H_8O_3$ (92,10)

Gehalt 84,0 bis 88,0% Glyzerol.

Beschreibung

Klare, farblose oder nahezu farblose, sirupöse Flüssigkeit.
Geruch nicht wahrnehmbar.
Geschmack süß.
Die Substanz ist hygroskopisch.

Löslichkeit: Wasser, Äthanol . . . . mischbar
Prüflösung: 20,00 g Substanz werden mit Wasser zu 40,0 ml aufgefüllt.

Identitätsprüfung

[*a*] 1,0 ml Substanz wird nach Zusatz von 1,0 g Kaliumhydrogensulfat erhitzt, bis ein stechender Geruch wahrnehmbar ist. In die entweichenden Dämpfe wird ein mit der unmittelbar vor der Verwendung bereiteten Mischung aus 9,5 ml frisch bereiteter Dinatriumpentazyanonitrosylferratlösung (1,00 g/100,0 ml) und 0,50 ml Piperidin angefeuchtetes Stück Filterpapier gehalten. Dieses zeigt eine kräftig blaue Färbung.

Reinheitsprüfung

[*b*] *Farbe* (VI, 3.0.): 5,0 ml Substanz dürfen nicht stärker gefärbt sein als 5,0 ml Farb-VL Ge 2 oder Gr 2.

[*c*] *Alkalisch oder sauer reagierende Verunreinigungen:* 25,0 g Substanz müssen nach Zusatz von 25,0 ml kohlendioxidfreiem Wasser und 10 Tropfen Phenolphthalein-I farblos und nach darauffolgendem Zusatz von 0,150 ml 0,1 N Kalilauge rot gefärbt sein. Die Lösung ist für die Prüfung nach [*j*] aufzubewahren.

[*d*] *Kalzium-Ionen* (VI, 10.0.): 5,0 ml Prüflösung dürfen nach Zusatz von 5,0 ml Wasser bei der „Prüfung auf Kalzium-Ionen“ keine Trübung zeigen.

3046/I
2. AB – DDR/306/75

[e] *Schwermetall-Ionen* (VI, 15.0.): 10,0 ml Prüflösung dürfen bei der „Prüfung auf Schwermetall-Ionen" nach Methode II keine Färbung und gegebenenfalls keine stärkere Trübung als die Blindprobe zeigen.

[f] *Chlorid-Ionen* (VI, 7.0.): 1,00 ml Prüflösung wird mit Wasser zu 10,0 ml aufgefüllt. 1,25 ml der Lösung sind für die Prüfung nach [i] aufzubewahren.
1,00 ml der Lösung darf nach Zusatz von 9,0 ml Wasser bei der „Prüfung auf Chlorid-Ionen" keine stärkere Trübung als die Vergleichsprobe zeigen (höchstens 0,02% $Cl^{\ominus}$).

[g] *Chlorid-Ionen, organisch gebundenes Chlor:* 10,0 ml Prüflösung werden in einem 50-ml-Rundkolben mit der Lösung von 5,0 g Kaliumhydroxid in 8,0 ml Wasser versetzt und unter Rückflußkühlung 120 min im Sieden gehalten. Nach dem Erkalten wird die Lösung mit Wasser zu 20,0 ml aufgefüllt und gegebenenfalls filtriert. 2,00 ml dieser Lösung dürfen nach Zusatz von 4,00 ml 5 N Salpetersäure, 3,0 ml Wasser und 1,00 ml 0,1 N Silbernitratlösung keine stärkere Trübung als die nachstehend beschriebene Vergleichsprobe zeigen (höchstens 0,05%, berechnet als $Cl^{\ominus}$).
Vergleichsprobe: 0,50 g Kaliumhydroxid werden in 2,5 ml Wasser gelöst. Die Lösung wird mit 4,00 ml 5 N Salpetersäure, 2,50 ml konzentrierter Chlorid-VL (VI, 7.0.) und 1,00 ml 0,1 N Silbernitratlösung versetzt.

[h] *Oxalat-Ionen* (VI, 14.0.): 5,0 ml Prüflösung dürfen bei der „Prüfung auf Oxalat-Ionen" keine Trübung zeigen.

[i] *Sulfat-Ionen* (VI, 16.0.): 1,25 ml der Lösung von [f] dürfen nach Zusatz von 8,8 ml Wasser bei der „Prüfung auf Sulfat-Ionen" keine stärkere Trübung als die Vergleichsprobe zeigen (höchstens 0,08% $SO_4^{2\ominus}$).

[j] *Fettsäureester:* Die Lösung von [c] wird nach Zusatz von 5,00 ml 0,1 N Kalilauge im Wasserbad 15 min erhitzt. Nach dem Erkalten wird die Lösung mit 0,1 N Salzsäure titriert. Es müssen mindestens 2,40 ml 0,1 N Salzsäure verbraucht werden.

[k] *Reduzierende Verunreinigungen:* 1,00 ml Substanz wird mit 1,00 ml 6 N Ammoniaklösung versetzt. Die Lösung wird in einem Wasserbad von 60 °C 5 min erwärmt. Sie darf keine gelbe Färbung zeigen. Nach Zusatz von 0,50 ml 0,1 N Silbernitratlösung zu der noch warmen Lösung darf diese weder eine Färbung noch eine Trübung zeigen.

[l] *Sulfatasche* (VI, 18.0.): 2,000 g Substanz werden, wie unter „Bestimmung der Sulfatasche" angegeben, behandelt. Die Substanz darf höchstens 0,050% Rückstand hinterlassen.

Gehaltsbestimmung

[m] Es wird die Dichte bestimmt und daraus anhand der Tabelle gegebenenfalls durch Interpolieren der Gehalt ermittelt.

Dichte (g/ml)	Glyzerol in Masseprozent
1,219	84,0
1,222	85,0
1,224	86,0
1,227	87,0
1,230	88,0

Aufbewahrung

Höchstens 10 Jahre.

Glycerolum stearinicum

Glyzerolstearat

Mischung aus Mono-, Di- und Triglyzeriden gesättigter und ungesättigter Fettsäuren, bei der der Monoglyzeridanteil überwiegt.

Gehalt an Monoglyzeriden, berechnet als Glyzerolmonostearat [$C_{21}H_{42}O_4$ (358,6)], mindestens 40,0%.

Beschreibung

Gelbliche oder gelbe, feste Masse.
Geruch wahrnehmbar.
Geschmack wahrnehmbar.

Kennzahlen

[*a*] *Jodzahl* (IV, 4.0.): 37 bis 47

[*b*] *Peroxidzahl* (IV, 5.0.): höchstens 10

[*c*] *Säurezahl* (IV, 6.0.): höchstens 5

[*d*] *Verseifungszahl* (IV, 7.0.): 149 bis 161

Identitätsprüfung

[*e*] *Brechungsindex* (III, 1.0.): 1,453 bis 1,455. Die Bestimmung wird bei 55 °C ±0,3 °C durchgeführt.

[*f*] *Schmelzbereich* (III, 8.0.): 47 bis 53 °C

[*g*] 1,0 g Substanz wird nach Zusatz von 2,0 ml konzentrierter Phosphorsäure erhitzt, bis ein stechender Geruch wahrnehmbar ist. In die entweichenden Dämpfe wird ein mit der unmittelbar vor der Verwendung bereiteten Mischung aus 9,5 ml frisch bereiteter Dinatriumpentazyanonitrosylferratlösung (1,00 g/100,0 ml) und 0,50 ml Piperidin angefeuchtetes Stück Filterpapier gehalten. Dieses zeigt eine kräftig blaue Färbung.

Reinheitsprüfung

[*h*] *Farbe* (VI, 3.0.): 1,00 g Substanz wird in 10,0 ml 1.4-Dioxan unter Erwärmen gelöst. Die Lösung darf nicht stärker gefärbt sein als 5,0 ml Farb-VL R 2.

[*i*] *Glyzerol:* 25,00 ml der Lösung von [*k*] werden in einem 500-ml-Erlenmeyerkolben

mit 100,0 ml Wasser versetzt. Die Mischung wird 5mal geschwenkt und mit 25,00 ml Perjodsäurelösung (0,60 g/100,0 ml) versetzt. Diese Mischung wird verschlossen 30 min stehengelassen und während dieser Zeit 5mal geschwenkt. Danach werden unter intensivem Rühren 40,0 ml Kaliumjodid-Natriumhydrogenkarbonat-RL zugegeben. Nach 60 s wird das ausgeschiedene Jod mit 0,05 N Natriumarsenitlösung titriert. Sobald die Lösung nur noch schwach gelb gefärbt ist, werden 2,0 ml Stärke-I hinzugefügt.
Unter den gleichen Bedingungen ist ein Blindversuch durchzuführen.

Berechnung:

$$\% \text{ Glyzerol} = \frac{0{,}46(b - a)}{Ew}$$

a = Anzahl Milliliter verbrauchter 0,05 N Natriumarsenitlösung.
b = Anzahl Milliliter verbrauchter 0,05 N Natriumarsenitlösung im Blindversuch.
Ew = Einwaage der Substanz von [*k*] in Gramm.
Die Substanz darf höchstens 6,0% Glyzerol enthalten.

[*j*] *Glührückstand* (VI, 17.0.): 1,000 g Substanz wird, wie unter „Bestimmung des Glührückstandes" angegeben, behandelt. Die Substanz darf höchstens 0,10% Rückstand hinterlassen.

Gehaltsbestimmung

[*k*] 0,6000 g Substanz werden in der Mischung aus 5,0 ml Dimethylformamid und 95,0 ml Chloroform zu 100,00 ml gelöst.
25,00 ml der Lösung sind für die Prüfung nach [*i*] aufzubewahren.
25,00 ml der Lösung werden in einem 500-ml-Erlenmeyerkolben mit 25,00 ml Perjodsäure-RL versetzt. Die Mischung wird auf dem Wasserbad bis zum Sieden des Chloroforms erhitzt und anschließend verschlossen 30 min stehengelassen. Nach Zusatz von 200,0 ml Wasser wird die Mischung verschlossen 5 min stehengelassen und anschließend unter intensivem Rühren mit 40,0 ml Kaliumjodid-Natriumhydrogenkarbonat-RL versetzt. Nach 60 s wird das ausgeschiedene Jod mit 0,05 N Natriumarsenitlösung titriert. Sobald die Lösung nur noch schwach gelb gefärbt ist, werden 2,0 ml Stärke-I hinzugefügt.
Unter den gleichen Bedingungen ist ein Blindversuch durchzuführen, wobei die Wartezeit nach Zusatz der 200,0 ml Wasser entfällt.

Berechnung:

$$\%\ \text{Monoglyzeride, berechnet als Glyzerolmonostearat} = \frac{3{,}586(a - b - c + d)}{Ew}$$

a = Anzahl Milliliter verbrauchter 0,05 N Natriumarsenitlösung bei der Prüfung nach [*i*].

b = Anzahl Milliliter verbrauchter 0,05 N Natriumarsenitlösung im Blindversuch bei der Prüfung nach [*i*].

c = Anzahl Milliliter verbrauchter 0,05 N Natriumarsenitlösung.

d = Anzahl Milliliter verbrauchter 0,05 N Natriumarsenitlösung im Blindversuch.

Ew = Einwaage der Substanz in Gramm.

Aufbewahrung

Vor Licht geschützt.
Kühl.
Die Substanz ist mindestens in Abständen von 6 Monaten nach [*b*] zu prüfen.

Glycerolum stearinicum compositum

Zusammengesetztes Glyzerolstearat

Mischung aus Mono-, Di- und Triglyzeriden vorwiegend gesättigter Fettsäuren, höheren aliphatischen Alkoholen und Natriumalkylsulfaten.

Gehalt an Monoglyzeriden, berechnet als Glyzerolmonostearat [$C_{21}H_{42}O_4$ (358,6)], 13,0 bis 18,0%.

Gehalt an Natriumalkylsulfaten, berechnet als Natriumoktadezylsulfat [$C_{18}H_{37}NaO_4S$ (372,5)], 18,0 bis 22,0%.

Beschreibung

Gelbliche, gelbe oder gelblichgraue, wachsartige Masse.
Geruch wahrnehmbar.
Geschmack wahrnehmbar.
Die Substanz bildet im geschmolzenen Zustand nach Zusatz der 20fachen Menge warmen Wassers beim Schütteln eine beständige Emulsion vom Typ Lipoid-in-Wasser.

Kennzahlen

[*a*] *Esterzahl* (IV, 7.0.): 65 bis 75. Zur Bestimmung wird die Mischung von [*c*] mit 25,00 ml äthanolischer 0,5 N Kalilauge versetzt und, wie unter „Bestimmung der Verseifungszahl und der Esterzahl" angegeben, weiterbehandelt.

Berechnung:

$$\text{Esterzahl} = \frac{28{,}05(b-a)}{Ew}$$

a = Anzahl Milliliter verbrauchter 0,5 N Salzsäure.
b = Anzahl Milliliter verbrauchter 0,5 N Salzsäure im Blindversuch.
Ew = Einwaage der Substanz von [*c*] in Gramm.

[*b*] *Jodzahl* (IV, 4.0.): höchstens 5

[*c*] *Säurezahl* (IV, 6.0.): höchstens 3. Zur Bestimmung werden 5,000 g Substanz in einem 300-ml-Erlenmeyerkolben mit 40,0 ml Xylol versetzt. Die Mischung wird unter Rückflußkühlung erhitzt, bis sich die Substanz gelöst hat. Nach Zusatz von 20,0 ml Äthanol und 1,0 ml Phenolphthalein-I wird die mäßig warme Mischung mit äthanolischer 0,5 N Kalilauge bis zur Orangefärbung titriert (Feinbürette).
Die Mischung ist für die Prüfung nach [*a*] aufzubewahren.
Unter den gleichen Bedingungen ist ein Blindversuch durchzuführen.

Berechnung:

$$\text{Säurezahl} = \frac{28{,}05(a-b)}{Ew}$$

a = Anzahl Milliliter verbrauchter äthanolischer 0,5 N Kalilauge.

b = Anzahl Milliliter verbrauchter äthanolischer 0,5 N Kalilauge im Blindversuch.

Ew = Einwaage der Substanz in Gramm.

Identitätsprüfung

[*d*] Der mit konzentrierter Salzsäure befeuchtete Rückstand von [*k*] färbt beim Erhitzen am Platindraht die nichtleuchtende Flamme kräftig und anhaltend gelb.
Der Rest des mit konzentrierter Salzsäure befeuchteten Rückstandes ist für die Prüfung nach [*e*] aufzubewahren.

[*e*] Der Rest des mit konzentrierter Salzsäure befeuchteten Rückstandes von [*d*] wird in 5,0 ml Wasser gelöst. Die gegebenenfalls filtrierte Lösung gibt nach Zusatz von 10 Tropfen Bariumchloridlösung (5,0 g/100,0 ml) einen weißen, kristallinen Niederschlag.

[*f*] 1,0 g Substanz wird nach Zusatz von 2,0 ml konzentrierter Phosphorsäure erhitzt, bis ein stechender Geruch wahrnehmbar ist. In die entweichenden Dämpfe wird ein mit der unmittelbar vor der Verwendung bereiteten Mischung aus 9,5 ml frisch bereiteter Dinatriumpentazyanonitrosylferratlösung (1,00 g/100,0 ml) und 0,50 ml Piperidin angefeuchtetes Stück Filterpapier gehalten. Dieses zeigt eine kräftig blaue Färbung.

[*g*] 0,10 g Substanz wird in einem Wasserbad von 75 bis 85 °C geschmolzen. Die geschmolzene Substanz wird mit 5,0 ml Chloroform, 5,0 ml Wasser, 3 Tropfen Dimethylgelb-I sowie 5 Tropfen 3 N Schwefelsäure versetzt und 10 s geschüttelt. Nach dem Entmischen zeigt die Chloroformschicht eine rote Färbung.

Reinheitsprüfung

[*h*] *Farbe* (VI, 3.0.): 0,50 g Substanz werden in der Mischung aus 8,0 ml iso-Propanol und 2,00 ml 3 N Schwefelsäure unter Erwärmen gelöst. Die 40 bis 60 °C warme Lösung darf nicht stärker gefärbt sein als 5,0 ml Farb-VL Ge 3.

[*i*] *Sauer reagierende Verunreinigungen:* 0,50 g Substanz werden vorsichtig geschmolzen und mit 10,0 ml heißem Wasser versetzt. Die Mischung wird unter wiederholtem Schütteln auf 20 °C abgekühlt. Nach Zusatz von 10 Tropfen Bromkresolgrün-I darf die Mischung nicht gelb gefärbt sein.

[*j*] *Glyzerol:* 25,00 ml der Mischung von [*m*] werden in einem 500-ml-Erlenmeyerkolben mit 100,0 ml Wasser versetzt. Die Mischung wird 5mal geschwenkt und mit 25,00 ml

Perjodsäurelösung (0,60 g/100,0 ml) versetzt. Diese Mischung wird verschlossen 30 min stehengelassen und während dieser Zeit 5mal geschwenkt. Danach werden unter intensivem Rühren 40,0 ml Kaliumjodid-Natriumhydrogenkarbonat-RL zugegeben. Nach 60 s wird das ausgeschiedene Jod mit 0,05 N Natriumarsenitlösung titriert. Sobald die Lösung nur noch schwach gelb gefärbt ist, werden 2,0 ml Stärke-I hinzugefügt.
Unter den gleichen Bedingungen ist ein Blindversuch durchzuführen.

Berechnung:

$$\% \text{ Glyzerol} = \frac{0{,}46(b - a)}{Ew}$$

a = Anzahl Milliliter verbrauchter 0,05 N Natriumarsenitlösung.

b = Anzahl Milliliter verbrauchter 0,05 N Natriumarsenitlösung im Blindversuch.

Ew = Einwaage der Substanz von [*m*] in Gramm.

Die Substanz darf höchstens 3,50% Glyzerol enthalten.

[*k*] *Glührückstand* (VI, 17.0.): 1,000 g Substanz wird, wie unter „Bestimmung des Glührückstandes" angegeben, behandelt. Die Substanz darf höchstens 7,5% Rückstand hinterlassen. Der Rückstand ist für die Prüfung nach [*d*] aufzubewahren.

[*l*] *Trocknungsverlust* (VI, 19.0.): 0,2000 g Substanz werden, wie unter „Bestimmung des Trocknungsverlustes" angegeben, behandelt und bei 105 °C getrocknet. Die Substanz darf höchstens 6,0% Masse verlieren.

Gehaltsbestimmung

[*m*] *Monoglyzeride:* 1,7000 g Substanz werden nach Zusatz von 80,0 ml der Mischung aus 5,0 ml Dimethylformamid und 95,0 ml Chloroform auf 60 °C erwärmt, bis eine homogene Mischung entstanden ist. Nach dem Abkühlen auf 20 °C wird diese Mischung mit der Dimethylformamid-Chloroform-Mischung zu 100,00 ml aufgefüllt.
25,00 ml der Mischung sind für die Prüfung nach [*j*] aufzubewahren.
25,00 ml der Mischung werden in einem 500-ml-Erlenmeyerkolben mit 25,00 ml Perjodsäure-RL versetzt. Die Mischung wird auf dem Wasserbad bis zum Sieden des Chloroforms erhitzt und anschließend verschlossen 30 min stehengelassen. Nach Zusatz von 200,0 ml Wasser wird die Mischung verschlossen 5 min stehengelassen und unter intensivem Rühren mit 40,0 ml Kaliumjodid-Natriumhydrogenkarbonat-RL versetzt. Nach 60 s wird das ausgeschiedene Jod mit 0,05 N Natriumarsenitlösung titriert. Sobald die Lösung nur noch schwach gelb gefärbt ist, werden 2,0 ml Stärke-I hinzugefügt.
Unter den gleichen Bedingungen ist ein Blindversuch durchzuführen, wobei die Wartezeit nach Zusatz der 200,0 ml Wasser entfällt.

Berechnung:

$$\text{\% Monoglyzeride, berechnet als Glyzerolmonostearat} = \frac{3{,}586(a - b - c + d)}{Ew}$$

a = Anzahl Milliliter verbrauchter 0,05 N Natriumarsenitlösung bei der Prüfung nach [*j*].

b = Anzahl Milliliter verbrauchter 0,05 N Natriumarsenitlösung im Blindversuch bei der Prüfung nach [*j*].

c = Anzahl Milliliter verbrauchter 0,05 N Natriumarsenitlösung.

d = Anzahl Milliliter verbrauchter 0,05 N Natriumarsenitlösung im Blindversuch.

Ew = Einwaage der Substanz in Gramm.

[*n*] *Natriumalkylsulfate:* 0,3000 g Substanz werden nach Zusatz von 50,0 ml Wasser in einem Wasserbad von 65 °C erwärmt, bis die Substanz geschmolzen ist. Die Mischung wird geschüttelt, auf 25 °C abgekühlt und mit 50,0 ml Chloroform versetzt. Nach Zusatz von 1,50 ml Methylthioniniumchloridlösung (0,020 g/100,0 ml), 2 Tropfen Eosin-Natrium-I und 2 Tropfen konzentrierter Schwefelsäure wird mit 0,02 M Benzyldodezyldimethylammoniumchloridlösung unter Rühren mit einem Magnetrührwerk bis zum Farbumschlag der unteren Schicht nach Rotviolett titriert (Feinbürette). Die Trennung in zwei Schichten tritt unmittelbar vor dem Farbumschlag ein.

1 ml 0,02 M Benzyldodezyldimethylammoniumchloridlösung ist 7,451 mg Natriumoktadezylsulfat äquivalent.

Aufbewahrung

Vor Licht geschützt.
Kühl.

Griseofulvin-Trockenmyzel

Getrocknetes Pilzmyzel mit einem Gehalt an Griseofulvin [($C_{17}H_{17}ClO_6$ (352,8)] von mindestens 5,0%, berechnet auf die bei 105 °C getrocknete Substanz.

Beschreibung

Graubraune Blättchen oder graubraunes Pulver.
Geruch wahrnehmbar.
Geschmack schwach bitter.

Identitätsprüfung

[*a*] Die Prüfung wird, wie unter „Dünnschichtchromatografische Prüfung" (III, 12.0.) angegeben, durchgeführt.
Adsorptionsschicht: Kieselgel G
Aufzutragende Lösung: 5,0 µl der Lösung von [*e*] werden als Startfleck a aufgetragen.
Aufzutragende Lösung der Testsubstanz: 0,0100 g Griseofulvin-Standard wird in 20,0 ml Äthylazetat unter Schütteln gelöst. 5,0 µl der Lösung werden als Startfleck b aufgetragen.
Laufmittel: Methyläthylketon-Xylol (50+50)
Trocknung: Die Dünnschichtplatte wird an der Luft aufbewahrt, bis das Laufmittel verdunstet ist.
Detektion: Die Dünnschichtplatte wird im ultravioletten Licht betrachtet.
Auswertung: Der R_F-Wert des blau fluoreszierenden Testsubstanzfleckes muß im Bereich von 0,40 bis 0,55 liegen.
Das Chromatogramm zeigt über dem Startpunkt a einen blau fluoreszierenden Fleck mit dem R_F-Wert des Fleckes der Testsubstanz.

[*b*] 0,100 g Substanz wird mit 15,0 ml Chloroform versetzt. Die Mischung wird 6 min geschüttelt und filtriert. Das Chloroform wird auf dem Wasserbad abgedampft. Der Rückstand wird in 5,0 ml konzentrierter Schwefelsäure gelöst. Die Lösung zeigt nach Zusatz von 0,005 bis 0,010 g Kaliumdichromat eine rote Färbung.

Reinheitsprüfung

[*c*] *Sulfatasche* (VI, 18.0.): 0,5000 g Substanz werden, wie unter „Bestimmung der Sulfatasche" angegeben, behandelt. Die Substanz darf höchstens 45,0% Rückstand hinterlassen.

[*d*] *Trocknungsverlust* (VI, 19.0.): 0,4000 g Substanz werden, wie unter „Bestimmung des Trocknungsverlustes" angegeben, behandelt und bei 105 °C 3 h getrocknet. Die Substanz darf höchstens 7,0% Masse verlieren.

Gehaltsbestimmung

[*e*] 0,9000 g gepulverte Substanz werden in einem 100-ml-Erlenmeyerkolben mit 30,0 ml Äthylazetat versetzt. Die Mischung wird in dem verschlossenen Gefäß 6 min geschüttelt. Nach dem Absetzen wird die überstehende Lösung durch einen Glasfiltertiegel G 3, der 15,0 g wasserfreies Natriumsulfat enthält, in einen 100-ml-Meßkolben filtriert. Der Rückstand in dem Erlenmeyerkolben wird noch 2mal mit je 30,0 ml Äthylazetat in der gleichen Weise extrahiert. Die vereinigten Filtrate werden unter Waschen des Rückstandes mit Äthylazetat zu 100,00 ml aufgefüllt.
1,0 ml der Lösung ist für die Prüfung nach [*a*] aufzubewahren.
1,00 ml der Lösung wird mit Äthylazetat zu 100,00 ml aufgefüllt. Die Extinktion (III, 5.0.) dieser Lösung wird bei 287 nm, 289 nm, 291 nm, 295 nm, 297 nm und 299 nm gemessen.
Vergleichsprobe: 0,0500 g Griseofulvin-Standard werden in Äthylazetat zu 50,00 ml gelöst. 1,00 ml der Lösung wird mit Äthylazetat zu 100,00 ml aufgefüllt. Die Extinktion dieser Lösung wird bei den vorstehend angegebenen Wellenlängen gemessen.

Berechnung:

% Griseofulvin,
berechnet auf die bei 105 °C getrocknete Substanz $= \dfrac{20000 \cdot Ew_2(E_1 - E_2)}{Ew_1(E_3 - E_4)\,(100 - a)}$

E_1 = Summe der Extinktionen der Lösung bei 289 nm, 291 nm und 299 nm.
E_2 = Summe der Extinktionen der Lösung bei 287 nm, 295 nm und 297 nm.
E_3 = Summe der Extinktionen der Vergleichsprobe bei 289 nm, 291 nm und 299 nm.
E_4 = Summe der Extinktionen der Vergleichsprobe bei 287 nm, 295 nm und 297 nm.
Ew_1 = Einwaage der Substanz in Gramm.
Ew_2 = Einwaage des Griseofulvin-Standards in Gramm.
a = Trocknungsverlust der Substanz in Masseprozent.

Aufbewahrung

Vorsichtig!
Die Substanz ist mindestens in Abständen von 3 Jahren zu prüfen.
Die Substanz ist nur für veterinärmedizinische Zwecke bestimmt.

Griseofulvinum

Griseofulvin

Griseofulvinum

7-Chlor-2'.4.6-trimethoxy-6'-methyl-spiro-
[2.3-dihydrobenzofuran-2.1'-zyklohexen-(2')]-dion-(3.4')

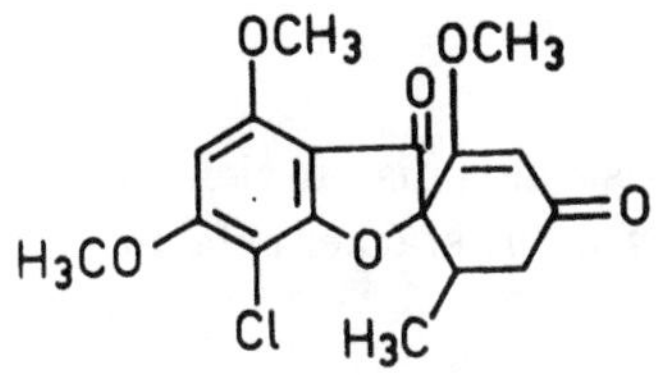

$C_{17}H_{17}ClO_6$ (352,8)

Gehalt 97,0 bis 102,0% Griseofulvin, berechnet auf die bei 105 °C getrocknete Substanz.

Beschreibung

Weißes oder nahezu weißes Pulver.
Geruch nicht wahrnehmbar.
Geschmack schwach bitter.

Löslichkeit: Wasser . . . . fast unlöslich
Äthanol . . . . schwer löslich

Identitätsprüfung

[a] *Optische Drehung* (III, 7.0.): $[\alpha]_D^{20} = +355$ bis $+370°$. Zur Bestimmung werden 0,5000 g Substanz in Dimethylformamid zu 25,00 ml gelöst.

[b] *Schmelzbereich* (III, 8.0.): 218 bis 224 °C

[c] Die Prüfung wird, wie unter „Dünnschichtchromatografische Prüfung" (III, 12.0.) angegeben, durchgeführt.
Adsorptionsschicht: Kieselgel G
Aufzutragende Lösung: 0,0100 g Substanz wird in 20,0 ml Chloroform gelöst. 8 bis 10 µl der Lösung werden als Startfleck a aufgetragen.
Aufzutragende Lösung der Testsubstanz: 0,0100 g Griseofulvin-Standard wird in 20,0 ml Chloroform gelöst. 8 bis 10 µl der Lösung werden als Startfleck b aufgetragen.
Laufmittel: Methyläthylketon-Xylol (50+50)
Trocknung: Die Dünnschichtplatte wird an der Luft aufbewahrt, bis das Laufmittel verdunstet ist.
Detektion: Die Dünnschichtplatte wird im ultravioletten Licht betrachtet.

Auswertung: Der R_F-Wert des blau fluoreszierenden Testsubstanzfleckes muß im Bereich von 0,45 bis 0,55 liegen.
Das Chromatogramm zeigt über dem Startpunkt a einen blau fluoreszierenden Fleck mit dem R_F-Wert des Fleckes der Testsubstanz.

[*d*] 0,005 bis 0,010 g Substanz werden in 5,0 ml konzentrierter Schwefelsäure gelöst. Nach Zusatz von 0,005 bis 0,010 g Kaliumdichromat zeigt die Lösung eine rote Färbung.

Reinheitsprüfung

[*e*] *Unlösliche Verunreinigungen, Farbe* (VI, 2.0./3.0.): 0,400 g Substanz müssen sich in 5,00 ml Dimethylformamid lösen. Die Lösung muß klar und darf nicht stärker gefärbt sein als 5,0 ml Farb-VL Ge 2.

[*f*] *Alkalisch oder sauer reagierende Verunreinigungen:* 0,200 g Substanz werden mit 20,0 ml kohlendioxidfreiem Wasser versetzt und 120 s geschüttelt. Die Mischung muß nach Zusatz von 2 Tropfen Phenolphthalein-I farblos und nach darauffolgendem Zusatz von 0,50 ml 0,01 N Kalilauge rot gefärbt sein.

[*g*] *Dechlorgriseofulvin:* 0,200 g Substanz werden in 2,0 ml konzentrierter Salpetersäure gelöst. Die Lösung darf keine blaue oder violette Färbung zeigen.

[*h*] *Trocknungsverlust* (VI, 19.0.): 0,4000 g Substanz werden, wie unter „Bestimmung des Trocknungsverlustes" angegeben, behandelt und bei 105 °C 3 h getrocknet. Die Substanz darf höchstens 1,0% Masse verlieren.

Gehaltsbestimmung

[*i*] 0,1000 g Substanz wird in Methanol unter Schütteln zu 100,00 ml gelöst. 5,00 ml der Lösung werden mit Methanol zu 50,00 ml aufgefüllt. 5,00 ml dieser Lösung werden mit Methanol zu 50,00 ml aufgefüllt. Die Extinktion (III, 5.0.) der Lösung wird bei 291 nm ± 1 nm im Maximum gemessen.
Vergleichsprobe: 0,1000 g Griseofulvin-Standard wird, wie vorstehend angegeben, behandelt.

Berechnung:

% Griseofulvin, berechnet auf die bei

$$105\,^\circ\text{C getrocknete Substanz} = \frac{100 \cdot E_1 \cdot Ew_2 \cdot b}{E_2 \cdot Ew_1(100 - a)}$$

E_1 = Extinktion der Lösung.
E_2 = Extinktion der Vergleichsprobe.
Ew_1 = Einwaage der Substanz in Gramm.
Ew_2 = Einwaage des Griseofulvin-Standards in Gramm.
a = Trocknungsverlust der Substanz in Masseprozent.
b = deklarierter Gehalt des Griseofulvin-Standards in Masseprozent.

Sonstige Prüfungen

[j] *Teilchengröße:* Zur Bestimmung wird 0,0100 g Substanz in einer Reibschale mit 10 Tropfen Hydroxyäthylzellulose-RL verrieben. Nach Zusatz von weiteren 3,50 ml Hydroxyäthylzellulose-RL wird erneut verrieben. Der Kammerraum einer geeigneten Blutzählkammer mit 0,100 mm Tiefe und einer quadratischen Feldnetzeinteilung von 0,04 mm^2 Einzelfeldgröße wird unverzüglich mit der Verreibung gefüllt und ein passendes Deckglas aufgelegt. Die Betrachtung erfolgt unter dem Mikroskop bei 600facher Vergrößerung. Zur Beurteilung werden 10 Felder mit je 0,04 mm^2 Fläche zufallsmäßig ausgewählt. Je Feld dürfen höchstens 30 Kristalle mit einer größeren Ausdehnung als 5 µm sichtbar sein.

Aufbewahrung

Vorsichtig!

Dosierung

Einzelmaximaldosis: oral 0,5 g Tagesmaximaldosis: oral 2 g

Guajacolum

Guajakol

2-Methoxyphenol

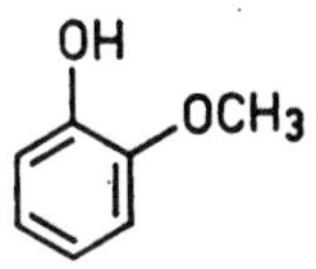

$C_7H_8O_2$ (124,1)

Beschreibung

Farblose, schwach gelbliche oder rötlichbraune, kristalline Masse bzw. farblose, schwach gelbliche oder braungelbe Flüssigkeit bzw. eine Mischung aus fester und flüssiger Substanz.
Geruch charakteristisch.
Geschmack brennend.

Löslichkeit: Wasser . . . . mäßig löslich
Äthanol . . . . sehr leicht löslich

Zur Durchführung der Prüfungen sowie zur Herstellung der Prüflösung ist die gegebenenfalls durch mäßiges Erwärmen verflüssigte Substanz zu verwenden.

Prüflösung: 0,400 ml Substanz werden in Wasser zu 30,0 ml gelöst. Die Lösung wird gegebenenfalls filtriert.

Identitätsprüfung

[a] *Erstarrungstemperatur* (III, 3.0.): 26,5 bis 28,5 °C. Die Bestimmung wird nach Methode I durchgeführt.

[b] 1 Tropfen Substanz wird in 10,0 ml konzentrierter Schwefelsäure gelöst. Nach Zusatz von 1 Tropfen Formaldehydlösung zeigt die Lösung eine rotviolette Färbung.

[c] 2 Tropfen Substanz werden in 5,0 ml Äthanol gelöst. Nach Zusatz von 1 Tropfen Eisen(III)-chloridlösung (10,0 g/100,0 ml) zeigt die Lösung eine grüne Färbung.

Reinheitsprüfung

[d] *Brechungsindex* (III, 1.0.): 1,538 bis 1,540. Die Bestimmung wird bei 30 °C ± 0,3 °C durchgeführt.

[e] *Unlösliche Verunreinigungen, Farbe* (VI, 2.0./3.0.): 0,500 ml Substanz müssen sich in der Mischung aus 1,00 ml 6 N Natronlauge und 10,0 ml Wasser lösen. Die Lösung muß klar sein.
10,0 ml Prüflösung müssen farblos sein.

[*f*] *Sauer reagierende Verunreinigungen:* 1,00 ml Substanz wird in 10,0 ml Äthanol gelöst. Nach Zusatz von 10 Tropfen Methylrot-I und 0,50 ml 0,01 N Kalilauge muß die Lösung gelb gefärbt sein.

[*g*] *Schwermetall-Ionen* (VI, 15.0.): 10,0 ml Prüflösung dürfen bei der „Prüfung auf Schwermetall-Ionen" nach Methode II keine stärkere Färbung und gegebenenfalls keine stärkere Trübung als die Vergleichsprobe zeigen (höchstens 0,007%, berechnet als $Pb^{2\oplus}$).

[*h*] *Sulfat-Ionen* (VI, 16.0.): 10,0 ml Prüflösung dürfen bei der „Prüfung auf Sulfat-Ionen" keine stärkere Trübung als die Vergleichsprobe zeigen (höchstens 0,03% $SO_4^{2\ominus}$).

[*i*] *Organische Verunreinigungen:* 0,100 ml Substanz wird in 5,0 ml konzentrierter Schwefelsäure unter Schütteln gelöst. 15 min nach dem Schwefelsäurezusatz darf die Lösung keine stärkere Färbung als 5,0 ml Farb-VL B 4 (VI, 3.0.) zeigen.

[*j*] *Sulfatasche* (VI, 18.0.): 2,00 ml Substanz werden, wie unter „Bestimmung der Sulfatasche" angegeben, behandelt. Die Substanz darf höchstens 0,010 g Rückstand hinterlassen.

Aufbewahrung

Vorsichtig!
Vor Licht geschützt.
Höchstens 10 Jahre.

Dosierung

Einzelmaximaldosis: oral 0,25 g Tagesmaximaldosis: oral 1 g

Guajazulenum

Guajazulen

7-Isopropyl-1.4-dimethylazulen

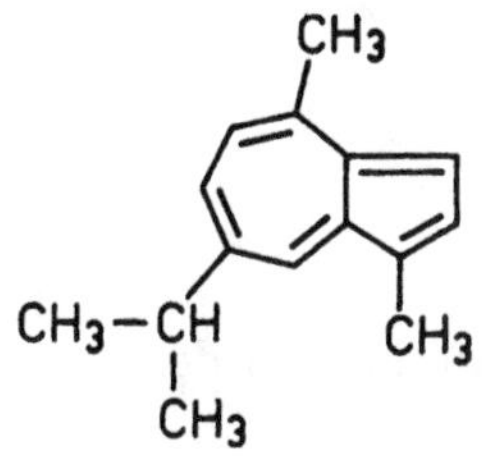

$C_{15}H_{18}$ (198,3)

Gehalt 99,9 bis 100,0% Guajazulen.

Beschreibung

Dunkelblaue Kristalle oder dunkelblaue Flüssigkeit oder Mischung aus fester und flüssiger Substanz.
Geruch wahrnehmbar.

Löslichkeit: Wasser . . . . fast unlöslich
Äthanol . . . . leicht löslich

Zur Durchführung der Prüfungen ist die gegebenenfalls durch mäßiges Erwärmen verflüssigte Substanz zu verwenden.

Identitätsprüfung

[*a*] Die Prüfung wird, wie unter „Gaschromatografische Bestimmung“ (III, 14.0.) angegeben, durchgeführt.
Säule: Länge: 300 cm; Innendurchmesser: 2,3 mm
Füllung: 10,0% Carbowax 20 M (Trennflüssigkeit) auf säuregewaschenem und dimethylsilyliertem Chromosorb W (Trägermaterial)
Temperatur: 220,0 °C
Trägergas: Stickstoff
Trägergasmengenstrom: 2400 ml/h
Trennstufenzahl: mindestens 2200
Detektor: Flammenionisationsdetektor
Ausführung: Chromatogramm I: 0,10 µl Guajazulen-Vergleichssubstanz wird chromatografiert.
Chromatogramm II: 0,10 µl Substanz wird chromatografiert.

Auswertung: Die Gesamtretentionszeit des Hauptpeaks der Substanz muß mit der der Guajazulen-Vergleichssubstanz übereinstimmen.

[*b*] 5 Tropfen Substanz werden nach Zusatz von 6,0 ml Äthanol zum Sieden erhitzt und mit der Lösung von 0,250 g Pikrinsäure in 5,0 ml Äthanol versetzt. Beim Abkühlen auf eine Temperatur unterhalb 15 °C entsteht ein kristalliner Niederschlag. Der Niederschlag wird auf einem Filter gesammelt und mit wenig Äthanol gewaschen. Die aus Äthanol umkristallisierten und bei 105 °C 30 min getrockneten Kristalle schmelzen im Bereich von 121 bis 123 °C (III, 8.0.).

Gehaltsbestimmung .

[*c*] Die Bestimmung wird, wie unter „Gaschromatografische Bestimmung" (III, 14.0.) angegeben, durchgeführt. Für Säule, Trägergas, Trägergasmengenstrom, Trennstufenzahl und Detektor gelten die bei der Prüfung nach [*a*] gemachten Angaben.

Ausführung: 0,10 µl Substanz wird chromatografiert, bis die doppelte Gesamtretentionszeit des Guajazulens vergangen ist.

Berechnung:

$$\% \text{ Guajazulen} = \frac{100a}{b}$$

a = Fläche des Guajazulenpeaks in Quadratzentimeter.

b = Summe der Flächen aller Peaks in Quadratzentimeter.

Aufbewahrung

In dem Verbrauch angemessenen, vollständig gefüllten Gefäßen.
Vor Licht geschützt.

Guanosinum

Guanosin

9-[D-Ribosido]-2-amino-6-hydroxypurin

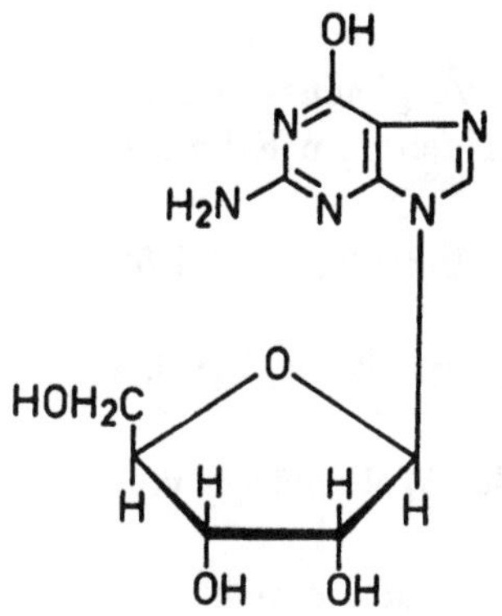

$C_{10}H_{13}N_5O_5$ (283,2)

Gehalt 97,0 bis 101,0% Guanosin, berechnet auf die bei 105 °C getrocknete Substanz.

Beschreibung

Weißes oder gelblichweißes, kristallines oder mikrokristallines Pulver.
Geruch nicht wahrnehmbar.
Geschmack nicht wahrnehmbar.

Löslichkeit: Wasser . . . . sehr schwer löslich
Äthanol . . . . fast unlöslich

Identitätsprüfung

[a] *Lichtabsorption* (III, 5.0.): 0,0500 g Substanz werden in Phosphat-Puffer Nr. 2 zu 100,00 ml gelöst. 2,00 ml der Lösung werden mit Phosphat-Puffer Nr. 2 zu 100,00 ml aufgefüllt. Diese Lösung zeigt bei 252 nm ± 1 nm ein Absorptionsmaximum.
Folgende Forderungen müssen erfüllt sein:

$$\frac{E_{250}}{E_{260}} = 1{,}120 \text{ bis } 1{,}180$$

$$\frac{E_{280}}{E_{260}} = 0{,}650 \text{ bis } 0{,}690$$

$$\frac{E_{290}}{E_{260}} = 0{,}250 \text{ bis } 0{,}290$$

[*b*] Die Prüfung wird, wie unter „Dünnschichtchromatografische Prüfung" (III, 12.0.) angegeben, durchgeführt.

Adsorptionsschicht: Kieselgel GF_{254}

Aufzutragende Lösung: 0,020 g Substanz werden in 10,0 ml Dimethylformamid unter Erwärmen gelöst. Nach dem Erkalten werden 50,0 µl der Lösung als Startfleck a aufgetragen.

Aufzutragende Lösung der Testsubstanz: 0,020 g Guanosin-Vergleichssubstanz werden in 10,0 ml Dimethylformamid unter Erwärmen gelöst. Nach dem Erkalten werden 50,0 µl der Lösung als Startfleck b aufgetragen.

Laufmittel: Chloroform-Methanol-Wasser-konzentrierte Ammoniaklösung (55+55 +15+6)

Trocknung: Die Dünnschichtplatte wird in einem Heißluftstrom getrocknet, bis das Laufmittel verdunstet ist.

Detektion: Die Dünnschichtplatte wird im ultravioletten Licht der Wellenlänge von 254 nm betrachtet.

Auswertung: Der R_F-Wert des dunklen Testsubstanzfleckes muß im Bereich von 0,45 bis 0,65 liegen.

Das Chromatogramm zeigt über dem Startpunkt a einen dunklen Fleck mit dem R_F-Wert des Fleckes der Testsubstanz.

Das Chromatogramm ist für die Prüfung nach [*f*] aufzubewahren.

[*c*] 0,010 g Substanz wird in 5,0 ml Wasser unter Erwärmen gelöst und die Lösung mit 2,0 ml Silbernitratlösung (10,0 g/100,0 ml) versetzt. Innerhalb 5 min entsteht eine klare, farblose Gallerte, die sich nach Zusatz von 10,0 ml 6 N Ammoniaklösung verflüssigt.

Reinheitsprüfung

[*d*] *Ammonium* (VI, 4.0.): 0,0250 g Substanz werden in 5,0 ml Wasser unter Erhitzen gelöst. Die Lösung wird, wie unter „Prüfung auf Ammonium", Methode I angegeben, behandelt. Das Lackmuspapier darf keine blaue Färbung zeigen.

[*e*] *Schwermetall-Ionen*: 0,200 g Substanz werden mit 10,0 ml Wasser und 1,00 ml 5 N Essigsäure versetzt. Die Mischung wird 120 s im Sieden gehalten und nach dem Erkalten filtriert. Das unter Waschen des Rückstandes mit Wasser zu 11,0 ml aufgefüllte Filtrat wird zu 2,0 ml Schwefelwasserstoff-RL gegeben und geschüttelt. Die Lösung darf nach 10 min keine stärkere Färbung und gegebenenfalls keine stärkere Trübung als die nachstehend beschriebene Vergleichsprobe zeigen (höchstens 0,005%, berechnet als $Pb^{2\oplus}$).

Vergleichsprobe: 10,0 ml Blei-VL (VI, 15.0.) werden nach Zusatz von 1,00 ml 5 N Essigsäure zu 2,0 ml Schwefelwasserstoff-RL gegeben und geschüttelt.

[*f*] *Organische Verunreinigungen:* Das Chromatogramm von [*b*] darf über dem Startpunkt a keinen anderen als den genannten dunklen Fleck zeigen.

[*g*] *Sulfatasche* (VI, 18.0.): 1,000 g Substanz wird, wie unter „Bestimmung der Sulfatasche" angegeben, behandelt. Die Substanz darf höchstens 0,10% Rückstand hinterlassen.

[*h*] *Trocknungsverlust* (VI, 19.0.): 0,4000 g Substanz werden, wie unter „Bestimmung des Trocknungsverlustes" angegeben, behandelt und bei 105 °C 3 h getrocknet. Die Substanz darf höchstens 2,0% Masse verlieren.

Gehaltsbestimmung

[*i*] 0,1200 g Substanz werden, wie unter „Bestimmung des Stickstoffes nach KJELDAHL" (VII, 5.0.) angegeben, behandelt.

1 ml 0,1 N Schwefelsäure ist 5,664 mg Guanosin äquivalent.
Der Gehalt wird auf die bei 105 °C getrocknete Substanz berechnet.

Sonstige Prüfungen

[*j*] *Pyrogene Verunreinigungen* (X, 3.0.): Die Substanz muß den unter „Prüfung auf pyrogene Verunreinigungen" angegebenen Forderungen entsprechen. Zur Prüfung werden 0,500 g Substanz unter Erwärmen in isotonischer Natriumchlorid-Injektionslösung zu 100,0 ml gelöst.

Guanoxanum sulfuricum

Guanoxansulfat

Guanoxani sulfas

Bis-[2-guanidinomethyl-1.4-benzodioxan]-sulfat

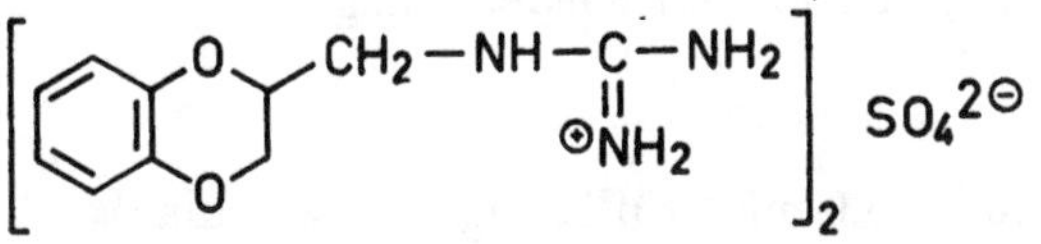

$(C_{10}H_{13}N_3O_2)_2H_2SO_4$ (512,5)

Gehalt 98,0 bis 101,5% Guanoxansulfat, berechnet auf die bei 105 °C getrocknete Substanz.

Beschreibung

Weißes, kristallines oder mikrokristallines Pulver.
Geruch nicht wahrnehmbar.
Geschmack stark bitter.

Löslichkeit: Wasser . . . . schwer löslich
Wasser (100 °C) . . . . leicht löslich
Äthanol . . . . fast unlöslich

Prüflösung: 0,500 g Substanz werden in kohlendioxidfreiem Wasser zu 50,0 ml gelöst.

Identitätsprüfung

[*a*] *Schmelzbereich* (III, 8.0.): 203 bis 209 °C

[*b*] Die Prüfung wird, wie unter „Dünnschichtchromatografische Prüfung" (III, 12.0.) angegeben, durchgeführt.
Adsorptionsschicht: Kieselgel G
Aufzutragende Lösung: 0,100 g Substanz wird in 10,0 ml Methanol gelöst. 20,0 µl der Lösung werden als Startfleck a aufgetragen.
Aufzutragende Lösung der Testsubstanz: 0,100 g Harnstoff wird in 10,0 ml Methanol gelöst. 50,0 µl der Lösung werden als Startfleck b aufgetragen.
Laufmittel: Azetonitril-Ameisensäure-Tetrachlorkohlenstoff-Tetrahydrofuran (68+12+10+10)
Trocknung: Die Dünnschichtplatte wird bei 105 °C 20 min getrocknet.
Detektion: Reagenz: 2,0 ml frisch bereitete Dinatriumpentazyanonitrosylferratlösung (5,0 g/100,0 ml), 1,0 ml 3 N Natronlauge und 7,0 ml verdünnte Wasserstoffperoxidlösung werden unmittelbar vor der Verwendung gemischt.
Die Dünnschichtplatte wird 5 min nach dem Besprühen mit dem Reagenz betrachtet.

Auswertung: Der R_F-Wert des violettroten Testsubstanzfleckes muß im Bereich von 0,55 bis 0,67 liegen.

Das Chromatogramm zeigt über dem Startpunkt a einen hellroten Fleck mit einem R_X-Wert im Bereich von 0,81 bis 0,93.

Das Chromatogramm ist für die Prüfung nach [*h*] aufzubewahren.

[*c*] 5,0 ml Prüflösung geben nach Zusatz von 10 Tropfen 3 N Salzsäure und 1,0 ml Bariumchloridlösung (5,0 g/100,0 ml) einen weißen, kristallinen Niederschlag.

Reinheitsprüfung

[*d*] *Unlösliche Verunreinigungen, Farbe* (VI, 2.0./3.0.): 5,0 ml Prüflösung müssen klar und farblos sein.

[*e*] *Reaktion:* Die Prüflösung muß einen pH-Wert (III, 7.0.) im Bereich von 5,0 bis 7,0 zeigen.

[*f*] *Chlorid-Ionen* (VI, 7.0.): 10,0 ml Prüflösung dürfen bei der „Prüfung auf Chlorid-Ionen" keine stärkere Trübung als die Vergleichsprobe zeigen (höchstens 0,01% $Cl^{\ominus}$).

[*g*] *Karbonat-Ionen:* 10,0 ml Prüflösung werden mit 2,0 ml Äther überschichtet. Nach Zusatz von 3,0 ml 6 N Salzsäure dürfen innerhalb 30 s in der Ätherschicht keine Gasblasen sichtbar sein.

[*h*] *Zyanamid:* Das Chromatogramm von [*b*] darf über dem Startpunkt a keinen anderen als den genannten hellroten Fleck zeigen.

[*i*] *Sulfatasche* (VI, 18.0.): 0,2000 g Substanz werden, wie unter „Bestimmung der Sulfatasche" angegeben, behandelt. Die Substanz darf höchstens 0,50% Rückstand hinterlassen.

[*j*] *Trocknungsverlust* (VI, 19.0.): 0,4000 g Substanz werden, wie unter „Bestimmung des Trocknungsverlustes" angegeben, behandelt und bei 105 °C 3 h getrocknet. Die Substanz darf höchstens 2,50% Masse verlieren.

Gehaltsbestimmung

[*k*] 0,4000 g Substanz werden in 30,0 ml wasserfreier Essigsäure gelöst. Nach Zusatz von 3 Tropfen Kristallviolett-I wird die Lösung mit 0,1 N Perchlorsäure bis zum Farbumschlag nach Grün titriert (Feinbürette).

1 ml 0,1 N Perchlorsäure ist 51,25 mg Guanoxansulfat äquivalent.

Der Gehalt wird auf die bei 105 °C getrocknete Substanz berechnet.

Aufbewahrung

Vorsichtig!

Dosierung

Einzelmaximaldosis: oral 0,05 g — Tagesmaximaldosis: oral 0,15 g

Gummi arabicum

Arabisches Gummi

Gummi arabicum

Aus Stämmen und Zweigen von Acaciaarten (Mimosaceae) gewonnenes und getrocknetes Gummi.

Beschreibung

Mehr oder weniger rundliche, weißliche, gelblichweiße, schwach rötlich- oder bräunlichgelbe, auf der Oberfläche matte, häufig rissige Stücke, deren Bruch glatt und glänzend ist, bzw. weißes oder grauweißes Pulver.
Geruch nicht wahrnehmbar.
Geschmack schwach wahrnehmbar und schleimig.

Prüflösung: 4,000 g gepulverte Substanz werden mit 40,0 ml Wasser versetzt. Die Mischung wird unter wiederholtem Schütteln 60 min stehengelassen und danach als Prüflösung verwendet.

Identitätsprüfung

[*a*] 1,00 g gepulverte Substanz wird in einer Schale nach Zusatz von 2,00 ml Wasser unter wiederholtem Rühren 3 h stehengelassen. Nach Zusatz von 2,00 ml Äthanol wird gemischt. Es entsteht ein weißer Niederschlag.

[*b*] 2,0 ml Prüflösung werden mit 8,0 ml Wasser sowie 10 Tropfen verdünnter Wasserstoffperoxidlösung versetzt und geschüttelt. Die Mischung zeigt nach Zusatz von 10 Tropfen Benzidin-RL eine blaugrüne Färbung.

[*c*] 5,0 ml Prüflösung werden zu der Mischung aus 10,0 ml Äthanol und 1,0 ml Essigsäure gegeben. Es entsteht ein weißer Niederschlag. Die Mischung wird filtriert. Das klare Filtrat zeigt nach Zusatz von 1,0 ml Ammoniumoxalatlösung (4,0 g/100,0 ml) eine weiße Trübung.

[*d*] 2,0 ml Prüflösung und 8,0 ml Wasser werden gemischt. Die Mischung gibt nach Zusatz von 4 Tropfen Blei(II)-azetat-RL** einen weißen Niederschlag.

Reinheitsprüfung

[*e*] *Unlösliche Verunreinigungen:* 5,00 g gepulverte Substanz werden in einem 200-ml-Erlenmeyerkolben mit 100,0 ml Wasser und 10,0 ml 3 N Salzsäure versetzt. Die Mischung wird unter wiederholtem Schütteln im Wasserbad 15 min erhitzt und anschließend durch einen bei 105 °C bis zur Massekonstanz getrockneten Glasfiltertiegel G 3 filtriert. Der Rückstand wird 3mal mit je 20,0 ml heißem Wasser gewaschen und

bei 105 °C bis zur Massekonstanz getrocknet. Die Substanz darf höchstens 0,20% Rückstand hinterlassen.

[*f*] *Gerbstoff enthaltende Gummisorten:* 10,0 ml Prüflösung dürfen nach Zusatz von 4 Tropfen Eisen(III)-chloridlösung (10,0 g/100,0 ml) keine blaue oder blaugrüne Färbung zeigen.

[*g*] *Stärke, Dextrin:* 5,0 ml Prüflösung und 5,0 ml Wasser werden gemischt. Die Mischung muß nach Zusatz von 2 Tropfen 0,1 N Jodlösung eine Gelbfärbung zeigen. Anschliessend wird die Mischung zum Sieden erhitzt. Nach dem Erkalten und Zusatz von 2 Tropfen 0,1 N Jodlösung darf sie bei seitlicher Betrachtung gegen einen mattweißen Hintergrund keine rötliche oder blaue Färbung zeigen.

[*h*] *Tragant:* Die Lichtabsorption (III, 5.0.) der Prüflösung wird bei 620 nm gegen Wasser gemessen. Die Extinktion darf höchstens 0,250 betragen.

[*i*] *Reduzierende Zucker:* 5,0 ml Prüflösung dürfen nach Zusatz von 5,0 ml Fehling-RL beim Erhitzen zum Sieden keinen roten oder rotbraunen Niederschlag geben.

[*j*] *Asche* (XI, 5.0.): 1,000 g Substanz wird, wie unter „Bestimmung der Asche" angegeben, behandelt. Die Substanz darf höchstens 4,0% Rückstand hinterlassen.

Hämolysin gegen Schaferythrozyten

Aus dem Blut von Kaninchen nach der Immunisierung mit Schaferythrozyten gewonnenes Serum verschiedener Stärke mit der spezifischen Wirksamkeit, Schaferythrozyten in Gegenwart von Meerschweinchenkomplement aufzulösen.
Die Substanz dient als Bestandteil des hämolytischen Systems zur Durchführung der Komplementbindungsreaktion.
Die Substanz hat bei entsprechender Deklaration zur Anwendung in der Virusdiagnostik einen Hämolysetiter von mindestens 1 : 6000 und zur Anwendung in der bakteriologischen Diagnostik einen Hämolysetiter von mindestens 1 : 4000.
Der Agglutinationstiter der Substanz darf höchstens ein Sechzehntel des Hämolysetiters betragen.
Ein geeignetes Konservierungsmittel, das weder Agglutination noch Hämolyse bewirkt, darf enthalten sein.

Beschreibung

Klare, farblose oder schwach gelbliche Flüssigkeit.
Geruch nicht wahrnehmbar oder dem Konservierungsmittel entsprechend.

Identitätsprüfung

[*a*] Die Substanz wird, wie unter „Bestimmung der Artspezifität des Eiweißes von Antitoxinen" (XVI, 5.0.) angegeben, behandelt. Es wird das präzipitierende Serum „Anti-Kaninchen" verwendet.

Reinheitsprüfung

Die folgende Prüfung wird in Reagenzgläsern durchgeführt.

[*b*] *Bestimmung des Agglutinationstiters:* Von der Substanz wird mit Barbital-Puffer Nr. 1 eine Verdünnungsreihe, ausgehend von der Verdünnung 1 : 50 bis zu der Verdünnung 1 : 800, in der Weise hergestellt, daß jede Verdünnung doppelt so hoch ist wie die vorangehende. 0,50 ml jeder Verdünnung werden jeweils mit 0,50 ml Schafblutkörperchenaufschwemmung sowie 1,50 ml Barbital-Puffer Nr. 1 versetzt. Als Kontrollmischung werden 0,50 ml Schafblutkörperchenaufschwemmung mit 2,00 ml Barbital-Puffer Nr. 1 versetzt.
Alle Mischungen werden bei 4 °C ± 1 °C 16 bis 18 h aufbewahrt. Danach wird der in den Mischungen entstandene Bodensatz leicht aufgeschüttelt.

Als Agglutinationstiter wird diejenige höchste Verdünnung der Substanz bezeichnet, die in den Mischungen noch deutlich erkennbare Agglutination der Erythrozyten hervorgerufen hat. Die Kontrollmischung darf keine Agglutination zeigen.

Bestimmung der spezifischen Wirksamkeit

Die folgende Prüfung wird in Reagenzgläsern durchgeführt.

[c] *Bestimmung des Hämolysetiters:* Von der Substanz werden mit Barbital-Puffer Nr. 1 2 Verdünnungsreihen, ausgehend von den Verdünnungen 1 : 1500 bzw. 1 : 2000 bis zu den Verdünnungen 1 : 24000 bzw. 1 : 16000, in der Weise hergestellt, daß jede Verdünnung doppelt so hoch ist wie die vorangehende.

0,50 ml jeder Verdünnung werden jeweils mit 0,50 ml Schafblutkörperchenaufschwemmung versetzt. Als Kontrollmischung werden 0,50 ml Schafblutkörperchenaufschwemmung mit 0,50 ml Barbital-Puffer Nr. 1 versetzt.

Nach 10 min werden alle Mischungen mit 0,50 ml der frisch bereiteten Verdünnung von Meerschweinchenkomplement mit Barbital-Puffer Nr. 1 1 : 30 sowie mit 1,00 ml Barbital-Puffer Nr. 1 versetzt und anschließend in einem Wasserbad von 37 °C ± 1 °C 45 min aufbewahrt.

Nach 15 und 45 min wird jeweils diejenige Mischung ermittelt, die bei der höchsten Verdünnung der Substanz noch vollkommene Hämolyse zeigt. Die Kontrollmischung darf keine Hämolyse zeigen.

Als Hämolysetiter wird diejenige höchste Verdünnung der Substanz bezeichnet, die in den Mischungen vollkommene Hämolyse hervorgerufen hat. Der nach 45 min ermittelte Hämolysetiter muß dem deklarierten entsprechen. Der nach 15 min ermittelte Hämolysetiter muß mindestens ein Viertel des nach 45 min ermittelten betragen.

Aufbewahrung

In Ampullen.
Vor Licht geschützt.
Kühl.
Höchstens ein Jahr nach Abschluß der staatlichen Prüfung.

Herba Absinthii

Wermutkraut

Getrocknete, grob zerkleinerte Laubblätter, Blütenköpfchen und Teile des Stengels von Artemisia absinthium L. (Asteraceae).

Beschreibung

Die Laubblattstücke sind graugrün, hellgrau oder auf der einen Seite hellgrau und auf der anderen Seite graugrün, fiederspaltig, linealisch, lineal-lanzettlich oder unregelmäßig geformt. Die Blütenkörbchen haben einen Durchmesser bis etwa 4 mm. Sie sind halbkugelförmig, gestielt und bestehen aus dem Spreuhaare tragenden Blütenstandsboden, dem Hüllkelch, der aus graugrünen Hüllkelchblättern mit häutigem Rand gebildet wird, und den gelblichen Röhrenblüten.
Die Stengelstücke sind grünlich oder bräunlich, längsfurchig und markig.
Die Laubblattstücke sind beiderseits dicht anliegend, die Hüllkelchblätter und Stengelstücke sind mehr oder weniger behaart.
Geruch aromatisch.
Geschmack stark bitter.

Identitätsprüfung

[*a*] Die Substanz zeigt Haare mit meist aus 2 bis 5 Zellen gebildetem Stiel und einer langen, quergestellten, beiderseits zugespitzten Endzelle.

Reinheitsprüfung

[*b*] *Unschädliche Beimengungen* (XI, 4.0.): höchstens 2,0%

[*c*] *Verfärbte Bestandteile* (XI, 4.0.): höchstens 5,0%

[*d*] *Stengelstücke:* höchstens 45,0%

Wertbestimmung

[*e*] *Bitterwert* (XI, 7.0.): 0,4950 bis 0,5050 g gepulverte Substanz werden in einem 1000-ml-Rundkolben mit 500 ml Trinkwasser versetzt. Die Mischung wird unter Rückflußkühlung 30 min im Sieden gehalten und nach dem Abkühlen auf 20 °C filtriert. Die ersten 30 ml Filtrat werden verworfen. 10,0 ml des Filtrates werden mit Trinkwasser zu 20,0 ml aufgefüllt. Die Lösung wird, wie unter „Bestimmung des Bitterwertes“ angegeben, behandelt.

Aufbewahrung

Höchstens 18 Monate.

Herba Belladonnae

Tollkirschenkraut

Belladonnae herba

Getrocknete, gepulverte, gegebenenfalls mit Laktose auf den vorgeschriebenen Gehalt eingestellte Laubblätter, Blüten, Früchte und Teile des Stengels von Atropa belladonna L. (Solanaceae).

Gehalt an Alkaloiden, berechnet als Hyoszyamin [$C_{17}H_{23}NO_3$ (289,4)] und auf die bei 105 °C getrocknete Substanz, 0,28 bis 0,32%.

Beschreibung

Grünes oder braungrünes Pulver.
Geruch schwach wahrnehmbar.
Geschmack schwach bitter.

Identitätsprüfung

[*a*] In den grünen Bruchstücken des Mesophylls befinden sich Kristallsandzellen.

[*b*] Die Prüfung wird, wie unter „Dünnschichtchromatografische Prüfung“ (III,12.0.) angegeben, durchgeführt.

Adsorptionsschicht: Kieselgel G. Die Glasplatte wird mit der doppelten Menge der Adsorbenssuspension beschichtet.

Aufzutragende Lösung: 0,50 g gepulverte Substanz werden mit 3,00 ml Äthanol versetzt. Die Mischung wird 15 min kräftig geschüttelt und anschließend filtriert. 100 µl des Filtrates werden als Startband a aufgetragen. Beim Auftragen ist das Trocknen des Startbandes durch einen Heißluftstrom zu beschleunigen.

Aufzutragende Lösung der Testsubstanz: 0,0050 g Atropinsulfat-Vergleichssubstanz werden in 20,0 ml Methanol gelöst. 28 bis 30 µl der Lösung werden als Startband b aufgetragen.

Laufmittel: Chloroform-Azeton-Diäthylamin (50 + 40 + 10)

Trocknung: Die Dünnschichtplatte wird bei 120 °C getrocknet, bis der Geruch des Diäthylamins nicht mehr wahrnehmbar ist.

Detektion: Reagenz: Kaliumtetrajodowismutat(III)-RL*.

Auswertung: Der R_F-Wert des orangebraunen Testsubstanzfleckes muß im Bereich von 0,35 bis 0,50 liegen.

Das Chromatogramm zeigt über der Startlinie a einen orangebraunen Fleck mit dem R_F-Wert des Fleckes der Testsubstanz. Weitere, anders gefärbte Flecke können vorhanden sein.

Reinheitsprüfung

[c] *Asche* (XI, 5.0.): 1,0000 g gepulverte Substanz wird, wie unter „Bestimmung der Asche" angegeben, behandelt. Die Substanz darf höchstens 15,0% Rückstand hinterlassen.

Gehaltsbestimmung

[d] 0,5000 g gepulverte Substanz werden in einem gewogenen 100-ml-Erlenmeyerkolben mit 40,00 g Äther sowie 0,50 g konzentrierter Ammoniaklösung versetzt und in dem verschlossenen Gefäß innerhalb 30 min 6mal jeweils 120 s kräftig geschüttelt. Anschließend wird mit Äther auf die ursprüngliche Masse ergänzt und die Mischung durch ein Filterpapier der Sorte h von 9 cm Durchmesser filtriert. Dabei ist der Trichter mit einem Uhrglas zu bedecken. 10,00 g des Filtrates werden in einem Scheidetrichter 3mal mit je 5,0 ml 0,1 N Salzsäure jeweils 120 s ausgeschüttelt. Die wäßrigen Auszüge werden in einem Scheidetrichter vereinigt, mit 3,0 ml 6 N Ammoniaklösung versetzt und 4mal mit je 10,0 ml Chloroform jeweils 120 s ausgeschüttelt. Die Chloroformauszüge werden durch ein Filterpapier der Sorte h von 9 cm Durchmesser in einen 100-ml-Erlenmeyerkolben filtriert. Dabei ist der Trichter mit einem Uhrglas zu bedecken. Das Filterpapier wird 2mal mit je 5,0 ml Chloroform gewaschen. Die vereinigten Filtrate werden auf dem Wasserbad auf 0,5 bis 1 ml eingedampft. Der Rest des Lösungsmittels wird durch Einblasen von Luft entfernt. Der Rückstand wird in 5,0 ml wasserfreiem Äthanol gelöst. Die Lösung wird auf dem Wasserbad auf 0,5 bis 1 ml eingedampft. Der Rest des Lösungsmittels wird durch Einblasen von Luft entfernt. Der Erlenmeyerkolben mit dem Rückstand wird gewogen. Nach Zusatz von 5,0 ml Äther und 10,00 ml Zitronensäure-Phosphat-Puffer Nr. 4 wird die Mischung auf dem Wasserbad erhitzt, bis der Äther verdampft ist. Nach dem Abkühlen auf 20 °C wird die Lösung mit Wasser auf 10,00 g ergänzt und durch ein Filterpapier der Sorte h von 7 cm Durchmesser filtriert.
5,00 ml des Filtrates werden in einem Scheidetrichter nach Zusatz von 5,00 ml Zitronensäure-Phosphat-Puffer Nr. 4 und 2,00 ml Bromkresolgrün-RL 4mal mit je 10,0 ml Chloroform jeweils 60 s ausgeschüttelt. Die Chloroformauszüge werden durch Watte in einen 50-ml-Meßkolben filtriert. Das Filtrat wird mit 3,00 ml Piperidin versetzt und mit Chloroform zu 50,00 ml aufgefüllt. Die Extinktion (III, 5.0.) dieser Lösung wird 10 min nach dem Zusatz des Piperidins bei 590 nm ± 2 nm im Maximum gegen Chloroform gemessen.
Vergleichsprobe: 0,0200 g Atropinsulfat-Vergleichssubstanz werden in Wasser zu 500,0 ml gelöst. 5,00 ml der Lösung werden in einem Scheidetrichter mit 5,00 ml Zitronensäure-Phosphat-Puffer Nr. 4 sowie 2,00 ml Bromkresolgrün-RL versetzt und, wie vorstehend angegeben, weiterbehandelt.

Berechnung:

% Alkaloide, berechnet als Hyoszyamin und auf die bei 105 °C getrocknete Substanz $= \frac{666{,}4 \cdot E_1 \cdot Ew_2}{E_2 \cdot Ew_1(100 - a)}$

E_1 = Extinktion der Lösung.
E_2 = Extinktion der Vergleichsprobe.
Ew_1 = Einwaage der Substanz in Gramm.
Ew_2 = Einwaage der Atropinsulfat-Vergleichssubstanz in Gramm.
a = Trocknungsverlust der Substanz in Masseprozent.

Aufbewahrung

Vorsichtig!
Vor Licht geschützt.
Höchstens 3 Jahre.

Dosierung

Einzelmaximaldosis: oral 0,2 g

Tagesmaximaldosis: oral 0,6 g

Herba Chelidonii

Schöllkraut

Getrocknete, grob zerkleinerte Laubblätter, Blütenstände, Früchte und Teile des Stengels von Chelidonium majus L. (Papaveraceae).

Gehalt an Alkaloiden, berechnet als Chelidonin [$C_{20}H_{19}NO_5$ (353,4)] und auf die bei 105 °C getrocknete Substanz, 0,40 bis 0,80%.

Beschreibung

Die Laubblattstücke sind auf der einen Seite grün und auf der anderen Seite graugrün. Die Stengelstücke sind grün, bräunlichgrün oder gelblichbraun, hohl, meist zusammengedrückt oder zerfallen und teilweise längsfurchig. Teile der meist zusammengefalteten gelbbraunen Blüten, der schotenförmigen Kapselfrüchte sowie etwa 1,5 mm große, ei- oder nierenförmige Samen mit bräunlicher, runzliger oder schwarzer Oberfläche können vorhanden sein.
Geruch schwach wahrnehmbar.
Geschmack schwach bitter und schwach kratzend.

Identitätsprüfung

[*a*] Die Prüfung wird, wie unter „Dünnschichtchromatografische Prüfung" (III, 12.0.) angegeben, durchgeführt.

Adsorptionsschicht: Aluminiumoxid „D". Zur Herstellung der Adsorbenssuspension wird statt Wasser iso-Propanol verwendet.

Aufzutragende Lösung: 1,00 g gepulverte Substanz wird mit 7,0 ml 1 N Schwefelsäure versetzt. Die Mischung wird 120 s geschüttelt und danach filtriert. Der Rückstand wird mit 2,0 ml Wasser gewaschen. Die vereinigten Filtrate werden nach Zusatz von 5,0 ml 3 N Natronlauge und 5,0 ml Äther geschüttelt. 50 µl der Ätherlösung werden als Startfleck a aufgetragen.
Beim Auftragen ist das Trocknen durch einen Luftstrom zu beschleunigen.

Aufzutragende Lösung der Testsubstanz: 0,0050 g Papaverinhydrochlorid-Vergleichssubstanz werden nach Zusatz von 1 Tropfen 6 N Ammoniaklösung in 20,0 ml Methanol gelöst. 20 µl der Lösung werden als Startfleck b aufgetragen.

Laufmittel: Chloroform-Benzol-Äther (50 + 40 + 10)

Trocknung: Die Dünnschichtplatte wird an der Luft aufbewahrt, bis das Laufmittel verdunstet ist.

Detektion: Reagenz: Kaliumtetrajodowismutat(III)-RL*

Auswertung: Der R_F-Wert des orangebraunen Testsubstanzfleckes muß im Bereich von 0,35 bis 0,55 liegen.

Das Chromatogramm zeigt über dem Startpunkt a einen orangebraunen Fleck mit einem R_X-Wert im Bereich von 0,96 bis 1,16 und einen mitunter weniger deutlichen Fleck mit einem R_X-Wert im Bereich von 1,33 bis 1,60. Weitere Flecke sind vorhanden.

Reinheitsprüfung

[*b*] *Unschädliche Beimengungen* (XI, 4.0.): höchstens 4,0%

[*c*] *Verfärbte Bestandteile* (XI, 4.0.): höchstens 10,0%

Gehaltsbestimmung

[*d*] 2,000 g fein gepulverte Substanz werden in einer Porzellanschale mit der Mischung aus 5,0 ml Methanol und 15 Tropfen konzentrierter Schwefelsäure versetzt und verrieben. Die Mischung wird auf dem Wasserbad nahezu zur Trockne eingedampft. Nach dem Erkalten wird der Rückstand mit 5,0 ml 6 N Natronlauge versetzt und gemischt. Diese Mischung wird mit 30,0 g Aluminiumoxid „alkalisch" Aktivität III anteilweise verrieben und in ein Allihnsches Rohr G 4 von 2 cm Durchmesser und 20 bis 25 cm Länge übergeführt. Die Adsorptionssäule wird mit einer 3 bis 5 mm hohen Watteschicht bedeckt und mit der auf 20,0 °C abgekühlten Mischung gleicher Volumen Chloroform und Äther unter Spülen der Porzellanschale gewaschen, wobei die Watteschicht ständig von einer mindestens 10 mm hohen Flüssigkeitsschicht bedeckt sein muß. In einem 250-ml-Meßzylinder, der mit einem durchbohrten Uhrglas bedeckt ist, werden 150 ml Eluat aufgefangen.

Das Eluat wird in einem 100-ml-Rundkolben auf dem Wasserbad anteilweise destilliert, wobei nicht zur Trockne eingeengt werden darf. Der Meßzylinder wird 2mal mit je 5,0 ml der Chloroform-Äther-Mischung gewaschen und die Waschflüssigkeit ebenfalls destilliert. Die Lösung wird auf 2 bis 4 ml eingeengt. Nach Zusatz von 6,0 ml Wasser und 4,00 ml 0,1 N Schwefelsäure wird die Mischung kräftig geschwenkt und auf dem Wasserbad erhitzt, bis der Geruch des Chloroforms nicht mehr wahrnehmbar ist. Anschließend wird die Mischung unter Rückflußkühlung und häufigem Schwenken auf dem Wasserbad 30 min erhitzt. Nach dem Erkalten wird die Mischung mit 20 Tropfen Kaliumtetrajodomerkurat(II)-RL versetzt und 5 min stehengelassen. Zeigt die überstehende Lösung nach Zusatz von 2 Tropfen Kaliumtetrajodomerkurat(II)-RL eine Trübung, wird die Mischung mit 10 Tropfen Kaliumtetrajodomerkurat(II)-RL versetzt und 5 min stehengelassen. Das Fällen wird, wie vorstehend angegeben, so oft wiederholt, bis sich die überstehende Lösung nach Zusatz der Reagenzlösung nicht mehr trübt. Anschließend wird die Mischung durch ein angefeuchtetes Papierfilter von 9 cm Durchmesser in einen 100-ml-Erlenmeyerkolben filtriert. Der Niederschlag wird unter Spülen des Rundkolbens 2mal mit je 5,0 ml Wasser gewaschen.

In den Rundkolben werden 8,0 ml Wasser und 2,00 ml 0,1 N Schwefelsäure gegeben. Die Mischung wird auf dem Wasserbad unter Rückflußkühlung 10 min erhitzt und

nach dem Erkalten mit 10 Tropfen Kaliumtetrajodomerkurat(II)-RL versetzt. Nach 5 min wird die Mischung durch das vorher verwendete Papierfilter in den Erlenmeyerkolben mit dem Filtrat filtriert. Der Niederschlag wird unter Spülen des Rundkolbens 3mal mit je 5,0 ml Wasser gewaschen.
Die vereinigten Filtrate werden nach Zusatz von 5 Tropfen Phenolphthalein-I mit 0,1 N Kalilauge bis zur Rosafärbung titriert (Feinbürette).
Zur Bestimmung des Blindwertes werden 6,00 ml 0,1 N Schwefelsäure, 40,0 ml Wasser und die im Hauptversuch verbrauchte Anzahl Tropfen Kaliumtetrajodomerkurat(II)-RL gemischt. Die Mischung wird nach Zusatz von 5 Tropfen Phenolphthalein-I mit 0,1 N Kalilauge bis zur Rosafärbung titriert (Feinbürette).

Berechnung:

% Alkaloide, berechnet als Chelidonin und
auf die bei 105 °C getrocknete Substanz $= \dfrac{353{,}4(b - a)}{Ew(100 - c)}$

a = Anzahl Milliliter verbrauchter 0,1 N Kalilauge.
b = Anzahl Milliliter verbrauchter 0,1 N Kalilauge bei der Bestimmung des Blindwertes.
c = Trocknungsverlust in Masseprozent.
Ew = Einwaage der Substanz in Gramm.

Aufbewahrung

Vorsichtig!

Höchstens 3 Jahre.

Herba Droserae

Sonnentaukraut

Getrocknete oberirdische und unterirdische Teile von Drosera ramentacea Burch. ex Harv. et Sond. (Droseraceae).

Gehalt an Naphthochinonderivaten, berechnet als Juglon [$C_{10}H_6O_3$ (174,2)] und auf die bei 105 °C getrocknete Substanz, 0,14 bis 0,22%.

Beschreibung

Die *Laubblätter* sind wechselständig angeordnet, rotbraun oder schwarz und verkehrteiförmig. Ihre Spreite ist bis etwa 15 mm lang, bis etwa 4 mm breit, oft zusammengedrückt oder gefaltet und auf der Oberseite dicht mit roten, bis etwa 4 mm langen Haaren bedeckt. Auf der Unterseite stehen kurze, weiße Haare. Die Spreite ist gewöhnlich spatelförmig in den steifen, dunkelbraunen bis schwarzen, bis etwa 25 mm langen Blattstiel verschmälert. Der Blattstiel ist flach und breit und an der Seite nach unten eingerollt.
Die älteren Blätter sind am Blattgrund abwärts gebogen und liegen mit den Stielen dem Stengel an.
Die *Nebenblätter* liegen dem Stengel eng an. Sie sind glänzend, gelb- oder rotbraun, dünn, trockenhäutig, lanzettlich, bis etwa 5 mm lang, bis etwa 2 mm breit und an der Spitze etwa 1 mm tief gefranst oder mehr oder weniger tief geteilt, wobei die einzelnen Teile geschlitzt oder pfriemlich sind.
Die *Blütenstiele* sind abgeflacht, steif, kahl, meist hohl, bis etwa 15 cm lang und stehen einzeln am oberen Teil des Stengels. Sie verlaufen etwa 5 mm seitwärts oder nach unten und sind danach knieförmig nach oben aufgerichtet.
Die *Stengel* sind dünn, gerade oder nur wenig gebogen, längsgefurcht, bis etwa 12 cm lang und beim Brechen hart. Der Querschnitt zeigt eine schwarzbraune Rinde und einen hellen Zentralzylinder. Der untere Teil des Stengels ist meist bis weit über die Hälfte schwarzbraun und trägt eine große Zahl der herabgebogenen Laubblätter. Der obere Teil ist durch die Nebenblätter verdeckt. An ihm befinden sich dicht gedrängt meist etwa 8 aufrecht stehende Laubblätter.
Die *Wurzeln* sind kurz, fadenförmig, außen schwarz und innen oft heller.
Weiterhin können vorhanden sein:
Teile der bis etwa 15 mm langen *Blüten*. Ihr Kelch besteht aus 5 lanzettlichen, am Grunde verwachsenen, bis etwa 6 mm langen, schwach behaarten und dunkelbraunen Blättern.
Geruch schwach wahrnehmbar.
Geschmack schwach zusammenziehend.

Identitätsprüfung

[*a*] Die Prüfung wird, wie unter „Dünnschichtchromatografische Prüfung" (III, 12.0.) angegeben, durchgeführt.

Adsorptionsschicht: Kieselgel G. Die Glasplatte wird mit der doppelten Menge der Adsorbenssuspension beschichtet.

Aufzutragende Lösung: 1,00 g gepulverte Substanz wird in einem 50-ml-Erlenmeyerkolben mit 1,00 ml 3 M Phosphorsäure und 10,0 ml Wasser versetzt. Der Erlenmeyerkolben wird mit einem Stopfen verschlossen, durch den ein 2mal rechtwinklig gebogenes Glasrohr von 5 mm Durchmesser und 40 cm Länge geführt wird. Der zweite Schenkel des Glasrohres wird in ein Reagenzglas eingeführt, das in kaltem Wasser gekühlt wird. Die Mischung wird zum Sieden erhitzt. Es wird langsam destilliert, bis 2,9 bis 3,1 ml Destillat übergegangen sind. Das Destillat wird nach dem Erkalten mit 1,00 ml n-Pentan versetzt und geschüttelt. 48 bis 50 µl der n-Pentanlösung werden als Startband a aufgetragen.

Aufzutragende Lösung der Testsubstanz: 0,0020 g Juglon-Vergleichssubstanz werden in 10,0 ml Chloroform gelöst. 18 bis 20 µl der Lösung werden als Startband b aufgetragen.

Laufmittel: Tetrachlorkohlenstoff-Äthylazetat (90 + 10)

Trocknung: Die Dünnschichtplatte wird an der Luft aufbewahrt, bis das Laufmittel verdunstet ist.

Auswertung: Der R_F-Wert des hellbraunen Testsubstanzfleckes muß im Bereich von 0,30 bis 0,50 liegen.

Das Chromatogramm zeigt über der Startlinie a einen gelbbraunen Fleck mit einem R_X-Wert im Bereich von 1,05 bis 1,20 und einen nicht immer deutlich sichtbaren rotvioletten Fleck mit einem R_X-Wert im Bereich von 0,50 bis 0,70.

Das Chromatogramm ist für die Prüfung nach [*b*] aufzubewahren.

Reinheitsprüfung

[*b*] *Andere Droseraarten:* Das Chromatogramm von [*a*] darf über der Startlinie a keinen anderen als den genannten gelbbraunen und den rotvioletten Fleck zeigen.

[*c*] *Unschädliche Beimengungen* (XI, 4.0.): höchstens 5,0%

[*d*] *Asche* (XI, 5.0.): 1,000 g gepulverte Substanz wird, wie unter „Bestimmung der Asche" angegeben, behandelt. Die Substanz darf höchstens 15,0% Rückstand hinterlassen.

Gehaltsbestimmung

[*e*] 1,000 g gepulverte Substanz wird in einem 1000-ml-Rundkolben mit 5,00 g Weinsäure und 15,0 ml Wasser versetzt. Der Rundkolben wird mit einem 2mal rechtwinklig gebogenen Destillationsrohr und dieses mit einem senkrecht absteigenden Kühler ver-

bunden. Als Vorlage dient ein 300-ml-Erlenmeyerkolben. Der Rundkolben wird in ein Paraffinbad von 125 bis 135 °C eingesetzt. In die Mischung wird sofort Wasserdampf von 100 °C eingeleitet. Die Dampfentwicklung ist so zu regeln, daß das Volumen der Mischung im Rundkolben 10 bis 20 ml beträgt. Es wird destilliert, bis 250 ml Destillat übergegangen sind. Das Destillat wird in einem Scheidetrichter mit 5,00 g Weinsäure versetzt und geschüttelt, bis sich die Weinsäure gelöst hat. Die Lösung wird nacheinander mit 30,0 ml und 10,0 ml Chloroform ausgeschüttelt. Die vereinigten Chloroformauszüge werden durch ein Filterpapier der Sorte m von 9 cm Durchmesser in einen 50-ml-Meßkolben filtriert. Das Filtrat wird unter Waschen des Filters mit Chloroform zu 50,00 ml aufgefüllt. Die Extinktion (III, 5.0.) der Lösung wird bei 425 nm $\pm$ 2 nm im Maximum gegen Chloroform gemessen.
Vergleichsprobe: 0,0200 g Juglon-Vergleichssubstanz werden in Chloroform zu 100,00 ml gelöst. 5,00 ml der Lösung werden mit Chloroform zu 50,00 ml aufgefüllt. Die Extinktion dieser Lösung wird bei 425 nm $\pm$ 2 nm im Maximum gegen Chloroform gemessen.

Berechnung:

% Naphthochinonderivate, berechnet als Juglon
und auf die bei 105 °C getrocknete Substanz $= \dfrac{500 \cdot E_1 \cdot Ew_2}{E_2 \cdot Ew_1(100 - a)}$

E_1 = Extinktion der Lösung.
E_2 = Extinktion der Vergleichsprobe.
Ew_1 = Einwaage der Substanz in Gramm.
Ew_2 = Einwaage der Juglon-Vergleichssubstanz in Gramm.
a = Trocknungsverlust der Substanz in Masseprozent.

Herba Equiseti

Schachtelhalmkraut

Getrocknete, grob zerkleinerte unfruchtbare Sprosse von Equisetum arvense L. (Equisetaceae).

Beschreibung

Die Teile der Hauptsproßachsen sind graugrün, grün oder bräunlichgrün, spröde und rauh. Sie haben 6 bis 19, meist aber 9 bis 13 Längsrippen und einen zentralen Hohlraum, der meist zusammengedrückt ist.
Die Knotenteile zeigen meist Reste der Seitenäste und der trockenhäutigen Scheiden, an denen dreieckiglanzettliche, meist braungefärbte Zähne vorhanden sein können, die bisweilen schmale, häutige Ränder haben.
Die Teile der Seitenäste sind graugrün, grün oder bräunlichgrün und besitzen 4 geflügelte Längsrippen.
Geruch schwach wahrnehmbar.
Geschmack schwach wahrnehmbar.
Die Substanz knirscht beim Kauen.

Identitätsprüfung

[*a*] Der Querschnitt der Hauptachsen zwischen den Knoten zeigt bei der Betrachtung unter dem Mikroskop bei 32facher Vergrößerung einen zentralen Hohlraum und zwei konzentrische Kreise von Hohlräumen, von denen die äußeren, unter den Rippentälern gelegenen größer als die inneren sind und in Lücke zu diesen stehen.

Reinheitsprüfung

[*b*] *Sumpfschachtelhalm:* Die Prüfung wird, wie unter „Dünnschichtchromatografische Prüfung" (III, 12.0.) angegeben, durchgeführt.
Adsorptionsschicht: Kieselgel G. Die Glasplatte wird mit der doppelten Menge der Adsorbenssuspension beschichtet.
Aufzutragende Lösungen: Lösung 1: 1,00 g gepulverte Substanz wird mit 20,0 ml 1 N Salzsäure versetzt. Die Mischung wird in einem Wasserbad von 50 °C unter häufigem Schwenken 10 min erwärmt und anschließend filtriert. Das Filtrat wird 2mal mit je 20,0 ml Chloroform ausgeschüttelt. Das Chloroform wird verworfen und die wäßrige Lösung nach Zusatz von 1,00 g Natriumkarbonat mit 1 N Natronlauge versetzt, bis sie rotes Lackmuspapier blau färbt. Die Mischung wird filtriert und das

Filter 3mal mit je 2,0 ml Wasser gewaschen. Das Filtrat wird 3mal mit je 20,0 ml Chloroform ausgeschüttelt. Die vereinigten Chloroformauszüge werden mit 6,0 g wasserfreiem Natriumsulfat versetzt, geschüttelt und filtriert. Das Chloroform wird abdestilliert und der Rückstand in 2,00 ml Chloroform gelöst. 100 µl der Lösung werden als Startband a aufgetragen.

Lösung 2: 0,0050 g Atropinsulfat-Vergleichssubstanz werden in 20,0 ml Methanol gelöst. 30,0 µl der Lösung werden als Startband b aufgetragen.

Beim Auftragen ist das Trocknen durch einen Heißluftstrom zu beschleunigen.

Laufmittel: Methylenchlorid-Methanol-6 N Ammoniaklösung (85 + 15 + 2)

Trocknung: Die Dünnschichtplatte wird in einem Heißluftstrom getrocknet, bis das Laufmittel verdunstet ist.

Detektion: Reagenz I: Kaliumtetrajodowismutat(III)-RL*

Reagenz II: 0,1 N Schwefelsäure

Die Dünnschichtplatte wird mit dem Reagenz I besprüht, an der Luft getrocknet und mit dem Reagenz II besprüht.

Auswertung: Das Chromatogramm zeigt über der Startlinie b einen orangefarbenen Fleck mit einem R_F-Wert im Bereich von 0,15 bis 0,25. Über der Startlinie a darf kein orangeroter Fleck mit einem R_X-Wert im Bereich von 0,70 bis 3,00 sichtbar sein.

[c] *Unschädliche Beimengungen* (XI, 4.0.): höchstens 3,0%

Herba Millefolii

Schafgarbenkraut

Getrocknete, grob zerkleinerte Triebspitzen von Achillea millefolium L. (Asteraceae).

Gehalt an Matrizin [$C_{17}H_{22}$ (306,4)], berechnet auf die bei 105 °C getrocknete Substanz, 0,04 bis 0,07%.

Beschreibung

Die *Laubblattstücke* sind grün oder graugrün und mehr oder weniger deutlich fiederteilig.
Die *Blütenkörbchen* haben einen Durchmesser von etwa 10 mm und bestehen aus dem Blütenstandsboden, dem Hüllkelch, etwa 4 oder 5 randständigen Zungenblüten und zahlreichen Röhrenblüten. Der Blütenstandsboden hat einen Durchmesser von etwa 5 mm. Die Oberseite ist nur wenig vorgewölbt und trägt zahlreiche etwa 1 bis 2 mm lange, weißliche Blätter.
Der *Hüllkelch* wird von lanzettlichen, zur Spitze hin fein gefransten, meist in 3 Reihen angeordneten, behaarten Blättchen gebildet. Die Blättchen sind grün und haben einen trockenhäutigen, weißen oder bräunlichen Rand.
Die *Zungenblüten* sind etwa 5 bis 6 mm lang. Die Blütenkrone besteht am Grunde aus einer gelblichen Röhre, die in die weiße oder rötliche, ganzrandige, breite, an der Spitze dreizipflige Zunge übergeht.
Die *Röhrenblüten* sind etwa 4 mm lang, radiär gebaut und haben eine gelbliche, fünfzipflige Blütenkrone, die sich nach oben erweitert. Die Staubfäden sind mit dem unteren Teil der Kronröhre verwachsen. Zungen- und Röhrenblüten haben einen unterständigen, längsgestreckten Fruchtknoten.
Die Teile des *Stengels* sind längsrinnig und mehr oder weniger stark behaart. Sie enthalten helles Mark. Die Laubblattstücke können fehlen.
Geruch aromatisch, besonders beim Zerreiben der Substanz wahrnehmbar.
Geschmack schwach wahrnehmbar.

Identitätsprüfung

[*a*] 2,00 g gepulverte Substanz werden portionsweise in ein Glasrohr von 8 bis 9 mm innerem Durchmesser und etwa 15 cm Länge, dessen verjüngtes Ende mit Watte fest verschlossen ist, gegeben und mit einem Glasstab jeweils festgedrückt. Die Substanz wird mit 10,0 ml Methylenchlorid eluiert.
Das Eluat wird in einem 50-ml-Rundkolben aufgefangen und das Lösungsmittel vorsichtig auf dem Wasserbad verdampft. Der Rückstand wird in 0,200 ml Toluol gelöst. 0,100 ml der Lösung wird mit 2,50 ml Dimethylaminobenzaldehyd-RL** versetzt

und im Wasserbad 5 min erhitzt. Nach dem Abkühlen auf 20 °C und Zusatz von 5,0 ml Petroläther wird die Mischung kräftig geschüttelt. Die wäßrige Schicht zeigt eine dunkelblaue, grünblaue oder grüne Färbung.

Reinheitsprüfung

[*b*] *Unschädliche Beimengungen* (XI, 4.0.): höchstens 1,0%

[*c*] *Stengelteile:* höchstens 50,0%
Zur Prüfung werden 5,0 g Substanz verwendet.

Gehaltsbestimmung

[*d*] 10,00 g Substanz werden in einem 500-ml-Kurzhalsrundkolben mit 135,0 ml Äthylenglykol, 15,0 ml Wasser und 0,200 g Silikonölemulsion versetzt und, wie unter „Bestimmung des Gehaltes an ätherischem Öl" (XI, 6.0.) angegeben, behandelt. Dabei wird nach einer Destillationszeit von 3 h der 500-ml-Kurzhalsrundkolben gegen einen 250-ml-Kurzhalsrundkolben, der die Mischung aus 50,0 ml Wasser und 0,100 ml Xylol enthält, ausgewechselt. Es wird 15 min destilliert. Enthält der Kühler danach noch nichtwasserlösliche Abscheidungen, wird bei abgestellter Kühlung vorsichtig weiterdestilliert, bis diese in den Abscheidungsraum übergegangen sind. Die Mischung der nicht wasserlöslichen Bestandteile wird nach Entfernen des Gummischlauches [E] von der Apparatur vorsichtig bis zum unteren Ende des Meßrohres [J] abgelassen. Danach wird der Ablaßhahn [C] geschlossen und der Abscheidungsraum [F] mit 3 bis 5 ml Xylol gespült. Nach vorsichtigem Öffnen des Ablaßhahnes wird die Mischung der nicht wasserlöslichen Bestandteile in einem 25-ml-Meßkolben aufgefangen und unter Spülen des Abscheidungsraumes mit Xylol zu 25,00 ml aufgefüllt. Die Extinktion (III, 5.0.) der Lösung wird bei 600 nm ± 2 nm im Maximum gegen Xylol gemessen.

Vergleichsprobe: 0,0300 g Guajazulen-Standard werden in Xylol zu 100,00 ml gelöst. Die Extinktion dieser Lösung wird bei 600 nm ± 2 nm im Maximum gegen Xylol gemessen.

Berechnung:

$$\% \text{ Matrizin, berechnet auf die bei } 105\,^\circ\text{C getrocknete Substanz} = \frac{3863 \cdot E_1 \cdot Ew_2}{E_2 \cdot Ew_1(100 - a)}$$

E_1 = Extinktion der Lösung.
E_2 = Extinktion der Vergleichsprobe.
Ew_1 = Einwaage der Substanz in Gramm.
Ew_2 = Einwaage des Guajazulen-Standards in Gramm.
a = Trocknungsverlust der Substanz in Masseprozent.

Aufbewahrung

Höchstens 18 Monate.

Herba Plantaginis lanceolatae

Spitzwegerichkraut

Zur Blütezeit geerntete, getrocknete, grob zerkleinerte Laubblätter, Blütenstände und Teile des Stengels von Plantago lanceolata L. (Plantaginaceae).

Gehalt an Aukubin [$C_{15}H_{22}O_9$ (346,3)], berechnet auf die bei 105 °C getrocknete Substanz, 1,9 bis 2,4%.

Beschreibung

Die Laubblattstücke sind grün oder graugrün, vereinzelt rotviolett überlaufen und können behaart sein. Die parallel verlaufenden Blattnerven treten auf der einen Seite hervor. Die Teile der Nebenachsen sind bis etwa 2,5 mm dick, gefurcht, grün oder graugrün, vereinzelt rotviolett überlaufen, bisweilen behaart und teilweise oder vollkommen mit Markgewebe ausgefüllt.

Die Teile der Blütenstände haben dicht sitzende Blüten. Die Blüten sind ungestielt, radiär und bestehen aus je vier Kelchblättern, Kronblättern, Staubblättern und dem Fruchtknoten. Die Kelchblätter sind rautenförmig, zugespitzt, bis etwa 4 mm lang, bis etwa 2 mm breit, teilweise auf der Unterseite behaart, grauweiß, in der Nähe der Nerven grünlich und an der Spitze bräunlich. Die Kronblätter sind etwa 5 mm lang, etwa 1,5 mm breit, an der Basis zu einer Röhre verwachsen, im oberen Abschnitt in vier etwas zurückgebogene Zipfel geteilt und weißlichbraun.

Teile der Blüten und die ovalen, bis etwa 3 mm langen, bis etwa 1,5 mm breiten, grünen oder gelblichbraunen Früchte können vorhanden sein.

Geruch schwach wahrnehmbar.

Geschmack schwach wahrnehmbar.

Identitätsprüfung

[*a*] Die Prüfung wird, wie unter „Dünnschichtchromatografische Prüfung" (III, 12.0.) angegeben, durchgeführt.

Adsorptionsschicht: Kieselgel G

Aufzutragende Lösung: 0,300 g gepulverte Substanz werden mit 5,00 ml Methanol versetzt. Die Mischung wird 60 s im Sieden gehalten. Nach dem Abkühlen auf 20 °C wird die Mischung filtriert. 20 µl des Filtrates werden als Startband a aufgetragen.

Aufzutragende Lösung der Testsubstanz: 0,0100 g Aukubin-Vergleichssubstanz werden in 10,0 ml Methanol gelöst. 10 µl der Lösung werden als Startband b aufgetragen.

Laufmittel: n-Propanol—Benzol—Essigsäure*—Wasser (25 + 20 + 10 + 10)
Trocknung: Die Dünnschichtplatte wird in einem Heißluftstrom getrocknet, bis der Geruch des Benzols nicht mehr wahrnehmbar ist.
Detektion: Reagenz: 0,50 g Benzidin und 10,0 g Trichloressigsäure werden in 100,0 ml Äthanol gelöst. Die Dünnschichtplatte wird nach dem Besprühen mit dem Reagenz bei 110 °C 10 min erhitzt.
Auswertung: Der R_F-Wert des graubraunen Testsubstanzfleckes muß im Bereich von 0,35 bis 0,50 liegen.
Das Chromatogramm zeigt über der Startlinie a einen graubraunen Fleck mit dem R_F-Wert des Fleckes der Testsubstanz und einen orangefarbenen Fleck mit einem R_X-Wert im Bereich von 0,85 bis 0,95. Weitere Flecke sind vorhanden.

Reinheitsprüfung

[b] *Verfärbte Bestandteile* (XI, 4.0.): höchstens 15,0%

[c] *Unschädliche Beimengungen* (XI, 4.0.): höchstens 1,0%

Gehaltsbestimmung

[d] 0,5000 g gepulverte Substanz werden in einem gewogenen 200-ml-Erlenmeyerkolben mit 0,30 g Kalziumkarbonat und 100,00 g Wasser versetzt. Die Mischung wird unter Rückflußkühlung und wiederholtem Schütteln 30 min im Sieden gehalten. Nach dem Abkühlen auf 20 °C wird die Mischung mit Wasser auf die ursprüngliche Masse ergänzt und auf eine Adsorptionssäule aus 1,20 g Aluminiumoxid „neutral" Aktivität I, die einen Durchmesser von 12 bis 15 mm hat, gegeben. Die ersten 5,0 ml Filtrat werden verworfen.
0,500 ml des Filtrates werden in einem Reagenzglas mit 1,00 ml Methanol, 2,00 ml Dimethylaminobenzaldehyd-RL*** und 1,50 ml Wasser versetzt. Die Mischung wird im Wasserbad 3 min erhitzt, unverzüglich auf 20 °C abgekühlt und in einen 10-ml-Meßkolben gegeben. Die Lösung wird mit Wasser zu 10,00 ml aufgefüllt, wobei das Reagenzglas 2mal mit je 2,0 ml Wasser gespült wird. 15 min nach dem Erhitzen wird die Extinktion dieser Lösung bei 590 nm ± 2 nm im Maximum gegen Wasser gemessen.
Vergleichsprobe: 0,01500 g Aukubin-Vergleichssubstanz werden in Wasser zu 100,00 ml gelöst. 0,500 ml der Lösung werden, wie vorstehend angegeben, mit den Reagenzien behandelt.

Berechnung:

% Aukubin,
berechnet auf die bei 105 °C getrocknete Substanz $= \dfrac{10000 \cdot E_1 \cdot Ew_2}{E_2 \cdot Ew_1(100 - a)}$

E_1 = Extinktion der Lösung.
E_2 = Extinktion der Vergleichsprobe.
Ew_1 = Einwaage der Substanz in Gramm.
Ew_2 = Einwaage der Aukubin-Vergleichssubstanz in Gramm.
a = Trocknungsverlust der Substanz in Masseprozent.

Herba Stramonii

Stechapfelkraut

Stramonii herba

Getrocknete Laubblätter, Blüten und Teile des Stengels von Datura stramonium L. (Solanaceae).

Gehalt an Alkaloiden, berechnet als Hyoszyamin [$C_{17}H_{23}NO_3$ (289,4)] und auf die bei 105 °C getrocknete Substanz, mindestens 0,25%.

Beschreibung

Die *Laubblätter* sind oberseits kräftig grün, unterseits grün und langgestielt. Die Spreite ist bis 25 cm lang, bis 15 cm breit, länglich- oder breit-eiförmig, zugespitzt, beiderseits des Mittelnervs von drei bis fünf stärkeren Seitennerven durchzogen und an der Basis meist keilförmig oder mit zwei ungleichen Seiten in den Blattstiel verschmälert, seltener herzförmig. Die Spreite ist ungleich buchtig gezähnt, dünn und brüchig, schwach behaart bis glatt.
Die *Blüten* sind kurzgestielt. Der Kelch ist grün, röhrenförmig, bis etwa 4,5 cm lang, scharf fünfkantig und fünfzähnig. Die Blütenkrone ist weißlich, gelblich oder bläulich, trichterförmig, bis etwa 7,5 cm lang, längsgefaltet und fünfzipflig. Die Staubblätter sind mit der Kronröhre teilweise verwachsen und tragen langgestreckte Staubbeutel. Der Fruchtknoten ist oberständig, kegelförmig und mit kurzen, steifen Haaren bedeckt. Der lange Griffel trägt eine zweiteilige Narbe.
Die Teile des *Stengels* sind im Durchmesser nicht stärker als 5 mm, mehr oder weniger hohl, rund oder kantig, glatt und die dünneren Teile schwach behaart.
Geruch schwach wahrnehmbar.
Geschmack schwach salzig und bitter.

Identitätsprüfung

[*a*] In der an die einreihigen Palisaden der Laubblätter angrenzenden Zellschicht befinden sich Drusen.

[*b*] Die Prüfung wird, wie unter „Dünnschichtchromatografische Prüfung" (III, 12.0.) angegeben, durchgeführt.
Adsorptionsschicht: Kieselgel G. Die Glasplatte wird mit der doppelten Menge der Adsorbenssuspension beschichtet.
Aufzutragende Lösung: 0,50 g gepulverte Substanz werden mit 3,00 ml Äthanol versetzt. Die Mischung wird 15 min kräftig geschüttelt und anschließend filtriert. 100 µl des Filtrates werden als Startband a aufgetragen. Beim Auftragen ist das Trocknen durch einen Heißluftstrom zu beschleunigen.

Aufzutragende Lösung der Testsubstanz: 0,0050 g Atropinsulfat-Vergleichssubstanz werden in 20,0 ml Methanol gelöst. 28 bis 30 µl der Lösung werden als Startband b aufgetragen.

Laufmittel: Chloroform-Azeton-Diäthylamin (50 + 40 + 10)

Trocknung: Die Dünnschichtplatte wird bei 120 °C getrocknet, bis der Geruch des Diäthylamins nicht mehr wahrnehmbar ist.

Detektion: Reagenz: Kaliumtetrajodowismutat(III)-RL*

Auswertung: Der R_F-Wert des orangebraunen Testsubstanzfleckes muß im Bereich von 0,35 bis 0,50 liegen.
Das Chromatogramm zeigt über der Startlinie a einen orangebraunen Fleck mit dem R_F-Wert des Fleckes der Testsubstanz und einen orangebraunen Fleck mit einem R_X-Wert im Bereich von 1,40 bis 1,60. Weitere, anders gefärbte Flecke können vorhanden sein.

Reinheitsprüfung

[c] *Unschädliche Beimengungen* (XI, 4.0.): höchstens 2,0%

[d] *Verfärbte Bestandteile* (XI, 4.0.): höchstens 15,0%

[e] *Asche* (XI, 5.0.): 1,0000 g gepulverte Substanz wird, wie unter „Bestimmung der Asche" angegeben, behandelt. Die Substanz darf höchstens 20,0% Rückstand hinterlassen.

Gehaltsbestimmung

[f] 0,5000 g gepulverte Substanz werden in einem gewogenen 100-ml-Erlenmeyerkolben mit 40,00 g Äther sowie 0,50 g konzentrierter Ammoniaklösung versetzt und in dem verschlossenen Gefäß innerhalb 30 min 6mal jeweils 120 s kräftig geschüttelt. Anschließend wird mit Äther auf die ursprüngliche Masse ergänzt und die Mischung durch ein Filterpapier der Sorte h von 9 cm Durchmesser filtriert. Dabei ist der Trichter mit einem Uhrglas zu bedecken. 10,00 g des Filtrates werden in einem Scheidetrichter 3mal mit je 5,0 ml 0,1 N Salzsäure jeweils 120 s ausgeschüttelt. Die wäßrigen Auszüge werden in einem Scheidetrichter vereinigt, mit 3,0 ml 6 N Ammoniaklösung versetzt und 4mal mit je 10,0 ml Chloroform jeweils 120 s ausgeschüttelt. Die Chloroformauszüge werden durch ein Filterpapier der Sorte h von 9 cm Durchmesser in einen 100-ml-Erlenmeyerkolben filtriert. Dabei ist der Trichter mit einem Uhrglas zu bedecken. Das Filterpapier wird 2mal mit je 5,0 ml Chloroform gewaschen. Die vereinigten Filtrate werden auf dem Wasserbad auf 0,5 bis 1 ml eingedampft. Der Rest des Lösungsmittels wird durch Einblasen von Luft entfernt. Der Rückstand wird in 5,0 ml wasserfreiem Äthanol gelöst. Die Lösung wird auf dem Wasserbad auf 0,5 bis 1 ml eingedampft. Der Rest des Lösungsmittels wird durch Einblasen von Luft entfernt. Der Erlenmeyerkolben mit dem Rückstand wird gewogen. Nach Zusatz von 5,0 ml Äther und 10,00 ml

Zitronensäure-Phosphat-Puffer Nr. 4 wird die Mischung auf dem Wasserbad erhitzt, bis der Äther verdampft ist. Nach dem Abkühlen auf 20 °C wird die Lösung mit Wasser auf 10,00 g ergänzt und durch ein Filterpapier der Sorte h von 7 cm Durchmesser filtriert.
5,00 ml des Filtrates werden in einem Scheidetrichter nach Zusatz von 5,00 ml Zitronensäure-Phosphat-Puffer Nr. 4 und 2,00 ml Bromkresolgrün-RL 4mal mit je 10,0 ml Chloroform jeweils 60 s ausgeschüttelt. Die Chloroformauszüge werden durch Watte in einen 50-ml-Meßkolben filtriert. Das Filtrat wird mit 3,00 ml Piperidin versetzt und mit Chloroform zu 50,00 ml aufgefüllt. Die Extinktion (III, 5.0.) dieser Lösung wird 10 min nach dem Zusatz des Piperidins bei 590 nm ± 2 nm im Maximum gegen Chloroform gemessen.
Vergleichsprobe: 0,0200 g Atropinsulfat-Vergleichssubstanz werden in Wasser zu 500,0 ml gelöst. 5,00 ml der Lösung werden in einem Scheidetrichter mit 5,00 ml Zitronensäure-Phosphat-Puffer Nr. 4 sowie 2,00 ml Bromkresolgrün-RL versetzt und, wie vorstehend angegeben, weiterbehandelt.

Berechnung:

% Alkaloide, berechnet als Hyoszyamin und auf die bei 105 °C getrocknete Substanz $= \dfrac{666{,}4 \cdot E_1 \cdot Ew_2}{E_2 \cdot Ew_1(100 - a)}$

E_1 = Extinktion der Lösung.
E_2 = Extinktion der Vergleichsprobe.
Ew_1 = Einwaage der Substanz in Gramm.
Ew_2 = Einwaage der Atropinsulfat-Vergleichssubstanz in Gramm.
a = Trocknungsverlust der Substanz in Masseprozent.

Aufbewahrung

Vorsichtig!
Vor Licht geschützt.
Höchstens 3 Jahre.

Dosierung

Einzelmaximaldosis: oral 0,2 g

Tagesmaximaldosis: oral 0,6 g

γ-Hexachlorcyclohexanum

γ-Hexachlorzyklohexan

γ-1.2.3.4.5.6-Hexachlorzyklohexan

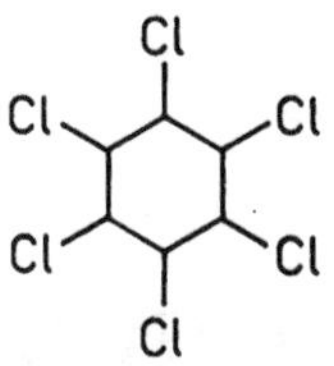

$C_6H_6Cl_6$ (290,8)

Gehalt 99,0 bis 100,5% γ-Hexachlorzyklohexan.

Beschreibung

Weißes, kristallines Pulver.
Geruch schwach wahrnehmbar.

Löslichkeit: Wasser . . . . fast unlöslich
Äthanol . . . . löslich

Identitätsprüfung

[*a*] *Erstarrungstemperatur* (III, 3.0.): 112,0 bis 112,7 °C. Zur Bestimmung werden 25 g Substanz in einem Ölbad von 125 °C geschmolzen und auf 120,0 °C erhitzt. Die Temperatur der geschmolzenen Substanz wird mit einem Thermometer gemessen, dessen Skale die Ablesung von 0,1 °C erlaubt. Anschließend wird das Gefriergefäß, wie unter „Bestimmung der Gefrierpunktserniedrigung" (III, 4.0.) angegeben, in das Luftbadgefäß eingesetzt. Außerdem wird ein Hilfsthermometer verwendet, dessen Quecksilbergefäß sich in halber Höhe des Quecksilberfadens des Thermometers befindet, das aus der Schmelze herausragt. Das Luftbadgefäß wird 7 cm tief in ein Ölbad von 105 °C ± 2 °C getaucht, die Schmelze bis zum Beginn des Erstarrens gerührt und die Temperaturen t_1 und t_2 abgelesen.
Erstarrungstemperatur $(t) = t_1 + 0{,}000157\, n(t_1 - t_2)$
t_1 = abgelesene Erstarrungstemperatur
t_2 = abgelesene Temperatur am Hilfsthermometer.
n = Anzahl Grad Celsius, die der Quecksilberfaden aus der Schmelze herausragt.

[*b*] 0,50 g Substanz werden nach Zusatz von 1,0 g Zinkstaub und 10,0 ml Äthanol im Wasserbad 120 s erhitzt. Es ist der Geruch des Benzols wahrnehmbar.
Die Mischung ist für die Prüfung nach [*c*] aufzubewahren.

[*c*] Die Mischung von [*b*] wird filtriert. Das Filtrat gibt nach Zusatz von 10,0 ml Wasser und 1,0 ml 0,1 N Silbernitratlösung einen weißen Niederschlag.

Reinheitsprüfung

[*d*] *Unlösliche Verunreinigungen, Farbe* (VI, 2.0./3.0.): 0,500 g Substanz müssen sich in 5,0 ml Azeton lösen. Die Lösung muß klar und farblos sein.

[*e*] *Schwermetall-Ionen* (VI, 15.0.): Der Rückstand von [*g*] wird in 5,0 ml heißer 5 N Salpetersäure gelöst. Die erkaltete Lösung wird mit 50 ml Wasser versetzt, mit 3 N Ammoniaklösung auf einen pH-Wert im Bereich von 6 bis 8 eingestellt und mit Wasser zu 100,0 ml aufgefüllt. 10,0 ml dieser Lösung dürfen bei der ,,Prüfung auf Schwermetall-Ionen" nach Methode I keine stärkere Färbung und gegebenenfalls keine stärkere Trübung als die Vergleichsprobe zeigen (höchstens 0,01%, berechnet als $Pb^{2\oplus}$).

[*f*] *Chlorid-Ionen* (VI, 7.0.): 0,100 g Substanz wird nach Zusatz von 10,0 ml Wasser 120 s geschüttelt. 5,0 ml des Filtrates dürfen nach Zusatz von 5,0 ml Wasser bei der ,,Prüfung auf Chlorid-Ionen" keine stärkere Trübung als die Vergleichsprobe zeigen (höchstens 0,02% $Cl^{\ominus}$).

[*g*] *Sulfatasche* (VI, 18.0.): 1,000 g Substanz wird, wie unter ,,Bestimmung der Sulfatasche" angegeben, behandelt. Die Substanz darf höchstens 0,10% Rückstand hinterlassen.
Der Rückstand ist für die Prüfung nach [*e*] aufzubewahren.

Gehaltsbestimmung

[*h*] Aus der bei der Prüfung nach [*a*] erhaltenen Erstarrungstemperatur (*t*) wird anhand der Formel der Gehalt der Substanz ermittelt.
% γ-Hexachlorzyklohexan = 100 — 1,73 (112,7-*t*)

Aufbewahrung

Höchstens 10 Jahre.

Hexachlorophenum

Hexachlorophen

Hexachlorophenum

2.2'-Methylen-bis-[3.4.6-trichlorphenol]

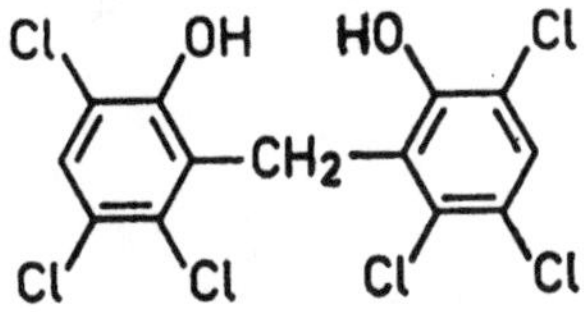

$C_{13}H_6Cl_6O_2$ (406,9)

Gehalt 98,0 bis 102,0% Hexachlorophen, berechnet auf die bei 105 °C getrocknete Substanz.

Beschreibung

Weißes, schwach bräunliches oder schwach rötliches Pulver.
Geruch schwach nach Phenol.

Löslichkeit:		
	Wasser	fast unlöslich
	Äthanol	leicht löslich

Identitätsprüfung

[*a*] *Schmelzbereich* (III, 8.0.): 160 bis 167 °C

[*b*] 0,0050 g Substanz werden in 5,0 ml Äthanol (70 Vol.-%) gelöst. Nach Zusatz von 2 Tropfen frisch bereiteter Eisen(III)-chloridlösung (0,50 g/100,0 ml) zeigt die Lösung eine kräftig violette Färbung.

[*c*] 0,050 g Substanz werden in einem Glühröhrchen mit 0,10 bis 0,15 g Natrium versetzt und 30 s geglüht. Das Glühröhrchen wird sofort vorsichtig in ein Reagenzglas, das 10,0 ml Wasser enthält, gebracht, wobei es zerspringt. Der Inhalt des Reagenzglases wird filtriert. 3,0 ml des Filtrates werden mit 2,0 ml 2 N Salpetersäure versetzt und filtriert. Dieses Filtrat gibt nach Zusatz von 1,0 ml 0,1 N Silbernitratlösung einen weißen Niederschlag, der sich nach Zusatz von 2,0 ml 6 N Ammoniaklösung löst.

Reinheitsprüfung

[*d*] *Sulfatasche* (VI, 18.0.): 0,500 g Substanz werden, wie unter „Bestimmung der Sulfatasche" angegeben, behandelt. Die Substanz darf höchstens 0,20% Rückstand hinterlassen.

3046/I
2. AB – DDR/329/75

[e] *Trocknungsverlust* (VI, 19.0.): 0,4000 g Substanz werden, wie unter „Bestimmung des Trocknungsverlustes“ angegeben, behandelt und bei 105 °C 3 h getrocknet. Die Substanz darf höchstens 2,0% Masse verlieren.

Gehaltsbestimmung

[f] 1,0000 g Substanz wird in 25,0 ml Äthanol gelöst und die Lösung nach Zusatz von 5 Tropfen Phenolphthalein-I mit 0,1 N Kalilauge bis zur Rosafärbung titriert.

1 ml 0,1 N Kalilauge ist 40,69 mg Hexachlorophen äquivalent.
Der Gehalt wird auf die bei 105 °C getrocknete Substanz berechnet.

Aufbewahrung

Vor Licht geschützt.
Höchstens 3 Jahre.

Hexobarbitalum

Hexobarbital

Hexobarbitalum

DL-1.5-Dimethyl-5-[zyklohexen-(1)-yl]-barbitursäure

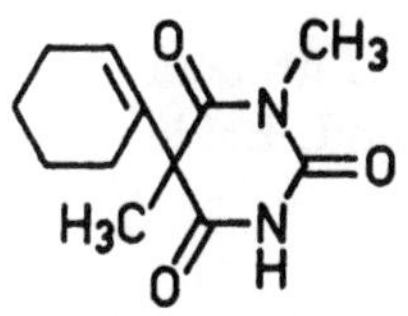

$C_{12}H_{16}N_2O_3$ (236,3)

Gehalt 99,0 bis 100,5% Hexobarbital, berechnet auf die bei 105 °C getrocknete Substanz.

Beschreibung

Weißes, kristallines Pulver.
Geruch nicht wahrnehmbar.
Geschmack nicht wahrnehmbar.

Löslichkeit: Wasser . . . . sehr schwer löslich
Äthanol . . . . löslich

Prüflösung: 0,500 g Substanz werden mit 20,0 ml Wasser versetzt. Die Mischung wird zum Sieden erhitzt und nach dem Abkühlen auf 20 °C filtriert. Das Filtrat wird als Prüflösung verwendet.

Identitätsprüfung

[*a*] *Schmelzbereich* (III, 8.0.): 144 bis 147 °C

[*b*] Die Prüfung wird, wie unter „Dünnschichtchromatografische Prüfung" (III, 12.0.) angegeben, durchgeführt.
Adsorptionsschicht: Kieselgel G
Aufzutragende Lösung: 0,050 g Substanz werden in 10,0 ml Äthanol gelöst. Je 20,0 µl der Lösung werden als Startflecke a und b aufgetragen.
Aufzutragende Lösung der Testsubstanz: 0,050 g Barbital-Vergleichssubstanz werden in 10,0 ml Äthanol gelöst. 20,0 µl der Lösung werden als Startfleck c aufgetragen.
Laufmittel: Chloroform—iso-Propanol—konzentrierte Ammoniaklösung (45+45+10). Die Mischung wird 30 min nach der Herstellung verwendet.
Trocknung: Die Dünnschichtplatte wird an der Luft aufbewahrt, bis das Laufmittel verdunstet ist.

Detektion: Reagenz I: Quecksilber(II)-chlorid-RL

Reagenz II: Kaliumpermanganat-RL

Die Dünnschichtplatte wird über den Startpunkten b und c mit dem Reagenz I und über dem Startpunkt a mit dem Reagenz II besprüht, wobei jeweils die nicht zu besprühende Fläche in geeigneter Weise abgedeckt wird.

Auswertung: Der R_F-Wert des weißen Testsubstanzfleckes auf grauem Grund muß im Bereich von 0,40 bis 0,60 liegen.

Das Chromatogramm zeigt über dem Startpunkt b einen weißen Fleck auf grauem Grund und über dem Startpunkt a einen gelben Fleck auf violettem Grund. Beide Flecke haben einen R_X-Wert im Bereich von 1,30 bis 1,65.

Reinheitsprüfung

[c] *Unlösliche Verunreinigungen, Farbe* (VI, 2.0./3.0.): 0,500 g Substanz müssen sich in 5,0 ml 1 N Kalilauge lösen. Die Lösung muß klar und farblos sein. 5,0 ml Prüflösung müssen farblos sein.

[d] *Schwermetall-Ionen* (VI, 15.0.): 1,000 g Substanz wird mit 4 Tropfen 5 N Essigsäure und 10,0 ml Wasser versetzt. Die Mischung wird zum Sieden erhitzt und nach dem Abkühlen auf 20 °C filtriert. Das Filtrat wird unter Waschen des Rückstandes mit Wasser zu 10,0 ml aufgefüllt. Die Lösung darf bei der „Prüfung auf Schwermetall-Ionen" nach Methode I keine stärkere Färbung und gegebenenfalls keine stärkere Trübung als die Vergleichsprobe zeigen (höchstens 0,001%, berechnet als $Pb^{2\oplus}$).

[e] *Chlorid-Ionen* (VI, 7.0.): 0,80 ml Prüflösung dürfen nach Zusatz von 9,2 ml Wasser bei der „Prüfung auf Chlorid-Ionen" keine stärkere Trübung als die Vergleichsprobe zeigen (höchstens 0,05% $Cl^{\ominus}$).

[f] *Sulfat-Ionen* (VI, 16.0.): 10,0 ml Prüflösung dürfen bei der „Prüfung auf Sulfat-Ionen" keine stärkere Trübung als die Vergleichsprobe zeigen (höchstens 0,02% $SO_4^{2\ominus}$).

[g] *Sulfatasche* (VI, 18.0.): 0,400 g Substanz werden, wie unter „Bestimmung der Sulfatasche" angegeben, behandelt. Die Substanz darf höchstens 0,25% Rückstand hinterlassen.

[h] *Trocknungsverlust* (VI, 19.0.): 0,4000 g Substanz werden, wie unter „Bestimmung des Trocknungsverlustes" angegeben, behandelt und bei 105 °C 120 min getrocknet. Die Substanz darf höchstens 0,50% Masse verlieren.

Gehaltsbestimmung

[i] 0,2000 g Substanz werden in einem 100-ml-Erlenmeyerkolben in 30,0 ml Dimethylformamid gelöst. Nach Zusatz von 2 Tropfen Thymolphthalein-I** wird der Erlenmeyerkolben mit einem 3fach durchbohrten Stopfen verschlossen und die Lösung, wie unter „0,1 N Natriummethoxidlösung", Bestimmung des Faktors (VII, 10.0.) an-

gegeben, mit 0,1 N Natriummethoxidlösung bis zum Farbumschlag nach Blau titriert (Feinbürette).

1 ml 0,1 N Natriummethoxidlösung ist 23,63 mg Hexobarbital äquivalent.
Der Gehalt wird auf die bei 105 °C getrocknete Substanz berechnet.

Aufbewahrung

Vorsichtig!
Vor Licht geschützt.

Dosierung

Einzelmaximaldosis: oral 0,5 g

Tagesmaximaldosis: oral 1,5 g

Hexobarbitalum Natrium

Hexobarbital-Natrium

Hexobarbitalum Natricum

Natriumsalz der DL-1.5-Dimethyl-5-[zyklohexen-(1)-yl]-barbitursäure

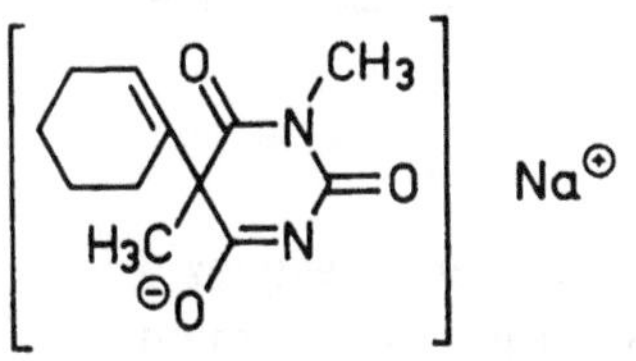

$C_{12}H_{15}N_2NaO_3$ (258,3)

Gehalt der bei 105 °C getrockneten Substanz 98,5 bis 100,5% Hexobarbital-Natrium.

Beschreibung

Weißes, kristallines Pulver oder schaumartige Masse.
Geruch nicht wahrnehmbar.
Geschmack bitter und laugig.
Die Substanz ist stark hygroskopisch.

Löslichkeit: Wasser . . . . sehr leicht löslich
Äthanol . . . . leicht löslich

Prüflösung: 0,500 g Substanz werden in 15,0 ml Wasser gelöst. Die Lösung wird mit 5,0 ml 5 N Essigsäure versetzt und der entstandene Niederschlag auf einem Filter gesammelt. Das Filtrat wird unter Waschen des Rückstandes mit Wasser zu 20,0 ml aufgefüllt.
Der Rückstand ist für die Prüfung nach [*b*] aufzubewahren.

Identitätsprüfung

[*a*] Die mit konzentrierter Salzsäure befeuchtete Substanz färbt beim Erhitzen am Platindraht die nichtleuchtende Flamme kräftig und anhaltend gelb.

[*b*] Der bei der Herstellung der Prüflösung erhaltene Rückstand wird 2mal mit je 10,0 ml Wasser gewaschen und bei 105 °C 30 min getrocknet. Die Kristalle schmelzen im Bereich von 143 bis 147 °C (III, 8.0.).

[*c*] Die Prüfung wird, wie unter „Dünnschichtchromatografische Prüfung" (III, 12.0.) angegeben, durchgeführt.
Adsorptionsschicht: Kieselgel G

Aufzutragende Lösung: 0,050 g Substanz werden in 5,0 ml Wasser gelöst. Je 10,0 µl der Lösung werden als Startflecke a und b aufgetragen.

Aufzutragende Lösung der Testsubstanz: 0,050 g Barbital-Vergleichssubstanz werden in 10,0 ml Äthanol gelöst. 20,0 µl der Lösung werden als Startfleck c aufgetragen.

Laufmittel: Chloroform—iso-Propanol—konzentrierte Ammoniaklösung (45 + 45 + 10). Die Mischung wird 30 min nach der Herstellung verwendet.

Trocknung: Die Dünnschichtplatte wird an der Luft aufbewahrt, bis das Laufmittel verdunstet ist.

Detektion: Reagenz I: Quecksilber(II)-chlorid-RL

Reagenz II: Kaliumpermanganat-RL

Die Dünnschichtplatte wird über den Startpunkten b und c mit dem Reagenz I und über dem Startpunkt a mit dem Reagenz II besprüht, wobei jeweils die nicht zu besprühende Fläche in geeigneter Weise abgedeckt wird.

Auswertung: Der R_F-Wert des weißen Testsubstanzfleckes auf grauem Grund muß im Bereich von 0,40 bis 0,60 liegen.

Das Chromatogramm zeigt über dem Startpunkt b einen weißen Fleck auf grauem Grund und über dem Startpunkt a einen gelben Fleck auf violettem Grund. Beide Flecke haben einen R_X-Wert im Bereich von 1,30 bis 1,65.

Reinheitsprüfung

[*d*] *Unlösliche Verunreinigungen, Farbe* (VI, 2.0./3.0.): 0,500 g Substanz müssen sich in 5,00 ml Wasser lösen. Die Lösung muß klar und farblos sein.
Die Lösung ist für die Prüfung nach [*e*] aufzubewahren.

[*e*] *Ätherlösliche Verunreinigungen:* Die Lösung von [*d*] wird nach Zusatz von 5,0 ml 1 N Kalilauge und 20,0 ml Äther 60 s geschüttelt. Die klare Ätherschicht wird abgetrennt, 3mal mit je 5,0 ml Wasser gewaschen und anschließend, wie unter „Bestimmung des Verdampfungsrückstandes" (VI, 20.0.) angegeben, behandelt. Es dürfen höchstens 0,0020 g Rückstand verbleiben.

[*f*] *Schwermetall-Ionen* (VI, 15.0.): 1,000 g Substanz wird mit 1,50 ml 5 N Essigsäure und 10,0 ml Wasser versetzt. Die Mischung wird zum Sieden erhitzt und nach dem Abkühlen auf 20 °C filtriert. Das Filtrat wird unter Waschen des Rückstandes mit Wasser auf einen pH-Wert im Bereich von 6 bis 8 eingestellt und zu 10,0 ml aufgefüllt. Die Lösung darf bei der „Prüfung auf Schwermetall-Ionen" nach Methode I keine stärkere Färbung und gegebenenfalls keine stärkere Trübung als die Vergleichsprobe zeigen (höchstens 0,001%, berechnet als $Pb^{2\oplus}$).

[*g*] *Chlorid-Ionen* (VI, 7.0.): 0,80 ml Prüflösung dürfen nach Zusatz von 9,2 ml Wasser bei der „Prüfung auf Chlorid-Ionen" keine stärkere Trübung als die Vergleichsprobe zeigen (höchstens 0,05% $Cl^{\ominus}$).

[*h*] *Sulfat-Ionen* (VI, 16.0.): 10,0 ml Prüflösung dürfen bei der „Prüfung auf Sulfat-Ionen" keine stärkere Trübung als die Vergleichsprobe zeigen (höchstens 0,02% $SO_4^{2\ominus}$).

[*i*] *Natriumkarbonat:* 1,00 g Substanz wird in 5,0 ml Methanol gelöst. 10 s nach dem Methanolzusatz darf die Lösung keine stärkere Trübung als 5,0 ml der nachstehend beschriebenen Vergleichsprobe zeigen (höchstens 0,2% Na_2CO_3).
Vergleichsprobe: 0,050 ml Natriumkarbonatlösung (20,0 g/100,0 ml) werden mit 10,0 ml Methanol gemischt.

[*j*] *Trocknungsverlust* (VI, 19.0.): 0,2000 g Substanz werden, wie unter „Bestimmung des Trocknungsverlustes" angegeben, behandelt und bei 105 °C 120 min getrocknet. Die Substanz darf höchstens 2,0% Masse verlieren.
Die getrocknete Substanz ist unverzüglich für die Prüfung nach [*k*] zu verwenden.

Gehaltsbestimmung

[*k*] 0,2000 g getrocknete Substanz von [*j*] werden in der Mischung aus 5,0 ml Wasser und 15,0 ml Äthanol gelöst. Nach Zusatz von 3 Tropfen Bromphenolblau-I wird die Lösung mit 0,1 N Salzsäure bis zum Farbumschlag nach Grün titriert (Feinbürette).

1 ml 0,1 N Salzsäure ist 25,83 mg Hexobarbital-Natrium äquivalent.

Aufbewahrung

Vorsichtig!
In Ampullen.
Vor Licht geschützt.
Wäßrige Lösungen der Substanz sind nicht länger als 120 min haltbar.

Dosierung

Einzelmaximaldosis: iv. 1 g Tagesmaximaldosis: iv. 2 g

Lösungen der Substanz sind unmittelbar vor der Anwendung zu bereiten.

Hexylcarbonsulfidum

Hexylkarbonsulfid

Bis-[hexyloxythiokarbonyl]-tetrasulfan

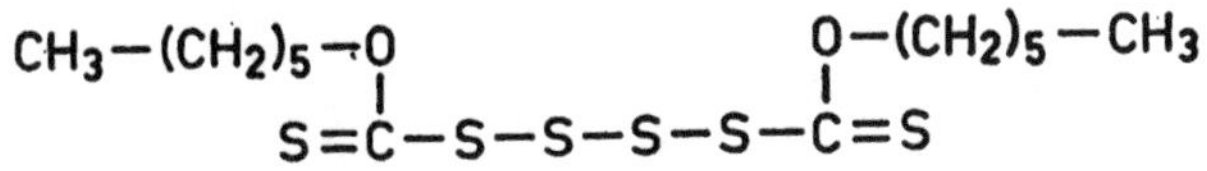

$C_{14}H_{26}O_2S_6$ (418,7)

Gehalt der Substanz an organisch gebundenem Schwefel [S (32,06)] 40,0 bis 48,0%.

Beschreibung

Bräunlichgelbe Flüssigkeit, die zuweilen einen Bodensatz enthält.
Geruch unangenehm.

Löslichkeit: Wasser . . . . fast unlöslich
Äthanol . . . . fast unlöslich

Die Angaben beziehen sich auf die Substanz, die von Bodensatz frei ist.
Die Prüfungen sind mit der gegebenenfalls von einem Bodensatz durch Dekantieren oder Filtrieren befreiten Substanz durchzuführen.

Identitätsprüfung

[*a*] *Brechungsindex* (III, 1.0.): 1,580 bis 1,612

[*b*] 0,50 ml Substanz werden in einem Reagenzglas mit 0,50 g gekörntem Zink und 3,0 ml 6 N Salzsäure versetzt. Über die Öffnung des Reagenzglases wird sofort ein Streifen angefeuchtetes Bleiazetatpapier gelegt. Die Mischung wird im Wasserbad 30 s erhitzt. Innerhalb 3 min zeigt das Bleiazetatpapier eine braune Färbung.

Reinheitsprüfung

[*c*] *Kalium-Ionen* (VI, 9.0.): Der Rückstand von [*d*] wird mit der Mischung aus 5,0 ml 5 N Essigsäure und 5,0 ml Wasser versetzt. Diese Mischung wird mit einem Glasstab gerührt und anschließend filtriert. 5,0 ml des Filtrates dürfen bei der „Prüfung auf Kalium-Ionen" keine stärkere Trübung als die Vergleichsprobe zeigen (höchstens 0,03% $K^{\oplus}$).

[*d*] *Sulfatasche* (VI, 18.0.): 1,000 g Substanz wird, wie unter „Bestimmung der Sulfatasche" angegeben, behandelt. Die Substanz darf höchstens 0,10% Rückstand hinterlassen. Der Rückstand ist für die Prüfung nach [*c*] aufzubewahren.

Gehaltsbestimmung

[*e*] 0,02500 g Substanz werden, wie unter „Bestimmung von Halogen und Schwefel nach SCHÖNIGER“ (VII, 7.0.), Methode III angegeben, behandelt. Nach Ablauf der Absorptionszeit wird der Schliffstopfen mit Platindraht und Platinkonus mit 25,0 ml Wasser gespült. Die Lösung wird unter Spülen des Erlenmeyerkolbens mit Wasser zu 50,00 ml aufgefüllt. 10,00 ml dieser Lösung werden mit 10,0 ml Azeton und 5 Tropfen Sulfonazo-III-I versetzt. Die blaue oder blauviolette Lösung wird mit 0,01 M Bariumperchloratlösung bis zum Farbumschlag von Violett nach Blau titriert.
Unter den gleichen Bedingungen ist ein Blindversuch durchzuführen.

1 ml 0,01 M Bariumperchloratlösung ist 0,3206 mg Schwefel äquivalent.

Aufbewahrung

Vor Licht geschützt.
Vor der Verwendung ist die Substanz gegebenenfalls von einem Bodensatz durch Dekantieren oder Filtrieren zu befreien.

Hirudo

Blutegel

Lebender, blutsaugender Ringelwurm der Art Hirudo medicinalis L. (Hirudinidae).
Die Körpermasse muß mindestens 2,4 g und darf höchstens 5,0 g betragen.

Beschreibung

Etwa 8 bis 15 cm langer und etwa 1 bis 2 cm breiter Blutegel. Am Vorderende des Körpers befindet sich ein Mundsaugnapf, am Hinterende eine Saugscheibe. Der abgeflachte Körper ist auf der Rückenseite dunkelgrünlich und zeigt 6 rotgelbe oder braune Längsbänder, die meist durch schwarze Flecke unterbrochen sind. Die Bauchseite ist blaß gelbgrünlich und kann schwarze Flecke aufweisen.

Prüfung

Mit leichtem Fingerdruck wird von hinten nach vorn über den Körper des Blutegels gestrichen. Dabei muß sich der Blutegel zusammenrollen und darf kein Blut von sich geben.
An den Mundsaugnapf wird mit der Mischung aus 10,0 ml 2 N Essigsäure und 90,0 ml Wasser getränkte Watte gehalten. Dabei darf der Blutegel kein Blut von sich geben.

Aufbewahrung

Die Blutegel werden in einem Gefäß gehalten, das Trinkwasser, einige Steine sowie etwas Watte oder Torf enthält und dessen Öffnung mit Mull oder in anderer geeigneter Weise so abgedeckt wird, daß sie nicht entweichen können. Das Trinkwasser muß eine Temperatur von 10 bis 20 °C und einen pH-Wert im Bereich von 6,0 bis 7,5 haben. In Abständen von höchstens 8 d muß das Trinkwasser erneuert werden.
Unter diesen Bedingungen sind die Blutegel 3 Monate verwendbar.

Histaminum dihydrochloricum

Histamindihydrochlorid

4-[2-Aminoäthyl]-imidazoldihydrochlorid

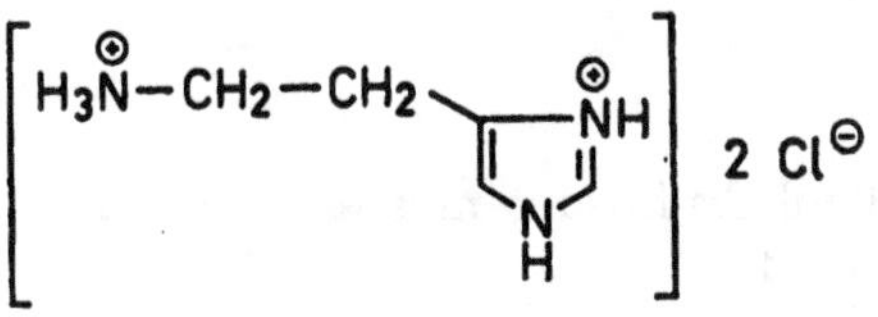

$(C_5H_9N_3)$ 2 HCl (184,1)

Gehalt 99,0 bis 101,0% Histamindihydrochlorid, berechnet auf die bei 105 °C getrocknete Substanz.

Beschreibung

Weißes oder gelbstichiges, kristallines Pulver.
Geruch nicht wahrnehmbar.
Die Substanz ist schwach hygroskopisch.

Löslichkeit: Wasser . . . . sehr leicht löslich
Äthanol . . . . löslich

Prüflösung: 0,500 g Substanz werden in kohlendioxidfreiem Wasser zu 10,00 ml gelöst.

Identitätsprüfung

[*a*] Die Prüfung wird, wie unter „Dünnschichtchromatografische Prüfung" (III, 12.0.) angegeben, durchgeführt.

Adsorptionsschicht: Kieselgel G

Aufzutragende Lösung: 0,0100 g Substanz wird in 10,0 ml Äthanol gelöst. 10,0 µl der Lösung werden als Startfleck a aufgetragen.

Aufzutragende Lösung der Testsubstanz: 0,0100 g Äthanolamin wird in 10,0 ml Äthanol gelöst. 10,0 µl der Lösung werden als Startfleck b aufgetragen.

Laufmittel: Äthanol-konzentrierte Ammoniaklösung (80 + 20)

Trocknung: Die Dünnschichtplatte wird an der Luft 10 min aufbewahrt.

Detektion: Reagenz: Triketohydrindenhydrat-RL**

Die Dünnschichtplatte wird nach dem Besprühen mit dem Reagenz bei 105 °C 5 min erhitzt.

Auswertung: Der R_F-Wert des roten Testsubstanzfleckes muß im Bereich von 0,30 bis 0,45 liegen.

Das Chromatogramm zeigt über dem Startpunkt a einen roten Fleck mit einem R_X-Wert im Bereich von 1,25 bis 1,40.

[*b*] 5 Tropfen Prüflösung geben nach Zusatz von 2,0 ml Wasser, 5 Tropfen 5 N Salpetersäure und 1,0 ml 0,1 N Silbernitratlösung einen weißen Niederschlag, der sich nach Zusatz von 2,0 ml 6 N Ammoniaklösung löst.

Reinheitsprüfung

[*c*] *Unlösliche Verunreinigungen, Farbe* (VI, 2.0./3.0.): 5,0 ml Prüflösung müssen klar und dürfen nicht stärker gefärbt sein als 5,0 ml Farb-VL Ge 1.

[*d*] *Alkalisch oder sauer reagierende Verunreinigungen:* 2,00 ml Prüflösung müssen nach Zusatz von 1 Tropfen Methylorange-I und 1,00 ml 0,01 N Salzsäure rot und nach darauffolgendem Zusatz von 2,00 ml 0,01 N Kalilauge gelb gefärbt sein.

[*e*] *Ammonium:* 1,00 ml Prüflösung darf nach Zusatz von 1,0 ml Kaliumdijododibromomerkurat(II)-RL nur einen weißen Niederschlag geben.

[*f*] *Organische Verunreinigungen:* 0,050 g Substanz werden in 5,0 ml konzentrierter Schwefelsäure unter Schütteln gelöst. 15 min nach dem Schwefelsäurezusatz darf die Lösung keine stärkere Färbung als 5,0 ml Farb-VL Ge 1 (VI, 3.0.) zeigen.

[*g*] *Trocknungsverlust* (VI, 19.0.): 0,4000 g Substanz werden, wie unter „Bestimmung des Trocknungsverlustes" angegeben, behandelt und bei 105 °C 120 min getrocknet. Die Substanz darf höchstens 0,50% Masse verlieren.

Gehaltsbestimmung

[*h*] 0,1000 g Substanz wird in 20,0 ml Wasser gelöst. Die Lösung wird mit 10,0 ml 5 N Salpetersäure, 20,00 ml 0,1 N Silbernitratlösung und 5,0 ml Nitrobenzol versetzt. Nach kräftigem Schütteln und Zusatz von 5,0 ml Eisen(III)-ammoniumsulfat-I wird der Überschuß an 0,1 N Silbernitratlösung mit 0,1 N Ammoniumthiozyanatlösung bis zur rötlichgelben Färbung titriert (Feinbürette).

1 ml 0,1 N Silbernitratlösung ist 9,204 mg Histamindihydrochlorid äquivalent.
Der Gehalt wird auf die bei 105 °C getrocknete Substanz berechnet.

Aufbewahrung

Vorsichtig!
In sehr gut verschlossenen Gefäßen.
Vor Licht geschützt.

Dosierung

Einzelmaximaldosis: sk. 0,001 g   Tagesmaximaldosis: sk. 0,002 g

Homatropinum hydrobromicum

Homatropinhydrobromid

Homatropini hydrobromidum

DL-Mandelsäuretropylesterhydrobromid

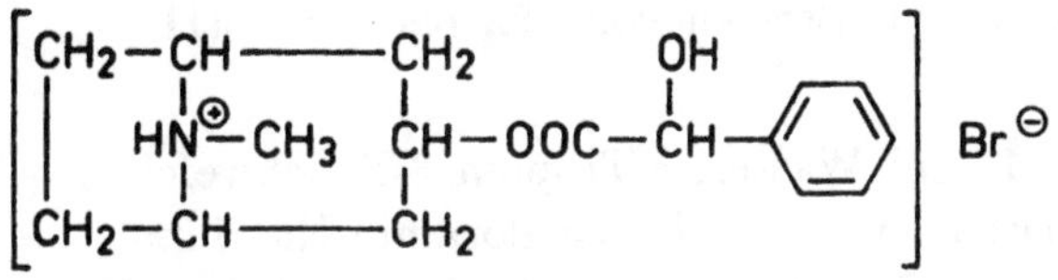

$(C_{16}H_{21}NO_3)HBr$ (356,3)

Gehalt 98,5 bis 100,5% Homatropinhydrobromid, berechnet auf die bei 105 °C getrocknete Substanz.

Beschreibung

Farblose Kristalle oder weißes, kristallines Pulver.
Geruch nicht wahrnehmbar.
Geschmack bitter.

Löslichkeit: Wasser . . . . leicht löslich
Äthanol . . . . löslich

Prüflösung: 1,000 g Substanz wird in kohlendioxidfreiem Wasser zu 20,0 ml gelöst.

Identitätsprüfung

[*a*] Die Prüfung wird, wie unter „Dünnschichtchromatografische Prüfung" (III, 12.0.) angegeben, durchgeführt.

Adsorptionsschicht: Kieselgel G

Aufzutragende Lösung: 0,050 g Substanz werden in 20,0 ml Methanol gelöst. 50,0 µl der Lösung werden als Startfleck a aufgetragen.

Aufzutragende Lösung der Testsubstanz: 0,050 g Atropinsulfat-Vergleichssubstanz werden in 20,0 ml Methanol gelöst. 20,0 µl der Lösung werden als Startfleck b aufgetragen.

Laufmittel: Methyläthylketon-Methanol-6 N Ammoniaklösung (60 + 30 + 10)

Trocknung: Die Dünnschichtplatte wird an der Luft aufbewahrt, bis das Laufmittel verdunstet ist.

Detektion: Reagenz: Kaliumtetrajodowismutat(III)-RL*

Auswertung: Der R_F-Wert des orangeroten Testsubstanzfleckes muß im Bereich von 0,34 bis 0,50 liegen.

Das Chromatogramm zeigt über dem Startpunkt a einen orangeroten Fleck mit einem R_X-Wert im Bereich von 0,92 bis 1,10.

Das Chromatogramm ist für die Prüfung nach [*f*] aufzubewahren.

[*b*] 2,0 ml Prüflösung werden mit 6,0 ml Pikrinsäure-RL versetzt. Es entsteht ein gelber, kristalliner Niederschlag. Der Niederschlag wird auf einem Filter gesammelt und mit 5,0 ml Wasser gewaschen. Die aus 2,0 ml siedendem Wasser umkristallisierten und bei 120 °C 30 min getrockneten Kristalle schmelzen im Bereich von 182 bis 188 °C (III, 8.0.).

[*c*] 2,0 ml Prüflösung werden nach Zusatz von 1,0 ml Wasser, 5 Tropfen 3 N Schwefelsäure, 3,0 ml Chloroform und 10 Tropfen frisch bereiteter Tosylchloramid-Natrium-Lösung (5,0 g/100,0 ml) geschüttelt. Nach dem Entmischen zeigt die Chloroformschicht eine rotbraune Färbung.

Reinheitsprüfung

[*d*] *Unlösliche Verunreinigungen, Farbe* (VI, 2.0./3.0.): 5,0 ml Prüflösung müssen klar und farblos sein.

[*e*] *Alkalisch oder sauer reagierende Verunreinigungen:* 5,0 ml Prüflösung müssen nach Zusatz von 1 Tropfen Methylrot-I und 0,100 ml 0,01 N Kalilauge gelb und nach darauffolgendem Zusatz von 0,200 ml 0,01 N Salzsäure rot gefärbt sein.

[*f*] *Atropin, Hyoszyamin, Skopolamin und andere fremde Alkaloide:* Das Chromatogramm von [*a*] darf über dem Startpunkt a keinen anderen als den genannten orangeroten Fleck zeigen.

[*g*] *Sulfatasche* (VI, 18.0.): 0,400 g Substanz werden, wie unter „Bestimmung der Sulfatasche" angegeben, behandelt. Die Substanz darf höchstens 0,25% Rückstand hinterlassen.

[*h*] *Trocknungsverlust* (VI, 19.0.): 0,4000 g Substanz werden, wie unter „Bestimmung des Trocknungsverlustes" angegeben, behandelt und bei 105 °C 30 min getrocknet. Die Substanz darf höchstens 1,0% Masse verlieren.

Gehaltsbestimmung

[*i*] 0,3000 g Substanz werden in einem Erlenmeyerkolben mit aufgesetztem Silikagelrohr in der Mischung aus 10,0 ml wasserfreier Essigsäure und 10,0 ml Quecksilber(II)-azetat-RL unter Erwärmen gelöst. Nach dem Erkalten und Zusatz von 3 Tropfen Kristallviolett-I wird die Lösung mit 0,1 N Perchlorsäure bis zum Farbumschlag nach Blaugrün titriert (Feinbürette).

1 ml 0,1 N Perchlorsäure ist 35,63 mg Homatropinhydrobromid äquivalent.
Der Gehalt wird auf die bei 105 °C getrocknete Substanz berechnet.

Aufbewahrung

Sehr vorsichtig!
Vor Licht geschützt.

Dosierung

Einzelmaximaldosis: oral 0,001 g
Tagesmaximaldosis: oral 0,003 g
Maximalkonzentration: 1% zur Anwendung am Auge

3046/I
2. AB – DDR/335/75

Human-Immunglobulin „Anti-Tetanus"

Durch Fällungsverfahren gereinigtes und konzentriertes Antitoxin, das aus Mischseren oder -plasmen von Menschen, die mit Toxoid aus Kulturen von Clostridium tetani immunisiert worden sind und die die für Blutspender erforderlichen Voraussetzungen haben, gewonnen wird.
Die Substanz besitzt die spezifische Eigenschaft, die Wirkung des Toxins von Clostridium tetani aufzuheben.
Die Substanz muß mindestens die deklarierte Wirksamkeit von 100 Internationalen Einheiten je Milliliter, zum Zeitpunkt der staatlichen Prüfung mindestens die Wirksamkeit von 110 Internationalen Einheiten haben.
Eine Internationale Einheit ist die spezifische Wirksamkeit von 0,03384 mg des Internationalen Tetanus-Antitoxin-Standards.
Gehalt an Eiweiß höchstens 170,0 mg je Milliliter, entsprechend einem Gehalt an Stickstoff von höchstens 27,2 mg je Milliliter.
Die Substanz darf bei entsprechender Deklaration höchstens 0,10 mg Thiomersal je Milliliter enthalten.

Beschreibung

Klare, farblose oder gelbliche Flüssigkeit. Nach längerer Lagerung darf die Flüssigkeit eine schwache Trübung zeigen.
Geruch nicht wahrnehmbar.

Identitätsprüfung

[*a*] Die Substanz wird, wie unter „Bestimmung der Artspezifität des Eiweißes von Antitoxinen" (XVI, 5.0.) angegeben, behandelt.
Es werden die präzipitierenden Seren „Anti-Schaf", „Anti-Rind", „Anti-Pferd" und „Anti-Mensch" verwendet.

Reinheitsprüfung

[*b*] *Gefrierpunktserniedrigung* (III, 4.0.): 0,50 bis 0,75 °C

[*c*] *Reaktion:* Die Substanz muß einen pH-Wert (III, 7.0.) im Bereich von 6,5 bis 7,6 zeigen.

Bestimmung der biologischen Wirksamkeit

[*d*] Die Bestimmung beruht auf der Eigenschaft der Substanz, den Tod von mit Tetanustoxin vergifteten Mäusen zu verzögern bzw. die Wirkung des Tetanustoxins aufzuheben. Von der Substanz werden mit isotonischer Natriumchlorid-Injektionslösung 2 Verdünnungen hergestellt, die beide auf eine Wirksamkeit von 1 I.E. je Milliliter berechnet sind, wobei für die erste Verdünnung (V_I) die deklarierte Wirksamkeit und für die zweite Verdünnung (V_{II}) 110% der deklarierten Wirksamkeit zugrunde zu legen ist.

Der Tetanus-Antitoxin-Standard wird mit isotonischer Natriumchlorid-Injektionslösung so verdünnt, daß die Verdünnung (S) je Milliliter 1 I.E. enthält.

Das Testtetanustoxin zur Antitoxinauswertung wird mit isotonischer Natriumchlorid-Injektionslösung so verdünnt, daß die Verdünnung (T) je Milliliter 1 $L_\dagger$-Dosis enthält. 1 $L_{\dagger/10}$-Dosis ist die Menge Tetanustoxin, die, gemischt mit 0,1 I.E. Tetanus-Antitoxin, in einem Injektionsvolumen von 0,40 ml nach einer Bindungszeit von 30 min eine 16 g schwere Maus am 4. Tag nach subkutaner Injektion tötet.

Aus S bzw. V_I bzw. V_{II}, T und isotonischer Natriumchlorid-Injektionslösung werden folgende 24 Mischungen hergestellt:

Mischung Nr.	1	2	3	4	5	6	7	8
isotonische Natrium-chlorid-Injektionslösung	2,20	2,10	2,00	1,90	1,80	1,70	1,60	1,50 ml
S bzw. V_I bzw. V_{II}	1,00	1,00	1,00	1,00	1,00	1,00	1,00	1,00 ml
T	0,80	0,90	1,00	1,10	1,20	1,30	1,40	1,50 ml

Die Bestimmung wird an 24 gesunden, 16 g schweren Mäusen durchgeführt. 30 min nach Herstellung der letzten Mischung werden 0,40 ml jeder Mischung jeweils einer Maus subkutan am Rücken injiziert.

Stirbt am 4. Tag die Maus, der die S und T enthaltende Mischung Nr. 3 injiziert worden ist, so ist der Nachweis für die geforderte Wirksamkeit der Verdünnung T erbracht.

Stirbt bei der Prüfung die Maus, der die V_I und T enthaltende Mischung Nr. 3 injiziert worden ist, nicht früher als die Maus, der die S und T enthaltende Mischung Nr. 3 injiziert worden ist, so hat die Substanz die geforderte Wirksamkeit.

Sterben bei der Prüfung weder die Maus, der die V_I und T enthaltende Mischung Nr. 3, noch die Maus, der die V_{II} und T enthaltende Mischung Nr. 3 injiziert worden ist, nicht früher als die Maus, der die S und T enthaltende Mischung Nr. 3 injiziert worden ist, so hat die Substanz 110% der deklarierten Wirksamkeit. Die Prüfung ist auch dann noch auswertbar, wenn der Tod einer Maus durch eine andere S und T enthaltende Mischung als die der Nr. 3 am 4. Tag verursacht wird und die Mäuse, die die entsprechenden V_I und T bzw. V_{II} und T enthaltenden Mischungen erhalten haben, nicht früher sterben.

Gehaltsbestimmung

[e] *Eiweiß:* 1,00 ml Substanz wird, wie unter „Bestimmung des Stickstoffes nach KJELDAHL“ (VII, 5.0) angegeben, behandelt.

1 ml 0,1 N Schwefelsäure ist 8,756 mg Eiweiß bzw. 1,401 mg Stickstoff äquivalent.

[f] *Thiomersal* (XVI, 4.0.): 1,00 ml Substanz wird, wie unter „Bestimmung von Thiomersal in Antitoxinen“ angegeben, behandelt.

Sonstige Prüfungen

[g] *Sterilität* (X, 4.0.): Die Substanz muß den unter „Prüfung auf Sterilität“ angegebenen Forderungen entsprechen. Zur Prüfung werden die Kulturmedien 2, 3, 4 und 5 (X, 7.0.) verwendet. Das feste Kulturmedium sowie je 10,0 ml der flüssigen Kulturmedien werden mit je 0,10 ml Substanz beimpft.

[h] *Verträglichkeit:* Die Prüfung wird an 5 gesunden, 18 bis 22 g schweren Mäusen durchgeführt. Jeder Maus werden 0,50 ml Substanz oberhalb des Schwanzansatzes subkutan injiziert.
Die Substanz ist als verträglich anzusehen, wenn die Mäuse innerhalb 7 d weder örtliche oder allgemeine Unverträglichkeitserscheinungen zeigen noch sterben.

[i] *Pyrogene Verunreinigungen* (X, 3.0.): Die Substanz muß den unter „Prüfung auf pyrogene Verunreinigungen“ angegebenen Forderungen entsprechen. Zur Prüfung wird je Kilogramm Kaninchen 1,00 ml Substanz injiziert.

Aufbewahrung

Vor Licht geschützt.
Sehr kühl.
Höchstens 2 Jahre nach Abschluß der staatlichen Prüfung.

Human-Immunglobulin „Anti-Vaccinia“

Gereinigte und konzentrierte Immunglobulinfraktion aus dem Serum von Menschen, die die für Blutspender notwendigen Voraussetzungen haben und in ihrem Serum einen besonders hohen Gehalt an neutralisierenden Antikörpern gegen das Vaccinia-Virus besitzen.
Die Substanz dient der Verhütung und Behandlung von Komplikationen bei der aktiven Immunisierung des Menschen gegen Pocken.
Die Substanz besitzt die spezifische Eigenschaft, Vaccinia-Virus zu neutralisieren.
1 ml Substanz besitzt mindestens die Wirksamkeit von 500 Internationalen Einheiten.
Eine Internationale Einheit ist die spezifische Wirksamkeit von 0,08416 mg des Internationalen Anti-smallpox-serum-Standards.
Gehalt an Eiweiß höchstens 170 mg je Milliliter entsprechend einem Gehalt an Eiweiß-Stickstoff von höchstens 27,2 mg je Milliliter.
Die Substanz enthält Aminoessigsäure als Stabilisator und darf bei entsprechender Deklaration höchstens 0,10 mg Thiomersal als Konservierungsmittel enthalten.

Beschreibung

Klare, farblose oder gelbliche Flüssigkeit. Nach längerer Lagerung darf die Flüssigkeit eine schwache Trübung zeigen.
Geruch nicht wahrnehmbar.

Identitätsprüfung

[a] Die Substanz wird, wie unter „Bestimmung der Artspezifität des Eiweißes von Antitoxinen“ (XVI, 5.0.) angegeben, behandelt. Es werden die präzipitierenden Seren „Anti-Schaf“, „Anti-Rind“, „Anti-Pferd“ und „Anti-Mensch“ verwendet.

Reinheitsprüfung

[b] *Gefrierpunktserniedrigung* (III, 4.0.): 0,50 bis 0,85 °C

[c] *Reaktion:* Die Substanz zeigt einen pH-Wert (III, 7.0.) im Bereich von 6,0 bis 7,5.

Bestimmung der biologischen Wirksamkeit

[d] Die Bestimmung beruht auf der Wirkung der Substanz, die Vermehrung des Vaccinia-Virus auf der Chorioallantoismembran des embryonierten Hühnereies zu hemmen.

Ausführung

Die Substanz, der Human-Immunglobulin „Anti-Vaccinia"-Standard und die Aufschwemmung des Vaccinia-Virus Stamm Elstree werden mit der Mischung aus 98 Volumenteilen nach Verfahren a_1) (XV, 1.0.) sterilisiertem Zitronensäure-Phosphat-Puffer Nr. 3 und 2 Volumenteilen aseptisch gewonnenem und vor der Verwendung bei 56 °C ± 1 °C 30 min erwärmtem Kälberserum verdünnt.

Die Standardlösungen S_I bis S_V werden so hergestellt, daß sie je Milliliter 0,125, 0,25, 0,5, 1 bzw. 2 I.E. enthalten. Die Prüflösungen P_I bis P_V werden so hergestellt, daß sie die Substanz im Verdünnungsverhältnis 1 : 8000, 1 : 4000, 1 : 2000, 1 : 1000 bzw. 1 : 500 enthalten.

Die Aufschwemmung des Vaccinia-Virus Stamm Elstree wird so verdünnt, daß sie je Milliliter nicht weniger als 100 und nicht mehr als 500 pockenbildende Einheiten enthält. Eine pockenbildende Einheit ist die spezifische Wirksamkeit der Menge Virusaufschwemmung, die auf der Chorioallantoismembran des embryonierten Hühnereis eine Pockenläsion hervorruft.

1,00 ml jeder Standardlösung und 1,00 ml jeder Prüflösung werden jeweils mit 1,00 ml der verdünnten Aufschwemmung des Vaccinia-Virus Stamm Elstree versetzt und gemischt. Die Mischungen werden bei 37 °C ± 1 °C 120 min aufbewahrt.

Die Kontrollmischung aus 1,00 ml der verdünnten Aufschwemmung des Vaccinia-Virus Stamm Elstree und 1,00 ml Verdünnungsflüssigkeit wird in gleicher Weise behandelt.

Die Schale 10 bis 12 d bebrüteter embryonierter Hühnereier wird auf einer vorher markierten Fläche von etwa 3 mm × 3 mm entfernt. Auf die freigelegte Schalenhaut werden jeweils 2 Tropfen des nach Verfahren a_1) (XV, 1.0.) sterilisierten Zitronensäure-Phosphat-Puffers Nr. 3 gegeben. Die Luftblase wird angestochen und durch Absaugen verlagert, wobei gleichzeitig die Schalenhaut unter Vermeidung von Verletzungen der darunter befindlichen Chorioallantoismembran leicht eingeritzt wird. Die dadurch erfolgte Absenkung der Chorioallantoismembran wird mittels Durchleuchtung kontrolliert. Auf die abgesenkte Chorioallantoismembran werden jeweils 0,200 ml jeder mit den Standardlösungen S_I bis S_V bzw. den Prüflösungen P_I bis P_V hergestellten Mischungen bzw. der Kontrollmischung gegeben, wobei jede Mischung mindestens auf 12 Chorioallantoismembranen aufgebracht wird. Anschließend werden die Öffnungen der Schalen verschlossen und die Eier in horizontaler Lage bei 37 °C ± 1 °C 48 h bebrütet. Anschließend werden die Eier aufgeschnitten und die Chorioallantoismembranen herauspräpariert. Nach dem Waschen mit Natriumchloridlösung (0,90 g/100,0 ml) werden die Chorioallantoismembranen in Petrischalen ausgebreitet und die Pockenläsionen bei 10facher Vergrößerung gegen einen dunklen Hintergrund ausgezählt.

Auswertung

Für jede Verdünnung des Human-Immunglobulin „Anti-Vaccinia"-Standards und der Substanz wird, bezogen auf die Anzahl der Pockenläsionen auf den mit der

Kontrollmischung beimpften Chorioallantoismembranen, der Prozentsatz der Virushemmung errechnet.
Die Substanz besitzt die geforderte Wirksamkeit, wenn die Verdünnung der Substanz, bei der eine Verminderung der Anzahl der Pockenläsionen um 50% oder mehr erfolgt, der Verdünnung des Human-Immunglobulin „Anti-Vaccinia“-Standards entspricht, bei der ebenfalls eine Verminderung der Anzahl der Pockenläsionen um 50% erfolgte.

Gehaltsbestimmung

[e] *Eiweiß:* Der Gehalt an Eiweiß wird aus der Differenz zwischen Gesamt-Stickstoff und nach Fällen des Eiweißes verbleibendem Rest-Stickstoff ermittelt.
Zur Bestimmung des Gesamt-Stickstoffes wird 1,00 ml Substanz wie unter „Bestimmung des Stickstoffes nach Kjeldahl“ (VII, 5.0.) angegeben, behandelt.
Zur Bestimmung des Rest-Stickstoffes werden 4,00 ml Substanz mit 4,00 ml Wasser und 8,00 ml Trichloressigsäurelösung (20,0 g/100,0 ml) versetzt. Die Mischung wird 20 min stehengelassen und anschließend bei 4000 g 10 min zentrifugiert. 4,00 ml der überstehenden Flüssigkeit werden, wie unter „Bestimmung des Stickstoffes nach Kjeldahl“ angegeben, behandelt.

Berechnung:

Milligramm Eiweiß je Milliliter Substanz $= 8{,}756(b + c - a - d)$
Milligramm Eiweiß-Stickstoff je Milliliter Substanz $= 1{,}401(b + c - a - d)$

a = Anzahl Milliliter verbrauchter 0,1 N Kalilauge bei der Bestimmung des Gesamt-Stickstoffes.

b = Anzahl Milliliter verbrauchter 0,1 N Kalilauge im Blindversuch bei der Bestimmung des Gesamt-Stickstoffes.

c = Anzahl Milliliter verbrauchter 0,1 N Kalilauge bei der Bestimmung des Rest-Stickstoffes.

d = Anzahl Milliliter verbrauchter 0,1 N Kalilauge im Blindversuch bei der Bestimmung des Rest-Stickstoffes.

[f] *Thiomersal:* 1,00 ml Substanz wird, wie unter „Bestimmung von Thiomersal in Antitoxinen“ (XVI, 4.0.) angegeben, behandelt.

Sonstige Prüfungen

[g] *Sterilität* (X, 4.0.): Die Substanz muß den unter „Prüfung auf Sterilität“ angegebenen Forderungen entsprechen. Zur Prüfung werden die Kulturmedien 2, 3, 4 und 5 (X, 7.0.) verwendet. Das feste Kulturmedium sowie je 10,0 ml der flüssigen Kulturmedien werden mit je 0,10 ml Substanz beimpft.

[*h*] *Verträglichkeit* (X, 6.0.): Die Prüfung wird an 5 gesunden, 18 bis 22 g schweren Mäusen durchgeführt. Jeder Maus werden 0,50 ml Substanz oberhalb des Schwanzansatzes subkutan injiziert.
Die Substanz ist als verträglich anzusehen, wenn die Mäuse innerhalb 7 d weder örtliche Reaktionen oder allgemeine Unverträglichkeitserscheinungen zeigen noch sterben.

[*i*] *Pyrogene Verunreinigungen* (X, 3.0.): Die Substanz muß den unter „Prüfung auf pyrogene Verunreinigungen" angegebenen Forderungen entsprechen. Zur Prüfung wird je Kilogramm Kaninchen 1,00 ml Substanz injiziert.

Aufbewahrung

Vor Licht geschützt.
Sehr kühl.
Höchstens 2 Jahre nach Abschluß der staatlichen Prüfung.

Human-Trockenplasma

Aus Human-Zitratblut unter aseptischen Bedingungen nach Abtrennung der korpuskulären Bestandteile durch Gefriertrocknung hergestelltes Pulver.
Gehalt an Protein nach Auflösung im angegebenen Volumen Wasser zur Injektion mindestens 4,50 g/100 ml.
Gehalt an Kalium-Ionen [$K^{\oplus}$(39,10)] nach Auflösung im angegebenen Volumen Wasser zur Injektion höchstens 0,040 g/100 ml.

Herstellung: Die Substanz ist aus Blut von bis zu 6 Blutspendern so herzustellen, daß sie sich zur Anwendung bei Personen aller Blutgruppen eignet. Dazu wird aus Human-Zitratblut unter aseptischen Bedingungen durch Abtrennung der korpuskulären Bestandteile zunächst das Plasma gewonnen. Dieses kann zur Beseitigung vorhandener Hämolysine mit Erythrozyten geeigneter Blutgruppen behandelt werden. Das Plasma darf 14 d bei einer Temperatur von 10 bis 15 °C aufbewahrt werden. Längere Aufbewahrung muß bei einer Temperatur unterhalb −15 °C erfolgen.
Aus dem Plasma, das keine Zusätze enthalten darf, wird unter aseptischen Bedingungen durch Gefriertrocknung die Substanz gewonnen. Das zur Herstellung der Substanz verwendete Human-Zitratblut darf höchstens 7 d alt sein, oder der Gehalt an Kalium-Ionen vom Einzel- bzw. Mischplasma darf höchstens 0,040 g/100 ml betragen.

Die Substanz ist in dem angegebenen Volumen Wasser zur Injektion zu lösen und die Lösung unverzüglich, spätestens aber 3 h nach der Herstellung unter aseptischen Bedingungen durch ein steriles, pyrogenfreies, geschlossenes System zu infundieren. Nicht infundierte Reste der Lösung dürfen nicht mehr verwendet werden.

Beschreibung

Gelbliches oder braunstichiges, lockeres oder zusammenhaftendes Pulver.

Prüflösung: Die kolloide Lösung von [*b*] wird als Prüflösung verwendet.

Identitätsprüfung

[*a*] 1,0 ml Prüflösung wird mit 1 Tropfen Kalziumchloridlösung (10,0 g/100,0 ml) versetzt. Beim Erwärmen auf 37 °C ± 1 °C tritt innerhalb 10 min Koagulation ein.

Reinheitsprüfung

[*b*] *Unlösliche Verunreinigungen* (VI, 2.0.): Die Substanz muß sich in dem angegebenen Volumen Wasser zur Injektion innerhalb 10 min kolloid lösen, wobei das Behältnis nur mäßig zu schwenken ist.
Die kolloide Lösung wird als Prüflösung verwendet.

[c] *Trocknungsverlust* (VI, 19.0.): In ein mit der Substanz gefülltes Infusionsbehältnis werden 3 trockene Keramikkugeln gegeben, wobei der Verschluß nur kurzzeitig geöffnet werden darf. Die Substanz wird durch Rollen des Behältnisses gepulvert. 1,5000 bis 2,5000 g Substanz werden innerhalb 30 s in ein über Phosphor(V)-oxid bis zur Massekonstanz getrocknetes Wägeglas von 50 mm innerem Durchmesser gegeben und in einem Exsikkator bei höchstens 1 Torr über Phosphor(V)-oxid 24 h getrocknet. Zur Belüftung des Exsikkators wird Luft verwendet, die durch eine Mischung aus Phosphor(V)-oxid und einem geeigneten Trägermaterial geleitet worden ist. Die Substanz darf höchstens 1,0% Masse verlieren.

Gehaltsbestimmung

[d] *Protein:* 0,100 ml Prüflösung wird mit einer Kapillarpipette in ein Reagenzglas gegeben, das 5,00 ml Biuret-RL* enthält. Die Kapillarpipette wird ausgeblasen, 2mal mit der in dem Reagenzglas befindlichen Mischung gespült und wieder ausgeblasen. Beim Mischen ist Schaumbildung zu vermeiden.
Die Extinktion (III, 5.0.) der Mischung wird 30 min, spätestens aber 60 min nach dem Mischen bei 546 nm ± 2 nm gegen die nachstehend beschriebene Blindprobe gemessen.
Vergleichsprobe: 0,100 ml Eiweiß-RL wird, wie vorstehend angegeben, behandelt.
Blindprobe: 5,00 ml Biuret-RL* und 0,100 ml Wasser werden gemischt.

Berechnung:

$$\text{Gramm Protein/100 ml wiederhergestelltes Plasma} = \frac{a \cdot E_1}{E_2}$$

a = Gramm Eiweiß/100 ml Eiweiß-RL.
E_1 = Extinktion der Mischung.
E_2 = Extinktion der Vergleichsprobe.

[e] *Kalium-Ionen:* 20,00 ml Prüflösung werden in einem Zentrifugenglas mit 20,0 ml Wasser versetzt. Zu dieser Mischung werden in kleinen Anteilen unter Schwenken 10,0 ml Trichloressigsäurelösung (20,0 g/100,0 ml) hinzugefügt. Nach dem Zentrifugieren wird die überstehende Flüssigkeit in einen 100-ml-Meßkolben dekantiert und mit Wasser zu 100,00 ml aufgefüllt. Die Flammenfärbung der Lösung wird in einem Flammenfotometer gemessen. Der Kaliumgehalt der Lösung wird anhand einer Eichkurve berechnet, die unter Verwendung einer Kaliumchloridlösung aufgestellt wurde.

1 g Kaliumchlorid ist 524,5 mg Kalium-Ionen äquivalent.

Aufbewahrung

In keimdicht und feuchtigkeitsdicht verschlossenen 500-ml-Infusionsbehältnissen.
Vor Licht geschützt.

Deklaration

Chargennummer
Volumen an Wasser zur Injektion, das zur Auflösung der Substanz erforderlich ist.
Verwendbar für Personen aller Blutgruppen.
Nach dem Lösen unverzüglich infundieren!
Zum einmaligen Gebrauch.
Aseptisch hergestellt.

Human-Zitratblut

Menschliches Blut, das Blutstabilisator enthält.

Gehalt an Hämoglobin mindestens 6,33 mval/1000 ml, entsprechend mindestens 10,2 g/100 ml.

Herstellung: Die Substanz wird durch Mischen von 1 Volumenteil Blutstabilisator und 4 Volumenteilen geeignetem menschlichem Blut hergestellt.
Als Blutspender dürfen nur Personen zugelassen werden, die den gesetzlichen Bestimmungen für den Blutspende- und Transfusionsdienst entsprechen. Das Blut ist unter aseptischen Bedingungen durch ein steriles, pyrogenfreies, geschlossenes System vom Blutspender in ein die erforderliche Menge Blutstabilisator enthaltendes Infusionsbehältnis zu übertragen, das wie unter „Bestimmungen über die Ausführung der Sterilisation" (XV, 1.0.) Zerstörung pyrogener Verunreinigungen angegeben, behandelt worden ist. Während das Blut eingebracht wird, ist ein schnelles, aber vorsichtiges und gleichmäßiges Mischen desselben mit dem Blutstabilisator zu gewährleisten. Die Mischung darf keine weiteren Zusätze erhalten. Anschließend sind in ein 1 Volumenteil Blutstabilisator enthaltendes steriles Proberöhrchen 4 Volumenteile Blut des gleichen Blutspenders zu geben.

Die Substanz ist unter aseptischen Bedingungen durch ein steriles, pyrogenfreies, geschlossenes System zu infundieren. Sie darf nach der ersten Entnahme nicht mehr zur Infusion verwendet werden. Eine Entnahme vor der Infusion darf nur in Ausnahmefällen zur Durchführung der vor der Infusion vorzunehmenden Verträglichkeitsprüfung erfolgen. In diesem Falle ist von der Substanz die erforderliche Menge aseptisch zu entnehmen und unverzüglich gemäß den gesetzlichen Bestimmungen für den Blutspende- und Transfusionsdienst auf Verträglichkeit zu prüfen. Unmittelbar nach Durchführung dieser Prüfung ist die Substanz zu infundieren oder von der Verwendung zur Infusion auszuschließen. Nichtinfundierte Reste der Substanz sind nach Beendigung der Infusion in dem Infusionsbehältnis sehr kühl mindestens 24 h aufzubewahren.

Beschreibung

Kräftig rote Flüssigkeit.
Beim Stehen trennt sich die Substanz in ein rotes, vorwiegend aus Erythrozyten bestehendes Sediment und eine überstehende, klare, bräunlichgelbe oder grünlichgelbe bzw. trübe, gelblichweiße Plasmaschicht. Die Trennungslinie ist scharf. Außerdem kann sich auf dem roten Sediment eine Schicht bilden, die dieses teilweise oder vollständig bedeckt und

vorwiegend aus Leukozyten besteht. An der Oberfläche der Plasmaschicht kann eine Schicht aus angereichertem emulgiertem Fett entstehen. Die Plasmaschicht darf höchstens Anzeichen von Frühhämolyse aufweisen.

Identitätsprüfung

[*a*] Die Blutgruppeneigenschaften im ABO- und im Rh-System werden, wie in den gesetzlichen Bestimmungen für den Blutspende- und Transfusionsdienst und in der verbindlichen Fassung der „Diagnostischen Laboratoriumsmethoden" des Arzneibuches der Deutschen Demokratischen Republik unter „Nachweis der Blutgruppeneigenschaften des ABO-Systems" und „Nachweis der Blutgruppeneigenschaften des Rh-Systems" angegeben, bestimmt.

[*b*] 2,0 ml der gegebenenfalls durch Zentrifugieren erhaltenen Plasmaschicht, 4,00 ml Kaliumhexazyanoferrat(II)-lösung (5,0 g/100,0 ml) und 4,00 ml Zinksulfatlösung (10,0 g/100,0 ml) werden in einem Zentrifugenglas gemischt. Die Mischung wird zentrifugiert. Die klare, überstehende Flüssigkeit wird dekantiert, gegebenenfalls filtriert und nach Zusatz von 1,0 ml Quecksilber(II)-sulfat-RL zum Sieden erhitzt. Die heiße Lösung gibt nach Zusatz von 2 Tropfen Kaliumpermanganatlösung (1,00 g/100,0 ml) unter Entfärbung einen weißen oder gelblichen Niederschlag.

Reinheitsprüfung

[*c*] *Irreguläre Antikörper:* Die Prüfung wird, wie in den gesetzlichen Bestimmungen für den Blutspende- und Transfusionsdienst und in der verbindlichen Fassung der „Diagnostischen Laboratoriumsmethoden" des Arzneibuches der Deutschen Demokratischen Republik unter „Prüfung auf irreguläre Antikörper" angegeben, durchgeführt.
Beim Vorliegen von irregulären Antikörpern sind geeignete Maßnahmen zu unternehmen, die die Verwendbarkeit der Substanz zur Infusion gewährleisten, oder die Substanz ist von der Verwendung zur Infusion auszuschließen.

Gehaltsbestimmung

[*d*] 0,0200 ml Substanz werden mit einer Kapillarpipette in ein Reagenzglas gegeben, das 5,00 ml Transformations-RL enthält. Dabei wird die Kapillarpipette ausgeblasen und durch mehrmaliges Ansaugen sowie Ausblasen mit der in dem Reagenzglas enthaltenen Flüssigkeit gespült. Der Inhalt des Reagenzglases wird unter Vermeidung von Schaumbildung gemischt und 5 min stehengelassen. Die Extinktion (III, 5.0.) der Lösung wird bei 540 nm $\pm$ 2 nm im Maximum gegen Transformations-RL gemessen.
Eichkurve: 1,000, 1,500, 2,000 und 2,500 ml standardisierte Hämiglobinzyanidlösung werden jeweils mit Transformations-RL zu 5,00 ml aufgefüllt. Anschließend wird die Extinktion dieser Lösungen bei 540 nm $\pm$ 2 nm im Maximum gegen Transformations-RL

gemessen. Den gemessenen Extinktionen entsprechen Werte von 5,02, 7,53, 10,04 und 12,55 mval Hämoglobin je 1000 ml Substanz.
Zur Umrechnung in Gramm Hämoglobin je 100 ml Substanz sind diese Werte mit 1,61 zu multiplizieren.

Aufbewahrung

In keimdicht verschlossenen, dem Verbrauch angemessenen Infusionsbehältnissen, die mit zwei voneinander unabhängigen, gleichlautenden Deklarationen versehen sein müssen.
Spätestens 8 Stunden nach der Herstellung sehr kühl.
Beim Transport der Substanz sind die Forderungen der gesetzlichen Bestimmungen für den Blutspende- und Transfusionsdienst einzuhalten.
Die Substanz ist 21 Tage für eine Infusion verwendbar.

Deklaration

Name und Vorname des Blutspenders.
Laufende Nummer der Blutkonserve, die mit der Nummer des Proberöhrchens übereinstimmen muß.
Blutgruppe des Blutspenders im ABO- und im Rh-System.
Gegebenenfalls ist das Vorliegen von irregulären Antikörpern zu deklarieren.
Volumen der Substanz.
Datum der Blutentnahme.
Datum, bis zu dem die Substanz für eine Infusion verwendbar ist.
Zum einmaligen Gebrauch.
Aseptisch hergestellt.

Human-Zitratblut AG

Menschliches Blut, das Blutstabilisator AG enthält.

Gehalt an Hämoglobin mindestens 6,33 mval/1 000 ml, entsprechend mindestens 10,2 g/100 ml.

Herstellung: Die Substanz wird durch Mischen von 1 Volumenteil Blutstabilisator AG und 4 Volumenteilen geeignetem menschlichem Blut hergestellt.
Als Blutspender dürfen nur Personen zugelassen werden, die den gesetzlichen Bestimmungen für den Blutspende- und Transfusionsdienst entsprechen. Das Blut ist unter aseptischen Bedingungen durch ein steriles, pyrogenfreies, geschlossenes System vom Blutspender in ein die erforderliche Menge Blutstabilisator AG enthaltendes Infusionsbehältnis zu übertragen, das wie unter „Bestimmungen über die Ausführung der Sterilisation" (XV, 1.0.) Zerstörung pyrogener Verunreinigungen angegeben, behandelt worden ist. Während das Blut eingebracht wird, ist ein schnelles, aber vorsichtiges und gleichmäßiges Mischen desselben mit dem Blutstabilisator AG zu gewährleisten. Die Mischung darf keine weiteren Zusätze erhalten. Anschließend sind in ein 1 Volumenteil Blutstabilisator AG enthaltendes steriles Proberöhrchen 4 Volumenteile Blut des gleichen Blutspenders zu geben.

Die Substanz ist unter aseptischen Bedingungen durch ein steriles, pyrogenfreies, geschlossenes System zu infundieren. Sie darf nach der ersten Entnahme nicht mehr zur Infusion verwendet werden. Eine Entnahme vor der Infusion darf nur in Ausnahmefällen zur Durchführung der vor der Infusion vorzunehmenden Verträglichkeitsprüfung erfolgen. In diesem Falle ist von der Substanz die erforderliche Menge aseptisch zu entnehmen und unverzüglich gemäß den gesetzlichen Bestimmungen für den Blutspende- und Transfusionsdienst auf Verträglichkeit zu prüfen. Unmittelbar nach Durchführung dieser Prüfung ist die Substanz zu infundieren oder von der Verwendung zur Infusion auszuschließen.
Nichtinfundierte Reste der Substanz sind nach Beendigung der Infusion in dem Infusionsbehältnis sehr kühl mindestens 24 h aufzubewahren.

Beschreibung

Kräftig rote Flüssigkeit.
Beim Stehen trennt sich die Substanz in ein rotes, vorwiegend aus Erythrozyten bestehendes Sediment und eine überstehende, klare, bräunlichgelbe oder grünlichgelbe bzw. trübe, gelblichweiße Plasmaschicht. Die Trennungslinie ist scharf. Außerdem kann sich auf dem roten Sediment eine Schicht bilden, die dieses teilweise oder vollständig bedeckt und vorwiegend aus Leukozyten besteht. An der Oberfläche der Plasmaschicht kann eine Schicht aus angereichertem emulgiertem Fett entstehen. Die Plasmaschicht darf höchstens Anzeichen von Frühhämolyse aufweisen.

Identitätsprüfung

[a] Die Blutgruppeneigenschaften im ABO- und im Rh-System werden, wie in den gesetzlichen Bestimmungen für den Blutspende- und Transfusionsdienst und in der verbindlichen Fassung der „Diagnostischen Laboratoriumsmethoden" des Arzneibuches der Deutschen Demokratischen Republik unter „Nachweis der Blutgruppeneigenschaften des ABO-Systems" und „Nachweis der Blutgruppeneigenschaften des Rh-Systems" angegeben, bestimmt.

[b] 2,0 ml der gegebenenfalls durch Zentrifugieren erhaltenen Plasmaschicht, 4,00 ml Kaliumhexazyanoferrat(II)-lösung (5,0 g/100,0 ml) und 4,00 ml Zinksulfatlösung (10,0 g/100,0 ml) werden in einem Zentrifugenglas gemischt. Die Mischung wird zentrifugiert. Die klare, überstehende Flüssigkeit wird dekantiert, gegebenenfalls filtriert und nach Zusatz von 1,0 ml Quecksilber(II)-sulfat-RL zum Sieden erhitzt. Die heiße Lösung gibt nach Zusatz von 2 Tropfen Kaliumpermanganatlösung (1,00 g/100,0 ml) unter Entfärbung einen weißen oder gelblichen Niederschlag.

[c] Die Prüfung wird, wie unter „Dünnschichtchromatografische Prüfung" (III, 12.0.) angegeben, durchgeführt.

Adsorptionsschicht: Kieselgel GF_{254}

Aufzutragende Lösung: 2,00 ml Substanz und 2,00 ml 1 N Perchlorsäure werden gemischt. Die Mischung wird 15 min stehengelassen und danach bei 2500 *g* 10 min zentrifugiert. Die überstehende Lösung wird abgetrennt und mit 1,00 ml 3 N Kalilauge versetzt. Die Mischung wird bei 2500 *g* 10 min zentrifugiert. Die überstehende Lösung wird unter vermindertem Druck bei höchstens 20 °C zur Trockne eingedampft oder eingefroren und lyophil getrocknet. Der Rückstand bzw. das Lyophilisat wird mit 0,200 ml Wasser versetzt und die Mischung geschüttelt. 7,0 µl der überstehenden Lösung werden als Startband b aufgetragen.

Aufzutragende Lösungen der Testsubstanzen: Lösung 1 : 0,0100 g Adeninsulfat-Vergleichssubstanz wird in 10,0 ml Wasser unter Erwärmen gelöst. 7,0 µl der Lösung werden als Startband a aufgetragen.

Lösung 2: 0,0140 g Guanosin-Vergleichssubstanz werden in 10,0 ml Wasser unter Erwärmen gelöst. 7,0 µl der Lösung werden als Startband c aufgetragen.

Laufmittel: Chloroform—Methanol—Wasser—konzentrierte Ammoniaklösung (55 + 55 + 15 + 6)

Laufstrecke: 15 cm

Trocknung: Die Dünnschichtplatte wird in einem Heißluftstrom getrocknet, bis das Laufmittel verdunstet ist.

Detektion: Die Dünnschichtplatte wird im ultravioletten Licht der Wellenlänge von 254 nm betrachtet.

Auswertung: Der R_F-Wert des dunklen Testsubstanzfleckes über der Startlinie a muß im Bereich von 0,70 bis 0,85 und der R_F-Wert des dunklen Testsubstanzfleckes über der Startlinie c im Bereich von 0,45 bis 0,65 liegen.

Das Chromatogramm zeigt über der Startlinie b 2 dunkle Flecke mit den R_F-Werten der Testsubstanzflecke über den Startlinien a und c. Weitere dunkle Flecke können vorhanden sein.

Reinheitsprüfung

[*d*] *Irreguläre Antikörper:* Die Prüfung wird, wie in den gesetzlichen Bestimmungen für den Blutspende- und Transfusionsdienst und in der verbindlichen Fassung der „Diagnostischen Laboratoriumsmethoden" des Arzneibuches der Deutschen Demokratischen Republik unter „Prüfung auf irreguläre Antikörper" angegeben, durchgeführt.
Beim Vorliegen von irregulären Antikörpern sind geeignete Maßnahmen zu unternehmen, die die Verwendbarkeit der Substanz zur Infusion gewährleisten, oder die Substanz ist von der Verwendung zur Infusion auszuschließen.

Gehaltsbestimmung

[*e*] 0,0200 ml Substanz werden mit einer Kapillarpipette in ein Reagenzglas gegeben, das 5,00 ml Transformations-RL enthält. Dabei wird die Kapillarpipette ausgeblasen und durch mehrmaliges Ansaugen sowie Ausblasen mit der in dem Reagenzglas enthaltenen Flüssigkeit gespült. Der Inhalt des Reagenzglases wird unter Vermeidung von Schaumbildung gemischt und 5 min stehengelassen. Die Extinktion (III, 5.0.) der Lösung wird bei 540 nm $\pm$ 2 nm im Maximum gegen Transformations-RL gemessen.
Eichkurve: 1,000, 1,500, 2,000 und 2,500 ml standardisierte Hämiglobinzyanidlösung werden jeweils mit Transformations-RL zu 5,00 ml aufgefüllt. Anschließend wird die Extinktion der Lösungen bei 540 nm $\pm$ 2 nm im Maximum gegen Transformations-RL gemessen. Den gemessenen Extinktionen entsprechen Werte von 5,02, 7,53, 10,04 und 12,55 mval Hämoglobin je 1000 ml Substanz.
Zur Umrechnung in Gramm Hämoglobin je 100 ml Substanz sind diese Werte mit 1,61 zu multiplizieren.

Aufbewahrung

In keimdicht verschlossenen, dem Verbrauch angemessenen Infusionsbehältnissen, die mit zwei voneinander unabhängigen, gleichlautenden Deklarationen versehen sein müssen. Spätestens 8 Stunden nach der Herstellung sehr kühl.
Beim Transport der Substanz sind die Forderungen der gesetzlichen Bestimmungen für den Blutspende- und Transfusionsdienst einzuhalten.
Die Substanz ist 42 Tage für eine Infusion verwendbar.

Deklaration

Name und Vorname des Blutspenders.
Laufende Nummer der Blutkonserve, die mit der Nummer des Proberöhrchens übereinstimmen muß.
Blutgruppe des Blutspenders im ABO- und im Rh-System.
Gegebenenfalls ist das Vorliegen von irregulären Antikörpern zu deklarieren.
Volumen der Substanz.
Datum der Blutentnahme.
Datum, bis zu dem die Substanz für eine Infusion verwendbar ist.
Zum einmaligen Gebrauch.
Aseptisch hergestellt.

Hydrargyrum

Quecksilber

Hg (200,6)

Gehalt 99,6 bis 100,0% Quecksilber.

Beschreibung

Schwere, silberglänzende Flüssigkeit.
Geruch nicht wahrnehmbar.
Die Substanz ist beim Erhitzen leicht flüchtig.

Identitätsprüfung

[*a*] 0,20 g Substanz werden in 2,0 ml 5 N Salpetersäure unter Erhitzen im Wasserbad gelöst. Die Lösung wird mit 8,0 ml Wasser versetzt. In die Lösung wird ein blankes Kupferblech getaucht. Auf diesem bildet sich innerhalb 30 s ein grauer Beschlag, der beim Reiben mit Filterpapier silberglänzend wird und beim Erhitzen über freier Flamme verschwindet.

Reinheitsprüfung

[*b*] *Antimon, Kupfer, Zinn:* 1,000 g Substanz wird in einem bis zur Massekonstanz geglühten Porzellantiegel in 7,5 ml 5 N Salpetersäure unter Erhitzen auf dem Wasserbad gelöst. Die Lösung wird auf dem Wasserbad zur Trockne eingedampft und der Rückstand, wie unter „Bestimmung des Glührückstandes" (VI, 17.0.) angegeben, behandelt. Die Substanz darf höchstens 0,20% Rückstand hinterlassen.
Das Glühen ist unter einem Abzug vorzunehmen.

[*c*] *Sonstige Verunreinigungen:* 1 Tropfen Substanz darf beim Rollen auf einem Stück Filterpapier seine runde Form nicht verlieren und keine Spuren auf dem Filterpapier hinterlassen.
1,0 ml Substanz muß eine blanke Oberfläche aufweisen, die nach dem Schütteln an der Luft nicht verändert sein darf.

Gehaltsbestimmung

[*d*] 0,2000 bis 0,3000 g Substanz werden in einem 100-ml-Erlenmeyerkolben mit aufgesetztem Trichter mit 10,0 ml 5 N Salpetersäure versetzt und im Wasserbad unter wiederholtem Schütteln erhitzt, bis keine Quecksilberkugeln mehr erkennbar sind. Nach dem Erkalten wird der Trichter mit 20,0 ml Wasser gewaschen. Die vereinigten

Lösungen werden tropfenweise mit Kaliumpermanganatlösung (5,0 g/100,0 ml) versetzt, bis sie eine rote Färbung oder einen braunen Niederschlag zeigen. Anschließend wird die Mischung durch Zusatz von Eisen(II)-sulfat entfärbt oder geklärt. Nach Zusatz von 5,0 ml Eisen(III)-ammoniumsulfat-I wird die Lösung mit 0,1 N Ammoniumthiozyanatlösung bis zur rötlichgelben Färbung titriert.

1 ml 0,1 N Ammoniumthiozyanatlösung ist 10,03 mg Quecksilber äquivalent.

Aufbewahrung

Höchstens 10 Jahre.

Hydrargyrum bichloratum

Quecksilber(II)-chlorid

$HgCl_2$ (271,5)

Gehalt 98,0 bis 100,5% Quecksilber(II)-chlorid.

Beschreibung

Farblose Kristalle oder weißes, kristallines Pulver.
Vereinzelte gefärbte Partikel können vorhanden sein.
Geruch nicht wahrnehmbar.

Löslichkeit: Wasser . . . . löslich
Äthanol . . . . leicht löslich

Gegebenenfalls vorhandene gefärbte Partikel bleiben bei der Beurteilung der Löslichkeit unberücksichtigt.

Prüflösung: 1,500 g Substanz werden in kohlendioxidfreiem Wasser zu 30,0 ml gelöst.

Identitätsprüfung

[*a*] 2 Tropfen Prüflösung werden auf ein blankes Kupferblech gegeben. Auf diesem bildet sich innerhalb 30 s ein grauer Beschlag, der beim Reiben mit Filterpapier silberglänzend wird und beim Erhitzen über freier Flamme verschwindet.

[*b*] 10 Tropfen Prüflösung geben nach Zusatz von 2,0 ml 2 N Salpetersäure und 1,0 ml 0,1 N Silbernitratlösung einen weißen Niederschlag, der sich nach Zusatz von 3,0 ml 6 N Ammoniaklösung löst.

Reinheitsprüfung

[*c*] *Unlösliche Verunreinigungen, Farbe* (VI, 2.0./3.0.): 0,100 g Substanz wird in 10,0 ml Wasser gelöst. Die Lösung wird durch ein angefeuchtetes Filterpapier der Sorte w filtriert. Das Filtrat muß klar und farblos sein.

[*d*] *Sauer reagierende Verunreinigungen:* 5,0 ml Prüflösung dürfen nach Zusatz von 5,0 ml Natriumchloridlösung (10,0 g/100,0 ml) blaues Lackmuspapier nicht rot färben.

[*e*] *Ammonium* (VI, 4.0.): 5,0 ml Prüflösung werden, wie unter „Prüfung auf Ammonium", Methode I angegeben, behandelt. Das Lackmuspapier darf keine blaue Färbung zeigen.

[*f*] *Eisen-Ionen:* 10,0 ml Prüflösung werden mit 2,0 ml Zitronensäurelösung (20,0 g/100,0 ml) und 10 Tropfen Thioglykolsäure versetzt. Die Lösung wird mit 6 N Ammoniaklösung auf einen pH-Wert im Bereich von 8 bis 10 eingestellt, mit Wasser zu 20,0 ml aufgefüllt und geschüttelt. Diese Lösung darf keine stärkere Färbung als die nachstehend beschriebene Vergleichsprobe zeigen (höchstens 0,002% $Fe^{2\oplus}/Fe^{3\oplus}$).
Vergleichsprobe: 10,0 ml Eisen-VL (VI, 8.0.) werden mit 2,0 ml Zitronensäurelösung (20,0 g/100,0 ml) und 2 Tropfen Thioglykolsäure versetzt. Die Lösung wird mit 6 N Ammoniaklösung auf einen pH-Wert im Bereich von 8 bis 10 eingestellt, mit Wasser zu 20,0 ml aufgefüllt und geschüttelt.

[*g*] *Glührückstand* (VI, 17.0.): 0,2000 g Substanz werden, wie unter „Bestimmung des Glührückstandes" angegeben, behandelt. Die Substanz darf höchstens 0,50% Rückstand hinterlassen.
Das Glühen ist unter einem Abzug vorzunehmen.

Gehaltsbestimmung

[*h*] 0,2000 g Substanz werden in einem 300-ml-Erlenmeyerkolben in 85 ml Wasser gelöst. Die Lösung wird mit 1,00 g Kaliumjodid, 10,0 ml Kalziumchloridlösung (10,0 g/100,0 ml), 3,50 ml Formaldehydlösung sowie 12,0 ml 6 N Natronlauge versetzt und 120 s geschüttelt. Dann werden 20,0 ml 5 N Essigsäure und unverzüglich 25,00 ml 0,1 N Jodlösung zugegeben. Die Mischung wird geschüttelt, bis sich das Quecksilber gelöst hat. Nach Zusatz von 10,0 ml 6 N Salzsäure wird der Überschuß an 0,1 N Jodlösung mit 0,1 N Natriumthiosulfatlösung titriert. Sobald die Lösung nur noch schwach gelb gefärbt ist, werden 2,0 ml Stärke-I hinzugefügt.

1 ml 0,1 N Jodlösung ist 13,57 mg Quecksilber(II)-chlorid äquivalent.

Aufbewahrung

Sehr vorsichtig!
Vor Licht geschützt.
Höchstens 10 Jahre.

Dosierung

Maximalkonzentration: 0,1% als Desinfektionsmittel nur an der unversehrten Haut
Lösungen der Substanz sind gegebenenfalls zu filtrieren.

Hydrargyrum bijodatum

Quecksilber(II)-jodid

HgJ_2 (454,4)

Gehalt 98,5 bis 100,5% Quecksilber(II)-jodid.

Beschreibung

Kräftig rotes, kristallines oder mikrokristallines Pulver.
Geruch nicht wahrnehmbar.

Löslichkeit: Wasser . . . . fast unlöslich
Äthanol . . . . schwer löslich

Prüflösung: 0,500 g Substanz werden mit 10,0 ml Wasser versetzt. Die Mischung wird 60 s geschüttelt und in ein Reagenzglas filtriert. Das Filtrat wird in dem verschlossenen Gefäß 12 h stehengelassen. Die überstehende Flüssigkeit wird als Prüflösung verwendet.

Identitätsprüfung

[*a*] 0,10 g Substanz wird mit 3,0 ml 6 N Salzsäure versetzt. Die Mischung wird zum Sieden erhitzt, mit 3,0 ml Wasser versetzt und nach dem Erkalten filtriert. 2 Tropfen des Filtrates werden auf ein blankes Kupferblech gegeben. Auf diesem bildet sich innerhalb 60 s ein grauer Beschlag, der beim Reiben mit Filterpapier silberglänzend wird und beim Erhitzen über freier Flamme verschwindet.
Der Rest des Filtrates ist für die Prüfung nach [*b*] aufzubewahren.

[*b*] Der Rest des Filtrates von [*a*] wird nach Zusatz von 3,0 ml Chloroform und 5 Tropfen frisch bereiteter Tosylchloramid-Natrium-Lösung (5,0 g/100,0 ml) geschüttelt. Nach dem Entmischen zeigt die Chloroformschicht eine violette Färbung.

Reinheitsprüfung

[*c*] *Unlösliche Verunreinigungen* (VI, 2.0.): 0,100 g Substanz wird mit 5,0 ml Äthanol versetzt. Die Mischung wird 10 s kräftig geschüttelt und anschließend höchstens 120 s im schwachen Sieden gehalten. Die heiße Lösung muß klar sein.

[*d*] *Schwermetall-Ionen* (VI, 15.0.): 2,00 ml Prüflösung dürfen nach Zusatz von 8,0 ml Wasser bei der „Prüfung auf Schwermetall-Ionen" nach Methode I keine stärkere Färbung und gegebenenfalls keine stärkere Trübung als die Vergleichsprobe zeigen (höchstens 0,01%, berechnet als $Pb^{2\oplus}$).

[*e*] *Chlorid-Ionen* (VI, 7.0.): 1,00 ml Prüflösung darf nach Zusatz von 9,0 ml Wasser bei der „Prüfung auf Chlorid-Ionen" keine stärkere Trübung als die Vergleichsprobe zeigen (höchstens 0,02% $Cl^{\ominus}$).

[*f*] *Glührückstand* (VI, 17.0.): 1,000 g Substanz wird, wie unter „Bestimmung des Glührückstandes" angegeben, behandelt. Die Substanz darf höchstens 0,10% Rückstand hinterlassen.
Das Glühen ist unter einem Abzug vorzunehmen.

Gehaltsbestimmung

[*g*] 0,3000 g Substanz werden mit 10,00 ml 0,1 M ÄDTA-Lösung sowie 5,0 ml Ammoniumchlorid-Ammoniak-Puffer Nr. 1 versetzt und unter kräftigem Rühren gelöst. Die Lösung wird unter ständigem Rühren tropfenweise mit 5,00 ml Silbernitratlösung (5,0 g/100,0 ml) und 10,0 ml Ammoniumchlorid-Ammoniak-Puffer Nr. 1 versetzt. Nach dem Absetzen des Niederschlages wird die Mischung filtriert. Der Rückstand wird 3mal mit je 20 ml Wasser unter Rühren gewaschen. Die vereinigten Filtrate werden nach Zusatz von 0,100 g Eriochromschwarz-T-I und 5 Tropfen Methylorange-I mit 0,1 M Zinksulfatlösung bis zum Farbumschlag nach Rot versetzt (Feinbürette). Nach Zusatz von 5,0 g Natriumthiosulfat wird die Lösung mit 0,1 M Zinksulfatlösung bis zum Farbumschlag nach Rot titriert (Feinbürette) und dieser Verbrauch der Berechnung zugrunde gelegt.

1 ml 0,1 M Zinksulfatlösung ist 45,44 mg Quecksilber(II)-jodid äquivalent.

Aufbewahrung

Sehr vorsichtig!
Vor Licht geschützt.
Höchstens 10 Jahre.

Dosierung

Einzelmaximaldosis: oral 0,02 g — Tagesmaximaldosis: oral 0,06 g
Maximalkonzentration: 2% nur an der unversehrten Haut

Hydrargyrum chloratum

Quecksilber(I)-chlorid

Hg_2Cl_2 (472,1)

Gehalt 99,0 bis 100,5% Quecksilber(I)-chlorid.

Beschreibung

Weißes oder gelblichweißes, mikrokristallines Pulver.
Geruch nicht wahrnehmbar.
Die Substanz zersetzt sich unter Lichteinwirkung.

Löslichkeit: Wasser . . . . fast unlöslich
Äthanol . . . . fast unlöslich

Prüflösung: 2,000 g Substanz werden mit 20,0 ml Wasser versetzt. Die Mischung wird 5 min geschüttelt und in ein Reagenzglas filtriert. Das Filtrat wird verschlossen 24 h stehengelassen. Die überstehende Flüssigkeit wird als Prüflösung verwendet.

Identitätsprüfung

[*a*] Das Zyklohexanol-Präparat der Substanz zeigt bei der Betrachtung unter dem Mikroskop bei 100facher Vergrößerung nur Kristalle und Kristallbruchstücke.

[*b*] 0,20 g Substanz zeigen nach Zusatz von 3,0 ml 6 N Ammoniaklösung eine schwarze Färbung.
Die Mischung ist für die Prüfung nach [*c*] aufzubewahren.

[*c*] Die Mischung von [*b*] wird filtriert. Das Filtrat gibt nach Zusatz von 3,0 ml 5 N Salpetersäure und 1,0 ml 0,1 N Silbernitratlösung einen weißen Niederschlag, der sich nach Zusatz von 3,0 ml 6 N Ammoniaklösung löst.

Reinheitsprüfung

[*d*] *Ammonium* (VI, 4.0.): 0,50 g Substanz werden nach Zusatz von 5,0 ml Wasser, wie unter „Prüfung auf Ammonium", Methode I angegeben, behandelt. Das Lackmuspapier darf keine blaue Färbung zeigen.

[*e*] *Arsen-Ionen* (VI, 5.0.): 0,100 g Substanz wird nach Zusatz von 30,0 ml Wasser, wie unter „Prüfung auf Arsen-Ionen" angegeben, behandelt. Das Quecksilberbromidpapier darf keine stärkere Färbung als das der Vergleichsprobe zeigen (höchstens 0,001% $As^{3\oplus}/As^{5\oplus}$).

[f] *Schwermetall-Ionen* (VI, 15.0.): 5,0 ml Prüflösung dürfen nach Zusatz von 5,0 ml Wasser bei der „Prüfung auf Schwermetall-Ionen" nach Methode I keine stärkere Färbung und gegebenenfalls keine stärkere Trübung als die Vergleichsprobe zeigen (höchstens 0,002%, berechnet als $Pb^{2\oplus}$).

[g] *Chlorid-Ionen* (VI, 7.0.): 1,00 ml Prüflösung darf nach Zusatz von 9,0 ml Wasser bei der „Prüfung auf Chlorid-Ionen" keine stärkere Trübung als die Vergleichsprobe zeigen (höchstens 0,01% $Cl^{\ominus}$).

[h] *Glührückstand* (VI, 17.0.): 1,000 g Substanz wird, wie unter „Bestimmung des Glührückstandes" angegeben, behandelt. Die Substanz darf höchstens 0,10% Rückstand hinterlassen.
Das Glühen ist unter einem Abzug vorzunehmen.

Gehaltsbestimmung

[i] 0,2000 g Substanz werden in einem 200-ml-Erlenmeyerkolben mit 20,0 ml Wasser, 25,00 ml 0,1 N Jodlösung und 1,00 g Kaliumjodid versetzt. Die Mischung wird in dem verschlossenen Gefäß unter wiederholtem Schütteln stehengelassen, bis sich die Substanz gelöst hat. Danach wird der Überschuß an 0,1 N Jodlösung mit 0,1 N Natriumthiosulfatlösung titriert. Sobald die Lösung nur noch schwach gelb gefärbt ist, werden 2,0 ml Stärke-I hinzugefügt.

1 ml 0,1 N Jodlösung ist 23,60 mg Quecksilber(I)-chlorid äquivalent.

Aufbewahrung

Vorsichtig!
Vor Licht geschützt.
Höchstens 10 Jahre.

Dosierung

Einzelmaximaldosis: oral 0,25 g, im. 0,05 g — Tagesmaximaldosis: oral 0,5 g, im. 0,1 g

Maximalkonzentration: 10% als Puder oder Salbe nur an der unversehrten Haut

Hydrargyrum oxycyanatum

Quecksilber(II)-oxidzyanid

Hydrargyri oxycyanidum

Mischung aus Quecksilber(II)-oxidzyanid [$Hg(CN)_2 \cdot HgO$] und Quecksilber(II)-zyanid [$Hg(CN)_2$].

Gehalt an Quecksilber(II)-oxid [HgO (216,6)] 14,5 bis 17,2% und an Quecksilber(II)-zyanid [$Hg(CN)_2$ (252,6)] 82,8 bis 85,5%, berechnet auf die bei 105 °C getrocknete Substanz.

Beschreibung

Weißes, gelblichweißes oder hellgraues Pulver.
Geruch nicht wahrnehmbar.

Löslichkeit: Wasser . . . . mäßig löslich
Äthanol . . . . schwer löslich

Prüflösung: 0,400 g Substanz werden in 20,0 ml Wasser unter Erwärmen im Wasserbad gelöst. Das Filtrat wird nach dem Erkalten unter Waschen des Filters mit Wasser zu 20,0 ml aufgefüllt.

Identitätsprüfung

[*a*] 2 Tropfen Prüflösung werden auf ein blankes Kupferblech gegeben. Auf diesem bildet sich nach Zusatz von 1 Tropfen 3 N Salzsäure innerhalb 30 s ein grauer Beschlag, der beim Reiben mit Filterpapier silberglänzend wird und beim Erhitzen über freier Flamme verschwindet.

[*b*] 1,0 ml Prüflösung wird in einem 25-ml-Erlenmeyerkolben mit 1,0 ml Natriumchloridlösung (10,0 g/100,0 ml) versetzt. Nach Zusatz von 5,0 ml 3 N Schwefelsäure wird der Erlenmeyerkolben sofort mit zwei durchbohrten Uhrgläsern bedeckt, zwischen denen im Bereich der Bohrungen ein Stück Filterpapier liegt, das mit Benzidin-Kupfer(II)-azetat-RL angefeuchtet ist. Das Filterpapier zeigt innerhalb 3 min eine blaue Färbung.

[*c*] 2,0 ml Prüflösung zeigen nach Zusatz von 1,0 ml Natriumchloridlösung (10,0 g/100,0 ml) und 1 Tropfen Phenolphthalein-I eine kräftig rote Färbung.

Reinheitsprüfung

[*d*] *Unlösliche Verunreinigungen:* 0,150 g Substanz werden in 55,0 ml Wasser gelöst. 11,0 ml der Lösung dürfen nicht stärker getrübt sein als die unter „Prüfung auf Chlorid-Ionen" (VI, 7.0.) angegebene Vergleichsprobe.

[e] *Chlorid-Ionen* (VI, 7.0.): 5,0 ml Prüflösung dürfen nach Zusatz von 5,0 ml Wasser bei der „Prüfung auf Chlorid-Ionen" keine stärkere Trübung als die Vergleichsprobe zeigen (höchstens 0,01% $Cl^{\ominus}$).

[f] *Trocknungsverlust* (VI, 19.0.): 0,4000 g Substanz werden, wie unter „Bestimmung des Trocknungsverlustes" angegeben, behandelt und bei 105 °C 120 min getrocknet. Die Substanz darf höchstens 1,0% Masse verlieren.

Gehaltsbestimmung

[g] *Quecksilber(II)-oxid:* 0,3000 g Substanz werden nach Zusatz von 1,0 g Natriumchlorid in 25,0 ml Wasser gelöst. Nach Zusatz von 10 Tropfen Methylorange-I wird die Lösung mit 0,1 N Salzsäure titriert (Feinbürette).
Die Lösung ist für die Prüfung nach [h] aufzubewahren.

1 ml 0,1 N Salzsäure ist 10,83 mg Quecksilber(II)-oxid äquivalent.
Der Gehalt wird auf die bei 105 °C getrocknete Substanz berechnet.

[h] *Quecksilber(II)-zyanid:* Die Lösung von [g] wird mit 3,0 g Natriumthiosulfat versetzt und mit 0,1 N Salzsäure titriert.

1 ml 0,1 N Salzsäure ist 12,63 mg Quecksilber(II)-zyanid äquivalent.
Der Gehalt wird auf die bei 105 °C getrocknete Substanz berechnet.
Die Bestimmung ist unter einem Abzug vorzunehmen.

Aufbewahrung

Sehr vorsichtig!
Vor Licht geschützt.
Höchstens 10 Jahre.

Dosierung

Einzelmaximaldosis: oral 0,01 g — Tagesmaximaldosis: oral 0,03 g
Maximalkonzentration: 0,05% zur Anwendung am Auge
0,1% als Desinfektionsmittel nur an der unversehrten Haut

Bei der Herstellung von Lösungen der Substanz darf höchstens im Wasserbad erwärmt werden.

Hydrargyrum oxydatum flavum

Gelbes Quecksilber(II)-oxid

Hydrargyri oxydum flavum

HgO (216,6)

Gehalt 99,0 bis 100,5% Quecksilber(II)-oxid, berechnet auf die bei 105 °C getrocknete Substanz.

Beschreibung

Gelbes oder orangegelbes, nichtkristallines Pulver.
Geruch nicht wahrnehmbar.

Löslichkeit: Wasser . . . . fast unlöslich
Äthanol . . . . fast unlöslich

Identitätsprüfung

[a] 0,10 g Substanz wird in der Mischung aus 1,0 ml 3 N Salzsäure und 2,0 ml Wasser unter Erwärmen gelöst. 2 Tropfen der erkalteten Lösung werden auf ein blankes Kupferblech gegeben. Auf diesem bildet sich innerhalb 30 s ein grauer Beschlag, der beim Reiben mit Filterpapier silberglänzend wird und beim Erhitzen über freier Flamme verschwindet.

Reinheitsprüfung

[b] *Unlösliche Verunreinigungen:* 0,100 g Substanz wird in 11,0 ml 3 N Salzsäure gelöst. Die Lösung darf nicht stärker getrübt sein als die unter „Prüfung auf Chlorid-Ionen" (VI, 7.0.) angegebene Vergleichsprobe.

[c] *Alkalisch oder sauer reagierende Verunreinigungen:* 1,00 g Substanz wird mit 5,0 ml Wasser versetzt. Die Mischung wird 120 s geschüttelt und anschließend filtriert. Das Filtrat muß nach Zusatz von 2 Tropfen Phenolphthalein-I farblos und nach darauffolgendem Zusatz von 0,50 ml 0,01 N Kalilauge rot gefärbt sein.

[d] *Chlorid-Ionen* (VI, 7.0.): 0,200 g Substanz werden in 1,0 ml 5 N Salpetersäure gelöst. Die Lösung wird mit Wasser zu 10,0 ml aufgefüllt. Diese Lösung darf bei der „Prüfung auf Chlorid-Ionen" keine stärkere Trübung als die Vergleichsprobe zeigen (höchstens 0,005% $Cl^{\ominus}$).

[e] *Rotes Quecksilber(II)-oxid:* 0,50 g Substanz werden mit 10,0 ml Oxalsäurelösung (10,0 g/100,0 ml) versetzt. Die Mischung wird im Wasserbad unter wiederholtem Schütteln und Ersetzen des verdampften Wassers 3 h erhitzt. In dem gelblichen oder

bräunlichen Bodensatz dürfen keine roten oder orangeroten Teilchen erkennbar sein.

[f] *Glührückstand* (VI, 17.0.): 0,2000 g Substanz werden, wie unter „Bestimmung des Glührückstandes" angegeben, behandelt. Die Substanz darf höchstens 0,50% Rückstand hinterlassen.

Das Glühen ist unter einem Abzug vorzunehmen.

[g] *Trocknungsverlust* (VI, 19.0.): 0,4000 g Substanz werden, wie unter „Bestimmung des Trocknungsverlustes" angegeben, behandelt und bei 105 °C 60 min getrocknet. Die Substanz darf höchstens 1,0% Masse verlieren.

Gehaltsbestimmung

[h] 0,2000 g Substanz werden in der Mischung aus 5,0 ml 5 N Salpetersäure und 10,0 ml Wasser gelöst. Die Lösung wird nach Zusatz von 130 ml Wasser und 5,0 ml Eisen(III)-ammoniumsulfat-I mit 0,1 N Ammoniumthiozyanatlösung bis zur rötlichgelben Färbung titriert.

1 ml 0,1 N Ammoniumthiozyanatlösung ist 10,83 mg Quecksilber(II)-oxid äquivalent.

Der Gehalt wird auf die bei 105 °C getrocknete Substanz berechnet.

Aufbewahrung

Sehr vorsichtig!
Vor Licht geschützt.
Höchstens 10 Jahre.

Dosierung

Maximalkonzentration: 3% zur Anwendung am Auge
10% nur an der unversehrten Haut

Hydrargyrum oxydatum rubrum

Rotes Quecksilber(II)-oxid

HgO (216,6)

Gehalt 99,0 bis 100,5% Quecksilber(II)-oxid, berechnet auf die bei 105 °C getrocknete Substanz.

Beschreibung

Rotes oder orangerotes, kristallines Pulver.
Geruch nicht wahrnehmbar.

Löslichkeit: Wasser . . . . fast unlöslich
Äthanol . . . . fast unlöslich

Identitätsprüfung

[*a*] 0,10 g Substanz wird in der Mischung aus 1,0 ml 3 N Salzsäure und 2,0 ml Wasser unter Erwärmen gelöst. 2 Tropfen der erkalteten Lösung werden auf ein blankes Kupferblech gegeben. Auf diesem bildet sich innerhalb 30 s ein grauer Beschlag, der beim Reiben mit Filterpapier silberglänzend wird und beim Erhitzen über freier Flamme verschwindet.

Reinheitsprüfung

[*b*] *Unlösliche Verunreinigungen:* 0,100 g Substanz wird in 11,0 ml 3 N Salzsäure gelöst. Die Lösung darf nicht stärker getrübt sein als die unter „Prüfung auf Chlorid-Ionen" (VI, 7.0.) angegebene Vergleichsprobe.

[*c*] *Alkalisch oder sauer reagierende Verunreinigungen:* 1,00 g Substanz wird mit 5,0 ml Wasser versetzt. Die Mischung wird 120 s geschüttelt und anschließend filtriert. Das Filtrat muß nach Zusatz von 2 Tropfen Phenolphthalein-I farblos und nach darauffolgendem Zusatz von 0,50 ml 0,01 N Kalilauge rot gefärbt sein.

[*d*] *Chlorid-Ionen* (VI, 7.0.): 0,200 g Substanz werden in 1,0 ml 5 N Salpetersäure gelöst. Die Lösung wird mit Wasser zu 10,0 ml aufgefüllt. Diese Lösung darf bei der „Prüfung auf Chlorid-Ionen" keine stärkere Trübung als die Vergleichsprobe zeigen (höchstens 0,005% $Cl^{\ominus}$).

[*e*] *Glührückstand* (VI, 17.0.): 0,2000 g Substanz werden, wie unter „Bestimmung des Glührückstandes" angegeben, behandelt. Die Substanz darf höchstens 0,50% Rückstand hinterlassen.
Das Glühen ist unter einem Abzug vorzunehmen.

[f] *Trocknungsverlust* (VI, 19.0.): 0,4000 g Substanz werden, wie unter „Bestimmung des Trocknungsverlustes“ angegeben, behandelt und bei 105 °C 60 min getrocknet. Die Substanz darf höchstens 1,0% Masse verlieren.

Gehaltsbestimmung

[g] 0,2000 g Substanz werden in der Mischung aus 5,0 ml 5 N Salpetersäure und 10,0 ml Wasser gelöst. Die Lösung wird nach Zusatz von 130 ml Wasser und 5,0 ml Eisen(III)-ammoniumsulfat-I mit 0,1 N Ammoniumthiozyanatlösung bis zur rötlichgelben Färbung titriert.

1 ml 0,1 N Ammoniumthiozyanatlösung ist 10,83 mg Quecksilber(II)-oxid äquivalent.
Der Gehalt wird auf die bei 105 °C getrocknete Substanz berechnet.

Aufbewahrung

Sehr vorsichtig!
Vor Licht geschützt.
Höchstens 10 Jahre.

Dosierung

Maximalkonzentration: 10% nur an der unversehrten Haut

Hydrargyrum praecipitatum album

Weißes Quecksilberpräzipitat

Hydrargyri amidochloridum

Amidoquecksilber(II)-chlorid

$HgNH_2Cl$ (252,1)

Gehalt 98,0 bis 100,5% weißes Quecksilberpräzipitat.

Beschreibung

Weißes, nichtkristallines Pulver.
Geruch nicht wahrnehmbar.

Löslichkeit: Wasser . . . . fast unlöslich
Äthanol . . . . fast unlöslich

Identitätsprüfung

[*a*] 0,050 g Substanz werden in 3,0 ml 2 N Salpetersäure unter Erhitzen gelöst. 2 Tropfen der erkalteten Lösung werden auf ein blankes Kupferblech gegeben. Auf diesem bildet sich innerhalb 30 s ein grauer Beschlag, der beim Reiben mit Filterpapier silberglänzend wird und beim Erhitzen über freier Flamme verschwindet.
Der Rest der Lösung ist für die Prüfung nach [*c*] aufzubewahren.

[*b*] 0,20 g Substanz werden nach Zusatz von 5,0 ml 3 N Natronlauge erhitzt. Die entweichenden Dämpfe färben angefeuchtetes rotes Lackmuspapier blau.

[*c*] Der Rest der Lösung von [*a*] gibt nach Zusatz von 1,0 ml 0,1 N Silbernitratlösung einen weißen Niederschlag, der sich nach Zusatz von 3,0 ml 6 N Ammoniaklösung löst.

Reinheitsprüfung

Alle Prüfungen werden, wie unter „Hydrargyri amidochloridum“/CM-RGW angegeben, durchgeführt.

Gehaltsbestimmung

Die Bestimmung wird, wie unter „Hydrargyri amidochloridum“/CM-RGW angegeben, durchgeführt.

Aufbewahrung

Sehr vorsichtig!
Vor Licht geschützt.
Höchstens 10 Jahre.

Dosierung

Maximalkonzentration: 10% nur an der unversehrten Haut
Zubereitungen, die 50% Substanz oder weniger enthalten, sind „Vorsichtig" aufzubewahren.

Hydrargyrum sulfuratum rubrum

Rotes Quecksilber(II)-sulfid

HgS (232,7)

Beschreibung

Kräftig rotes Pulver.
Geruch nicht wahrnehmbar.

Löslichkeit: Wasser . . . . fast unlöslich
Äthanol . . . . fast unlöslich

Identitätsprüfung

[*a*] 0,10 g Substanz wird mit 5 Tropfen 5 N Salpetersäure und 10 Tropfen 6 N Salzsäure versetzt. Die Mischung wird zum Sieden erhitzt, nach dem Erkalten mit 5,0 ml Wasser versetzt und filtriert. 2 Tropfen des Filtrates werden auf ein blankes Kupferblech gegeben. Auf diesem bildet sich innerhalb 30 s ein grauer Beschlag, der beim Reiben mit Filterpapier silberglänzend wird und beim Erhitzen über freier Flamme verschwindet.

[*b*] 0,050 g Substanz werden nach Zusatz von 0,20 g Zinkstaub und 2,0 ml 6 N Salzsäure erhitzt. Die entweichenden Dämpfe färben angefeuchtetes Bleiazetatpapier schwarzbraun.

Reinheitsprüfung

[c] *Fremde Sulfid-Ionen:* 0,500 g Substanz werden mit 7,0 ml 6 N Natronlauge und 13,0 ml Wasser versetzt und in einem Wasserbad von 50 °C ± 2 °C unter wiederholtem Schütteln 10 min erwärmt. Nach dem Erkalten wird die Mischung filtriert. 5,0 ml des Filtrates dürfen nach Zusatz von 6,0 ml 6 N Salzsäure keine stärkere Trübung als die unter „Prüfung auf Chlorid-Ionen" (VI, 7.0.) angegebene Vergleichsprobe zeigen.

[*d*] *Blei(II)-tetroxoplumbat:* 0,500 g Substanz werden mit 5,0 ml 5 N Salpetersäure versetzt und in einem Wasserbad von 50 °C ± 2 °C unter wiederholtem Schütteln 5 min erwärmt. Die Farbe der Substanz muß unverändert bleiben.

[*e*] *Glührückstand* (VI, 17.0.): 0,2000 g Substanz werden, wie unter „Bestimmung des Glührückstandes" angegeben, behandelt. Die Substanz darf höchstens 0,50% Rückstand hinterlassen.
Das Glühen ist unter einem Abzug vorzunehmen.

Aufbewahrung

Vor Licht geschützt.
Höchstens 10 Jahre.

Hydrochinonum

Hydrochinon

4-Hydroxyphenol

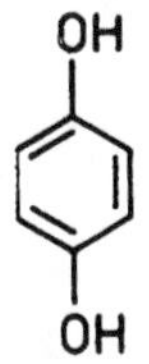

$C_6H_6O_2$ (110,1)

Gehalt 99,0 bis 101,5% Hydrochinon.

Beschreibung

Farblose oder graustichige, nadelförmige Kristalle.
Geruch höchstens schwach wahrnehmbar.
Geschmack schwach süß.
Die Substanz verfärbt sich unter Licht- und Lufteinwirkung.

Löslichkeit: Wasser . . . . löslich
Äthanol . . . . leicht löslich

Prüflösung: 0,500 g Substanz werden in Wasser von 20 °C zu 50,0 ml gelöst. Die Prüflösung ist vor Licht- und Lufteinwirkung geschützt aufzubewahren. Die Prüflösung ist unverzüglich für die Prüfung nach [*d*] zu verwenden.

Identitätsprüfung

[*a*] *Schmelzbereich* (III, 8.0.): 171 bis 176 °C

[*b*] 0,200 g Substanz werden in 10,0 ml Wasser gelöst. Die Lösung zeigt nach Zusatz von 2,00 ml Eisen(III)-chloridlösung (10,0 g/100,0 ml) eine gelbbraune Färbung, und es entsteht ein schwarzer, kristalliner Niederschlag. Die Oberfläche der Kristalle zeigt einen grünen Glanz.

[*c*] 10,0 ml Prüflösung werden nach Zusatz von 1,0 ml 3 N Natronlauge 10 s geschüttelt. Die Lösung zeigt eine braune Färbung.

Reinheitsprüfung

[*d*] *Unlösliche Verunreinigungen, Farbe* (VI, 2.0./3.0.): 10,0 ml Prüflösung müssen klar und farblos sein.

[e] *Schwermetall-Ionen* (VI, 15.0.): Der Rückstand von [i] wird in der Mischung aus 2,0 ml 1 N Salzsäure und 18,0 ml Wasser gelöst. Die Lösung wird filtriert. 1,25 ml des klaren Filtrates dürfen nach Zusatz von 8,7 ml Wasser bei der „Prüfung auf Schwermetall-Ionen" nach Methode II keine stärkere Färbung und gegebenenfalls keine stärkere Trübung als die Vergleichsprobe zeigen (höchstens 0,04%, berechnet als $Pb^{2\oplus}$).

[f] *Chlorid-Ionen* (VI, 7.0.): 10,0 ml Prüflösung dürfen bei der „Prüfung auf Chlorid-Ionen" keine stärkere Trübung als die Vergleichsprobe zeigen (höchstens 0,01% $Cl^{\ominus}$).

[g] *Sulfat-Ionen* (VI, 16.0.): 10,0 ml Prüflösung dürfen bei der „Prüfung auf Sulfat-Ionen" keine stärkere Trübung als die Vergleichsprobe zeigen (höchstens 0,05% $SO_4^{2\ominus}$).

[h] *Phenol:* 0,250 g Substanz werden mit 5,0 ml Wasser versetzt. Die Mischung wird bis zum Sieden erhitzt. In dieser Zeit darf der Geruch des Phenols nicht wahrnehmbar sein.

[i] *Glührückstand* (VI, 17.0.): 0,400 g Substanz werden, wie unter „Bestimmung des Glührückstandes" angegeben, behandelt. Die Substanz darf höchstens 0,25% Rückstand hinterlassen.
Der Rückstand ist für die Prüfung nach [e] aufzubewahren.

Gehaltsbestimmung

[j] 0,1100 g Substanz werden in der erkalteten Mischung aus 80,0 ml Wasser und 10,0 ml konzentrierter Schwefelsäure gelöst. Die Lösung wird nach Zusatz von 1 Tropfen Ferroin-I mit 0,1 N Zer(IV)-sulfatlösung bis zur 60 s währenden Grünfärbung titriert.

1 ml 0,1 N Zer(IV)-sulfatlösung ist 5,506 mg Hydrochinon äquivalent.

Aufbewahrung

Vor Licht geschützt.

Hydrochlorothiazidum

Hydrochlorothiazid

Hydrochlorothiazidum

6-Chlor-3.4-dihydro-7-sulfamoyl-2H-1.2.4-benzothiadiazin-1.1-dioxid

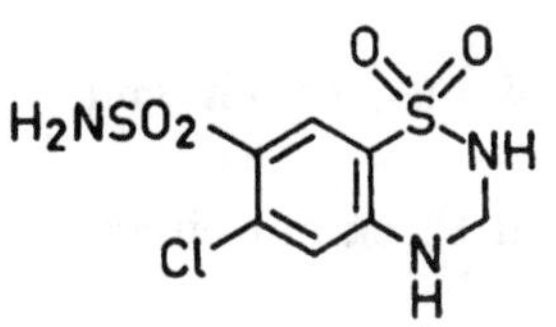

$C_7H_8ClN_3O_4S_2$ (297,7)

Gehalt der bei 105 °C getrockneten Substanz 98,0 bis 102,0% Hydrochlorothiazid.

Beschreibung

Weißes, kristallines Pulver.
Geruch nicht wahrnehmbar.
Geschmack schwach bitter.

Löslichkeit: Wasser . . . . sehr schwer löslich
Äthanol . . . . schwer löslich

Prüflösung: 1,000 g Substanz wird nach Zusatz von 90 ml Wasser in einem Wasserbad von 75 °C 30 min erhitzt. Nach dem Erkalten wird die Mischung filtriert und das Filtrat unter Waschen des Rückstandes mit kohlendioxidfreiem Wasser zu 100,0 ml aufgefüllt.

Identitätsprüfung

[*a*] *Eutektische Temperatur der Mischung mit Dizyandiamid* (III, 8.0.): 174 bis 180 °C

[*b*] 0,050 g Substanz werden mit 5,0 ml 3 N Schwefelsäure versetzt. Die Mischung wird 15 s im Sieden gehalten. 2,0 ml der Mischung zeigen nach dem Erkalten und Zusatz von 5,0 ml Fuchsin-Schweflige-Säure-RL innerhalb 20 min eine blauviolette Färbung.

[*c*] Die Prüfung wird, wie unter „Dünnschichtchromatografische Prüfung" (III, 12.0.) angegeben, durchgeführt.
Adsorptionsschicht: Kieselgel GF_{254}
Aufzutragende Lösung: 0,100 g Substanz wird in 100,0 ml Äthylazetat gelöst. 5,0 µl der Lösung werden als Startfleck a aufgetragen.

Aufzutragende Lösung der Testsubstanz: 0,100 g Vanillin wird in 100,0 ml Äthylazetat gelöst. 5,0 µl der Lösung werden als Startfleck b aufgetragen.

Laufmittel: Äthylazetat-Benzol (80 + 20)

Trocknung: Die Dünnschichtplatte wird an der Luft aufbewahrt, bis das Laufmittel verdunstet ist.

Detektion: Die Dünnschichtplatte wird im ultravioletten Licht der Wellenlänge von 254 nm betrachtet.

Auswertung: Der R_F-Wert des dunklen Testsubstanzfleckes muß im Bereich von 0,50 bis 0,70 liegen.
Das Chromatogramm zeigt über dem Startpunkt a einen dunklen Fleck mit einem R_X-Wert im Bereich von 0,50 bis 0,70.

Reinheitsprüfung

[*d*] *Farbe* (VI, 3.0.): 10,0 ml Prüflösung müssen farblos sein.

[*e*] *Reaktion:* Die Prüflösung muß einen pH-Wert (III, 6.0.) im Bereich von 5,0 bis 7,0 zeigen.

[*f*] *Ammonium* (VI, 4.0.): 5,0 ml Prüflösung werden, wie unter „Prüfung auf Ammonium", Methode I angegeben, behandelt. Das Lackmuspapier darf keine blaue Färbung zeigen.

[*g*] *Arsen-Ionen* (VI, 5.0.): 30,0 ml Prüflösung werden, wie unter „Prüfung auf Arsen-Ionen" angegeben, behandelt. Das Quecksilberbromidpapier darf keine stärkere Färbung als das der Vergleichsprobe zeigen (höchstens 0,0003% $As^{3\oplus}/As^{5\oplus}$).

[*h*] *Schwermetall-Ionen* (VI, 15.0.): 10,0 ml Prüflösung dürfen bei der „Prüfung auf Schwermetall-Ionen" nach Methode I keine Färbung und gegebenenfalls keine stärkere Trübung als die Blindprobe zeigen.

[*i*] *Chlorid-Ionen* (VI, 7.0.): 10,0 ml Prüflösung dürfen bei der „Prüfung auf Chlorid-Ionen" keine stärkere Trübung als die Vergleichsprobe zeigen (höchstens 0,01% $Cl^{\ominus}$).

[*j*] *Nitrat-Ionen* (VI, 13.0.): 3,00 ml Prüflösung dürfen bei der „Prüfung auf Nitrat-Ionen" keinen blauen Ring zeigen.

[*k*] *Sulfat-Ionen* (VI, 16.0.): 10,0 ml Prüflösung dürfen bei der „Prüfung auf Sulfat-Ionen" keine stärkere Trübung als die Vergleichsprobe zeigen (höchstens 0,05% $SO_4^{2\ominus}$).

[*l*] *Organische Verunreinigungen:* 0,200 g Substanz werden in 5,0 ml konzentrierter Schwefelsäure unter Schütteln gelöst. 15 min nach dem Schwefelsäurezusatz darf die Lösung keine stärkere Färbung als 5,0 ml Farb-VL Ge 3 (VI, 3.0.) zeigen.

[*m*] *Sulfatasche* (VI, 18.0.): 1,000 g Substanz wird, wie unter „Bestimmung der Sulfatasche" angegeben, behandelt. Die Substanz darf höchstens 0,10% Rückstand hinterlassen.

[*n*] *Trocknungsverlust* (VI, 19.0.): 0,4000 g Substanz werden, wie unter „Bestimmung des Trocknungsverlustes" angegeben, behandelt und bei 105 °C getrocknet. Die Substanz darf höchstens 1,0% Masse verlieren.
Die Substanz ist für die Prüfung nach [*o*] aufzubewahren.

Gehaltsbestimmung

[*o*] 0,1000 g getrocknete Substanz von [*n*] wird in einem 100-ml-Erlenmeyerkolben in 30,0 ml frisch destilliertem n-Butylamin gelöst. Nach Zusatz von 3 Tropfen Magneson-I wird der Erlenmeyerkolben mit einem 3fach durchbohrten Stopfen verschlossen und die Lösung, wie unter „0,1 N Natriummethoxidlösung", Bestimmung des Faktors (VII, 10.0.) angegeben, mit 0,1 N Natriummethoxidlösung bis zum Farbumschlag nach Blau titriert (Feinbürette).
Statt der Durchführung des Blindversuches ist unter den gleichen Bedingungen der Faktor der 0,1 N Natriummethoxidlösung zu bestimmen.

1 ml 0,1 N Natriummethoxidlösung ist 14,89 mg Hydrochlorothiazid äquivalent.

Aufbewahrung

Vorsichtig!

Dosierung

Einzelmaximaldosis:			Tagesmaximaldosis:	
oral	0,1 g		oral	0,3 g
im.	0,05 g		im.	0,15 g
iv.	0,05 g		iv.	0,15 g

Hydroxyaethylcellulosum

Hydroxyäthylzellulose

Die Substanz besteht vorwiegend aus Zellulosemonoglykoläther.

Gehalt der bei 110 °C getrockneten Substanz an Hydroxyäthoxyl [$C_2H_5O_2$ (61,06)] mindestens 20,0%.

Beschreibung

Weiße oder gelbliche, flockige, inhomogene Masse.
Geruch nicht wahrnehmbar.
Geschmack nicht wahrnehmbar.

Löslichkeit: Äthanol . . . . fast unlöslich
Nach vorangegangener Quellung in Wasser ist die Substanz in Wasser im Verlauf mehrerer Stunden leicht löslich.

Prüflösung: 2,000 g Substanz werden in einem 200-ml-Erlenmeyerkolben zu 98,0 ml kohlendioxidfreiem Wasser gegeben und nach dem Schütteln in dem verschlossenen Gefäß 30 min stehengelassen. Anschließend wird die Mischung unter wiederholtem Schütteln stehengelassen, bis sich die Substanz gelöst hat. Die Lösung wird durch einen Glasfiltertiegel G 3 filtriert. Das Filtrat wird als Prüflösung verwendet.

Identitätsprüfung

[*a*] 2,50 ml Prüflösung geben nach Zusatz von 2,5 ml Wasser, 5 Tropfen 2 N Essigsäure und 1,00 ml frisch bereiteter Gerbsäurelösung (5,0 g/100,0 ml) einen weißen oder gelblichen, flockigen Niederschlag.

Reinheitsprüfung

[*b*] *Farbe* (VI, 3.0.): 5,0 ml Prüflösung müssen farblos sein.

[*c*] *Alkalisch oder sauer reagierende Verunreinigungen:* 10,0 ml Prüflösung müssen nach Zusatz von 2 Tropfen Bromthymolblau-I gelb und nach darauffolgendem Zusatz von 0,50 ml 0,01 N Kalilauge grün oder blau gefärbt sein.

[*d*] *Arsen-Ionen* (VI, 5.0.): 10,0 ml Prüflösung werden nach Zusatz von 20,0 ml Wasser und 30,0 ml Zinn(II)-chlorid-Salzsäure-RL auf dem Wasserbad unter Rückflußkühlung 30 min erhitzt. Nach dem Abkühlen auf 20 °C wird die Lösung, wie unter „Prüfung auf Arsen-Ionen“ angegeben, jedoch ohne Zusatz der Zinn(II)-chlorid-

Salzsäure-RL, behandelt. Das Quecksilberbromidpapier darf keine stärkere Färbung als das der Vergleichsprobe zeigen (höchstens 0,0005% $As^{3\oplus}/As^{5\oplus}$).

[*e*] *Schwermetall-Ionen* (VI, 15.0.): 5,0 ml Prüflösung dürfen nach Zusatz von 5,0 ml Wasser bei der „Prüfung auf Schwermetall-Ionen" nach Methode I keine Färbung und gegebenenfalls keine stärkere Trübung als die Blindprobe zeigen.

[*f*] *Reduzierende Verunreinigungen:* 5,0 ml Prüflösung werden nach Zusatz von 5,0 ml Wasser, 10 Tropfen 3 N Schwefelsäure und 1,50 ml 0,01 N Kaliumpermanganatlösung in einem Wasserbad von 50 °C ± 2 °C 5 min erwärmt. Die Lösung darf nicht farblos sein.

[*g*] *Sulfatasche* (VI, 18.0.): 0,2000 g Substanz werden, wie unter „Bestimmung der Sulfatasche" angegeben, behandelt. Die Substanz darf höchstens 0,75% Rückstand hinterlassen.

[*h*] *Trocknungsverlust:* 1,0000 g Substanz wird zu 25,0 ml Wasser gegeben. Die Mischung wird unter wiederholtem Rühren mit einem Glasstab stehengelassen, bis sich die Substanz gelöst hat. Die Lösung wird, wie unter „Bestimmung des Verdampfungsrückstandes" (VI, 20.0.) angegeben, behandelt, wobei der Rückstand bei 110 °C getrocknet wird. Die Substanz darf höchstens 10,0% Masse verlieren.
Die getrocknete Substanz ist für die Prüfung nach [*i*] aufzubewahren.

Gehaltsbestimmung

[*i*] In den Kolben [A] der unter „Bestimmung des Methoxylgehaltes" (VII, 4.0.) beschriebenen Apparatur werden 0,50 ml Essigsäureanhydrid, 0,05 bis 0,10 g Phenol, 0,20 g roter Phosphor und 5,0 ml Jodwasserstoffsäure gegeben. Der Kolben wird an die Apparatur angeschlossen und die Mischung unter fortwährendem Durchleiten von Kohlendioxid oder Stickstoff 60 min erhitzt. 10 min danach werden 0,0300 bis 0,0400 g getrocknete Substanz von [*h*] zu der Mischung gegeben. Diese Mischung wird, wie unter „Bestimmung des Methoxylgehaltes" angegeben, weiterbehandelt.

1 ml 0,1 N Natriumthiosulfatlösung ist 1,018 mg Hydroxyäthoxyl äquivalent.
Der Beurteilung ist der Mittelwert der Ergebnisse von 3 Bestimmungen zugrunde zu legen.

Wertbestimmung

[*j*] *Viskosität* (III, 11.0.): mindestens 10 cSt. Zur Bestimmung werden die Prüflösung und ein Kapillarviskosimeter verwendet.

Hydroxychinolinum sulfuricum

Hydroxychinolinsulfat

8-Hydroxychinolinsulfat

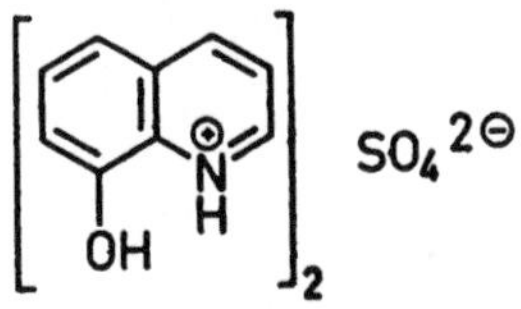

$(C_9H_7NO)_2H_2SO_4$ (388,4)

Gehalt mindestens 95,0% Hydroxychinolinsulfat.

Beschreibung

Gelbes, kristallines Pulver.
Geruch wahrnehmbar.
Geschmack bitter und brennend.

Löslichkeit: Wasser . . . . sehr leicht löslich
Äthanol . . . . schwer löslich

Prüflösung: 1,500 g Substanz werden in Wasser zu 15,0 ml gelöst.

Identitätsprüfung

[*a*] 5,0 ml Prüflösung geben nach Zusatz von 4,0 ml Natriumkarbonatlösung (20,0 g/100,0 ml) einen gelblichweißen, kristallinen Niederschlag. Der Niederschlag wird auf einem Filter gesammelt und mit Wasser gewaschen. Die aus 3,0 ml Äthanol (70 Vol.-%) umkristallisierten und bei 50 °C 120 min getrockneten Kristalle schmelzen im Bereich von 71 bis 75 °C (III, 8.0.).

[*b*] 1 Tropfen Prüflösung wird mit 10,0 ml Wasser versetzt. Die Lösung zeigt nach Zusatz von 1 Tropfen Eisen(III)-chloridlösung (5,0 g/100,0 ml) eine dunkelgrüne Färbung.

[*c*] 1,0 ml Prüflösung gibt nach Zusatz von 4,0 ml Wasser, 10 Tropfen 3 N Salzsäure und 10 Tropfen Bariumchloridlösung (5,0 g/100,0 ml) einen weißen, kristallinen Niederschlag.

Reinheitsprüfung

[*d*] *Unlösliche Verunreinigungen* (VI, 2.0.): 5,0 ml Prüflösung müssen klar sein.

Gehaltsbestimmung

[*e*] 0,1000 g Substanz wird in 50,0 ml 3 N Salzsäure gelöst. Die Lösung wird nach Zusatz von 5 Tropfen Methylrot-I und 5,0 ml Kaliumbromidlösung (20,0 g/100,0 ml) mit 0,1 N Kaliumbromatlösung bis zum Farbumschlag nach Gelb titriert. Danach werden weitere 2,00 ml 0,1 N Kaliumbromatlösung und unmittelbar darauf 1,00 g Kaliumjodid zugegeben. Die Mischung wird unter Schütteln mit 0,1 N Natriumthiosulfatlösung titriert. Sobald die Mischung nur noch eine geringe Menge des braunen Niederschlages enthält bzw. nur noch eine braune Trübung zeigt, wird sie mit 2,0 ml Stärke-I versetzt und mit 0,1 N Natriumthiosulfatlösung bis zum Farbumschlag nach Gelb titriert. Ein nach der Titration verbleibender Niederschlag bzw. eine Trübung ist ohne Einfluß auf das Ergebnis.

1 ml 0,1 N Kaliumbromatlösung ist 4,855 mg Hydroxychinolinsulfat äquivalent.

Aufbewahrung

Vor Licht geschützt.
Höchstens 10 Jahre.

Hydroxymethylpyridinum

Hydroxymethylpyridin

3-Hydroxymethylpyridin

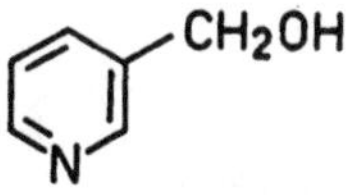

C_6H_7NO (109,1)

Gehalt 98,5 bis 101,0% Hydroxymethylpyridin.

Beschreibung

Klare, farblose oder gelbliche Flüssigkeit.
Geruch wahrnehmbar.
Geschmack wahrnehmbar.
Die Substanz ist hygroskopisch.

Löslichkeit: Wasser, Äthanol. . . . . mischbar

Identitätsprüfung

[*a*] Die Prüfung wird, wie unter „Dünnschichtchromatografische Prüfung" (III, 12.0.) angegeben, durchgeführt.
Adsorptionsschicht: Kieselgel GF_{254}
Aufzutragende Lösung: 0,020 g Substanz werden in 10,0 ml Methanol gelöst. 10,0 µl der Lösung werden als Startfleck a aufgetragen.
Aufzutragende Lösung der Testsubstanz: 0,020 g 4-Aminoantipyrin werden in 20,0 ml Methanol gelöst. 10,0 µl der Lösung werden als Startfleck b aufgetragen.
Laufmittel: Chloroform-Äthanol-Essigsäure (98 + 10 + 2)
Trocknung: Die Dünnschichtplatte wird an der Luft aufbewahrt, bis das Laufmittel verdunstet ist.
Detektion: Die Dünnschichtplatte wird im ultravioletten Licht der Wellenlänge von 254 nm betrachtet.
Auswertung: Der R_F-Wert des dunklen Testsubstanzfleckes muß im Bereich von 0,40 bis 0,60 liegen.
Das Chromatogramm zeigt über dem Startpunkt a einen dunklen Fleck mit einem R_X-Wert im Bereich von 0,50 bis 0,70.

[*b*] 1 Tropfen Substanz wird in einem Reagenzglas nach Zusatz von 0,020 g 1-Chlor-2.4-dinitrobenzol 10 s erhitzt. Nach dem Erkalten und Zusatz von 4,0 ml wasserfreiem Äthanol sowie 0,50 g Kaliumhydroxid zeigt die Mischung eine kräftig rote oder rotviolette Färbung.

Reinheitsprüfung

[c] *Brechungsindex* (III, 1.0.): 1,5445 bis 1,5465

[d] *Farbe* (VI, 3.0.): 5,0 ml Substanz dürfen nicht stärker gefärbt sein als 5,0 ml Farb-VL B 1 oder Ge 1.

[e] *Reaktion:* 1,250 g Substanz werden mit Wasser zu 50,0 ml aufgefüllt. Die Lösung muß einen pH-Wert (III, 7.0.) im Bereich von 8,0 bis 9,0 zeigen.

[f] *Ammonium* (VI, 4.0.): 0,100 g Substanz wird in 5,0 ml Wasser gelöst. Die Lösung wird, wie unter „Prüfung auf Ammonium", Methode I angegeben, behandelt. Das Lackmuspapier darf keine blaue Färbung zeigen.

[g] *Schwermetall-Ionen* (VI, 15.0.): 1,00 g Substanz wird in einem Porzellantiegel nach Zusatz von 0,50 ml 6 N Salzsäure verascht. Der Rückstand wird mit 1,00 ml 3 N Salzsäure versetzt und die Mischung auf dem Wasserbad 10 min erhitzt. Nach Zusatz von 7,0 ml Wasser und 2,00 ml 3 N Ammoniaklösung wird die Mischung filtriert. Das Filtrat wird unter Waschen des Filters mit Wasser zu 10,0 ml aufgefüllt. Die Lösung darf bei der „Prüfung auf Schwermetall-Ionen" nach Methode I keine stärkere Färbung und gegebenenfalls keine stärkere Trübung als die Vergleichsprobe zeigen (höchstens 0,001%, berechnet als $Pb^{2\oplus}$).

[h] *Glührückstand* (VI, 17.0.): 1,000 g Substanz wird, wie unter „Bestimmung des Glührückstandes" angegeben, behandelt. Die Substanz darf höchstens 0,10% Rückstand hinterlassen.

Gehaltsbestimmung

[i] 0,1000 g Substanz wird in einem Erlenmeyerkolben mit 25,0 ml Essigsäureanhydrid versetzt. Die Mischung wird unter Rückflußkühlung 10 min im Sieden gehalten. Nach dem Erkalten und Zusatz von 4 Tropfen Kristallviolett-I wird die Lösung mit 0,1 N Perchlorsäure bis zum Farbumschlag nach Blaugrün titriert (Feinbürette).

1 ml 0,1 N Perchlorsäure ist 10,91 mg Hydroxymethylpyridin äquivalent.

Aufbewahrung

Vorsichtig!

In sehr gut verschlossenen Gefäßen.

Vor Licht geschützt.

Die Substanz ist mindestens in Abständen von 6 Monaten nach [d] zu prüfen.

Hydroxymethylpyridinum bitartaricum

Hydroxymethylpyridinbitartrat

3-Hydroxymethylpyridinhydrogentartrat

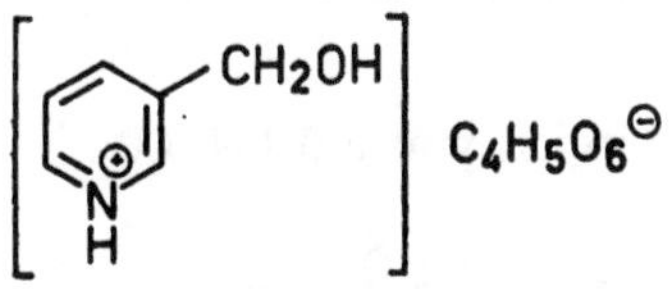

$(C_6H_7NO)\ C_4H_6O_6$ (259,2)

Gehalt 98,0 bis 100,5% Hydroxymethylpyridinbitartrat, berechnet auf die bei 70 °C getrocknete Substanz.

Beschreibung

Weißes oder gelbstichiges, kristallines Pulver.
Geruch höchstens schwach wahrnehmbar.
Geschmack sauer.

Löslichkeit: Wasser . . . . leicht löslich
Äthanol . . . . schwer löslich

Prüflösung: 1,000 g Substanz wird in Wasser zu 20,0 ml gelöst.

Identitätsprüfung

[*a*] *Schmelzbereich* (III, 8.0.): 142 bis 151 °C

[*b*] Die Prüfung wird, wie unter „Dünnschichtchromatografische Prüfung" (III, 12.0.) angegeben, durchgeführt.

Adsorptionsschicht: Kieselgel GF_{254}

Aufzutragende Lösung: 0,100 g Substanz wird in 1,00 ml 6 N Ammoniaklösung gelöst und die Lösung mit Methanol zu 50,0 ml aufgefüllt. 10,0 µl der gegebenenfalls filtrierten Lösung werden als Startfleck a aufgetragen.

Aufzutragende Lösung der Testsubstanz: 0,020 g 4-Aminoantipyrin werden in 20,0 ml Methanol gelöst. 10,0 µl der Lösung werden als Startfleck b aufgetragen.

Laufmittel: Chloroform-Äthanol-Essigsäure (98+10+2)

Trocknung: Die Dünnschichtplatte wird an der Luft aufbewahrt, bis das Laufmittel verdunstet ist.

Detektion: Die Dünnschichtplatte wird im ultravioletten Licht der Wellenlänge von 254 nm betrachtet.

Auswertung: Der R_F-Wert des dunklen Testsubstanzfleckes muß im Bereich von 0,40 bis 0,60 liegen.
Das Chromatogramm zeigt über dem Startpunkt a einen dunklen Fleck mit einem R_X-Wert im Bereich von 0,50 bis 0,70.

Das Chromatogramm ist für die Prüfung nach [*h*] aufzubewahren.

[c] 1,0 ml Prüflösung gibt nach Zusatz von 1,0 ml Kaliumchloridlösung (10,0 g/100,0 ml) innerhalb 10 min einen weißen, kristallinen Niederschlag.

Reinheitsprüfung

[d] *Unlösliche Verunreinigungen, Farbe* (VI, 2.0./3.0.): 5,0 ml Prüflösung müssen klar und dürfen nicht stärker gefärbt sein als 5,0 ml Farb-VL B 1.

[e] *Reaktion:* Die Prüflösung muß einen pH-Wert (III, 7.0.) im Bereich von 3,0 bis 4,0 zeigen.

[f] *Ammonium* (VI, 4.0.): 1,00 g Substanz wird in 5,0 ml Wasser gelöst und die Lösung, wie unter „Prüfung auf Ammonium", Methode I angegeben, behandelt. Das Lackmuspapier darf keine blaue Färbung zeigen.

[g] *Schwermetall-Ionen* (VI, 15.0.): 1,000 g Substanz wird in einem Porzellantiegel verascht. Der Rückstand wird mit 1,00 ml 3 N Salzsäure versetzt und auf dem Wasserbad 10 min erhitzt. Die Mischung wird nach Zusatz von 7,0 ml Wasser und 2,00 ml 3 N Ammoniaklösung filtriert. Das Filtrat wird unter Waschen des Filters mit Wasser zu 10,0 ml aufgefüllt. Die Lösung darf bei der „Prüfung auf Schwermetall-Ionen" nach Methode I keine stärkere Färbung und gegebenenfalls keine stärkere Trübung als die Vergleichsprobe zeigen (0,001%, berechnet als $Pb^{2\oplus}$).

[h] *Amine:* Das Chromatogramm von [b] darf über dem Startpunkt a keinen anderen als den genannten dunklen Fleck zeigen.

[i] *Sulfatasche* (VI, 18.0.): 1,000 g Substanz wird, wie unter „Bestimmung der Sulfatasche" angegeben, behandelt. Die Substanz darf höchstens 0,10% Rückstand hinterlassen.

[j] *Trocknungsverlust* (VI, 19.0.): 0,4000 g Substanz werden, wie unter „Bestimmung des Trocknungsverlustes" angegeben, behandelt und bei 70 °C 90 min getrocknet. Die Substanz darf höchstens 1,0% Masse verlieren.

Gehaltsbestimmung

[k] 0,2400 g Substanz werden in einem Erlenmeyerkolben mit aufgesetztem Silikagelrohr in 40,0 ml wasserfreier Essigsäure unter Erwärmen gelöst. Nach dem Erkalten und Zusatz von 4 Tropfen Kristallviolett-I wird die Lösung mit 0,1 N Perchlorsäure bis zum Farbumschlag nach Blaugrün titriert (Feinbürette).

1 ml 0,1 N Perchlorsäure ist 25,92 mg Hydroxymethylpyridinbitartrat äquivalent. Der Gehalt wird auf die bei 70 °C getrocknete Substanz berechnet.

Aufbewahrung

Vorsichtig!
Vor Licht geschützt.

Hydroxyprogesteronum caproicum

Hydroxyprogesteronkapronat

Hydroxyprogesteroni caproas

17α-Hydroxy-4-pregnen-3.20-dion-17-hexanoat

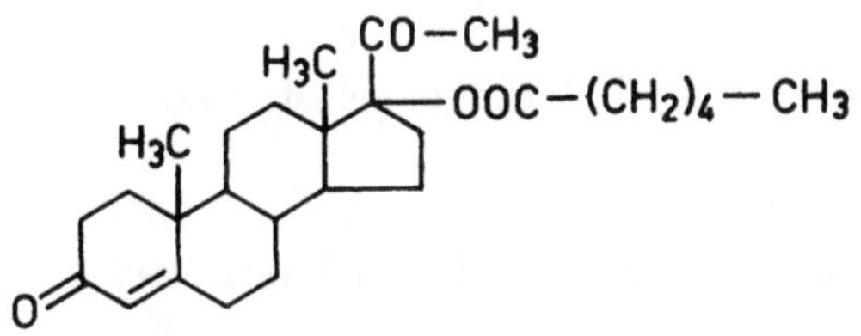

$C_{27}H_{40}O_4$ (428,6)

Gehalt 97,0 bis 103,0% Hydroxyprogesteronkapronat.

Beschreibung

Weißes oder nahezu weißes, kristallines Pulver.
Geruch nicht wahrnehmbar.

Löslichkeit: Wasser . . . . fast unlöslich
Äthanol . . . . löslich

Identitätsprüfung

[a] *Lichtabsorption* (III, 5.0.): Die Infrarot-Absorptionsspektren der Substanz und des Hydroxyprogesteronkapronat-Standards müssen übereinstimmen. Zur Prüfung werden KBr-Preßlinge verwendet.

[b] *Optische Drehung* (III, 6.0.): $[\alpha]_D^{20} = +58{,}0$ bis $+62{,}0°$. Zur Bestimmung werden 0,5000 g Substanz in Chloroform zu 25,00 ml gelöst.
Die Lösung ist für die Prüfung nach [c] aufzubewahren.

Reinheitsprüfung

[c] *Unlösliche Verunreinigungen, Farbe* (VI, 2.0./3.0.): 5,0 ml der Lösung von [b] müssen klar und farblos sein.

[d] *Alkalisch oder sauer reagierende Verunreinigungen:* 10,0 ml Äthanol werden nach Zusatz von 3 Tropfen Bromthymolblau-I mit 0,01 N Kalilauge bis zum Farbumschlag nach Blau versetzt, sofort in einen 25-ml-Erlenmeyerkolben gegeben, der 0,500 g Substanz enthält, und das Gefäß verschlossen. Die Lösung muß gelb und nach darauffolgendem Zusatz von 0,50 ml 0,01 N Kalilauge blau gefärbt sein.

[e] *Chlorid-Ionen* (VI, 7.0.): 0,100 g Substanz wird in 10,0 ml Äther gelöst und die Lösung nach Zusatz von 10,0 ml Wasser 120 s geschüttelt. Die wäßrige Schicht wird abgetrennt und filtriert. Das Filtrat darf bei der „Prüfung auf Chlorid-Ionen" keine stärkere Trübung als die Vergleichsprobe zeigen (höchstens 0,01% $Cl^{\ominus}$).

[f] *Fremde Steroide:* Die Prüfung wird, wie unter „Dünnschichtchromatografische Prüfung" (III, 12.0.) angegeben, durchgeführt.

Adsorptionsschicht: Kieselgel GF_{254}

Aufzutragende Lösung: 0,0500 g Substanz werden in 10,0 ml Methanol gelöst. 10,0 µl der Lösung werden als Startfleck aufgetragen.

Laufmittel: Benzol-Chloroform-Methanol (80+15+5)

Trocknung: Die Dünnschichtplatte wird an der Luft aufbewahrt, bis das Laufmittel verdunstet ist.

Detektion: Die Dünnschichtplatte wird im ultravioletten Licht der Wellenlänge von 254 nm betrachtet.

Auswertung: Das Chromatogramm darf außer einem dunklen Fleck keinen weiteren Fleck zeigen.

[g] *Trocknungsverlust* (VI, 19.0.): 0,4000 g Substanz werden, wie unter „Bestimmung des Trocknungsverlustes" angegeben, behandelt und bei 105 °C 120 min getrocknet. Die Substanz darf höchstens 0,50% Masse verlieren.

Gehaltsbestimmung

[h] 0,05000 g Substanz werden in Methanol zu 100,00 ml gelöst. 2,00 ml der Lösung werden mit Methanol zu 100,00 ml aufgefüllt. Die Extinktion (III, 5.0.) dieser Lösung wird bei 240 nm ± 2 nm im Maximum gemessen.

Vergleichsprobe: 0,05000 g Hydroxyprogesteronkapronat-Standard werden, wie vorstehend angegeben, behandelt.

Der Gehalt wird unter Zugrundelegen der Extinktion des Hydroxyprogesteronkapronat-Standards berechnet.

Aufbewahrung

Vorsichtig!
Vor Licht geschützt.

Dosierung

Einzelmaximaldosis: im. 0,5 g (Depoteffekt) Tagesmaximaldosis: im. 0,5 g (Depoteffekt)

Imipraminum hydrochloricum

Imipraminhydrochlorid

Imipramini hydrochloridum

5-[3-Dimethylaminopropyl]-10.11-dihydro-5H-dibenz-[b.f]-azepinhydrochlorid

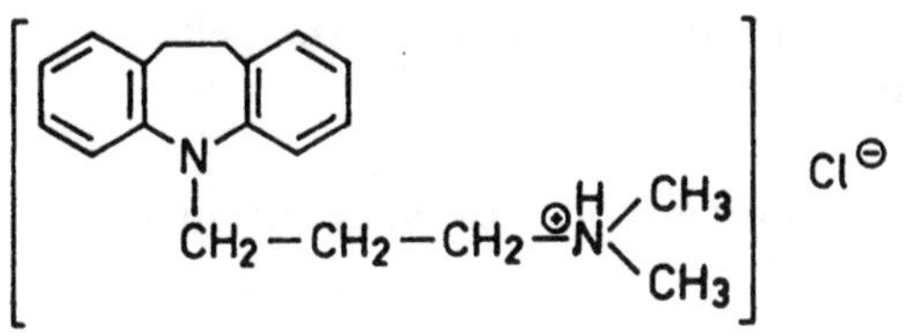

$(C_{19}H_{24}N_2)HCl$ (316,9)

Gehalt 98,5 bis 100,5% Imipraminhydrochlorid, berechnet auf die bei 105 °C getrocknete Substanz.

Beschreibung

Farblose oder gelbstichige Kristalle bzw. farbloses oder gelbstichiges, kristallines bzw. mikrokristallines Pulver.
Geruch höchstens schwach wahrnehmbar.
Geschmack stark bitter, brennend und anästhesierend.

Löslichkeit: Wasser . . . . löslich
Äthanol . . . . sehr leicht löslich

Prüflösung: 0,200 g Substanz werden in Wasser zu 20,0 ml gelöst.

Identitätsprüfung

[a] *Schmelzbereich* (III, 8.0.): 169 bis 174 °C

[b] 5 Tropfen Prüflösung zeigen nach Zusatz von 2,0 ml Wasser und 1,0 ml konzentrierter Salpetersäure sofort eine tiefblaue Färbung.

[c] 3,0 ml Prüflösung werden nach Zusatz von 3 Tropfen 6 N Ammoniaklösung zum Sieden erhitzt. Nach dem Erkalten wird die Mischung durch ein Filterpapier der Sorte h filtriert. Das klare Filtrat gibt nach Zusatz von 5 Tropfen 5 N Salpetersäure und 1,0 ml 0,1 N Silbernitratlösung einen weißen Niederschlag, der sich nach Zusatz von 2,0 ml 6 N Ammoniaklösung löst.

Reinheitsprüfung

[d] *Reaktion:* 2,00 g Substanz werden in Wasser zu 20,0 ml gelöst. Die Lösung muß einen pH-Wert (III, 7.0.) im Bereich von 4,2 bis 5,2 zeigen.

[*e*] *Schwermetall-Ionen* (VI, 15.0.): 10,0 ml Prüflösung dürfen bei der „Prüfung auf Schwermetall-Ionen" nach Methode II keine stärkere Färbung als die Mischung aus 10,0 ml Prüflösung, 2,0 ml Wasser und 1,00 ml 5 N Essigsäure zeigen.

[*f*] *Iminodibenzyl:* Die Prüfung wird, wie unter „Dünnschichtchromatografische Prüfung" (III, 12.0.) angegeben, durchgeführt.

Adsorptionsschicht: Kieselgel G

Aufzutragende Lösung: 0,0500 g Substanz werden in 50,0 ml Chloroform gelöst. 10,0 µl der Lösung werden als Startfleck aufgetragen.

Laufmittel: Zyklohexan-Diäthylamin (90 + 10)

Trocknung: Die Dünnschichtplatte wird an der Luft aufbewahrt, bis das Laufmittel verdunstet ist.

Detektion: Reagenz: konzentrierte Perchlorsäure

Auswertung: Das Chromatogramm darf außer einem blauen Fleck oder einem hellen Fleck mit blauem Rand keinen weiteren Fleck zeigen.

[*g*] *Glührückstand* (VI, 17.0.): 1,000 g Substanz wird, wie unter „Bestimmung des Glührückstandes" angegeben, behandelt. Die Substanz darf höchstens 0,10% Rückstand hinterlassen.

[*h*] *Trocknungsverlust* (VI, 19.0.): 0,4000 g Substanz werden, wie unter „Bestimmung des Trocknungsverlustes" angegeben, behandelt und bei 105 °C 120 min getrocknet. Die Substanz darf höchstens 0,50% Masse verlieren.

Gehaltsbestimmung

[*i*] 0,2500 g Substanz werden in 10,0 ml Essigsäure* gelöst. Die Lösung wird mit 20,0 ml Quecksilber(II)-azetat-RL sowie 2 Tropfen Kristallviolett-I versetzt und mit 0,1 N Perchlorsäure bis zum Farbumschlag nach Blau titriert (Feinbürette).

1 ml 0,1 N Perchlorsäure ist 31,69 mg Imipraminhydrochlorid äquivalent.
Der Gehalt wird auf die bei 105 °C getrocknete Substanz berechnet.

Aufbewahrung

Vorsichtig!

Dosierung

Einzelmaximaldosis: oral 0,08 g Tagesmaximaldosis: oral 0,25 g

Indigokarmin

Dinatriumsalz der Indigo-5.5'-disulfonsäure

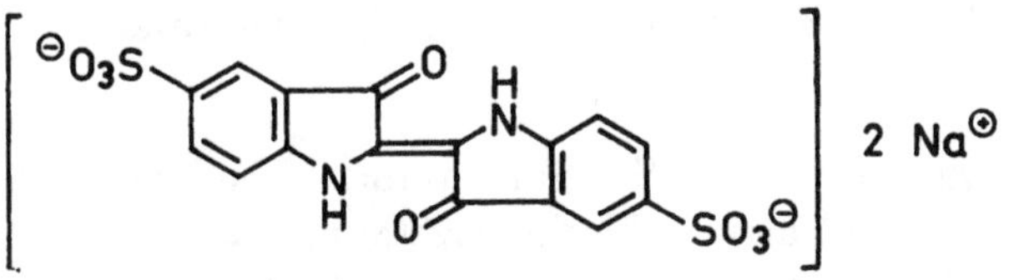

$C_{16}H_8N_2Na_2O_8S_2$ (466,4)

Beschreibung

Dunkelblaue oder schwarze, metallisch glänzende Kristalle bzw. dunkelblaues oder schwarzes, mikrokristallines Pulver.
Geruch nicht wahrnehmbar.

Löslichkeit: Wasser . . . . mäßig löslich
Äthanol . . . . fast unlöslich

Identitätsprüfung

[*a*] *Lichtabsorption* (III, 5.0.): 0,0750 g getrocknete Substanz von [*k*] werden in Wasser zu 250,0 ml gelöst. 5,00 ml der Lösung werden mit Phosphat-Puffer Nr. 2 zu 100,00 ml aufgefüllt. Diese Lösung wird gegen Phosphat-Puffer Nr. 2 gemessen. Sie zeigt bei 607 nm ± 1 nm ein Absorptionsmaximum.
Extinktion: mindestens 0,565 bei 607 nm ± 1 nm im Maximum.

[*b*] Die mit konzentrierter Salzsäure befeuchtete Substanz färbt beim Erhitzen am Platindraht die nichtleuchtende Flamme kräftig und anhaltend gelb.

[*c*] 1,000 g Substanz wird in einem Porzellantiegel 10 min geglüht. Der Rückstand wird nach dem Erkalten mit 2,0 ml Ammoniumnitratlösung (10,0 g/100,0 ml) versetzt. Nach dem Verdampfen der Flüssigkeit wird 5 min geglüht. Dieser Rückstand wird nach dem Erkalten in 10,0 ml 3 N Salzsäure gelöst und die Lösung auf dem Wasserbad zur Trockne eingedampft. Der Rückstand wird in 10,0 ml Wasser unter Erwärmen gelöst und die Lösung filtriert. 2,0 ml des Filtrates geben nach Zusatz von 3,0 ml Wasser, 10 Tropfen 3 N Salzsäure und 10 Tropfen Bariumchloridlösung (5,0 g/100,0 ml) einen weißen, kristallinen Niederschlag.
Der Rest des Filtrates ist für die Prüfungen nach [*h*] und [*i*] aufzubewahren.

[*d*] 0,020 g Substanz werden in 20,0 ml Wasser gelöst. 5,0 ml der Lösung werden mit 5,0 ml 5 N Salpetersäure versetzt. Die dunkelblaue Färbung schlägt in eine gelbe um.

Reinheitsprüfung

[*e*] *Unlösliche Verunreinigungen:* 1,000 g Substanz wird in 100,0 ml Wasser gelöst. Die Lösung wird durch einen bei 105 °C bis zur Massekonstanz getrockneten Glasfiltertiegel G 4 filtriert. Der Rückstand wird mit Wasser gewaschen, bis das Filtrat farblos ist, und bei 105 °C 60 min getrocknet. Die Substanz darf höchstens 0,50% Rückstand hinterlassen.

[*f*] *Alkalisch oder sauer reagierende Verunreinigungen:* 1,500 g Substanz werden in 30,0 ml heißem Wasser gelöst. Die Lösung wird mit 8,0 g Natriumchlorid versetzt und kräftig geschüttelt. Nach dem Erkalten wird die Mischung auf ein Filterpapier der Sorte w gegeben. Nachdem 2,0 ml Filtrat erhalten wurden, wird die Mischung unter schwachem Unterdruck filtriert. 10,0 ml des Filtrates müssen nach Zusatz von 10,0 ml Wasser, 3 Tropfen Methylrot-I und 0,200 ml 0,1 N Salzsäure rot oder orange und nach darauffolgendem Zusatz von 0,400 ml 0,1 N Natronlauge gelb, grüngelb oder gelbgrün gefärbt sein.

[*g*] *Arsen-Ionen* (VI, 5.0.): 0,500 g Substanz werden in einem 50-ml-Kjeldahlkolben mit 5,0 ml konzentrierter Schwefelsäure versetzt. Nach Zusatz von 1,0 ml konzentrierter Salpetersäure wird die Mischung vorsichtig zum Sieden erhitzt. Die siedende Mischung wird tropfenweise mit 5,0 ml konzentrierter Salpetersäure versetzt, wobei die Heizintensität so zu regeln ist, daß braune Dämpfe entstehen, aber die Reaktion nicht heftig verläuft. Danach wird die Mischung eingedampft, bis weiße Dämpfe entweichen. Dabei ist darauf zu achten, daß die Flamme nur die mit Flüssigkeit bedeckte Fläche des Kjeldahlkolbens berührt. Hat sich die Mischung beim Eindampfen dunkel gefärbt, wird sie nach tropfenweisem Zusatz von 1,5 ml konzentrierter Salpetersäure erneut eingedampft, bis weiße Dämpfe entweichen. Diese Behandlung wird so oft wiederholt, bis eine klare, höchstens hellgelbe Lösung entstanden ist. Beim Eindampfen müssen jeweils mindestens 2 ml Flüssigkeit im Kjeldahlkolben verbleiben. Nach dem Erkalten wird die Lösung mit 5,0 ml Wasser versetzt und erhitzt, bis weiße Dämpfe entweichen. Anschließend wird die Lösung auf 20 °C abgekühlt, in einen 25-ml-Meßkolben übergeführt und unter Waschen des Kjeldahlkolbens mit Wasser zu 25,00 ml aufgefüllt. 6,25 ml der gegebenenfalls filtrierten Lösung werden nach Zusatz von 2 Tropfen Methylrot-I mit 6 N Natronlauge bis zur Gelbfärbung versetzt und mit Wasser zu 30,0 ml aufgefüllt. Diese Lösung wird, wie unter „Prüfung auf Arsen-Ionen" angegeben, behandelt. Das Quecksilberbromidpapier darf keine stärkere Färbung als das der Vergleichsprobe zeigen (höchstens 0,0008% $As^{3\oplus}/As^{5\oplus}$).

[*h*] *Eisen-Ionen* (VI, 8.0.): 1,00 ml des Filtrates von [*c*] wird mit Wasser zu 10,0 ml aufgefüllt. 2,00 ml der Lösung dürfen nach Zusatz von 8,0 ml Wasser bei der „Prüfung auf Eisen-Ionen" keine stärkere Färbung als die Vergleichsprobe zeigen (höchstens 0,05% $Fe^{2\oplus}/Fe^{3\oplus}$).

[i] *Schwermetall-Ionen* (VI, 15.0.): 4,00 ml des Filtrates von [c] werden nach Zusatz von 1,00 ml frisch bereiteter Askorbinsäurelösung (5,0 g/100,0 ml) mit Wasser zu 10,0 ml aufgefüllt. Die Lösung darf bei der „Prüfung auf Schwermetall-Ionen" nach Methode II keine stärkere Färbung und gegebenenfalls keine stärkere Trübung als die nachstehend beschriebene Vergleichsprobe zeigen (höchstens 0,0025%, berechnet als $Pb^{2⊕}$).
Vergleichsprobe: 0,200 g Ammoniumnitrat werden 5 min geglüht. Der Rückstand wird nach dem Erkalten in 10,0 ml 3 N Salzsäure gelöst und die Lösung auf dem Wasserbad zur Trockne eingedampft. Der Rückstand wird in 10,0 ml Wasser unter Erwärmen gelöst und die Lösung filtriert. 4,00 ml des Filtrates werden nach Zusatz von 1,00 ml frisch bereiteter Askorbinsäurelösung (5,0 g/100,0 ml), 0,100 ml konzentrierter Blei-VL und 1,00 ml 5 N Essigsäure mit Wasser zu 11,0 ml aufgefüllt. Die Lösung wird zu 2,0 ml Schwefelwasserstoff-RL gegeben und geschüttelt.

[j] *Sulfatasche* (VI, 18.0.): 0,5000 g getrocknete Substanz von [k] werden, wie unter „Bestimmung der Sulfatasche" angegeben, behandelt. Die getrocknete Substanz darf nicht weniger als 30,0% und nicht mehr als 40,0% Rückstand hinterlassen.

[k] *Trocknungsverlust* (VI, 19.0.): 0,7000 g Substanz werden, wie unter „Bestimmung des Trocknungsverlustes" angegeben, behandelt und bei 105 °C 4 h getrocknet. Die Substanz darf höchstens 10,0% Masse verlieren.
Die getrocknete Substanz ist für die Prüfungen nach [a] und [j] aufzubewahren.
Die getrocknete Substanz ist hygroskopisch.

Aufbewahrung

In sehr gut verschlossenen Gefäßen.
Vor Licht geschützt.

Indozyaningrün

Dinatriumsalz des 1-[Sulfobutyl]-3.3-dimethyl-2-{7-[1-(4-sulfobutyl)-3.3-dimethyl-4.5-benzoindolinyliden-(2)]-heptatrien-(1.3.5)-yl}-4.5-benzoindoliumjodids

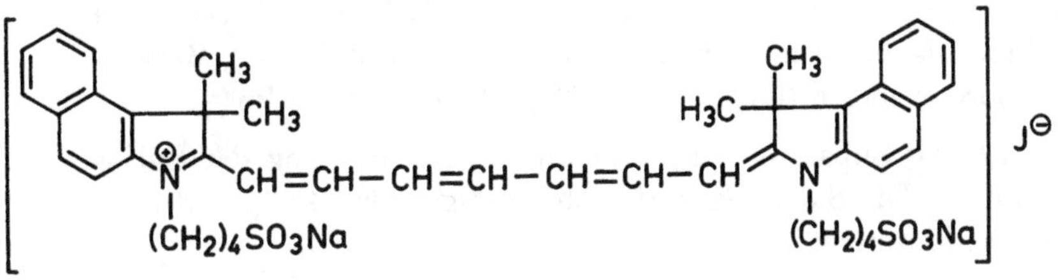

$C_{43}H_{47}JN_2Na_2O_6S_2$ (924,9)

Gehalt an Schwefel [S (32,06)] 6,50 bis 7,00%, berechnet auf die wasserfreie Substanz.
Gehalt an Jodid-Ionen [$J^{\ominus}$ (126,9)] 13,7 bis 15,0%, berechnet auf die wasserfreie Substanz.

Beschreibung

Metallisch glänzendes, gelbbraunes, kristallines oder mikrokristallines Pulver.
Geruch nicht wahrnehmbar.

Löslichkeit:		
	Wasser	löslich
	Äthanol	schwer löslich
	1.2-Propylenglykol	leicht löslich

Identitätsprüfung

[*a*] *Lichtabsorption* (III, 5.0.): 0,0500 g Substanz werden in Methanol zu 250,0 ml gelöst. 1,00 ml der Lösung wird mit Methanol zu 100,00 ml aufgefüllt. Die Lösung zeigt bei 787 nm ± 2 nm ein Absorptionsmaximum.
Extinktion: mindestens 0,41 bei 787 nm ± 2 nm im Maximum.

[*b*] Die mit konzentrierter Salzsäure befeuchtete Substanz färbt beim Erhitzen am Platindraht die nichtleuchtende Flamme kräftig und anhaltend gelb.

[*c*] 0,002 bis 0,005 g Substanz werden in einem Erlenmeyerkolben in 1,00 ml konzentrierter Schwefelsäure gelöst. Die Lösung zeigt eine orange Färbung, die nach Zusatz von 100 ml Wasser in eine grüne übergeht.

[*d*] 0,004 bis 0,006 g Substanz werden in 5,0 ml Wasser gelöst. Die Lösung gibt nach Zusatz von 5,0 ml 3 N Schwefelsäure einen grünen, flockigen Niederschlag. Die Mischung wird filtriert. Die ersten 3,0 ml Filtrat werden verworfen. 5,0 ml des Filtrates werden nach Zusatz von 3,0 ml Chloroform und 5 Tropfen frisch bereiteter Tosylchloramid-Natrium-Lösung (0,50 g/100,0 ml) geschüttelt. Nach dem Entmischen zeigt die Chloroformschicht eine rotviolette Färbung.

Reinheitsprüfung

[*e*] *Schwermetall-Ionen* (VI, 15.0.): Der Rückstand von [*f*] wird in 2,00 ml 5 N Essigsäure gelöst und die Lösung nach Zusatz von 10,0 ml Wasser durch ein angefeuchtetes Papierfilter filtriert. Das klare Filtrat wird zu 2,0 ml Schwefelwasserstoff-RL gegeben und geschüttelt. Nach 10 min darf diese Lösung keine stärkere Färbung und gegebenenfalls keine stärkere Trübung als die unter „Prüfung auf Schwermetall-Ionen", Methode II angegebene Vergleichsprobe zeigen (höchstens 0,001%, berechnet als $Pb^{2\oplus}$).

[*f*] *Sulfatasche* (VI, 18.0.): 1,000 g Substanz wird, wie unter „Bestimmung der Sulfatasche" angegeben, behandelt. Die Substanz darf nicht weniger als 14,0% und nicht mehr als 15,8% Rückstand hinterlassen.
Der Rückstand ist für die Prüfung nach [*e*] aufzubewahren.

[*g*] *Wassergehalt* (VII, 6.0.): 0,1500 g Substanz werden, wie unter „Bestimmung des Wassergehaltes", Methode I angegeben, behandelt. Die Substanz darf höchstens 5,0% Wasser enthalten.

Gehaltsbestimmung

[*h*] *Schwefel:* 0,02500 g Substanz werden, wie unter „Bestimmung von Halogen und Schwefel nach SCHÖNIGER", Methode III (VII, 7.0.) angegeben, behandelt. Nach Ablauf der Absorptionszeit werden Platindraht und Platinkonus mit 2,0 ml Wasser gleichmäßig befeuchtet und danach Schliffstopfen mit Platindraht und Platinkonus mit 20,0 ml Azeton gespült. Die Lösung wird durch Zusatz von 1 bis 3 Tropfen frisch bereiteter Askorbinsäurelösung (5,0 g/100,0 ml) entfärbt. Nach Zusatz von 5 Tropfen Sulfonazo-III-I wird die blaue Lösung mit 0,01 M Bariumperchloratlösung bis zum Farbumschlag von Violett nach Blau titriert.
Der Gehalt wird auf die wasserfreie Substanz berechnet.

[*i*] *Jodid-Ionen:* 0,0700 g Substanz werden mit 5 Tropfen Äthanol befeuchtet und anschließend in 50,0 ml Wasser gelöst. Nach Zusatz von 10 Tropfen 10 N Schwefelsäure wird die Lösung mit 0,01 N Silbernitratlösung unter Verwendung der Silberelektrode als Indikatorelektrode potentiometrisch (VII, 9.0.) titriert (Feinbürette).

1 ml 0,01 N Silbernitratlösung ist 1,269 mg Jodid-Ionen äquivalent.
Der Gehalt wird auf die wasserfreie Substanz berechnet.

Aufbewahrung

In sehr gut verschlossenen Gefäßen.
Vor Licht geschützt.

Influenzavirus-Testantigen

Allantoisflüssigkeit embryonierter Hühnereier, die mit einem definierten Stamm von Myxovirus influenzae infiziert, gegen Glyzerol dialysiert und mit Thiomersal und Natriumazid konserviert worden ist.
Die Substanz dient dem serologischen Nachweis von Influenzaerkrankungen sowohl mit der Komplementbindungsreaktion als auch mit dem Hämagglutinationshemmungstest.
0,20 ml der dem deklarierten Titer für die Komplementbindungsreaktion entsprechenden Verdünnung der Substanz haben die Wirksamkeit von 2 Antigen-Einheiten des Influenzavirus-Testantigens.
0,25 ml der dem deklarierten Titer für den Hämagglutinationshemmungstest entsprechenden Verdünnung der Substanz haben die Wirksamkeit von 4 hämagglutinierenden Einheiten des Influenzavirus-Testantigens.
Eine Antigen-Einheit des Influenzavirus-Testantigens ($A.E_{I.}$) ist in 0,20 ml derjenigen Verdünnung der Substanz enthalten, die mit 0,20 ml der dem deklarierten Titer des spezifischen Influenzavirus-Testserums entsprechenden Verdünnung in Gegenwart von verdünntem Meerschweinchenkomplement und hämolytischem System noch keine Hämolyse zeigt.
Eine hämagglutinierende Einheit des Influenzavirus-Testantigens ($h.E._{I.}$) ist in 0,25 ml derjenigen Verdünnung der Substanz enthalten, die in Gegenwart von 0,25 ml Natriumchlorid-Phosphat-Puffer Nr. 1 und 0,50 ml einer Suspension der Deklaration entsprechender Blutkörperchen noch Hämagglutination zeigt.

Beschreibung

Schwach trübe, gelbliche oder braunstichige, viskose Flüssigkeit.
Geruch schwach wahrnehmbar.

Identitätsprüfung

[*a*] Die Substanz wird, wie unter „Prüfung von Myxovirus- und Adenovirus-Testantigenen" (XVII, 9.0.), Bestimmung der spezifischen Wirksamkeit, Methode I angegeben, mit Influenzavirus-Testseren geprüft.

[*b*] Die Substanz wird, wie unter „Prüfung von Myxovirus- und Adenovirus-Testantigenen" (XVII, 9.0.), Bestimmung der spezifischen Wirksamkeit, Methode II angegeben, mit Influenzavirus-Testseren geprüft.

Reinheitsprüfung

[*c*] *Reaktion:* Die Substanz muß einen pH-Wert (III, 7.0.) im Bereich von 6,8 bis 10,0 zeigen.

Wertbestimmung

[*d*] *Bestimmung der Antigen-Einheiten:* Die Substanz wird, wie unter „Prüfung von Myxovirus- und Adenovirus-Testantigenen", (XVII, 9.0.) Wertbestimmung, Methode I angegeben, mit dem bei der Prüfung nach [*a*] ermittelten spezifischen Influenza-virus-Testserum geprüft.

[*e*] *Bestimmung der hämagglutinierenden Einheiten:* Die Substanz wird, wie unter „Prüfung von Myxovirus- und Adenovirus-Testantigenen" (XVII, 9.0.), Wertbestimmung, Methode II angegeben, geprüft.

Sonstige Prüfungen

[*f*] *Sterilität* (X, 4.0.): Die Substanz wird, wie unter „Prüfung auf Sterilität" angegeben, geprüft. Zur Prüfung werden die Kulturmedien 1, 2 und 5 (X, 7.0.) verwendet.

Aufbewahrung

Vor Licht geschützt.
Sehr kühl.
Höchstens ein Jahr nach Abschluß der staatlichen Prüfung.

Injectio Auri(^{198}Au) colloidalis

Gold(^{198}Au)kolloid-Injektionslösung

Auri(^{198}Au) colloidalis injectio

Gehalt an Gold-198 90,0 bis 110,0% der deklarierten radioaktiven Konzentration, die mindestens 5,0 mCi/ml beträgt.
Gehalt an Natriumchlorid [NaCl (58,44)] 0,008 bis 0,010 g/ml.
Die Substanz kann bei entsprechender Deklaration einen geeigneten Stabilisator enthalten.

Beschreibung

Dunkelrote oder rotviolette Flüssigkeit.

Identitätsprüfung

[a] *γ-Spektrum:* Es wird, wie unter „Prüfung auf radioisotope Verunreinigungen" (XIII, 4.0.) angegeben, das γ-Spektrum aufgenommen. Das erhaltene Spektrum muß mit dem Spektrum des Gold-198-Standards übereinstimmen.

[b] *Teilchengröße:* Die Kolloidteilchen haben eine Größe im Bereich von 20,0 bis 40,0 nm. Zur Bestimmung der Teilchengröße wird das Elektronenmikroskop verwendet.

Reinheitsprüfung

[c] *Reaktion:* Die Substanz muß einen pH-Wert (III, 7.0.) im Bereich von 6,0 bis 8,0 zeigen.

[d] *Radioisotope Verunreinigungen* (XIII, 4.0.): Bei der „Prüfung auf radioisotope Verunreinigungen" nach Methode [a] dürfen höchstens 5,0% Gold-199 nachgewiesen werden.

[e] *Gold-198-Ionen:* Die Prüfung wird, wie unter „Papierchromatografische Prüfung" (III, 13.0.) angegeben, nach dem aufsteigenden Verfahren durchgeführt.
Es sind 3 Chromatogramme anzufertigen.
Chromatografierpapier: Sorte D. Abmessung 30 cm × 3 cm.
Aufzutragende Lösung: Die Lösung ist so herzustellen, daß je Milliliter eine Radioaktivität von $1 \cdot 10^6$ Impulsen je Minute erreicht wird. 50 µl dieser Lösung werden als Startfleck aufgetragen.
Laufmittel: Azeton-Wasser-konzentrierte Salzsäure (70 + 20 + 10)
Laufstrecke: 20 cm
Trocknung: Der Papierstreifen wird an der Luft getrocknet.
Detektion: Der Papierstreifen wird schrittweise an einem Strahlendetektor vorbeigeführt und die Radioaktivität gemessen.

Auswertung: Die Summe der bei einem R_F-Wert im Bereich von 0,90 bis 1,0 gemessenen Impulse darf höchstens 2,0% der Summe aller an dem Papierstreifen gemessenen Impulse betragen.
Der Beurteilung ist der Mittelwert der Ergebnisse der 3 Chromatogramme zugrunde zu legen.

Gehaltsbestimmung

[f] *Radioaktivität* (XIII, 5.0.): Der Gehalt an Gold-198 wird durch Vergleichsmessung gegen den Gold-198-Standard, wie unter „Bestimmung der Radioaktivität" angegeben, unter Verwendung der Ionisationskammer ermittelt.
Der Berechnung des Gehaltes wird eine Halbwertszeit von 2,7 d zugrunde gelegt.

[g] *Natriumchlorid:* 0,100 ml Substanz wird mit 30,0 ml Wasser versetzt. Nach Zusatz von 1,00 ml 3 N Schwefelsäure wird die Lösung mit 0,01 N Silbernitratlösung unter Verwendung der Silberelektrode als Indikatorelektrode potentiometrisch (VII, 9.0.) titriert (Feinbürette).

1 ml 0,01 N Silbernitratlösung ist 0,5844 mg Natriumchlorid äquivalent.

Sonstige Prüfungen

[h] Die Substanz muß den unter „Injektions- und Infusionszubereitungen" (XIV, 13.0.) angegebenen Forderungen entsprechen.

Aufbewahrung

Vorsichtig!
Nach den gesetzlichen Bestimmungen über den Verkehr mit radioaktiven Präparaten.
In Injektionsflaschen oder Ampullen, die zu einem angegebenen Meßdatum Mengen von 10, 20, 50 oder 100 mCi enthalten.
Vor Licht geschützt.
Höchstens 7 Tage.

Injectio Bengalrosae(^{131}J)

Bengalrosa(^{131}J)-Injektionslösung

Rosei bengalensis(^{131}I) natrici injectio

Gehalt an Jod-131 90,0 bis 110,0% der deklarierten radioaktiven Konzentration, die 0,5 bis 2,5 mCi/ml beträgt.
Gehalt an Bengalrosa [$C_{20}H_3O_5Cl_4J_4Na$ (995,7)] höchstens 0,0025 g/ml.

Beschreibung

Klare, kräftig rote Flüssigkeit.

Identitätsprüfung

[a] *Halbwertszeit* (XIII, 3.0.): Die Bestimmung wird, wie unter „Bestimmung der Halbwertszeit" angegeben, durchgeführt und an mindestens 5 Tagen die Impulsrate gemessen.
Die ermittelte Halbwertszeit beträgt 7,5 bis 8,5 d.

Reinheitsprüfung

[b] *Reaktion:* Die Substanz muß einen pH-Wert (III, 7.0.) im Bereich von 7,0 bis 9,0 zeigen.

[c] *Radioisotope Verunreinigungen* (XIII, 4.0.): Bei der „Prüfung auf radioisotope Verunreinigungen" nach Methode [a] darf höchstens 0,10% nachgewiesen werden.

[d] *Jod-131-Ionen:* Die Prüfung wird, wie unter „Papierchromatografische Prüfung" (III, 13.0.) angegeben, nach dem aufsteigenden Verfahren durchgeführt.
Es sind 3 Chromatogramme anzufertigen.
Chromatografierpapier: Sorte D. Abmessung 30 cm × 3 cm.
Aufzutragende Lösung: Die Lösung ist so herzustellen, daß je Milliliter eine Radioaktivität von 1 · 10^6 Impulsen je Minute erreicht wird. 20 µl dieser Lösung werden als Startfleck aufgetragen.
Laufmittel, Klimatisierungsmittel: n-Butanol—2N Essigsäure (50 + 50).
Die Mischung wird kräftig geschüttelt. Nach dem Entmischen wird die untere Schicht zum Klimatisieren und die obere Schicht als Laufmittel verwendet.
Klimatisierungszeit: 60 min
Laufstrecke: 20 bis 25 cm
Trocknung: Der Papierstreifen wird an der Luft getrocknet.
Detektion: Der Papierstreifen wird schrittweise an einem Strahlendetektor vorbeigeführt und die Radioaktivität gemessen.

Auswertung: Die Summe der bei einem R_F-Wert im Bereich von 0,20 bis 0,30 gemessenen Impulse darf höchstens 3,0% der Summe aller an dem Papierstreifen gemessenen Impulse betragen.

Der Beurteilung ist der Mittelwert der Ergebnisse der 3 Chromatogramme zugrunde zu legen.

Gehaltsbestimmung

[e] *Radioaktivität* (XIII, 5.0.): Der Gehalt an Jod-131 wird durch Vergleichsmessung gegen den Jod-131-Standard, wie unter „Bestimmung der Radioaktivität" angegeben, unter Verwendung der Ionisationskammer ermittelt.

Der Berechnung des Gehaltes wird eine Halbwertszeit von 8,1 d zugrunde gelegt.

[f] *Bengalrosa:* 0,100 ml Substanz wird mit Wasser zu 10,00 ml aufgefüllt. Die Extinktion (III, 5.0.) der Lösung wird bei 550 nm ± 2 nm im Maximum gemessen. Die Extinktion darf nicht höher sein als die der nachstehend beschriebenen Vergleichsprobe.

Vergleichsprobe: 0,0495 bis 0,0505 g Bengalrosa-Vergleichssubstanz werden in Wasser zu 100,00 ml gelöst. 0,500 ml der Lösung werden, wie vorstehend angegeben, behandelt.

Sonstige Prüfungen

[g] Die Substanz muß den unter „Injektions- und Infusionszubereitungen" (XIV, 13.0.) angegebenen Forderungen entsprechen.

Aufbewahrung

Vorsichtig!

Nach den gesetzlichen Bestimmungen über den Verkehr mit radioaktiven Präparaten.

In Injektionsflaschen oder Ampullen, die zu einem angegebenen Meßdatum Mengen von 1, 2, 5 oder 10 mCi enthalten.

Vor Licht geschützt.

Sehr kühl.

Höchstens 28 Tage.

Injectio Chromii(^{51}Cr) trichlorati

Chrom(^{51}Cr)-trichlorid-Injektionslösung

Gehalt an Chrom-51 90,0 bis 110,0% der deklarierten radioaktiven Konzentration, die 0,5 bis 5,0 mCi/ml beträgt.
Gehalt an Chromtrichlorid [$CrCl_3$ (158,4)] höchstens 375 µg/ml.
Gehalt an Natriumchlorid [NaCl (58,44)] 0,008 bis 0,010 g/ml.

Beschreibung

Klare, schwach blaugrüne oder grüne Flüssigkeit.

Identitätsprüfung

[*a*] *γ-Spektrum:* Es wird, wie unter „Prüfung auf radioisotope Verunreinigungen" (XIII, 4.0.) angegeben, das γ-Spektrum aufgenommen. Das erhaltene Spektrum muß mit dem Spektrum des Chrom-51-Standards übereinstimmen.

Reinheitsprüfung

[*b*] *Reaktion:* Die Substanz muß einen pH-Wert (III, 7.0.) im Bereich von 2,0 bis 3,0 zeigen.

[*c*] *Radiationsreinheit:* Bei der „Prüfung auf radioisotope Verunreinigungen" nach Methode [*a*] (XIII, 4.0.) müssen mindestens 99,0% Chrom-51 nachgewiesen werden.

[*d*] *Chromat-51-Ionen:* Die Prüfung wird, wie unter „Papierchromatografische Prüfung" (III, 13.0.) angegeben, nach dem aufsteigenden Verfahren durchgeführt.
Es sind 3 Chromatogramme anzufertigen.
Chromatografierpapier: Sorte G. Abmessung 30 cm × 3 cm.
Imprägnierung: Auf den Startpunkt werden 3 Tropfen der Mischung aus 5,0 ml 0,1 N Natronlauge und 15,0 ml Wasser aufgetragen. Der Papierstreifen wird anschließend an der Luft getrocknet.
Aufzutragende Lösung: Die Lösung ist so herzustellen, daß je Milliliter eine Radioaktivität von $1 \cdot 10^6$ Impulsen je Minute erreicht wird. 20 µl dieser Lösung werden als Startfleck aufgetragen.
Laufmittel: Wasser-Äthanol-konzentrierte Ammoniaklösung (50 + 20 + 10)
Laufstrecke: 20 bis 25 cm
Trocknung: Der Papierstreifen wird an der Luft getrocknet.

Detektion: Der Papierstreifen wird schrittweise an einem Strahlendetektor vorbeigeführt und die Radioaktivität gemessen.

Auswertung: Radioaktivität darf nur auf dem Startpunkt und bis zu einem R_F-Wert von 0,10 meßbar sein.

Gehaltsbestimmung

[e] *Radioaktivität* (XIII, 5.0.): Der Gehalt an Chrom-51 wird durch Vergleichsmessung gegen den Chrom-51-Standard, wie unter ,,Bestimmung der Radioaktivität" angegeben, unter Verwendung der Ionisationskammer ermittelt.
Der Berechnung des Gehaltes wird eine Halbwertszeit von 27,8 d zugrunde gelegt.

[f] *Chromtrichlorid:* 0,500 ml Substanz werden mit 5 Tropfen 0,1 N Kaliumpermanganatlösung versetzt. Die Mischung wird in einem Wasserbad von 80 bis 90 °C 40 min erhitzt und anschließend tropfenweise mit konzentrierter Salzsäure versetzt, bis die violette Färbung verschwunden und die Lösung klar ist. Die Lösung wird nach Zusatz von 4,00 ml 3 N Schwefelsäure und 1,00 ml Diphenylkarbazid-RL* mit Wasser zu 50,00 ml aufgefüllt. Die Extinktion (III, 5.0.) dieser Lösung wird bei 540 nm $\pm$ 2 nm im Maximum gegen Wasser gemessen. Die Extinktion darf nicht höher sein als die der nachstehend beschriebenen Vergleichsprobe.
Vergleichsprobe: 1,6965 g Chrom(III)-sulfat werden in Wasser zu 100,00 ml gelöst. 10,00 ml der Lösung werden mit Wasser zu 100,00 ml aufgefüllt. 0,500 ml dieser Lösung werden, wie vorstehend angegeben, behandelt.

[g] *Natriumchlorid:* 0,100 ml Substanz wird mit 30,0 ml Wasser versetzt. Nach Zusatz von 1,00 ml 3 N Schwefelsäure wird die Lösung mit 0,01 N Silbernitratlösung unter Verwendung der Silberelektrode als Indikatorelektrode potentiometrisch (VII, 9.0.) titriert (Feinbürette).

1 ml 0,01 N Silbernitratlösung ist 0,5844 mg Natriumchlorid äquivalent.

Sonstige Prüfungen

[h] Die Substanz muß den unter ,,Injektions- und Infusionszubereitungen" (XIV, 13.0.) angegebenen Forderungen entsprechen.

Aufbewahrung

Vorsichtig!
Nach den gesetzlichen Bestimmungen über den Verkehr mit radioaktiven Präparaten.
In Injektionsflaschen oder Ampullen, die zu einem angegebenen Meßdatum Mengen von 1, 2, 5, 10 oder 20 mCi enthalten.
Höchstens einen Monat.

Injectio Dihydralazini dimethansulfonici

Dihydralazindimethansulfonat-Injektionslösung

Wäßrige Lösung von Dihydralazindimethansulfonat [$(C_8H_{10}N_6)$ $2CH_4O_3S$].
Gehalt an Dihydralazindimethansulfonat [$(C_8H_{10}N_6)$ $2CH_4O_3S$ (382,4)] 0,630 g bis 0,690 g/100 ml.

Beschreibung

Klare, farblose oder nahezu farblose Flüssigkeit.
Geruch nicht wahrnehmbar.
Geschmack bitter.

Identitätsprüfung

[*a*] *Lichtabsorption* (III, 5.0.): 5,0 ml Substanz werden mit Wasser zu 100,0 ml aufgefüllt. 5,0 ml der Lösung werden mit Wasser zu 50,0 ml aufgefüllt. Diese Lösung zeigt bei 312 nm ± 2 nm ein Absorptionsmaximum.

[*b*] 1,00 ml Substanz zeigt nach Zusatz von 5 Tropfen frisch bereiteter Eisen(III)-chloridlösung (0,50 g/100,0 ml) eine violette Färbung.

[*c*] 4,0 ml Substanz werden in einer Porzellanschale auf dem Wasserbad zur Trockne eingedampft. Der Rückstand wird mit 10 Tropfen konzentrierter Wasserstoffperoxidlösung und tropfenweise mit 1,00 ml konzentrierter Schwefelsäure versetzt. Die Mischung wird unter Schwenken erhitzt, bis weiße Nebel entstehen, und anschließend mit 0,050 g Resorzin versetzt. Nach dem Erkalten wird 1 Tropfen der Mischung zu 10,0 ml 3 N Ammoniaklösung gegeben. Diese Mischung zeigt eine gelbgrüne Fluoreszenz.

[*d*] 5,0 ml Substanz werden in einem Porzellantiegel auf dem Wasserbad zur Trockne eingedampft. Der Rückstand und 0,20 g zerstoßenes Natriumhydroxid werden gemischt. Die Mischung wird erhitzt und 120 s geglüht. Nach dem Erkalten wird dieser Rückstand in 10 Tropfen Wasser suspendiert und die Suspension mit 3,0 ml 3 N Salzsäure versetzt. Es ist der Geruch des Schwefeldioxids wahrnehmbar. In die entweichenden Dämpfe wird ein angefeuchteter Streifen frisch bereitetes Kaliumjodat-Stärke-Papier gehalten. Das Kaliumjodat-Stärke-Papier zeigt eine blaue Färbung.

Reinheitsprüfung

[*e*] *Farbe* (VI, 3.0.): 5,0 ml Substanz dürfen nicht stärker gefärbt sein als 5,0 ml Farb-VL Ge 1.

[*f*] *Reaktion:* Die Substanz muß einen pH-Wert (III, 7.0.) im Bereich von 2,5 bis 3,5 zeigen.

[*g*] *Schwermetall-Ionen* (VI, 15.0.): 10,0 ml Substanz dürfen bei der „Prüfung auf Schwermetall-Ionen" nach Methode II keine stärkere Färbung und gegebenenfalls keine stärkere Trübung als die Vergleichsprobe zeigen (höchstens 0,0001%, berechnet als $Pb^{2\oplus}$).

[*h*] *Sulfat-Ionen* (VI, 16.0.): 5,0 ml Substanz dürfen nach Zusatz von 5,0 ml Wasser bei der „Prüfung auf Sulfat-Ionen" keine stärkere Trübung als die Vergleichsprobe zeigen (höchstens 0,001% $SO_4^{2\ominus}$).

Gehaltsbestimmung

[*i*] 10,00 ml Substanz werden in einem Erlenmeyerkolben mit 20,0 ml 3 N Salzsäure und 5,0 g Kaliumbromid versetzt. Nachdem sich das Kaliumbromid gelöst hat, werden 20,00 ml 0,1 N Kaliumbromatlösung hinzugegeben. Die Mischung wird in dem verschlossenen Gefäß unter Lichtschutz 15 min stehengelassen und anschließend mit 1,00 g Kaliumjodid versetzt. Das ausgeschiedene Jod wird mit 0,1 N Natriumthiosulfatlösung titriert. Sobald die Lösung nur noch schwach gelb gefärbt ist, werden 2,0 ml Stärke-I hinzugefügt.

1 ml 0,1 N Kaliumbromatlösung ist 4,780 mg Dihydralazindimethansulfonat äquivalent.

Sonstige Prüfungen

[*j*] Die Substanz muß den unter „Injektions- und Infusionszubereitungen" (XIV, 13.0.) angegebenen Forderungen entsprechen, wobei bei der „Prüfung auf pyrogene Verunreinigungen" die unter Verwendung von isotonischer Natriumchlorid-Injektionslösung bereitete Lösung (0,50 ml/100,0 ml) zu verwenden ist.

Aufbewahrung

Vorsichtig!
In Ampullen.
Vor Licht geschützt.
Höchstens 3 Jahre.

Injectio Ferri(^{59}Fe) chlorati

Eisen(^{59}Fe)-chlorid-Injektionslösung

Gehalt an Eisen-59 90,0 bis 110,0% der deklarierten radioaktiven Konzentration, die 0,1 bis 1,0 mCi/ml beträgt.
Gehalt an Eisen(III)-chlorid [$FeCl_3$ (162,2)] höchstens 726 µg/ml.
Gehalt an Natriumchlorid [NaCl (58,44)] 0,008 bis 0,010 g/ml.
Die Substanz kann bei entsprechender Deklaration 0,009 g/ml Benzylalkohol oder ein anderes geeignetes Bakteriostatikum enthalten.

Beschreibung

Klare, farblose Flüssigkeit.

Identitätsprüfung

[*a*] *γ-Spektrum:* Es wird, wie unter „Prüfung auf radioisotope Verunreinigungen" (XIII, 4.0.) angegeben, das γ-Spektrum aufgenommen. Das erhaltene Spektrum muß mit dem Spektrum des Eisen-59-Standards übereinstimmen.

Reinheitsprüfung

[*b*] *Reaktion:* Die Substanz muß einen pH-Wert (III, 7.0.) im Bereich von 1,5 bis 2,5 zeigen.

[*c*] *Radioisotope Verunreinigungen* (XIII, 4.0.): Bei der „Prüfung auf radioisotope Verunreinigungen" nach Methode [*a*] darf höchstens 0,001% Kobalt-60 nachgewiesen werden.

Gehaltsbestimmung

[*d*] *Radioaktivität* (XIII, 5.0.): Der Gehalt an Eisen-59 wird durch Vergleichsmessung gegen den Eisen-59-Standard, wie unter „Bestimmung der Radioaktivität" angegeben, unter Verwendung der Ionisationskammer ermittelt.
Der Berechnung des Gehaltes wird eine Halbwertszeit von 45,0 d zugrunde gelegt.

[*e*] *Eisen(III)-chlorid:* 0,400 ml Substanz werden mit 40,0 ml Wasser, 5,0 ml Ammoniumazetat-Puffer Nr. 1, 2,00 ml Hydrochinon-RL sowie 1,00 ml Phenanthrolin-RL versetzt und mit Wasser zu 100,00 ml aufgefüllt. Die Extinktion (III, 5.0.) der Lösung wird nach 15 min in einer Schichtdicke von 2 cm bei 510 nm ± 2 nm im Maximum

gegen die Blindprobe gemessen. Die Extinktion darf nicht höher sein als die der nachstehend beschriebenen Vergleichsprobe.
Vergleichsprobe: 0,0855 bis 0,0865 g Eisen(III)-ammoniumsulfat werden in 10,0 ml 1 N Salzsäure gelöst. Die Lösung wird mit Wasser zu 1000,0 ml aufgefüllt. 10,00 ml dieser Lösung werden, wie vorstehend angegeben, mit den Reagenzien behandelt.

[*f*] *Natriumchlorid:* 0,100 ml Substanz wird mit 30,0 ml Wasser versetzt. Nach Zusatz von 1,00 ml 3 N Schwefelsäure wird die Mischung mit 0,01 N Silbernitratlösung unter Verwendung der Silberelektrode als Indikatorelektrode potentiometrisch (VII, 9.0.) titriert (Feinbürette).

1 ml 0,01 N Silbernitratlösung ist 0,5844 mg Natriumchlorid äquivalent.

Sonstige Prüfungen

[*g*] Die Substanz muß den unter „Injektions- und Infusionszubereitungen" (XIV, 13.0.) angegebenen Forderungen entsprechen.

Aufbewahrung

Vorsichtig!
Nach den gesetzlichen Bestimmungen über den Verkehr mit radioaktiven Präparaten.
In Injektionsflaschen oder Ampullen, die zu einem angegebenen Meßdatum Mengen von 0,1, 0,2, 0,5, 1 oder 2 mCi enthalten.
Höchstens 2 Monate.

Injectio Ferri(^{59}Fe) citrici

Eisen(^{59}Fe)-zitrat-Injektionslösung

Ferri(^{59}Fe) citratis injectio

Gehalt an Eisen-59 90,0 bis 110,0% der deklarierten radioaktiven Konzentration, die 0,05 bis 0,20 mCi/ml beträgt.
Gehalt an Eisen(II)-zitrat [$C_{12}H_{10}Fe_3O_{14}$ (545,7)] höchstens 157,5 µg/ml.
Gehalt an Zitronensäure [$C_6H_8O_7 \cdot H_2O$ (210,1)] und Zitrat-Ionen [($C_6H_5O_7^{3\ominus}$ (189,1)] insgesamt höchstens 0,003 g/ml.
Die Substanz kann bei entsprechender Deklaration 0,009 g/ml Benzylalkohol oder ein anderes geeignetes Bakteriostatikum enthalten.

Beschreibung

Klare, farblose Flüssigkeit.

Identitätsprüfung

[*a*] *γ-Spektrum:* Es wird, wie unter ,,Prüfung auf radioisotope Verunreinigungen" (XIII, 4.0.) angegeben, das γ-Spektrum aufgenommen. Das erhaltene Spektrum muß mit dem Spektrum des Eisen-59-Standards übereinstimmen.

Reinheitsprüfung

[*b*] *Reaktion:* Die Substanz muß einen pH-Wert (III, 7.0.) im Bereich von 5,0 bis 7,0 zeigen.

[*c*] *Radioisotope Verunreinigungen* (XIII, 4.0.): Bei der ,,Prüfung auf radioisotope Verunreinigungen" nach Methode [*a*] darf höchstens 0,001% Kobalt-60 nachgewiesen werden.

Gehaltsbestimmung

[*d*] *Radioaktivität* (XIII, 5.0.): Der Gehalt an Eisen-59 wird durch Vergleichsmessung gegen den Eisen-59-Standard, wie unter ,,Bestimmung der Radioaktivität" angegeben, unter Verwendung der Ionisationskammer ermittelt.
Der Berechnung des Gehaltes wird eine Halbwertszeit von 45,0 d zugrunde gelegt.

[*e*] *Eisen(II)-zitrat:* 1,00 ml Substanz wird mit 40,0 ml Wasser, 5,0 ml Ammoniumazetat-Puffer Nr. 1, 2,00 ml Hydrochinon-RL sowie 1,00 ml Phenanthrolin-RL versetzt und mit Wasser zu 100,00 ml aufgefüllt. Die Extinktion (III, 5.0.) der Lösung wird nach

15 min in einer Schichtdicke von 2 cm bei 510 nm $\pm$ 2 nm im Maximum gegen die Blindprobe gemessen. Die Extinktion darf nicht höher sein als die der nachstehend beschriebenen Vergleichsprobe.

Vergleichsprobe: 0,0855 bis 0,0865 g Eisen(III)-ammoniumsulfat werden in 10,0 ml 1 N Salzsäure gelöst. Die Lösung wird mit Wasser zu 1000,0 ml aufgefüllt. 5,00 ml dieser Lösung werden, wie vorstehend angegeben, mit den Reagenzien behandelt.

[*f*] *Zitronensäure, Zitrat-Ionen:* 0,200 ml Substanz werden in einem Reagenzglas mit 8,00 ml Essigsäureanhydrid versetzt. Die Lösung wird in dem verschlossenen Gefäß in einem Wasserbad von 60 °C $\pm$ 1 °C 10 min erwärmt. Nach Zusatz von 1,00 ml Pyridin wird diese Lösung in dem verschlossenen Gefäß in dem gleichen Wasserbad 40 min erwärmt, anschließend in Eiswasser 5 min gekühlt und danach in einem Wasserbad von 20,0 °C 20 min stehengelassen. Die Extinktion (III, 5.0.) dieser Lösung wird in einer Schichtdicke von 2 cm bei 410 nm $\pm$ 2 nm im Maximum gegen die Blindprobe gemessen. Die Extinktion darf nicht höher sein als die der nachstehend beschriebenen Vergleichsprobe.

Vergleichsprobe: 0,0745 bis 0,0755 g Zitronensäure werden in Wasser zu 25,00 ml gelöst. 0,200 ml der Lösung werden, wie vorstehend angegeben, behandelt.

Sonstige Prüfungen

[*g*] Die Substanz muß den unter „Injektions- und Infusionszubereitungen" (XIV, 13.0.) angegebenen Forderungen entsprechen.

Aufbewahrung

Vorsichtig!

Nach den gesetzlichen Bestimmungen über den Verkehr mit radioaktiven Präparaten.

In Injektionsflaschen oder Ampullen, die zu einem angegebenen Meßdatum Mengen von 0,05, 0,1, 0,2, 0,5 oder 1 mCi enthalten.

Sehr kühl!

Höchstens einen Monat.

Injectio Humanserumalbumini(^{131}J)

Humanserumalbumin(^{131}J)-Injektionslösung

Seroalbumini humani iodinati(^{131}I) injectio

Gehalt an Jod-131 90,0 bis 110,0% der deklarierten radioaktiven Konzentration, die 0,5 bis 1,5 mCi/ml beträgt.
Gehalt an Humanserumalbumin 0,0030 bis 0,0100 g/ml.
Gehalt an Natriumchlorid [NaCl (58,44)] 0,008 bis 0,010 g/ml.
Die Substanz kann bei entsprechender Deklaration 0,009 g/ml Benzylalkohol oder ein anderes geeignetes Bakteriostatikum enthalten.

Beschreibung

Klare, farblose Flüssigkeit.

Identitätsprüfung

[*a*] *Halbwertszeit* (XIII, 3.0.): Die Bestimmung wird, wie unter „Bestimmung der Halbwertszeit" angegeben, durchgeführt und an mindestens 5 Tagen die Impulsrate gemessen.
Die ermittelte Halbwertszeit beträgt 7,5 bis 8,5 d.

Reinheitsprüfung

[*b*] *Reaktion:* Die Substanz muß einen pH-Wert (III, 7.0.) im Bereich von 6,0 bis 8,0 zeigen.

[*c*] *Radiationsreinheit:* Bei der „Prüfung auf radioisotope Verunreinigungen" nach Methode [*a*] (XIII, 4.0.) müssen mindestens 99,0% Jod-131 nachgewiesen werden.

[*d*] *Jodid-131-Ionen:* Die Prüfung wird, wie unter „Papierchromatografische Prüfung" (III, 13.0.) angegeben, nach dem aufsteigenden Verfahren durchgeführt.
Es sind 3 Chromatogramme anzufertigen.
Chromatografierpapier: Sorte D. Abmessung 30 cm × 3 cm.
Aufzutragende Lösung: Die Lösung ist so herzustellen, daß je Milliliter eine Radioaktivität von $2 \cdot 10^6$ Impulsen je Minute erreicht wird. 20 µl dieser Lösung werden als Startfleck aufgetragen.
Laufmittel: Methanol-Wasser (75 + 25)
Laufstrecke: 20 bis 25 cm
Trocknung: Der Papierstreifen wird an der Luft getrocknet.

Detektion: Der Papierstreifen wird schrittweise an einem Strahlendetektor vorbeigeführt und die Radioaktivität gemessen.

Auswertung: Die Summe der bei einem R_F-Wert im Bereich von 0,60 bis 0,70 gemessenen Impulse darf höchstens 3,0% der Summe aller an dem Papierstreifen gemessenen Impulse betragen.

Der Beurteilung ist der Mittelwert der Ergebnisse der 3 Chromatogramme zugrunde zu legen.

Gehaltsbestimmung

[*e*] *Radioaktivität* (XIII, 5.0.): Der Gehalt an Jod-131 wird durch Vergleichsmessung gegen den Jod-131-Standard, wie unter „Bestimmung der Radioaktivität" angegeben, unter Verwendung der Ionisationskammer ermittelt.

Der Berechnung des Gehaltes wird eine Halbwertszeit von 8,1 d zugrunde gelegt.

[*f*] *Humanserumalbumin:* 0,300 ml Substanz werden mit Natriumchloridlösung (0,90 g/100,0 ml) zu 5,00 ml aufgefüllt. 1,00 ml der Lösung wird nach Zusatz von 2,00 ml Amidoschwarz-RL geschüttelt, 10 min stehengelassen und anschließend zentrifugiert. 1,00 ml der überstehenden Lösung wird mit Wasser zu 25,00 ml aufgefüllt. Die Extinktion (III, 5.0.) dieser Lösung wird bei 600 nm $\pm$ 2 nm im Maximum gegen Wasser gemessen.

Extinktion: 0,350 bis 0,550.

[*g*] *Natriumchlorid:* 0,100 ml Substanz wird mit 30,0 ml Wasser versetzt. Nach Zusatz von 1,00 ml 3 N Schwefelsäure wird die Lösung mit 0,01 N Silbernitratlösung unter Verwendung der Silberelektrode als Indikatorelektrode potentiometrisch (VII, 9.0.) titriert (Feinbürette).

1 ml 0,01 N Silbernitratlösung ist 0,5844 mg Natriumchlorid äquivalent.

Sonstige Prüfungen

[*h*] Die Substanz muß den unter „Injektions- und Infusionszubereitungen" (XIV, 13.0.) angegebenen Forderungen entsprechen.

Aufbewahrung

Vorsichtig!

Nach den gesetzlichen Bestimmungen über den Verkehr mit radioaktiven Präparaten.

In Injektionsflaschen oder Ampullen, die zu einem angegebenen Meßdatum Mengen von 1, 2, 5 oder 10 mCi enthalten.

Sehr kühl.

Höchstens 28 Tage.

Injectio Kalii(^{42}K) chlorati

Kalium(^{42}K)-chlorid-Injektionslösung

Gehalt an Kalium-42 90,0 bis 110,0% der deklarierten radioaktiven Konzentration, die 0,1 bis 2,0 mCi/ml beträgt.
Gehalt an Kaliumchlorid [KCl (74,56)] 0,011 bis 0,013 g/ml.

Beschreibung

Klare, farblose Flüssigkeit.

Identitätsprüfung

[*a*] *γ-Spektrum:* Es wird, wie unter „Prüfung auf radioisotope Verunreinigungen" (XIII, 4.0.) angegeben, das γ-Spektrum aufgenommen. Das erhaltene Spektrum muß mit dem Spektrum des Kalium-42-Standards übereinstimmen.

Reinheitsprüfung

[*b*] *Reaktion:* Die Substanz muß einen pH-Wert (III, 7.0.) im Bereich von 6,0 bis 8,0 zeigen.

[*c*] *Radiationsreinheit:* Bei der „Prüfung auf radioisotope Verunreinigungen" nach Methode [*a*] (XIII, 4.0.) müssen mindestens 99,0% Kalium-42 nachgewiesen werden.

Gehaltsbestimmung

[*d*] *Radioaktivität* (XIII, 5.0.): Der Gehalt an Kalium-42 wird durch Vergleichsmessung gegen den Kalium-42-Standard, wie unter „Bestimmung der Radioaktivität" angegeben, unter Verwendung der Ionisationskammer ermittelt.
Der Berechnung des Gehaltes wird eine Halbwertszeit von 12,4 h zugrunde gelegt.

[*e*] *Kaliumchlorid:* 0,100 ml Substanz wird mit 30,0 ml Wasser versetzt. Nach Zusatz von 1,00 ml 3 N Schwefelsäure wird die Lösung mit 0,01 N Silbernitratlösung unter Verwendung der Silberelektrode als Indikatorelektrode potentiometrisch (VII, 9.0.) titriert (Feinbürette).

1 ml 0,01 N Silbernitratlösung ist 0,7456 mg Kaliumchlorid äquivalent.

Sonstige Prüfungen

[*f*] Die Substanz muß den unter „Injektions- und Infusionszubereitungen" (XIV, 13.0.) angegebenen Forderungen entsprechen.

Aufbewahrung

Vorsichtig!
Nach den gesetzlichen Bestimmungen über den Verkehr mit radioaktiven Präparaten.
In Injektionsflaschen oder Ampullen, die zu einem angegebenen Meßdatum Mengen von 1, 2, 5 oder 10 mCi enthalten.
Höchstens 3 Tage.

Injectio Macrisalbi (^{131}J)

Makrisalb(^{131}J)-Injektionslösung

Macrisalbi(^{131}I) injectio

Zur Injektion bestimmte Suspension, die durch Denaturierung von Humanserumalbumin entstandene Makroaggregate enthält.

Gehalt an Jod-131 90,0 bis 110,0% der deklarierten radioaktiven Konzentration, die 1,0 bis 10,0 mCi/ml beträgt.
Gehalt an Humanserumalbumin 0,0050 bis 0,0100 g/ml.
Gehalt an Natriumchlorid NaCl (58,44) 0,008 bis 0,010 g/ml.

Die Substanz kann bei entsprechender Deklaration 0,009 g/ml Benzylalkohol oder ein anderes geeignetes Bakteriostatikum enthalten.

Beschreibung

Weiße Suspension.

Identitätsprüfung

[a] *Halbwertszeit* (XIII, 3.0.): Die Bestimmung wird, wie unter „Bestimmung der Halbwertszeit" angegeben, durchgeführt und an mindestens 5 Tagen die Impulsrate gemessen.
Die ermittelte Halbwertszeit beträgt 7,5 bis 8,5 d.

Reinheitsprüfung

[b] *Reaktion:* Die Substanz muß einen pH-Wert (III, 7.0.) im Bereich von 5,0 bis 7,0 zeigen.

[c] *Radiationsreinheit:* Bei der „Prüfung auf radioisotope Verunreinigungen" nach Methode [a] (XIII, 4.0.) müssen mindestens 99,0% Jod-131 nachgewiesen werden.

[d] *Jodid-131-Ionen:* Die Prüfung wird, wie unter „Papierchromatografische Prüfung" (III, 13.0.) angegeben, nach dem aufsteigenden Verfahren durchgeführt.
Es sind 3 Chromatogramme anzufertigen.
Chromatografierpapier: Sorte D. Abmessung 30 cm × 3 cm.
Aufzutragende Lösung: Die Lösung ist so herzustellen, daß je Milliliter eine Radioaktivität von $2 \cdot 10^6$ Impulsen je Minute erreicht wird. 20,0 µl dieser Lösung werden als Startfleck aufgetragen.
Laufmittel: Methanol-Wasser (75+25)
Laufstrecke: 20 bis 25 cm
Trocknung: Der Papierstreifen wird an der Luft getrocknet.

Detektion: Der Papierstreifen wird schrittweise an einem Strahlendetektor vorbeigeführt und die Radioaktivität gemessen.

Auswertung: Die Summe der bei einem R_F-Wert im Bereich von 0,60 bis 0,70 gemessenen Impulse darf höchstens 3,0% der Summe aller an dem Papierstreifen gemessenen Impulse betragen.

Der Beurteilung ist der Mittelwert der Ergebnisse der 3 Chromatogramme zugrunde zu legen.

Gehaltsbestimmung

[e] *Radioaktivität* (XIII, 5.0.): Der Gehalt an Jod-131 wird durch Vergleichsmessung gegen den Jod-131-Standard, wie unter „Bestimmung der Radioaktivität" angegeben, unter Verwendung der Ionisationskammer ermittelt.
Der Berechnung des Gehaltes wird eine Halbwertszeit von 8,1 d zugrunde gelegt.

[f] *Humanserumalbumin:* 0,300 ml Substanz werden mit Natriumchloridlösung (0,90 g/100,0 ml) zu 5,00 ml aufgefüllt. 2,00 ml der Lösung werden nach Zusatz von 4,00 ml Amidoschwarz-RL 60 min gerührt und anschließend zentrifugiert. 1,00 ml der überstehenden Lösung wird mit Wasser zu 25,00 ml aufgefüllt. Die Extinktion (III, 5.0.) dieser Lösung wird bei 600 nm ± 2 nm im Maximum gegen Wasser gemessen.
Extinktion: 0,350 bis 0,490.

[g] *Natriumchlorid:* 0,100 ml Substanz wird mit 30,0 ml Wasser versetzt. Nach Zusatz von 1,00 ml 3 N Schwefelsäure wird die Mischung mit 0,01 N Silbernitratlösung unter Verwendung der Silberelektrode als Indikatorelektrode potentiometrisch (VII, 9.0.) titriert (Feinbürette).

1 ml 0,01 N Silbernitratlösung ist 0,5844 mg Natriumchlorid äquivalent.

Sonstige Prüfungen

[h] *Teilchengröße:* 0,010 ml Substanz wird auf einen Objektträger, der auf der Unterseite mit einer eingeritzten Kreuzmarkierung versehen ist, gegeben, mit einem Deckglas der Abmessung 18 mm × 18 mm bedeckt und unter dem Mikroskop bei 100facher Vergrößerung betrachtet. Der Objektträger wird so fixiert, daß sich die Kreuzmarkierung in der Mitte des mikroskopischen Bildes befindet. Die Kolloidteilchen müssen einen Durchmesser im Bereich von 20 bis 120 μm haben.

[i] Die Substanz muß den unter „Injektions- und Infusionszubereitungen" (XIV, 13.0.) angegebenen Forderungen entsprechen.

Aufbewahrung

Vorsichtig!
Nach den gesetzlichen Bestimmungen über den Verkehr mit radioaktiven Präparaten.
In Injektionsflaschen oder Ampullen, die zu einem angegebenen Meßdatum Mengen von 1, 2, 5, 10 oder 20 mCi enthalten.
Vor Licht geschützt.
Sehr kühl.
Höchstens 14 Tage.

Injectio Natrii(^{24}Na) chlorati

Natrium(^{24}Na)-chlorid-Injektionslösung

Gehalt an Natrium-24 90,0 bis 110,0% der deklarierten radioaktiven Konzentration, die 1,0 bis 5,0 mCi/ml beträgt.
Gehalt an Natriumchlorid [NaCl (58,44)] 0,008 bis 0,010 g/ml.

Beschreibung

Klare, farblose Flüssigkeit.

Identitätsprüfung

[*a*] *γ-Spektrum:* Es wird, wie unter „Prüfung auf radioisotope Verunreinigungen" (XIII, 4.0.) angegeben, das γ-Spektrum aufgenommen. Das erhaltene Spektrum muß mit dem Spektrum des Natrium-24-Standards übereinstimmen.

Reinheitsprüfung

[*b*] *Reaktion:* Die Substanz muß einen pH-Wert (III, 7.0.) im Bereich von 6,0 bis 8,0 zeigen.

[*c*] *Radiationsreinheit:* Bei der „Prüfung auf radioisotope Verunreinigungen" nach Methode [*a*] (XIII, 4.0.) müssen mindestens 99,0% Natrium-24 nachgewiesen werden.

Gehaltsbestimmung

[*d*] *Radioaktivität* (XIII, 5.0.): Der Gehalt an Natrium-24 wird durch Vergleichsmessung gegen den Natrium-24-Standard, wie unter „Bestimmung der Radioaktivität" angegeben, unter Verwendung der Ionisationskammer ermittelt.
Der Berechnung des Gehaltes wird eine Halbwertszeit von 15,0 h zugrunde gelegt.

[*e*] *Natriumchlorid:* 0,100 ml Substanz wird mit 30,0 ml Wasser versetzt. Nach Zusatz von 1,00 ml 3 N Schwefelsäure wird die Lösung mit 0,01 N Silbernitratlösung unter Verwendung der Silberelektrode als Indikatorelektrode potentiometrisch (VII, 9.0.) titriert (Feinbürette).

1 ml 0,01 N Silbernitratlösung ist 0,5844 mg Natriumchlorid äquivalent.

Sonstige Prüfungen

[*f*] Die Substanz muß den unter „Injektions- und Infusionszubereitungen" (XIV, 13.0.) angegebenen Forderungen entsprechen.

Aufbewahrung

Vorsichtig!
Nach den gesetzlichen Bestimmungen über den Verkehr mit radioaktiven Präparaten.
In Injektionsflaschen oder Ampullen, die zu einem angegebenen Meßdatum Mengen von 1, 2, 5, 10, 20 oder 50 mCi enthalten.
Höchstens 3 Tage.

Injectio Natrii chlorati isotonica

Isotonische Natriumchlorid-Injektionslösung

Natrii chloridi injectio

Die Substanz enthält je 1000 ml 154 mval $Na^{\oplus}$ und 154 mval $Cl^{\ominus}$.

Gehalt an Natriumchlorid [NaCl (58,44)] 8,60 bis 9,40 g/1000 ml.

Zusammensetzung:	Natriumchlorid	9,00 g
	Wasser zur Injektion	zu 1000,00 ml

Herstellung (XIV, 13.0.): Das Natriumchlorid wird in dem Wasser zur Injektion gelöst. Die Lösung wird filtriert und nach dem Herstellungsverfahren Nr. 1 oder 2 weiterbehandelt.

Beschreibung

Klare, farblose Flüssigkeit.
Geruch nicht wahrnehmbar.
Geschmack schwach salzig.

Identitätsprüfung

[a] *Brechungsindex* (III, 1.0.): 1,334

[b] *Reaktion:* Die Substanz muß einen pH-Wert (III, 7.0.) im Bereich von 5,5 bis 7,0 zeigen.

[c] Die Substanz färbt beim Erhitzen am Platindraht die nichtleuchtende Flamme kräftig und anhaltend gelb.

[d] 20 Tropfen Substanz geben nach Zusatz von 1,0 ml Wasser, 10 Tropfen 5 N Salpetersäure und 1,0 ml 0,1 N Silbernitratlösung einen weißen Niederschlag, der sich nach Zusatz von 2,0 ml 6 N Ammoniaklösung löst.

Gehaltsbestimmung

[e] 10,00 ml Substanz werden nach Zusatz von 20,0 ml Wasser und 10 Tropfen Kaliumchromat-I mit 0,1 N Silbernitratlösung titriert, bis ein rotbrauner Niederschlag entsteht.

1 ml 0,1 N Silbernitratlösung ist 5,844 mg Natriumchlorid äquivalent.

Sonstige Prüfungen

[f] Die Substanz muß den unter „Injektions- und Infusionszubereitungen" (XIV, 13.0.) angegebenen Forderungen entsprechen.

[*g*] *Pyrogene Verunreinigungen* (X, 3.0.): Die Substanz muß den unter „Prüfung auf pyrogene Verunreinigungen" angegebenen Forderungen entsprechen. Die Substanz wird als Prüflösung verwendet.

Aufbewahrung

In Ampullen oder Injektionsflaschen.

Injectio Natrii chromici(^{51}Cr)

Natriumchromat(^{51}Cr)-Injektionslösung

Natrii chromatis(^{51}Cr) injectio

Gehalt an Chrom-51 90,0 bis 110,0% der deklarierten radioaktiven Konzentration, die 0,5 bis 5,0 mCi/ml beträgt.
Gehalt an Natriumchromat [$Na_2CrO_4 \cdot 10\ H_2O$ (342,1)] höchstens 822 µg/ml.
Gehalt an Natriumchlorid [NaCl (58,44)] 0,008 bis 0,010 g/ml.

Beschreibung

Klare, hellgelbe Flüssigkeit.

Identitätsprüfung

[*a*] *γ-Spektrum:* Es wird, wie unter „Prüfung auf radioisotope Verunreinigungen" (XIII, 4.0.) angegeben, das γ-Spektrum aufgenommen. Das erhaltene Spektrum muß mit dem Spektrum des Chrom-51-Standards übereinstimmen.

Reinheitsprüfung

[*b*] *Reaktion:* Die Substanz muß einen pH-Wert (III, 7.0.) im Bereich von 6,0 bis 8,0 zeigen.

[*c*] *Radiationsreinheit:* Bei der „Prüfung auf radioisotope Verunreinigungen" nach Methode [*a*] (XIII, 4.0.) müssen mindestens 99,0% Chrom-51 nachgewiesen werden.

Gehaltsbestimmung

[*d*] *Radioaktivität* (XIII, 5.0.): Der Gehalt an Chrom-51 wird durch Vergleichsmessung gegen den Chrom-51-Standard, wie unter „Bestimmung der Radioaktivität" angegeben, unter Verwendung der Ionisationskammer ermittelt.
Der Berechnung des Gehaltes wird eine Halbwertszeit von 27,8 d zugrunde gelegt.

[*e*] *Natriumchromat:* 0,500 ml Substanz werden nach Zusatz von 4,00 ml 3 N Schwefelsäure und 1,00 ml Diphenylkarbazid-RL* mit Wasser zu 50,00 ml aufgefüllt. Die Extinktion (III, 5.0.) der Lösung wird bei 540 nm ± 2 nm im Maximum gegen Wasser gemessen. Die Extinktion darf nicht höher sein als die der nachstehend beschriebenen Vergleichsprobe.
Vergleichsprobe: 0,8215 bis 0,8225 g Natriumchromat werden in Wasser zu 100,00 ml gelöst. 10,00 ml der Lösung werden mit Wasser zu 100,00 ml aufgefüllt. 0,500 ml dieser Lösung werden, wie vorstehend angegeben, behandelt.

[f] *Natriumchlorid:* 0,100 ml Substanz wird mit 30,0 ml Wasser versetzt. Nach Zusatz von 1,00 ml 3 N Schwefelsäure wird die Lösung mit 0,01 N Silbernitratlösung unter Verwendung der Silberelektrode als Indikatorelektrode potentiometrisch (VII, 9.0.) titriert (Feinbürette).

1 ml 0,01 N Silbernitratlösung ist 0,5844 mg Natriumchlorid äquivalent.

Sonstige Prüfungen

[g] Die Substanz muß den unter „Injektions- und Infusionszubereitungen" (XIV, 13.0.) angegebenen Forderungen entsprechen.

Aufbewahrung

Vorsichtig!
Nach den gesetzlichen Bestimmungen über den Verkehr mit radioaktiven Präparaten.
In Injektionsflaschen oder Ampullen, die zu einem angegebenen Meßdatum Mengen von 1, 2, 5, 10 oder 20 mCi enthalten.
Höchstens einen Monat.

Injectio Natrii jod(^{131}J)-hippurici

Natrium-2-jod(^{131}J)-hippurat-Injektionslösung

Natrii iodohippuratis(^{131}I) injectio

Gehalt an Jod-131 90,0 bis 110,0% der deklarierten radioaktiven Konzentration, die 0,1 bis 2,0 mCi/ml beträgt.
Gehalt an Natrium-2-jodhippurat [$C_9H_7JNNaO_3$ (327,1)] höchstens 0,010 g/ml.
Die Substanz kann bei entsprechender Deklaration 0,009 g/ml Benzylalkohol oder ein anderes geeignetes Bakteriostatikum enthalten.

Beschreibung

Klare, farblose Flüssigkeit.

Identitätsprüfung

[*a*] *Halbwertszeit* (XIII, 3.0.): Die Bestimmung wird, wie unter „Bestimmung der Halbwertszeit" angegeben, durchgeführt und an mindestens 5 Tagen die Impulsrate gemessen.
Die ermittelte Halbwertszeit beträgt 7,5 bis 8,5 d.

Reinheitsprüfung

[*b*] *Reaktion:* Die Substanz muß einen pH-Wert (III, 7.0.) im Bereich von 6,0 bis 8,0 zeigen.

[*c*] *Radioisotope Verunreinigungen* (XIII, 4.0.): Bei der „Prüfung auf radioisotope Verunreinigungen" nach Methode [*a*] darf höchstens 0,10% nachgewiesen werden.

[*d*] *Jodid-131-Ionen:* Die Prüfung wird, wie unter „Papierchromatografische Prüfung" (III, 13.0.) angegeben, nach dem aufsteigenden Verfahren durchgeführt.
Es sind 3 Chromatogramme anzufertigen.
Chromatografierpapier: Sorte D. Abmessung 30 cm × 3 cm
Aufzutragende Lösung: Die Lösung ist so herzustellen, daß je Milliliter eine Radioaktivität von $1 \cdot 10^6$ Impulsen je Minute erreicht wird. 20 µl dieser Lösung werden als Startfleck aufgetragen.
Laufmittel, Klimatisierungsmittel: n-Butanol-2N Essigsäure (50 + 50). Die Mischung wird kräftig geschüttelt. Nach dem Entmischen wird die untere Schicht zum Klimatisieren und die obere Schicht als Laufmittel verwendet.
Klimatisierungszeit: 60 min
Laufstrecke: 20 bis 25 cm
Trocknung: Der Papierstreifen wird an der Luft getrocknet.

Detektion: Der Papierstreifen wird schrittweise an einem Strahlendetektor vorbeigeführt und die Radioaktivität gemessen.

Auswertung: Die Summe der bei einem R_F-Wert im Bereich von 0,20 bis 0,30 gemessenen Impulse darf höchstens 3,0% der Summe aller an dem Papierstreifen gemessenen Impulse betragen.

Der Beurteilung ist der Mittelwert der Ergebnisse der 3 Chromatogramme zugrunde zu legen.

[e] *Natrium-2-jodbenzoat:* Die Prüfung wird, wie unter „Papierchromatografische Prüfung" (III, 13.0.) angegeben, nach dem absteigenden Verfahren durchgeführt.

Es sind 3 Chromatogramme anzufertigen.

Chromatografierpapier: Sorte H. Abmessung 50 cm × 3 cm

Aufzutragende Lösung: Die Lösung ist so herzustellen, daß je Milliliter eine Radioaktivität von $1 \cdot 10^6$ Impulsen je Minute erreicht wird. 20 µl dieser Lösung werden als Startfleck aufgetragen.

Laufmittel, Klimatisierungsmittel: Benzol-Essigsäure*-Wasser (40 + 40 + 20).

Die Mischung wird kräftig geschüttelt. Nach dem Entmischen wird die untere Schicht zum Klimatisieren und die obere Schicht als Laufmittel verwendet.

Klimatisierungszeit: 3 h

Laufstrecke: 20 bis 25 cm

Trocknung: Der Papierstreifen wird an der Luft getrocknet.

Detektion: Der Papierstreifen wird schrittweise an einem Strahlendetektor vorbeigeführt und die Radioaktivität gemessen.

Auswertung: Die Summe der bei einem R_F-Wert im Bereich von 0,85 bis 0,95 gemessenen Impulse darf höchstens 2,0% der Summe aller an dem Papierstreifen gemessenen Impulse betragen.

Der Beurteilung ist der Mittelwert der Ergebnisse der 3 Chromatogramme zugrunde zu legen.

Gehaltsbestimmung

[f] *Radioaktivität* (XIII, 5.0.): Der Gehalt an Jod-131 wird durch Vergleichsmessung gegen den Jod-131-Standard, wie unter „Bestimmung der Radioaktivität" angegeben, unter Verwendung der Ionisationskammer ermittelt.

Der Berechnung des Gehaltes wird eine Halbwertszeit von 8,1 d zugrunde gelegt.

[g] *Natrium-2-jodhippurat:* 0,100 ml Substanz wird mit Wasser zu 100,00 ml aufgefüllt. Die Extinktion (III, 5.0.) der Lösung wird bei 230 nm ± 3 nm im Maximum gemessen. Die Extinktion darf nicht höher sein als die der nachstehend beschriebenen Vergleichsprobe.

Vergleichsprobe: 0,0495 bis 0,0505 g Natrium-2-jodhippurat werden in Wasser zu 100,00 ml gelöst. 0,200 ml der Lösung werden mit Wasser zu 100,00 ml aufgefüllt. Die Extinktion dieser Lösung wird bei 230 nm ± 3 nm im Maximum gemessen.

Sonstige Prüfungen

[*h*] Die Substanz muß den unter „Injektions- und Infusionszubereitungen" (XIV, 13.0.) angegebenen Forderungen entsprechen.

Aufbewahrung

Vorsichtig!
Nach den gesetzlichen Bestimmungen über den Verkehr mit radioaktiven Präparaten.
In Injektionsflaschen oder Ampullen, die zu einem angegebenen Meßdatum Mengen von 1, 2, 5 oder 10 mCi enthalten.
Vor Licht geschützt.
Sehr kühl.
Höchstens 28 Tage.

Injectio Natrii phosphorici(^{32}P)

Natriumphosphat(^{32}P)-Injektionslösung

Natrii phosphatis(^{32}P) injectio

Gehalt an Phosphor-32 90,0 bis 110,0% der deklarierten radioaktiven Konzentration, die 2,0 bis 20,0 mCi/ml beträgt.
Gehalt an Natriumphosphat(^{32}P) [$Na_3{}^{32}PO_4$ (164,9)] mindestens 98,0%.
Gehalt an Natriumchlorid [NaCl (58,44)] 0,008 bis 0,010 g/ml.

Beschreibung

Klare, farblose Flüssigkeit.

Identitätsprüfung

[a] *Halbwertszeit* (XIII, 3.0.): Die Bestimmung wird, wie unter „Bestimmung der Halbwertszeit" angegeben, durchgeführt und an mindestens 8 Tagen die Impulsrate gemessen.
Die ermittelte Halbwertszeit beträgt 13,3 bis 15,3 d.

Reinheitsprüfung

[b] *Reaktion:* Die Substanz muß einen pH-Wert (III, 7.0.) im Bereich von 6,5 bis 7,5 zeigen.

[c] *Radiationsreinheit:* Bei der „Prüfung auf radioisotope Verunreinigungen" nach Methode [b] (XIII, 4.0.) müssen mindestens 98,0% Phosphor-32 nachgewiesen werden.

Gehaltsbestimmung

[d] *Radioaktivität* (XIII, 5.0.): Der Gehalt an Phosphor-32 wird durch Vergleichsmessung gegen den Phosphor-32-Standard, wie unter „Bestimmung der Radioaktivität" angegeben, unter Verwendung des Geiger-Müller- oder Szintillationszählers ermittelt.
Der Berechnung des Gehaltes wird eine Halbwertszeit von 14,3 d zugrunde gelegt.

[e] *Natriumphosphat(^{32}P):* Die Prüfung wird, wie unter „Papierchromatografische Prüfung" (III, 13.0.) angegeben, nach dem absteigenden Verfahren durchgeführt.
Es sind 3 Chromatogramme anzufertigen.
Chromatografierpapier: Sorte A. Abmessung 50 cm × 3 cm
Aufzutragende Lösung: Die Lösung ist so herzustellen, daß je Milliliter eine Radioaktivität von $1{,}5 \cdot 10^6$ Impulsen je Minute erreicht wird. 20 µl dieser Lösung werden als Startfleck aufgetragen.

Laufmittel: 75,0 ml iso-Propanol, 25,0 ml Wasser, 5,0 g Trichloressigsäure und 0,60 ml 6 N Ammoniaklösung werden gemischt.

Laufstrecke: 30 bis 40 cm

Trocknung: Der Papierstreifen wird an der Luft getrocknet.

Detektion: Der Papierstreifen wird schrittweise an einem Strahlendetektor vorbeigeführt und die Radioaktivität gemessen.

Auswertung: Die Summe der bei einem R_F-Wert im Bereich von 0,70 bis 0,85 gemessenen Impulse muß mindestens 98,0% der Summe aller an dem Papierstreifen gemessenen Impulse betragen. Der Beurteilung ist der Mittelwert der Ergebnisse der 3 Chromatogramme zugrunde zu legen.

[*f*] *Natriumchlorid:* 0,100 ml Substanz wird mit 30,0 ml Wasser versetzt. Nach Zusatz von 1,00 ml 3 N Schwefelsäure wird die Lösung mit 0,01 N Silbernitratlösung unter Verwendung der Silberelektrode als Indikatorelektrode potentiometrisch (VII, 9.0.) titriert (Feinbürette).

1 ml 0,01 N Silbernitratlösung ist 0,5844 mg Natriumchlorid äquivalent.

Sonstige Prüfungen

[*g*] Die Substanz muß den unter „Injektions- und Infusionszubereitungen" (XIV, 13.0.) angegebenen Forderungen entsprechen.

Aufbewahrung

Vorsichtig!

Nach den gesetzlichen Bestimmungen über den Verkehr mit radioaktiven Präparaten.

In Injektionsflaschen oder Ampullen, die zu einem angegebenen Meßdatum Mengen von 1, 2, 5, 10, 20 oder 50 mCi enthalten.

Höchstens einen Monat.

Insulinum

Insulin

Insulinum

Aus den Langerhans'schen Inseln der Bauchspeicheldrüse von Rindern, Schweinen und Schafen gewonnenes Hormon, das den Blutzuckerspiegel senkt. Es stellt einen kristallisierten Eiweißkörper mit einer relativen Molekülmasse von etwa 6000 dar.
0,001 g Substanz hat die Wirksamkeit von mindestens 23 Internationalen Einheiten.

Gehalt an Stickstoff [N (14,01)] 13,0 bis 15,0% und an Zink [Zn (65,37)] 0,30 bis 1,0%. Eine Internationale Einheit entspricht der spezifischen Wirksamkeit von 0,04167 mg des Internationalen Standards.

Beschreibung

Nahezu weißes oder schwach gelbliches, mikrokristallines Pulver.
Geruch nicht wahrnehmbar.
Geschmack nicht wahrnehmbar.

Löslichkeit: Wasser . . . . fast unlöslich
Äthanol . . . . fast unlöslich

Identitätsprüfung

[*a*] 0,0050 bis 0,010 g Substanz werden in 15,0 ml 0,01 N Salzsäure gelöst. Die Lösung wird durch Zusatz von 0,01 N Kalilauge auf einen pH-Wert im Bereich von 5,0 bis 5,5 eingestellt. Es entsteht ein weißer Niederschlag, der sich nach weiterem Zusatz von 0,01 N Kalilauge löst.

[*b*] Die Substanz zeigt bei der Betrachtung unter dem Mikroskop bei 200facher Vergrößerung rhomboedrische Kristalle.

Reinheitsprüfung

[*c*] *Farbe* (VI, 3.0.): 0,0200 g Substanz werden in 10,0 ml 0,01 N Salzsäure gelöst. Die Lösung darf nicht stärker gefärbt sein als 5,0 ml Farb-VL B1.

[*d*] *Sulfatasche* (VI, 18.0.): 0,1000 g Substanz wird, wie unter „Bestimmung der Sulfatasche" angegeben, behandelt. Die Substanz darf höchstens 2,0% Rückstand hinterlassen.

Biologische Wertbestimmung

[*e*] Die Bestimmung wird nach der nachstehend beschriebenen Methode I oder Methode II durchgeführt.

Die Stammlösung des Insulin-Standards enthält je Milliliter die 20 I.E. entsprechende Menge Insulin-Standard. Als Lösungsmittel zur Herstellung der Stammlösung des Insulin-Standards sowie der Standard- und Prüflösungen wird die nachstehend beschriebene Mischung verwendet:

Natriumchlorid	0,850 g
0,1 N Salzsäure	3,160 ml
Methylhydroxybenzoat	0,100 g
Wasser zur Injektion	zu 100,00 ml

Die Stammlösung des Insulin-Standards ist sehr kühl aufzubewahren und darf höchstens 6 Monate verwendet werden.

Methode I

Die Bestimmung beruht auf der Wirkung des Insulins, den Blutzuckerspiegel von Kaninchen zu senken.

Versuchstiere

Die Wertbestimmung ist an gesunden, 1,8 bis 3,0 kg schweren Kaninchen möglichst gleicher Rasse vorzunehmen, die Futter gleichbleibender Zusammensetzung erhalten.
Die Kaninchen werden nach den unter „Ausführung" angegebenen Bedingungen folgender Vorprüfung unterzogen: Für jedes Kaninchen wird das Volumen Standardlösung S_{II} bestimmt, das bei subkutaner Injektion eine maximale Senkung des Blutzuckerspiegels bewirkt, ohne Krämpfe auszulösen. Dieses Volumen beträgt im allgemeinen 0,30 bis 0,50 ml je Kaninchen und wird als Standardvolumen bezeichnet.

Ausführung

Aus der Stammlösung des Insulin-Standards werden die Standardlösungen und aus der zu prüfenden Substanz die Prüflösungen hergestellt.
Die Stammlösung des Insulin-Standards wird mit dem angegebenen Lösungsmittel auf eine Wirksamkeit von 2,0 I.E. je Milliliter (Standardlösung S_{II}) und eine von 1,0 I.E. je Milliliter (Standardlösung S_I) verdünnt.
Von der zu prüfenden Substanz werden mit dem angegebenen Lösungsmittel Lösungen einer Wirksamkeit von annähernd 2,0 I.E. je Milliliter (Prüflösung P_{II}) und von annähernd 1,0 I.E. je Milliliter (Prüflösung P_I) hergestellt.
Die für die Wertbestimmung ausgewählten Kaninchen werden zufallsmäßig in 4 Gruppen zu jeweils mindestens 3 Tieren aufgeteilt und in 2 Versuchsteilen, wie unter „Statistische Auswertung biologischer Prüfungen" (X, 8.0.) für das (2 + 2)-Dosen-Kreuzverfahren der Varianzanalyse angegeben, eingesetzt.
18 h vor der Wertbestimmung wird den Kaninchen das Futter entzogen und nur noch Wasser gereicht. Während der Wertbestimmung erhalten die Kaninchen weder Futter noch Wasser.
Zur Bestimmung des Anfangsblutzuckergehaltes werden zu Beginn der Wertbestimmung jedem Kaninchen 0,20 bis 0,50 ml Blut aus einer Ohrvene entnommen. Danach

wird jeweils allen Kaninchen einer Gruppe das Standardvolumen der Standardlösung S_I, der Standardlösung S_{II}, der Prüflösung P_I bzw. der Prüflösung P_{II} subkutan injiziert. Sofern zwischen den Kaninchen nur geringe Empfindlichkeitsunterschiede vorhanden sind, kann für alle Tiere das gleiche Standardvolumen verwendet werden. 90, 180 und 300 min nach der Injektion werden jedem Kaninchen 0,20 bis 0,50 ml Blut aus einer Ohrvene entnommen. Der Gehalt der Blutproben an Glukose wird, wie nachstehend beschrieben, bestimmt.

24 h nach Beginn des 1. Versuchsteils werden dieselben Kaninchen ohne zwischenzeitliche Fütterung, wie vorstehend angegeben, für den 2. Versuchsteil verwendet. Der 2. Versuchsteil kann auch 2 bis 6 d später durchgeführt werden, wobei 18 h vor Beginn das Futter zu entziehen ist.

Auswertung

Die Senkung des Blutzuckerspiegels wird in Prozent des Anfangsblutzuckergehaltes angegeben, wobei von den drei für jedes Kaninchen nach der Injektion der Standard- bzw. der Prüflösung ermittelten Werten für den Glukose-Gehalt des Blutes der Mittelwert der Berechnung zugrunde gelegt wird.

Die Auswertung erfolgt nach dem unter „Statistische Auswertung biologischer Prüfungen" angegebenen (2 + 2)-Dosen-Kreuzverfahren der Varianzanalyse.

Das Ergebnis der Wertbestimmung muß innerhalb der Vertrauensgrenzen von mindestens 50% und höchstens 200% liegen.

Bestimmung der Glukose im Blut

0,100 ml Blut wird sofort nach der Entnahme mit einer Blutzuckerpipette in ein Zentrifugenglas gegeben, das 1,00 ml Trichloressigsäurelösung (3,00 g/100,0 ml) enthält. Der Inhalt des Zentrifugenglases wird gemischt und bei 500 bis 700 *g* 10 min zentrifugiert. Die überstehende, klare Flüssigkeit wird als Prüflösung verwendet.

0,500 ml Prüflösung und 3,50 ml Toluidin-RL* werden in einem Reagenzglas gemischt. Die Mischung wird im Wasserbad 10 min erhitzt und anschließend schnell auf 20 °C abgekühlt. Die Extinktion (III, 5.0.) dieser Lösung wird innerhalb 30 min in einer Schichtdicke von 5 cm bei 630 nm ± 2 nm im Maximum gegen die nachstehend beschriebene Blindprobe gemessen.

Blindprobe: 0,500 ml Trichloressigsäurelösung (3,00 g/100,0 ml) werden nach Zusatz von 3,50 ml Toluidin-RL, wie vorstehend angegeben, weiterbehandelt.

Vergleichsprobe: 0,100 ml Glukose-RL* wird mit 1,00 ml Trichloressigsäurelösung (3,00 g/100,0 ml) versetzt. 0,500 ml der Lösung werden nach Zusatz von 3,50 ml Toluidin-RL*, wie vorstehend angegeben, weiterbehandelt.

Berechnung:

$$\text{Milligramm Glukose je 100 ml Blut} = \frac{100 \cdot E_1}{E_2}$$

E_1 = Extinktion der Lösung.
E_2 = Extinktion der Vergleichsprobe.

Methode II

Die Bestimmung beruht auf der Wirkung des Insulins, bei Mäusen nach Applikation hoher Dosen Krämpfe, Bewegungslosigkeit oder den Tod der Tiere hervorzurufen.

Versuchstiere

Die Wertbestimmung ist an gesunden 17 bis 23 g schweren männlichen Mäusen vorzunehmen, die Futter gleichbleibender Zusammensetzung erhalten haben und denen das Futter 16 bis 20 h und in jeweils gleichem Zeitabstand vor Versuchsbeginn entzogen wurde.

Ausführung

Aus der Stammlösung des Insulin-Standards werden die Standardlösungen und aus der zu prüfenden Substanz die Prüflösungen hergestellt.
Die Stammlösung des Insulin-Standards wird mit dem angegebenen Lösungsmittel auf eine Wirksamkeit von 0,060 I.E. je Milliliter (Standardlösung S_{II}) und eine von 0,030 I.E. je Milliliter (Standardlösung S_I) verdünnt.
Von der zu prüfenden Substanz werden mit dem angegebenen Lösungsmittel Lösungen einer Wirksamkeit von annähernd 0,060 I.E. je Milliliter (Prüflösung P_{II}) und von annähernd 0,030 I.E. je Milliliter (Prüflösung P_I) hergestellt. In Abhängigkeit von der Empfindlichkeit der Mäuse können andere Dosen bzw. andere Dosisabstände gewählt werden.
120 Mäuse werden zufallsmäßig in 4 Gruppen zu je 30 Tieren aufgeteilt. Jeweils allen Mäusen einer Gruppe werden 0,50 ml der Standardlösung S_I, der Standardlösung S_{II}, der Prüflösung P_I bzw. der Prüflösung P_{II} je 20,0 g Körpermasse subkutan injiziert. Dann werden die Tiere in geeigneten, gut belüfteten Behältnissen bei einer um höchstens ± 1°C schwankenden Temperatur im Bereich von 29 bis 35 °C gehalten und 90 min beobachtet. Die Anzahl der Mäuse jeder Gruppe wird ermittelt, die gestorben sind, Krämpfe zeigen oder länger als 2 bis 3 s, nachdem sie in Rückenlage gebracht wurden, in dieser Lage verbleiben.

Auswertung

Die Auswertung erfolgt nach dem unter „Statistische Auswertung biologischer Prüfungen" angegebenen (2+2)-Dosen-Verfahren der Probitanalyse.
Das Ergebnis der Wertbestimmung muß innerhalb der Vertrauensgrenzen von mindestens 70 % und höchstens 140 % liegen.

Gehaltsbestimmung

[*f*] *Stickstoff:* 0,0100 g Substanz wird, wie unter „Bestimmung des Stickstoffes nach KJELDAHL" (VII, 5.0.) angegeben, behandelt. Zur Titration werden 0,01 N Schwefelsäure und 0,01 N Kalilauge verwendet.

1 ml 0,01 N Schwefelsäure ist 0,1401 mg Stickstoff äquivalent.

[g] *Zink:* 0,2000 g Substanz werden in 0,1 N Salzsäure zu 10,00 ml gelöst. 5,00 ml der Lösung werden mit 10,00 ml der Mischung aus 60,0 ml konzentrierter Ammoniaklösung und 40,00 ml Wasser sowie mit 3 Tropfen Gelatine-RL versetzt. Nach dem Entlüften mit Stickstoff, der mit der vorstehend angegebenen Ammoniaklösung gesättigt worden ist, wird die Lösung, wie unter „Polarografische Bestimmung" (VII, 8.0.) angegeben, behandelt.
Eichkurve: 0,2500 g gekörntes Zink werden in 3 N Salzsäure zu 100,00 ml gelöst. 10,00 ml der Lösung werden mit Wasser zu 100,00 ml aufgefüllt. 1,00, 2,00 und 3,00 ml dieser Lösung werden mit Wasser zu je 5,00 ml aufgefüllt und, wie vorstehend angegeben, behandelt.

$$E \frac{1}{2} = -1{,}38 \text{ V}$$

Aufbewahrung

Vor Licht geschützt.

Inulinum

Inulin

Aus Asterazeen gewonnene Fruktosane.

Beschreibung

Weißes Pulver. Geringe Mengen glasiger Partikel können vorhanden sein.
Geruch nicht wahrnehmbar.
Geschmack nicht wahrnehmbar.

Löslichkeit: Wasser . . . . fast unlöslich
Wasser (100 °C) . . . . . . leicht löslich
Äthanol . . . . fast unlöslich

Prüflösung I: 7,00 g Substanz werden in 70,0 ml Wasser unter Erhitzen zum Sieden gelöst. Die Lösung wird bei 40 bis 50 °C gegebenenfalls mit Wasser zu 70,0 ml aufgefüllt.
Die 40 bis 50 °C warme Prüflösung I ist für die Prüfung nach [*c*] und zur Herstellung der Prüflösung II zu verwenden.

Prüflösung II: 50,0 ml Prüflösung I werden mit Wasser zu 100,0 ml aufgefüllt.
Die Prüflösung II ist gegebenenfalls zur Beseitigung von Abscheidungen zu erhitzen und anschließend auf 20 °C abzukühlen.

Identitätsprüfung

[*a*] Die Prüfung wird, wie unter „Papierchromatografische Prüfung" (III, 13.0.) angegeben, nach dem absteigenden Verfahren durchgeführt, wobei ein Durchlaufchromatogramm anzufertigen ist.
Chromatografierpapier: Sorte D/II. Abmessung 50 cm × 12 cm
Aufzutragende Lösungen: Lösung 1: 10,0 µl der Lösung von [*b*] werden als Startfleck a aufgetragen.
Lösung 2: 10,0 µl Prüflösung II werden als Startfleck b aufgetragen.
Lösung 3: 0,250 g Fruktose-Vergleichssubstanz werden in 5,0 ml Wasser gelöst. 5,0 µl der Lösung werden als Startfleck c aufgetragen.
Beim Auftragen darf das Trocknen nicht durch einen Heißluftstrom beschleunigt werden.
Laufmittel, Klimatisierungsmittel: n-Butanol—Äthanol—Wasser (80 + 20 + 100). Die Mischung wird geschüttelt. Nach dem Entmischen wird die untere Schicht zum Klimatisieren und die obere Schicht nach Zusatz von 10 Volumenteilen Äthanol als Laufmittel verwendet.

Klimatisierungszeit: 60 min

Laufzeit: 48 h

Trocknung: Der Papierstreifen wird an der Luft getrocknet, bis das Laufmittel verdunstet ist.

Detektion: Reagenz: 10,0 ml Anilin-RL, 10,0 ml Diphenylamin-RL und 1,00 ml konzentrierte Phosphorsäure werden vor der Verwendung gemischt.

Der Papierstreifen wird nach dem Besprühen mit dem Reagenz auf einer Längskante stehend bei 90 bis 105 °C getrocknet, bis die Flecke deutlich sichtbar sind, wobei das Papier aber noch nicht bläulich gefärbt sein darf.

Auswertung: Auf dem Chromatogramm müssen unter den Startpunkten a und c die rötlichbraunen Flecke in gleicher Entfernung von den Startpunkten sichtbar sein. Auf dem Startpunkt b muß ein rötlichbrauner Fleck sichtbar sein.

Weitere Flecke können vorhanden sein.

Das Chromatogramm ist für die Prüfung nach [*k*] aufzubewahren.

[*b*] 10,0 ml Prüflösung II werden nach Zusatz von 10 Tropfen konzentrierter Salzsäure in einem Wasserbad von 70 °C 8 min erhitzt. 5,0 ml der Lösung geben nach Zusatz von 5 Tropfen 15 N Natronlauge und 4,0 ml Fehling-RL beim Erhitzen zum Sieden einen roten Niederschlag, der allmählich in einen braunen übergeht.

Der Rest der Lösung ist nach dem Erkalten für die Prüfung nach [*a*] aufzubewahren.

Reinheitsprüfung

[*c*] *Unlösliche Verunreinigungen, Farbe* (VI, 3.0.): 10,0 ml Prüflösung I müssen farblos und dürfen nicht stärker getrübt sein als die unter „Prüfung auf Sulfat-Ionen" (VI, 16.0.) angegebene Vergleichsprobe.

[*d*] *Alkalisch oder sauer reagierende Verunreinigungen:* 10,0 ml Prüflösung II müssen nach Zusatz von 2 Tropfen Phenolphthalein-I farblos und nach darauffolgendem Zusatz von 0,200 ml 0,01 N Kalilauge rot gefärbt sein.

[*e*] *Arsen-Ionen* (VI, 5.0.): 30,0 ml Prüflösung II werden, wie unter „Prüfung auf Arsen-Ionen" angegeben, behandelt. Das Quecksilberbromidpapier darf keine stärkere Färbung als das der Vergleichsprobe zeigen (höchstens 0,00007% $As^{3\oplus}/As^{5\oplus}$).

[*f*] *Kalzium-Ionen* (VI, 10.0.): 10,0 ml Prüflösung II dürfen bei der „Prüfung auf Kalzium-Ionen" keine stärkere Trübung als die Vergleichsprobe zeigen (höchstens 0,01% $Ca^{2\oplus}$).

[*g*] *Schwermetall-Ionen* (VI, 15.0.): 10,0 ml Prüflösung II dürfen bei der „Prüfung auf Schwermetall-Ionen" nach Methode I keine Färbung und gegebenenfalls keine stärkere Trübung als die Blindprobe zeigen.

[*h*] *Chlorid-Ionen* (VI, 7.0.): 4,00 ml Prüflösung II dürfen nach Zusatz von 6,0 ml Wasser bei der „Prüfung auf Chlorid-Ionen" keine stärkere Trübung als die Vergleichsprobe zeigen (höchstens 0,005% $Cl^{\ominus}$).

[i] *Sulfat-Ionen* (VI, 16.0.): 10,0 ml Prüflösung II dürfen bei der „Prüfung auf Sulfat-Ionen" keine stärkere Trübung als die Vergleichsprobe zeigen (höchstens 0,01% $SO_4^{2\ominus}$).

[j] *Fremde Polysaccharide:* 2,0000 g Substanz werden in Wasser zu 50,00 ml gelöst. Die Lösung wird gegebenenfalls zur Beseitigung von Abscheidungen erhitzt und anschließend auf 20 °C abgekühlt. Innerhalb 120 min nach der Herstellung der Lösung wird die optische Drehung (III, 6.0.) bestimmt. Die Berechnung wird auf die bei 100 °C und höchstens 10 Torr getrocknete Substanz bezogen.
$[\alpha]_D^{20} = +37{,}0$ bis $+40{,}5°$.

[k] *Fremde Zucker, Fruktose:* Auf dem Chromatogramm von [a] dürfen unter dem Startpunkt b keine Flecke sichtbar sein.

[l] *Sulfatasche* (VI, 18.0.): 1,000 g Substanz wird, wie unter „Bestimmung der Sulfatasche" angegeben, behandelt. Die Substanz darf höchstens 0,10% Rückstand hinterlassen.

[m] *Trocknungsverlust* (VI, 19.0.): 0,4000 g Substanz werden, wie unter „Bestimmung des Trocknungsverlustes" angegeben, behandelt und bei 100 °C und höchstens 10 Torr 120 min getrocknet. Die Substanz darf höchstens 10,0% Masse verlieren.

Sonstige Prüfungen

[n] *Pyrogene Verunreinigungen* (X, 3.0.): Die unter Verwendung von Wasser zur Injektion bereitete Lösung (10,0 g/100,0 ml) muß den unter „Prüfung auf pyrogene Verunreinigungen" angegebenen Forderungen entsprechen.

Aufbewahrung

Vor Licht geschützt.

Isoamylium nitrosum

Isoamylnitrit

Amylis nitris

3-Methylbutylnitrit

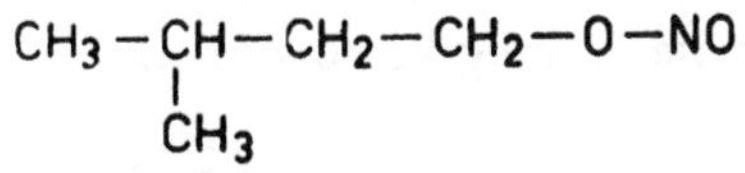

$C_5H_{11}NO_2$ (117,1)

Gehalt 95,0 bis 100,5% Isoamylnitrit.

Beschreibung

Klare, gelbe Flüssigkeit.
Geruch charakteristisch. Zur Beurteilung wird 1 Tropfen Substanz auf ein Stück Filterpapier gegeben.
Geschmack brennend.
Die Substanz ist flüchtig und leicht entflammbar.

Löslichkeit: Wasser . . . . fast unlöslich
Äthanol . . . . mischbar

Identitätsprüfung

[*a*] 2 Tropfen Substanz werden nach Zusatz von 2 Tropfen Wasser und 2,0 ml konzentrierter Schwefelsäure 10 s geschüttelt. Nach 30 s werden 3,0 ml Wasser hinzugefügt. Es ist der Geruch des Isoamylisovalerianates wahrnehmbar.

[*b*] 1 Tropfen Substanz wird mit 1,0 ml Sulfanilsäure-RL versetzt. Die Mischung wird 10 s geschüttelt. Sie zeigt nach Zusatz von 2,0 ml β-Naphthol-RL eine kräftig rote Färbung.

Reinheitsprüfung

[*c*] *Sauer reagierende Verunreinigungen:* 5,0 ml Substanz werden nach Zusatz von 10,0 ml 0,1 N Kalilauge und 1 Tropfen Phenolphthalein-I 10 s geschüttelt. Nach dem Entmischen muß die wäßrige Schicht rot gefärbt sein.

[*d*] *Aldehyde:* 1,00 ml Substanz wird mit 2,0 ml Silbernitrat-RL* und tropfenweise mit 6 N Ammoniaklösung versetzt, bis sich der entstandene Niederschlag gerade wieder gelöst hat. Die Lösung wird in einem Wasserbad von 50 °C 5 min erwärmt und an-

3046/I
2. AB – DDR/376/75

schließend mit Äthanol zu 10,0 ml aufgefüllt. Danach darf die Lösung keine stärkere Färbung als 5,0 ml Farb-VL Ge 6 (VI, 3.0.) zeigen.

[*e*] *Wasser:* 3,0 ml Substanz werden bei 0 °C ± 0,5 °C 5 min stehengelassen. Die Substanz darf keine Trübung zeigen.

Gehaltsbestimmung

[*f*] 0,4000 g Substanz werden in einem 100-ml-Meßkolben in 20,0 ml Äthanol gelöst. Nach Zusatz von 25,00 ml 0,1 N Silbernitratlösung, 20,0 ml Kaliumchloratlösung (5,0 g/100,0 ml) und 10,0 ml 2 N Salpetersäure wird die Mischung 5 min kräftig geschüttelt. Danach wird sie mit Wasser zu 100,00 ml aufgefüllt und filtriert. Die ersten 20 ml Filtrat werden verworfen. 50,00 ml des Filtrates werden mit 5,0 ml Eisen(III)-ammoniumsulfat-I versetzt. Der Überschuß an 0,1 N Silbernitratlösung wird mit 0,1 N Ammoniumthiozyanatlösung bis zur rötlichgelben Färbung titriert (Feinbürette).

1 ml 0,1 N Silbernitratlösung ist 35,14 mg Isoamylnitrit äquivalent.

Aufbewahrung

Vorsichtig!
In sehr gut verschlossenen Gefäßen.
Vor Licht geschützt.
Kühl.

Dosierung

Einzelmaximaldosis: zur Inhalation 0,2 g
Tagesmaximaldosis: zur Inhalation 0,5 g

Isobornylium aceticum

Isobornylazetat

DL-2-Azetoxy-1.7.7-trimethylbizyklo-[2.2.1]-heptan

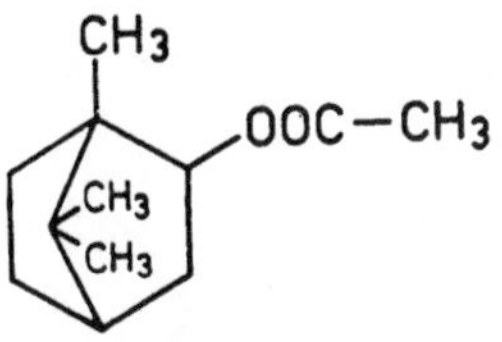

$C_{12}H_{20}O_2$ (196,3)

Gehalt mindestens 95,0% Isobornylazetat.

Beschreibung

Klare, farblose oder schwach gelbe Flüssigkeit.
Geruch nach Fichtennadeln.
Geschmack bitter und aromatisch.

Löslichkeit:		
	Wasser	fast unlöslich
	Äthanol, Äther, Erdnußöl	mischbar

Identitätsprüfung

[*a*] *Brechungsindex* (III, 1.0.): 1,464 bis 1,465

[*b*] *Optische Drehung* (III, 6.0.): $[\alpha]_D^{20} = -1{,}5$ bis $+0{,}5°$

[*c*] 1,00 ml Substanz wird in einem 50-ml-Rundkolben mit 10,0 ml äthanolischer 0,5 N Kalilauge versetzt. Die Lösung wird unter Rückflußkühlung 10 min im Sieden gehalten und danach auf dem Wasserbad zur Trockne eingedampft. Der Rückstand wird mit 5 Tropfen 6 N Salzsäure und 10,0 ml Wasser versetzt. Die Mischung wird geschüttelt und danach filtriert.
Das Filtrat ist für die Prüfung nach [*d*] aufzubewahren.
Der Rückstand wird mit 10,0 ml Wasser gewaschen und 2mal aus je 5,0 ml Petroläther umkristallisiert. Die an der Luft 30 min getrockneten Kristalle schmelzen im Bereich von 210 bis 215 °C (III, 8.0.).

[*d*] 5,0 ml des Filtrates von [*c*] zeigen nach Zusatz von 1,0 ml Eisen(III)-chloridlösung (5,0 g/100,0 ml) eine rote Färbung, die nach Zusatz von 1,0 ml 6 N Salzsäure in eine gelbe übergeht.

Reinheitsprüfung

[*e*] *Unlösliche Verunreinigungen, Farbe* (VI, 2.0./3.0.): 0,500 ml Substanz müssen sich in 20,0 ml Äthanol (70 Vol.-%) lösen. 5,0 ml der Lösung müssen klar und dürfen nicht stärker gefärbt sein als 5,0 ml Farb-VL B1.

[f] *Sauer reagierende Verunreinigungen:* 10,0 ml Substanz werden 2mal mit je 25,0 ml Natriumchlorid-RL, die vorher nach Zusatz von 10 Tropfen Phenolphthalein-I mit 0,1 N Kalilauge bis zur Rosafärbung versetzt worden ist, ausgeschüttelt. Die vereinigten wäßrigen Auszüge müssen nach Zusatz von 0,50 ml 0,1 N Kalilauge mindestens 30 s rosa gefärbt sein (höchstens 0,03%, berechnet als Essigsäure).

[g] *Ungesättigte Verbindungen:* 1,00 ml Substanz wird mit 4,0 ml Antimon(III)-chlorid-RL* versetzt. Nach 120 s darf die Mischung keine stärkere Färbung zeigen als die Mischung aus 1,00 ml Substanz und 4,0 ml Chloroform.

Gehaltsbestimmung

[h] 2,0000 g Substanz werden in einem 200-ml-Rundkolben mit 30,00 ml äthanolischer 0,5 N Kalilauge versetzt. Die Mischung wird im Wasserbad unter Rückflußkühlung und häufigem Schwenken 60 min im Sieden gehalten. In der warmen Lösung wird nach Zusatz von 1,0 ml Phenolphthalein-I der Überschuß an äthanolischer 0,5 N Kalilauge mit 0,5 N Salzsäure titriert.

Unter den gleichen Bedingungen ist ein Blindversuch durchzuführen.

Berechnung:

$$\%\ \text{Isobornylazetat} = \frac{9{,}815(b - a)}{Ew}$$

a = Anzahl Milliliter verbrauchter 0,5 N Salzsäure.
b = Anzahl Milliliter verbrauchter 0,5 N Salzsäure im Blindversuch.
Ew = Einwaage der Substanz in Gramm.

Aufbewahrung

Vor Licht geschützt.

Isoniazidum

Isoniazid

Isoniazidum

Pyridin-4-karbonsäurehydrazid

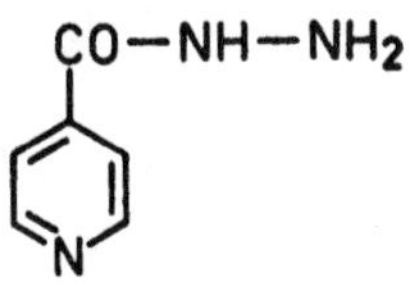

$C_6H_7N_3O$ (137,1)

Gehalt 98,5 bis 100,5% Isoniazid, berechnet auf die bei 105 °C getrocknete Substanz.

Beschreibung

Weißes, kristallines Pulver.
Geruch nicht wahrnehmbar.
Geschmack bitter.

Löslichkeit: Wasser . . . . leicht löslich
Äthanol . . . . mäßig löslich

Prüflösung: 2,500 g Substanz werden in kohlendioxidfreiem Wasser zu 50,0 ml gelöst.

Identitätsprüfung

[*a*] *Schmelzbereich* (III, 8.0.): 169 bis 173 °C

[*b*] 0,020 g Substanz werden in einem Porzellantiegel nach Zusatz von 0,10 g wasserfreiem Natriumkarbonat erhitzt. Es ist der Geruch des Pyridins wahrnehmbar.

Reinheitsprüfung

Alle Prüfungen und die Bestimmung der „Reaktion der Lösung" werden, wie unter „Isoniazidum"/CM-RGW angegeben, durchgeführt.

Gehaltsbestimmung

Die Bestimmung wird, wie unter „Isoniazidum"/CM-RGW angegeben, durchgeführt.

Aufbewahrung

Vorsichtig!
Vor Licht geschützt.

Dosierung

Einzelmaximaldosis:			Tagesmaximaldosis:		
	oral	0,2 g		oral	1 g
	im.	0,2 g		im.	0,6 g
	sk.	0,2 g		sk.	0,6 g

Isoprenalinum sulfuricum

Isoprenalinsulfat

Isoprenalini sulfas

DL-1-[3.4-Dihydroxyphenyl]-2-isopropylaminoäthanolsulfat

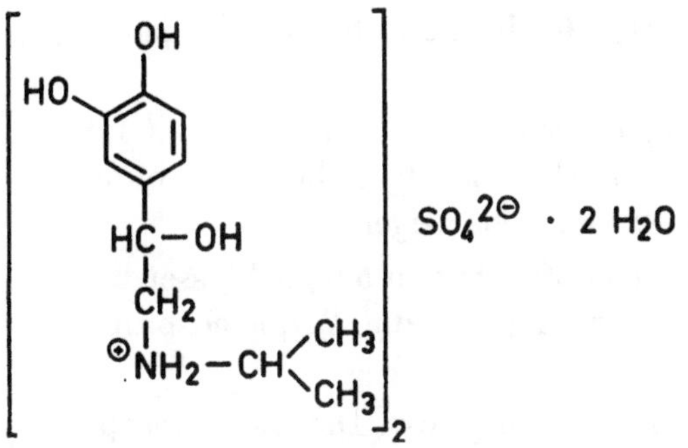

$(C_{11}H_{17}NO_3)_2H_2SO_4 \cdot 2H_2O$ (556,6)

Gehalt 98,0 bis 101,5% Isoprenalinsulfat.

Beschreibung

Weißes oder nahezu weißes, kristallines Pulver.
Geruch nicht wahrnehmbar.
Geschmack schwach bitter.
Die Substanz zersetzt sich unter Luft- und Lichteinwirkung allmählich.

Löslichkeit: Wasser . . . . leicht löslich
Äthanol . . . . schwer löslich

Prüflösung: 0,400 g Substanz werden in Wasser zu 40,0 ml gelöst.
Die Prüflösung ist innerhalb 15 min für die Prüfungen nach [*d*], [*f*] und [*g*] zu verwenden.

Identitätsprüfung

[*a*] *Eutektische Temperatur der Mischung mit Azetanilid* (III, 8.0.): 103 bis 109 °C

[*b*] 0,50 g Substanz werden in 1,0 ml Wasser unter Erwärmen gelöst. Die Lösung wird nach dem Erkalten mit der Mischung aus 3,5 ml Äthanol und 1,5 ml Benzol versetzt und geschüttelt. Nach dem Abkühlen der Mischung auf 10 °C und Reiben der Gefäßwand mit einem Glasstab entsteht ein kristalliner Niederschlag. Der Niederschlag wird auf einem Filter gesammelt. Die an der Luft 30 min getrockneten Kristalle schmelzen im Bereich von 163 bis 172 °C unter Zersetzung (III, 8.0.).

[c] 5,0 ml Prüflösung geben nach Zusatz von 10 Tropfen 3 N Salzsäure und 10 Tropfen Bariumchloridlösung (5,0 g/100,0 ml) einen weißen, kristallinen Niederschlag.

Reinheitsprüfung

[d] *Unlösliche Verunreinigungen, Farbe* (VI, 2.0./3.0.): 5,0 ml Prüflösung müssen klar und farblos sein.

[e] *Reaktion:* Die Prüflösung muß einen pH-Wert (III, 7.0.) im Bereich von 3,5 bis 5,0 zeigen.

[f] *Schwermetall-Ionen* (VI, 15.0.): 5,0 ml Prüflösung dürfen nach Zusatz von 5,0 ml Wasser bei der „Prüfung auf Schwermetall-Ionen" nach Methode II keine Färbung und gegebenenfalls keine stärkere Trübung als die Blindprobe zeigen.

[g] *Chlorid-Ionen* (VI, 7.0.): 5,0 ml Prüflösung dürfen nach Zusatz von 5,0 ml Wasser bei der „Prüfung auf Chlorid-Ionen" keine stärkere Trübung als die Vergleichsprobe zeigen (höchstens 0,02% $Cl^{\ominus}$).

[h] *Isoprenalon:* 0,1000 g Substanz wird in Wasser zu 100,0 ml gelöst. Die Lichtabsorption (III, 5.0.) der Lösung wird bei 310 nm $\pm$ 2 nm im Maximum gemessen. Die Extinktion darf höchstens 0,200 betragen.

[i] *Sulfatasche* (VI, 18.0.): 1,000 g Substanz wird, wie unter „Bestimmung der Sulfatasche" angegeben, behandelt. Die Substanz darf höchstens 0,10% Rückstand hinterlassen.

Gehaltsbestimmung

[j] 0,3000 g Substanz werden in einem Erlenmeyerkolben mit aufgesetztem Silikagelrohr in 30,0 ml wasserfreier Essigsäure unter mäßigem Erwärmen gelöst. Nach dem Erkalten und Zusatz von 3 Tropfen Kristallviolett-I wird die Lösung mit 0,1 N Perchlorsäure bis zum Farbumschlag nach Blaugrün titriert (Feinbürette).

1 ml 0,1 N Perchlorsäure ist 55,66 mg Isoprenalinsulfat äquivalent.

Aufbewahrung

Vorsichtig!
Vor Licht geschützt.

Dosierung

Einzelmaximaldosis:			Tagesmaximaldosis:	
	oral	0,04 g	oral	0,1 g
	im.	0,001 g	im.	0,01 g
	iv.	0,001 g	iv.	0,01 g
	sk.	0,001 g	sk.	0,01 g
intrakardial		0,0005 g		

Maximalkonzentration: 1% als Spray

Isopropanolum

Isopropanol

Propanol-(2)

$CH_3-\underset{\displaystyle OH}{\underset{|}{CH}}-CH_3$

C_3H_8O (60,10)

Beschreibung

Klare, farblose Flüssigkeit.
Geruch schwach nach Äthanol und Azeton.
Geschmack brennend und schwach bitter.
Die Substanz ist flüchtig und entflammbar.

Löslichkeit: Wasser, Äthanol . . . . mischbar

Identitätsprüfung

[*a*] *Dichte* (III, 2.0.): 0,785 bis 0,789 g/ml

[*b*] *Siedebereich* (III, 9.0.): 80,0 bis 83,0 °C

Reinheitsprüfung

[*c*] *Unlösliche Verunreinigungen, Farbe* (VI, 2.0./3.0.): Je 10,00 ml Substanz werden jeweils in einem 50-ml-Erlenmeyerkolben mit 5,0, 10,0 und 20,0 ml Wasser versetzt. Die Lösungen müssen bei der Betrachtung von oben her und bei seitlicher Betrachtung gegen einen mattweißen Hintergrund klar und farblos sein.

[*d*] *Azeton:* 25,0 ml Substanz werden mit 25,0 ml Wasser und 5 Tropfen Bromphenolblau-I versetzt. Die Lösung wird mit 0,1 N Natronlauge, wenn sie eine gelbe Färbung zeigt, oder mit 0,1 N Schwefelsäure, wenn sie eine blauviolette Färbung zeigt, bis zum Farbumschlag nach Blaugrün versetzt. Nach Zusatz von 30,0 ml Hydroxylaminhydrochloridlösung (3,50 g/100,0 ml) wird die Lösung 15 min stehengelassen und danach mit 0,1 N Natronlauge bis zum Farbumschlag nach Blaugrün titriert. Es dürfen höchstens 5,0 ml 0,1 N Natronlauge verbraucht werden (höchstens 0,15% Azeton).

[*e*] *Verdampfungsrückstand* (VI, 20.0.): 25,0 ml Substanz werden, wie unter „Bestimmung des Verdampfungsrückstandes“ angegeben, behandelt. Die Substanz darf höchstens 0,0020 g Rückstand hinterlassen.

Aufbewahrung

Höchstens 10 Jahre.

3046/I
2. AB – DDR/380/75

Jodoformium

Jodoform

Trijodmethan

CHJ_3 (393,7)

Gehalt 98,0 bis 101,0% Jodoform.

Beschreibung

Gelbgrüne oder gelbe Kristalle bzw. gelbgrünes, mikrokristallines Pulver.
Geruch charakteristisch.

Löslichkeit: Wasser . . . . fast unlöslich
Äthanol . . . . mäßig löslich

Prüflösung: 5,00 g Substanz werden nach Zusatz von 50,0 ml Wasser 60 s geschüttelt. Das Filtrat wird als Prüflösung verwendet.

Identitätsprüfung

[*a*] *Schmelzbereich* (III, 8.0.): 121 bis 125 °C unter Zersetzung

[*b*] 0,050 g Substanz werden in 3,5 ml Äthanol gelöst. Die Lösung gibt nach Zusatz von 1,0 ml 0,1 N Silbernitratlösung und 1,0 ml 5 N Salpetersäure einen grünlichgelben Niederschlag, der nach Zusatz von 5,0 ml 6 N Ammoniaklösung ungelöst bleibt.

[*c*] 0,10 g Substanz wird in einem Reagenzglas über freier Flamme erhitzt. Die entweichenden Dämpfe zeigen eine violette Färbung.

Reinheitsprüfung

[*d*] *Unlösliche Verunreinigungen* (VI, 2.0.): 0,500 g Substanz müssen sich in 5,0 ml Äther lösen. Die Lösung muß klar sein.

[*e*] *Alkalisch oder sauer reagierende Verunreinigungen:* 10,0 ml Prüflösung müssen nach Zusatz von 2 Tropfen Bromthymolblau-I gelbgrün und nach darauffolgendem Zusatz von 0,50 ml 0,01 N Kalilauge blau gefärbt sein.

[*f*] *Schwermetall-Ionen* (VI, 15.0.): 10,0 ml Prüflösung dürfen bei der „Prüfung auf Schwermetall-Ionen" nach Methode I keine stärkere Färbung und gegebenenfalls keine stärkere Trübung als die Vergleichsprobe zeigen (höchstens 0,001%, berechnet als $Pb^{2\oplus}$).

[*g*] *Chlorid-, Jodid-Ionen:* 5,0 ml Prüflösung dürfen nach Zusatz von 5,0 ml Wasser bei der „Prüfung auf Chlorid-Ionen" (VI, 7.0.) keine stärkere Trübung als die Vergleichsprobe zeigen (höchstens 0,002%, berechnet als $Cl^{\ominus}$).

[*h*] *Sulfat-Ionen* (VI, 16.0.): 10,0 ml Prüflösung dürfen bei der „Prüfung auf Sulfat-Ionen" keine stärkere Trübung als die Vergleichsprobe zeigen (höchstens 0,005% $SO_4^{2\ominus}$).

[*i*] *Pikrinsäure:* 10,0 ml Prüflösung müssen farblos sein.

[*j*] *Glührückstand* (VI, 17.0.): 0,400 g Substanz werden, wie unter „Bestimmung des Glührückstandes" angegeben, behandelt. Die Substanz darf höchstens 0,25% Rückstand hinterlassen.

Gehaltsbestimmung

[*k*] 0,2000 g Substanz werden in 50,0 ml Methanol gelöst. Nach Zusatz von 25,00 ml 0,1 N Silbernitratlösung und 5,0 ml 5 N Salpetersäure wird die Mischung auf dem Wasserbad unter Rückflußkühlung 30 min im Sieden gehalten. Nach dem Erkalten und Zusatz von 150 ml Wasser sowie 5,0 ml Eisen(III)-ammoniumsulfat-I wird der Überschuß an 0,1 N Silbernitratlösung mit 0,1 N Ammoniumthiozyanatlösung bis zur rötlichgelben Färbung titriert.

1 ml 0,1 N Silbernitratlösung ist 13,12 mg Jodoform äquivalent.

Aufbewahrung

In sehr gut verschlossenen Gefäßen.
Vor Licht geschützt.
Höchstens 10 Jahre.

Jodum

Jod

Iodum

J (126,9)

Gehalt 99,5 bis 100,5% Jod.

Beschreibung

Schwarzgraue, metallisch glänzende Kristallplättchen.
Geruch charakteristisch.

Löslichkeit: Wasser . . . . sehr schwer löslich
Äthanol . . . . löslich

Prüflösung: 2,000 g gepulverte Substanz werden nach Zusatz von 40,0 ml Wasser 60 s geschüttelt. Das Filtrat wird als Prüflösung verwendet.

Identitätsprüfung

[*a*] 5,0 ml Prüflösung zeigen nach Zusatz von 1,0 ml Stärke-I eine blaue Färbung, die beim Erwärmen verschwindet und beim Erkalten wieder erscheint.

[*b*] 0,50 g Substanz werden vorsichtig erhitzt. Die entweichenden Dämpfe zeigen eine violette Färbung.

Reinheitsprüfung

[*c*] *Unlösliche Verunreinigungen* (VI, 2.0.): 0,500 g Substanz müssen sich in 5,00 ml 3 N Natronlauge lösen. Die Lösung muß klar sein.

[*d*] *Bromid-, Chlorid-Ionen:* 10,0 ml Prüflösung werden nach Zusatz von 0,010 g Zinkstaub* beim Erwärmen entfärbt. Anschließend wird die Mischung filtriert. Das erkaltete Filtrat wird mit 3,0 ml 3 N Ammoniaklösung, 0,50 g Kaliumnitrat, 2 Tropfen frisch bereiteter Kaliumjodidlösung (10,0 g/100,0 ml) sowie 2,0 ml 0,1 N Silbernitratlösung versetzt, kräftig geschüttelt und filtriert. 4,00 ml dieses Filtrates werden nach Zusatz von 2,0 ml Wasser und 5,0 ml 2 N Salpetersäure zu 3 Tropfen 0,1 N Silbernitratlösung gegeben und geschüttelt. Die Lösung darf keine stärkere Trübung als die nachstehend beschriebene Vergleichsprobe zeigen (höchstens 0,005%, berechnet als $Cl^{\ominus}$).
Vergleichsprobe: 10,0 ml Chlorid-VL (VI, 7.0.) werden nach Zusatz von 1,00 ml 2 N Salpetersäure zu 3 Tropfen 0,1 N Silbernitratlösung gegeben und geschüttelt.

[*e*] *Sulfat-Ionen* (VI, 16.0.): 10,0 ml Prüflösung dürfen bei der „Prüfung auf Sulfat-Ionen" keine Trübung zeigen.

[*f*] *Zyanid-Ionen:* 5,0 ml Prüflösung werden mit 0,010 g Eisen(II)-sulfat sowie 1 Tropfen 3 N Natronlauge versetzt und anschließend erwärmt. Nach dem Erkalten und Zusatz von 1 Tropfen Eisen(III)-chloridlösung (5,0 g/100,0 ml) sowie 1,0 ml 6 N Salzsäure darf die Lösung keine grüne oder blaue Färbung zeigen.

[*g*] *Verdampfungsrückstand* (VI, 20.0.): 2,000 g Substanz werden, wie unter „Bestimmung des Verdampfungsrückstandes" angegeben, behandelt. Die Substanz darf höchstens 0,050% Rückstand hinterlassen.
Das Verdampfen ist unter einem Abzug vorzunehmen.

Gehaltsbestimmung

[*h*] 0,2500 g Substanz werden in einem verschlossenen 200-ml-Erlenmeyerkolben in der Lösung von 1,0 g Kaliumjodid in 2,0 ml Wasser gelöst. Nach Zusatz von 100 ml Wasser wird die Lösung mit 0,1 N Natriumthiosulfatlösung titriert. Sobald die Lösung nur noch schwach gelb gefärbt ist, werden 2,0 ml Stärke-I hinzugefügt.

1 ml 0,1 N Natriumthiosulfatlösung ist 12,69 mg Jod äquivalent.

Aufbewahrung

Vorsichtig!
Vor Licht geschützt.
Höchstens 10 Jahre.

Dosierung

Einzelmaximaldosis: oral 0,05 g Tagesmaximaldosis: oral 0,15 g

Kalium aceticum

Kaliumazetat

Kaliumsalz der Äthansäure

$$\left[CH_3-COO^{\ominus}\right] K^{\oplus}$$

$C_2H_3KO_2$ (98,15)

Gehalt 98,5 bis 100,5% Kaliumazetat, berechnet auf die bei 105 °C getrocknete Substanz.

Beschreibung

Weißes, kristallines oder mikrokristallines Pulver.
Geruch höchstens schwach wahrnehmbar.
Geschmack brennend und salzig.
Die Substanz ist stark hygroskopisch.

Löslichkeit: Wasser . . . . sehr leicht löslich
Äthanol . . . . leicht löslich

Prüflösung: 4,000 g Substanz werden in kohlendioxidfreiem Wasser zu 80,0 ml gelöst.

Identitätsprüfung

[*a*] 2,0 ml Prüflösung geben nach Zusatz von 1,0 ml Wasser, 1,0 ml 3 N Salzsäure und 10 Tropfen 6 N Perchlorsäure einen weißen, kristallinen Niederschlag.

[*b*] 0,10 g Substanz wird nach Zusatz von 1,0 ml Äthanol und 1,0 ml konzentrierter Schwefelsäure vorsichtig erhitzt. Es ist der Geruch des Äthylazetates wahrnehmbar.

Reinheitsprüfung

[*c*] *Unlösliche Verunreinigungen, Farbe* (VI, 2.0./3.0.): 5,0 ml Prüflösung müssen klar und farblos sein.

[*d*] *Alkalisch oder sauer reagierende Verunreinigungen:* 10,0 ml Prüflösung müssen nach Zusatz von 2 Tropfen Phenolphthalein-I rot gefärbt und nach darauffolgendem Zusatz von 0,50 ml 0,01 N Salzsäure farblos sein.

[*e*] *Arsen-Ionen* (VI, 5.0.): 10,0 ml Prüflösung werden nach Zusatz von 20,0 ml Wasser, wie unter „Prüfung auf Arsen-Ionen" angegeben, behandelt. Das Quecksilberbromidpapier darf keine stärkere Färbung als das der Vergleichsprobe zeigen (höchstens 0,0002% $As^{3\oplus}/As^{5\oplus}$).

[*f*] *Eisen-Ionen* (VI, 8.0.): 10,0 ml Prüflösung dürfen bei der „Prüfung auf Eisen-Ionen" keine Färbung zeigen.

[*g*] *Kalzium-Ionen* (VI, 10.0.): 2,00 ml Prüflösung dürfen nach Zusatz von 8,0 ml Wasser bei der „Prüfung auf Kalzium-Ionen" keine stärkere Trübung als die Vergleichsprobe zeigen (höchstens 0,05% $Ca^{2\oplus}$).

[*h*] *Natrium-Ionen:* 0,50 ml Prüflösung werden mit 2,50 ml Wasser, 2,00 ml Äthanol und 3,0 ml Kaliumhexahydroxoantimonat(V)-RL versetzt. Die Lösung darf nach 15 min keine Trübung zeigen.

[*i*] *Schwermetall-Ionen* (VI, 15.0.): 1,00 g Substanz wird in Wasser zu 10,0 ml gelöst. Die Lösung darf bei der „Prüfung auf Schwermetall-Ionen" nach Methode I keine stärkere Färbung und gegebenenfalls keine stärkere Trübung als die Vergleichsprobe zeigen (höchstens 0,001%, berechnet als $Pb^{2\oplus}$).

[*j*] *Chlorid-Ionen* (VI, 7.0.): 2,00 ml Prüflösung dürfen nach Zusatz von 8,0 ml Wasser bei der „Prüfung auf Chlorid-Ionen" keine stärkere Trübung als die Vergleichsprobe zeigen (höchstens 0,01% $Cl^{\ominus}$).

[*k*] *Sulfat-Ionen* (VI, 16.0.): 10,0 ml Prüflösung dürfen bei der „Prüfung auf Sulfat-Ionen" keine Trübung zeigen.

[*l*] *Organische Verunreinigungen:* 1,00 g Substanz wird in 5,0 ml konzentrierter Schwefelsäure unter Schütteln gelöst. 15 min nach dem Schwefelsäurezusatz darf die Lösung keine stärkere Färbung als 5,0 ml Farb-VL B 3 oder Ge 3 (VI, 3.0.) zeigen.

[*m*] *Reduzierende Verunreinigungen:* 5,0 ml Prüflösung werden nach Zusatz von 5,0 ml 3 N Schwefelsäure und 1,00 ml 0,01 N Kaliumpermanganatlösung im Wasserbad 10 min erhitzt. Die Lösung darf keine schwächere Färbung zeigen als die in gleicher Weise behandelte Mischung aus 5,0 ml Wasser, 5,0 ml 3 N Schwefelsäure und 0,50 ml 0,01 N Kaliumpermanganatlösung.

[*n*] *Trocknungsverlust* (VI, 19.0.): 0,1500 g Substanz werden, wie unter „Bestimmung des Trocknungsverlustes" angegeben, behandelt und bei 105 °C 120 min getrocknet. Die Substanz darf höchstens 5,0% Masse verlieren.

Gehaltsbestimmung

[*o*] 0,0900 g Substanz werden in 30,0 ml wasserfreier Essigsäure unter Schütteln gelöst. Die Lösung wird nach Zusatz von 2 Tropfen Kristallviolett-I mit 0,1 N Perchlorsäure bis zum Farbumschlag nach Blau titriert (Feinbürette).

1 ml 0,1 N Perchlorsäure ist 9,815 mg Kaliumazetat äquivalent.
Der Gehalt wird auf die bei 105 °C getrocknete Substanz berechnet.

Aufbewahrung

In sehr gut verschlossenen Gefäßen.
Höchstens 10 Jahre.

Kalium adipinicum

Kaliumadipat

Dikaliumsalz der Hexandisäure

$[{}^{\ominus}OOC-CH_2-CH_2-CH_2-CH_2-COO^{\ominus}]\ 2\ K^{\oplus}$

$C_6H_8K_2O_4$ (222,3)

Gehalt 96,5 bis 101,0% Kaliumadipat, berechnet auf die bei 105 °C getrocknete Substanz.

Beschreibung

Weißes, kristallines Pulver.
Geruch nicht wahrnehmbar.
Geschmack salzig.

Löslichkeit: Wasser . . . . leicht löslich
Äthanol . . . . fast unlöslich

Prüflösung: 5,00 g Substanz werden in Wasser zu 50,0 ml gelöst.

Identitätsprüfung

[*a*] 1,0 ml Prüflösung gibt nach Zusatz von 2,0 ml Wasser, 1,0 ml 3 N Salzsäure und 10 Tropfen 6 N Perchlorsäure einen weißen, kristallinen Niederschlag.

[*b*] 1,00 g Substanz wird in 5,0 ml Wasser gelöst. Die Lösung gibt nach Zusatz von 2,5 ml 5 N Salpetersäure einen weißen, kristallinen Niederschlag. Der Niederschlag wird auf einem Filter gesammelt. Die 3mal mit je 10,0 ml Wasser gewaschenen und bei 105 °C 60 min getrockneten Kristalle schmelzen im Bereich von 148 bis 153 °C (III, 8.0.).

Reinheitsprüfung

[*c*] *Unlösliche Verunreinigungen, Farbe* (VI, 2.0./3.0.): 5,0 ml Prüflösung müssen klar und farblos sein.

[*d*] *Alkalisch oder sauer reagierende Verunreinigungen:* 1,00 ml Prüflösung muß nach Zusatz von 2,0 ml Wasser und 2 Tropfen Phenolphthalein-I farblos und nach darauffolgendem Zusatz von 0,50 ml 0,1 N Kalilauge rot gefärbt sein.

[*e*] *Arsen-Ionen* (VI, 5.0.): 10,0 ml Prüflösung werden nach Zusatz von 20,0 ml Wasser, wie unter „Prüfung auf Arsen-Ionen" angegeben, behandelt. Das Quecksilberbromidpapier darf keine stärkere Färbung als das der Vergleichsprobe zeigen (höchstens 0,0001% $As^{3\oplus}/As^{5\oplus}$).

[*f*] *Eisen-Ionen* (VI, 8.0.): 10,0 ml Prüflösung dürfen bei der „Prüfung auf Eisen-Ionen“ keine stärkere Färbung als die Vergleichsprobe zeigen (höchstens 0,001% $Fe^{2\oplus}$/$Fe^{3\oplus}$).

[*g*] *Magnesium-Ionen* (VI, 12.0.): 1,00 ml Prüflösung darf nach Zusatz von 4,0 ml Wasser bei der „Prüfung auf Magnesium-Ionen“ keine stärkere rote Färbung als die Vergleichsprobe I zeigen (höchstens 0,01% $Mg^{2\oplus}$).

[*h*] *Schwermetall-Ionen* (VI, 15.0.): 10,0 ml Prüflösung dürfen bei der „Prüfung auf Schwermetall-Ionen“ nach Methode II keine stärkere Färbung und gegebenenfalls keine stärkere Trübung als die Vergleichsprobe zeigen (höchstens 0,001%, berechnet als $Pb^{2\oplus}$).

[*i*] *Chlorid-Ionen* (VI, 7.0.): 1,00 ml Prüflösung darf nach Zusatz von 9,0 ml Wasser bei der „Prüfung auf Chlorid-Ionen“ keine stärkere Trübung als die Vergleichsprobe zeigen (höchstens 0,01% $Cl^{\ominus}$).

[*j*] *Nitrat-, Nitrit-Ionen:* 1,00 ml Prüflösung darf nach Zusatz von 2,00 ml Wasser bei der „Prüfung auf Nitrat-Ionen“ (VI, 13.0.) keinen blauen Ring zeigen.

[*k*] *Oxalat-Ionen* (VI, 14.0.): 5,0 ml Prüflösung dürfen bei der „Prüfung auf Oxalat-Ionen“ keine Trübung zeigen.

[*l*] *Sulfat-Ionen* (VI, 16.0.): 1,00 ml Prüflösung darf nach Zusatz von 9,0 ml Wasser bei der „Prüfung auf Sulfat-Ionen“ keine stärkere Trübung als die Vergleichsprobe zeigen (höchstens 0,05% $SO_4^{2\ominus}$).

[*m*] *Trocknungsverlust* (VI, 19.0.): 0,4000 g Substanz werden, wie unter „Bestimmung des Trocknungsverlustes“ angegeben, behandelt und bei 105 °C 3 h getrocknet. Die Substanz darf höchstens 0,50% Masse verlieren.

Gehaltsbestimmung

[*n*] 0,0800 g Substanz werden in 20,0 ml wasserfreier Essigsäure gelöst. Die Lösung wird nach Zusatz von 3 Tropfen Malachitgrün-I mit 0,1 N Perchlorsäure bis zum Farbumschlag nach Gelb titriert (Feinbürette).

1 ml 0,1 N Perchlorsäure ist 11,12 mg Kaliumadipat äquivalent.
Der Gehalt wird auf die bei 105 °C getrocknete Substanz berechnet.

Aufbewahrung

Höchstens 10 Jahre.

Kalium bromatum

Kaliumbromid

Kalii bromidum

KBr (119,0)

Gehalt 98,5 bis 101,2% Kaliumbromid, berechnet auf die bei 105 °C getrocknete Substanz.

Beschreibung

Farblose, würfelförmige Kristalle oder weißes, kristallines Pulver.
Geruch nicht wahrnehmbar.
Geschmack salzig.

Löslichkeit: Wasser . . . . leicht löslich
Äthanol . . . . schwer löslich

Prüflösung: 6,00 g Substanz werden in kohlendioxidfreiem Wasser zu 60,0 ml gelöst.

Identitätsprüfung

[*a*] 2,0 ml Prüflösung geben nach Zusatz von 1,0 ml Wasser, 1,0 ml 3 N Salzsäure und 10 Tropfen 6 N Perchlorsäure einen weißen, kristallinen Niederschlag.

[*b*] 5 Tropfen Prüflösung werden nach Zusatz von 3,0 ml Wasser, 5 Tropfen 3 N Schwefelsäure, 3,0 ml Chloroform und 10 Tropfen frisch bereiteter Tosylchloramid-Natrium-Lösung (5,0 g/100,0 ml) geschüttelt. Nach dem Entmischen zeigt die Chloroformschicht eine rotbraune Färbung.

Reinheitsprüfung

[*c*] *Unlösliche Verunreinigungen, Farbe* (VI, 2.0./3.0.): 5,0 ml Prüflösung müssen klar und farblos sein.

[*d*] *Alkalisch reagierende Verunreinigungen:* 10,0 ml Prüflösung dürfen nach Zusatz von 0,100 ml 0,01 N Salzsäure und 1 Tropfen Phenolphthalein-I nicht rot gefärbt sein.

[*e*] *Arsen-Ionen* (VI, 5.0.): 2,00 ml Prüflösung werden nach Zusatz von 28,0 ml Wasser, wie unter „Prüfung auf Arsen-Ionen" angegeben, behandelt. Das Quecksilberbromidpapier darf keine stärkere Färbung als das der Vergleichsprobe zeigen (höchstens 0,0005% $As^{3\oplus}/As^{5\oplus}$).

[*f*] *Barium-Ionen* (VI, 6.0.): 2,50 ml Prüflösung dürfen nach Zusatz von 2,5 ml Wasser bei der „Prüfung auf Barium-Ionen" keine Trübung zeigen.

[g] *Kalzium-Ionen* (VI, 10.0.): 10,0 ml Prüflösung dürfen bei der „Prüfung auf Kalzium-Ionen" keine stärkere Trübung als die Vergleichsprobe zeigen (höchstens 0,005% $Ca^{2\oplus}$).

[h] *Magnesium-Ionen* (VI, 12.0.): 0,50 ml Prüflösung dürfen nach Zusatz von 4,5 ml Wasser bei der „Prüfung auf Magnesium-Ionen" keine stärkere rote Färbung als die Vergleichsprobe II zeigen (höchstens 0,005% $Mg^{2\oplus}$).

[i] *Natrium-Ionen:* 3,00 ml Prüflösung werden mit 2,00 ml Äthanol und 3,0 ml Kalium-hexahydroxoantimonat(V)-RL versetzt. Die Lösung darf nach 15 min keine Trübung zeigen.

[j] *Schwermetall-Ionen* (VI, 15.0.): 5,0 ml Prüflösung dürfen nach Zusatz von 5,0 ml Wasser bei der „Prüfung auf Schwermetall-Ionen" nach Methode I keine stärkere Färbung und gegebenenfalls keine stärkere Trübung als die Vergleichsprobe zeigen (höchstens 0,002%, berechnet als $Pb^{2\oplus}$).

[k] *Bromat-Ionen:* 2,50 g Substanz werden in 5,0 ml Wasser gelöst. Nach Zusatz von 0,100 ml 0,01 N Natriumthiosulfatlösung, 2 Tropfen frisch bereiteter Kaliumjodidlösung (20,0 g/100,0 ml), 1,0 ml Stärke-I und 1,0 ml 3 N Schwefelsäure darf die Lösung innerhalb 30 s keine Färbung zeigen.

[l] *Jodid-Ionen:* 5,0 ml Prüflösung werden mit 5,0 ml Wasser und 10 Tropfen Eisen(III)-chloridlösung (5,0 g/100,0 ml) versetzt. Nach 10 min wird 1,0 ml Stärke-I hinzugefügt. Die Lösung darf im Vergleich zu der Mischung aus 5,0 ml Prüflösung, 5,0 ml Wasser und 10 Tropfen Eisen(III)-chloridlösung (5,0 g/100,0 ml) nicht sofort eine Veränderung zeigen.

[m] *Sulfat-Ionen* (VI, 16.0.): 5,0 ml Prüflösung dürfen nach Zusatz von 5,0 ml Wasser bei der „Prüfung auf Sulfat-Ionen" keine stärkere Trübung als die Vergleichsprobe zeigen (höchstens 0,01% $SO_4^{2\ominus}$).

[n] *Trocknungsverlust* (VI, 19.0.): 0,2000 g Substanz werden, wie unter „Bestimmung des Trocknungsverlustes" angegeben, behandelt und bei 105 °C 120 min getrocknet. Die Substanz darf höchstens 1,0% Masse verlieren.

Gehaltsbestimmung

[o] 0,2000 g Substanz werden in 20,0 ml Wasser gelöst. Nach Zusatz von 10 Tropfen Kaliumchromat-I wird die Lösung mit 0,1 N Silbernitratlösung titriert, bis ein rotbrauner Niederschlag entsteht.

1 ml 0,1 N Silbernitratlösung ist 11,90 mg Kaliumbromid äquivalent.
Der Gehalt wird auf die bei 105 °C getrocknete Substanz berechnet.

Aufbewahrung

Vorsichtig!
Höchstens 10 Jahre.

Kalium carbonicum

Kaliumkarbonat

K_2CO_3 (138,2)

Gehalt 98,0 bis 100,5% Kaliumkarbonat.

Beschreibung

Weißes, körniges Pulver.
Geruch nicht wahrnehmbar.
Geschmack scharf, laugig und brennend.
Die Substanz ist hygroskopisch.

Löslichkeit: Wasser . . . . sehr leicht löslich
Äthanol . . . . schwer löslich

Prüflösung: 7,00 g Substanz werden in Wasser zu 70,0 ml gelöst.

Identitätsprüfung

[*a*] 1,0 ml Prüflösung gibt nach Zusatz von 2,0 ml Wasser, 1,0 ml 3 N Salzsäure und 10 Tropfen 6 N Perchlorsäure einen weißen, kristallinen Niederschlag.

[*b*] 0,50 g Substanz entwickeln nach Zusatz von 5,0 ml 2 N Salpetersäure unter Aufschäumen ein Gas, das Bariumhydroxid-RL trübt.

Reinheitsprüfung

[*c*] *Unlösliche Verunreinigungen, Farbe* (VI, 2.0./3.0.): 5,0 ml Prüflösung müssen klar und farblos sein.

[*d*] *Arsen-Ionen* (VI, 5.0.): 10,0 ml Prüflösung werden nach Zusatz von 20,0 ml Wasser, wie unter „Prüfung auf Arsen-Ionen" angegeben, behandelt. Das Quecksilberbromidpapier darf keine stärkere Färbung als das der Vergleichsprobe zeigen (höchstens 0,0001% $As^{3\oplus}/As^{5\oplus}$).

[*e*] *Eisen-Ionen* (VI, 8.0.): 5,0 ml Prüflösung dürfen nach Zusatz von 5,0 ml Wasser bei der „Prüfung auf Eisen-Ionen" keine stärkere Färbung als die Vergleichsprobe zeigen (höchstens 0,002% $Fe^{2\oplus}/Fe^{3\oplus}$).

[*f*] *Kalzium-Ionen* (VI, 10.0.): 5,0 ml Prüflösung dürfen nach Zusatz von 5,0 ml Wasser bei der „Prüfung auf Kalzium-Ionen" keine stärkere Trübung als die Vergleichsprobe zeigen (höchstens 0,01% $Ca^{2\oplus}$).

[g] *Magnesium-Ionen* (VI, 12.0.): 0,250 ml Prüflösung dürfen nach Zusatz von 4,8 ml Wasser bei der „Prüfung auf Magnesium-Ionen“ keine stärkere rote Färbung als die Vergleichsprobe II zeigen (höchstens 0,01% $Mg^{2\oplus}$).

[h] *Natrium-Ionen:* 3,00 ml Prüflösung werden mit 2,00 ml Äthanol und 3,0 ml Kalium-hexahydroxoantimonat(V)-RL versetzt. Die Lösung darf nach 15 min weder eine Trübung noch einen Niederschlag zeigen.

[i] *Schwermetall-Ionen* (VI, 15.0.): 10,0 ml Prüflösung dürfen bei der „Prüfung auf Schwermetall-Ionen“ nach Methode I keine stärkere Färbung und gegebenenfalls keine stärkere Trübung als die Vergleichsprobe zeigen (höchstens 0,001%, berechnet als $Pb^{2\oplus}$).

[j] *Chlorid-Ionen* (VI, 7.0.): 1,00 ml Prüflösung darf nach Zusatz von 9,0 ml Wasser bei der „Prüfung auf Chlorid-Ionen“ keine stärkere Trübung als die Vergleichsprobe zeigen (höchstens 0,01% $Cl^{\ominus}$).

[k] *Nitrat-Ionen* (VI, 13.0.): 0,500 ml Prüflösung dürfen nach Zusatz von 3 Tropfen 6 N Salzsäure und 2,40 ml Wasser bei der „Prüfung auf Nitrat-Ionen“ keinen blauen Ring zeigen.

[l] *Sulfat-Ionen* (VI, 16.0.): 1,00 ml Prüflösung darf nach Zusatz von 2,0 ml 3 N Salzsäure und 7,0 ml Wasser bei der „Prüfung auf Sulfat-Ionen“ keine stärkere Trübung als die Vergleichsprobe zeigen (höchstens 0,05% $SO_4^{2\ominus}$).

[m] *Glührückstand* (VI, 17.0.): 1,0000 g Substanz wird, wie unter „Bestimmung des Glührückstandes“ angegeben, behandelt. Die Substanz muß mindestens 98,0% Rückstand hinterlassen.

Gehaltsbestimmung

[n] 1,0000 g Substanz wird in 50,0 ml Wasser gelöst. Nach Zusatz von 3 Tropfen Methylorange-I wird die Lösung mit 1 N Salzsäure titriert. Nachdem die Lösung 120 s im Sieden gehalten und wieder auf 20 °C abgekühlt worden ist, wird die Titration zu Ende geführt.

1 ml 1 N Salzsäure ist 69,11 mg Kaliumkarbonat äquivalent.

Aufbewahrung

Höchstens 10 Jahre.

Kalium chloratum

Kaliumchlorid

Kalii chloridum

KCl (74,56)

Gehalt 98,0 bis 100,5% Kaliumchlorid, berechnet auf die bei 130 °C getrocknete Substanz.

Beschreibung

Farblose Kristalle oder weißes, kristallines Pulver.
Geruch nicht wahrnehmbar.
Geschmack salzig und schwach bitter.

Löslichkeit: Wasser . . . . leicht löslich
Äthanol . . . . fast unlöslich

Prüflösung: 5,00 g Substanz werden in kohlendioxidfreiem Wasser zu 100,0 ml gelöst.

Identitätsprüfung

[*a*] 2,0 ml Prüflösung geben nach Zusatz von 1,0 ml Wasser, 1,0 ml 3 N Salzsäure und 10 Tropfen 6 N Perchlorsäure einen weißen, kristallinen Niederschlag.

[*b*] 1,0 ml Prüflösung gibt nach Zusatz von 1,0 ml Wasser, 10 Tropfen 5 N Salpetersäure und 1,0 ml 0,1 N Silbernitratlösung einen weißen Niederschlag, der sich nach Zusatz von 2,0 ml 6 N Ammoniaklösung löst.

Reinheitsprüfung

[*c*] *Unlösliche Verunreinigungen, Farbe* (VI, 2.0./3.0.): 1,00 g Substanz muß sich in 10,0 ml Wasser lösen. Die Lösung muß klar und farblos sein.

[*d*] *Alkalisch oder sauer reagierende Verunreinigungen:* 10,0 ml Prüflösung müssen nach Zusatz von 2 Tropfen Phenolphthalein-I farblos und nach darauffolgendem Zusatz von 0,250 ml 0,01 N Kalilauge rot gefärbt sein.

[*e*] *Ammonium* (VI, 4.0.): 5,0 ml Prüflösung werden, wie unter „Prüfung auf Ammonium", Methode I angegeben, behandelt. Das Lackmuspapier darf keine blaue Färbung zeigen.

[*f*] *Arsen-Ionen* (VI, 5.0.): 30,0 ml Prüflösung werden, wie unter „Prüfung auf Arsen-Ionen" angegeben, behandelt. Das Quecksilberbromidpapier darf keine stärkere Färbung als das der Vergleichsprobe zeigen (höchstens 0,00007% $As^{3\oplus}/As^{5\oplus}$.)

[*g*] *Barium-Ionen* (VI, 6.0.): 5,0 ml Prüflösung dürfen bei der „Prüfung auf Barium-Ionen“ keine Trübung zeigen.

[*h*] *Kalzium-Ionen* (VI, 10.0.): 1,00 g Substanz wird in Wasser zu 10,0 ml gelöst. Die Lösung darf bei der „Prüfung auf Kalzium-Ionen“ keine stärkere Trübung als die Vergleichsprobe zeigen (höchstens 0,005% $Ca^{2\oplus}$).

[*i*] *Magnesium-Ionen* (VI, 12.0.): 5,0 ml Prüflösung dürfen bei der „Prüfung auf Magnesium-Ionen“ keine stärkere rote Färbung als die Vergleichsprobe II zeigen (höchstens 0,001% $Mg^{2\oplus}$).

[*j*] *Natrium-Ionen:* 0,300 g Substanz werden in 3,00 ml Wasser gelöst. Die Lösung wird mit 2,00 ml Äthanol und 3,0 ml Kaliumhexahydroxoantimonat(V)-RL versetzt. Die Lösung darf nach 15 min keine Trübung zeigen.

[*k*] *Schwermetall-Ionen* (VI, 15.0.): 10,0 ml Prüflösung dürfen bei der „Prüfung auf Schwermetall-Ionen“ nach Methode I keine stärkere Färbung und gegebenenfalls keine stärkere Trübung als die Vergleichsprobe zeigen (höchstens 0,002%, berechnet als $Pb^{2\oplus}$).

[*l*] *Bromid-, Jodid-Ionen:* 10,0 ml Prüflösung werden nach Zusatz von 1,0 ml 3 N Schwefelsäure, 3,0 ml Chloroform und 1 Tropfen frisch bereiteter Tosylchloramid-Natrium-Lösung (0,50 g/100,0 ml) geschüttelt. Nach dem Entmischen darf die Chloroformschicht bei seitlicher Betrachtung gegen einen mattweißen Hintergrund keine Färbung zeigen. Anschließend wird die Lösung mit 10 Tropfen Tosylchloramid-Natrium-Lösung (0,50 g/100,0 ml) versetzt und geschüttelt. Nach dem Entmischen darf die Chloroformschicht bei seitlicher Betrachtung gegen einen mattweißen Hintergrund keine Färbung zeigen.

[*m*] *Nitrat-Ionen* (VI, 13.0.): 1,00 ml Prüflösung darf nach Zusatz von 2,00 ml Wasser bei der „Prüfung auf Nitrat-Ionen“ keinen blauen Ring zeigen.

[*n*] *Sulfat-Ionen* (VI, 16.0.): 10,0 ml Prüflösung dürfen bei der „Prüfung auf Sulfat-Ionen“ keine stärkere Trübung als die Vergleichsprobe zeigen (höchstens 0,01% $SO_4^{2\ominus}$).

[*o*] *Trocknungsverlust* (VI, 19.0.): 0,4000 g Substanz werden, wie unter „Bestimmung des Trocknungsverlustes“ angegeben, behandelt und bei 130 °C 60 min getrocknet. Die Substanz darf höchstens 1,0% Masse verlieren.

Gehaltsbestimmung

[*p*] 0,1500 g Substanz werden in 20,0 ml Wasser gelöst. Nach Zusatz von 10 Tropfen Kaliumchromat-I wird die Lösung mit 0,1 N Silbernitratlösung titriert, bis ein rotbrauner Niederschlag entsteht.

1 ml 0,1 N Silbernitratlösung ist 7,456 mg Kaliumchlorid äquivalent.
Der Gehalt wird auf die bei 130 °C getrocknete Substanz berechnet.

Aufbewahrung

Höchstens 10 Jahre.

Kalium chloricum

Kaliumchlorat

$KClO_3$ (122,6)

Gehalt 98,0 bis 100,5% Kaliumchlorat.

Beschreibung

Farblose, glänzende Kristalle oder weißes, kristallines Pulver.
Geruch nicht wahrnehmbar.
Geschmack kühlend und schwach salzig.
Mischungen der Substanz mit leicht oxydierbaren Stoffen können durch Reiben oder Schlag explodieren.

Löslichkeit: Wasser . . . . löslich
Äthanol . . . . fast unlöslich

Prüflösung: 5,00 g Substanz werden in Wasser zu 100,0 ml gelöst.

Identitätsprüfung

[*a*] 3,0 ml Prüflösung geben nach Zusatz von 1,0 ml 3 N Salzsäure und 10 Tropfen 6 N Perchlorsäure einen weißen, kristallinen Niederschlag.

[*b*] 5 Tropfen Prüflösung werden mit 1,0 ml Wasser, 5 Tropfen 5 N Salpetersäure und 1,0 ml 0,1 N Silbernitratlösung versetzt. Die klare Lösung gibt nach Zusatz von 10 Tropfen frisch bereiteter Natriumnitritlösung (10,0 g/100,0 ml) einen weißen Niederschlag, der sich nach Zusatz von 1,5 ml 6 N Ammoniaklösung löst.

Reinheitsprüfung

[*c*] *Unlösliche Verunreinigungen, Farbe* (VI, 3.0.): 10,00 g Substanz werden in 200 ml Wasser gelöst. Die Lösung wird durch einen bei 105 °C bis zur Massekonstanz getrockneten Glasfiltertiegel G 4 filtriert. Der Rückstand wird mit Wasser gewaschen und bei 105 °C 120 min getrocknet. Die Substanz darf höchstens 0,010% Rückstand hinterlassen.
5,0 ml Prüflösung müssen farblos sein.

[*d*] *Eisen-Ionen* (VI, 8.0.): 10,0 ml Prüflösung dürfen bei der „Prüfung auf Eisen-Ionen" keine stärkere Färbung als die Vergleichsprobe zeigen (höchstens 0,002% $Fe^{2\oplus}$/$Fe^{3\oplus}$).

[*e*] *Kalzium-Ionen* (VI, 10.0.): 10,0 ml Prüflösung dürfen bei der „Prüfung auf Kalzium-Ionen" keine stärkere Trübung als die Vergleichsprobe zeigen (höchstens 0,01% $Ca^{2\oplus}$).

[*f*] *Natrium-Ionen:* 3,00 ml Prüflösung werden mit 2,00 ml Wasser und 3,0 ml Kalium-hexahydroxyantimonat(V)-RL versetzt. Die Mischung darf nach 15 min keine Trübung zeigen.

[*g*] *Schwermetall-Ionen* (VI, 15.0.): 10,0 ml Prüflösung dürfen bei der „Prüfung auf Schwermetall-Ionen" nach Methode I keine stärkere Färbung und gegebenenfalls keine stärkere Trübung als die Vergleichsprobe zeigen (höchstens 0,002%, berechnet als $Pb^{2\oplus}$).

[*h*] *Chlorid-Ionen* (VI, 7.0.): 4,00 ml Prüflösung dürfen nach Zusatz von 6,0 ml Wasser bei der „Prüfung auf Chlorid-Ionen" keine stärkere Trübung als die Vergleichsprobe zeigen (höchstens 0,005% $Cl^{\ominus}$).

[*i*] *Sulfat-Ionen* (VI, 16.0.): 10,0 ml Prüflösung dürfen bei der „Prüfung auf Sulfat-Ionen" keine stärkere Trübung als die Vergleichsprobe zeigen (höchstens 0,03% $SO_4^{2\ominus}$).

[*j*] *Stickstoffhaltige Verunreinigungen:* 20,0 ml Prüflösung werden in einen 250-ml-Langhalsrundkolben gegeben. Nach Zusatz von 100 ml Wasser, 20,0 ml 6 N Natronlauge und 1,00 g Devarda-Legierung wird der Langhalsrundkolben sofort an eine Destillationsapparatur angeschlossen, die aus einem Destillationsrohr nach STUTZER, einem absteigenden Schlangenkühler und einem als Vorlage dienenden 50-ml-Meßzylinder besteht. Der Meßzylinder enthält die Mischung aus 2,50 ml 0,1 N Schwefelsäure und 7,5 ml Wasser. Das gegebenenfalls durch ein Glasrohr verlängerte Ablaufrohr des Kühlers muß 10 mm tief in die vorgelegte Flüssigkeit tauchen. Nach 30 min wird aus dem Langhalsrundkolben in die Vorlage destilliert. Nachdem 18 bis 22 ml Flüssigkeit übergegangen sind, wird die Vorlage so weit gesenkt, daß das Ablaufrohr des Kühlers nicht mehr in die Flüssigkeit taucht. Das Ablaufrohr wird mit Wasser abgespült und die Destillation nach 60 s beendet. Die in der Vorlage befindliche Flüssigkeit wird mit Wasser zu 35,0 ml aufgefüllt. 5,0 ml dieser Lösung werden mit 1,0 ml 6 N Natronlauge und 1,0 ml Kaliumdijododibromomerkurat(II)-RL versetzt. Die Mischung darf nach 10 min keine stärkere Färbung als die nachstehend beschriebene Vergleichsprobe zeigen (höchstens 0,02%, berechnet als $NO_3^{\ominus}$).
Vergleichsprobe: 0,0548 g Natriumnitrat werden in Wasser zu 200,0 ml gelöst. 10,00 ml der Lösung werden mit Wasser zu 100,00 ml aufgefüllt. 10,0 ml dieser Lösung werden, wie vorstehend angegeben, behandelt.

Gehaltsbestimmung

[*k*] 0,4000 g Substanz werden in Wasser zu 100,00 ml gelöst. 10,00 ml der Lösung werden in einem 200-ml-Erlenmeyerkolben mit 1,0 g Kaliumbromid und 20,0 ml konzentrierter Salzsäure versetzt. Diese Lösung wird in dem verschlossenen Gefäß 5 min

stehengelassen. Nach Zusatz von 1,00 g Kaliumjodid wird das ausgeschiedene Jod mit 0,1 N Natriumthiosulfatlösung titriert. Sobald die Lösung nur noch schwach gelb gefärbt ist, werden 2,0 ml Stärke-I hinzugefügt.

1 ml 0,1 N Natriumthiosulfatlösung ist 2,043 mg Kaliumchlorat äquivalent.

Aufbewahrung

Vorsichtig!
Höchstens 10 Jahre.

Kalium citricum

Kaliumzitrat

Trikaliumsalz der 2-Hydroxypropan-1.2.3-trikarbonsäure

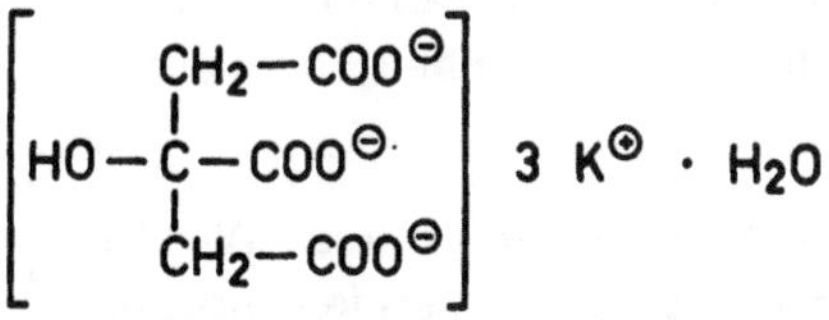

$C_6H_5K_3O_7 \cdot H_2O$ (324,4)

Gehalt 98,0 bis 101,0% Kaliumzitrat.

Beschreibung

Farblose Kristalle oder weißes, kristallines Pulver.
Geruch nicht wahrnehmbar.
Geschmack schwach laugig und salzig.
Die Substanz ist hygroskopisch.

Löslichkeit: Wasser . . . . sehr leicht löslich
Äthanol . . . . fast unlöslich

Prüflösung: 6,00 g Substanz werden in kohlendioxidfreiem Wasser zu 60,0 ml gelöst.

Identitätsprüfung

[*a*] 1,0 ml Prüflösung gibt nach Zusatz von 2,0 ml Wasser, 1,0 ml 3 N Salzsäure und 10 Tropfen 6 N Perchlorsäure einen weißen, kristallinen Niederschlag.

[*b*] 1,0 ml Prüflösung wird nach Zusatz von 4,0 ml Wasser und 1,0 ml Quecksilber(II)-sulfat-RL zum Sieden erhitzt. Die heiße Lösung gibt nach Zusatz von 10 Tropfen 0,1 N Kaliumpermanganatlösung unter Entfärbung einen weißen Niederschlag.

[*c*] 2,0 ml Prüflösung werden mit 3,0 ml Wasser und 2,0 ml Kalziumchloridlösung (10,0 g/100,0 ml) versetzt. Beim Erhitzen zum Sieden und Schütteln gibt die Lösung einen weißen, kristallinen Niederschlag.

Reinheitsprüfung

[*d*] *Unlösliche Verunreinigungen, Farbe* (VI, 2.0./3.0.): 5,0 ml Prüflösung müssen klar und farblos sein.
Die Prüflösung ist für die Prüfung nach [*g*] aufzubewahren.

3046/I
2. AB – DDR/387/75

[*e*] *Alkalisch oder sauer reagierende Verunreinigungen:* 10,0 ml Prüflösung müssen nach Zusatz von 1 Tropfen Phenolphthalein-I farblos und nach darauffolgendem Zusatz von 3 Tropfen Bromthymolblau-I blau oder blaugrün gefärbt sein.

[*f*] *Arsen-Ionen* (VI, 5.0.): 10,0 ml Prüflösung werden nach Zusatz von 20,0 ml Wasser, wie unter „Prüfung auf Arsen-Ionen" angegeben, behandelt. Das Quecksilberbromidpapier darf keine stärkere Färbung als das der Vergleichsprobe zeigen (höchstens 0,0001% $As^{3\oplus}/As^{5\oplus}$).

[*g*] *Kalzium-Ionen* (VI, 10.0.): 5,0 ml Prüflösung dürfen nach Zusatz von 5,0 ml Wasser bei der „Prüfung auf Kalzium-Ionen" keine stärkere Trübung als die Vergleichsprobe zeigen (höchstens 0,01% $Ca^{2\oplus}$).

[*h*] *Natrium-Ionen:* 5,0 ml Prüflösung werden mit 3,0 ml Kaliumhexahydroxoantimonat-(V)-RL versetzt. Die Lösung darf nach 15 min weder eine Trübung noch einen Niederschlag zeigen.

[*i*] *Schwermetall-Ionen* (VI, 15.0.): 10,0 ml Prüflösung dürfen bei der „Prüfung auf Schwermetall-Ionen" nach Methode II keine stärkere Färbung und gegebenenfalls keine stärkere Trübung als die Vergleichsprobe zeigen (höchstens 0,001%, berechnet als $Pb^{2\oplus}$).

[*j*] *Chlorid-Ionen* (VI, 7.0.): 2,00 ml Prüflösung dürfen nach Zusatz von 8,0 ml Wasser bei der „Prüfung auf Chlorid-Ionen" keine stärkere Trübung als die Vergleichsprobe zeigen (höchstens 0,005% $Cl^{\ominus}$).

[*k*] *Oxalat-Ionen:* 5,0 ml Prüflösung werden mit 4,50 ml Wasser und 7 Tropfen 3 N Salzsäure versetzt. Die Lösung wird zu der Mischung aus 5 Tropfen Oxalsäurelösung (0,100 g/100,0 ml), 1 Tropfen 3 N Ammoniaklösung sowie 1,50 ml Kalziumchloridlösung (10,0 g/100,0 ml), die zum Sieden erhitzt und anschließend auf 20 °C abgekühlt worden ist, gegeben. Nach 30 min darf die Mischung keine stärkere Trübung als die nachstehend beschriebene Vergleichsprobe zeigen.
Vergleichsprobe: Die Mischung aus 5 Tropfen Oxalsäurelösung (0,100 g/100,0 ml), 1 Tropfen 3 N Ammoniaklösung sowie 1,50 ml Kalziumchloridlösung (10,0 g/100,0 ml) wird zum Sieden erhitzt, anschließend auf 20 °C abgekühlt, mit 10,0 ml Wasser versetzt und 30 min stehengelassen.

[*l*] *Sulfat-Ionen* (VI, 16.0.): 2,50 ml Prüflösung dürfen nach Zusatz von 7,5 ml Wasser bei der „Prüfung auf Sulfat-Ionen" keine stärkere Trübung als die Vergleichsprobe zeigen (höchstens 0,02% $SO_4^{2\ominus}$).

[*m*] *Organische Verunreinigungen:* 0,500 g Substanz werden in 5,0 ml konzentrierter Schwefelsäure unter Schütteln gelöst. Die Lösung wird in einem Wasserbad von 85 °C 60 min erhitzt. Die heiße Lösung darf keine stärkere Färbung zeigen als 5,0 ml Farb-VL Ge 6 (VI, 3.0.).

Gehaltsbestimmung

[*n*] 0,0800 g Substanz werden in 25,0 ml wasserfreier Essigsäure gelöst. Die Lösung wird nach Zusatz von 3 Tropfen Malachitgrün-I mit 0,1 N Perchlorsäure bis zum Farbumschlag nach Grün titriert (Feinbürette).

1 ml 0,1 N Perchlorsäure ist 10,81 mg Kaliumzitrat äquivalent.

Aufbewahrung

In sehr gut verschlossenen Gefäßen.
Höchstens 10 Jahre.

Kalium dihydrogenphosphoricum

Kaliumdihydrogenphosphat

KH_2PO_4 (136,1)

Gehalt 99,0 bis 102,0% Kaliumdihydrogenphosphat.

Beschreibung

Farblose Kristalle oder weißes, kristallines Pulver.
Geruch nicht wahrnehmbar.
Geschmack schwach sauer und schwach salzig.

Löslichkeit: Wasser . . . . löslich
Äthanol . . . . fast unlöslich

Prüflösung: 6,00 g Substanz werden in 55,0 ml Wasser unter Erwärmen gelöst. Die Lösung wird nach dem Erkalten mit Wasser zu 60,0 ml aufgefüllt. Das Filtrat wird als Prüflösung verwendet.

Identitätsprüfung

[*a*] *Reaktion:* Die Prüflösung zeigt einen pH-Wert im Bereich von 4 bis 5. Zur Prüfung ist Universalindikatorpapier „Unitest" zu verwenden.

[*b*] 2,0 ml Prüflösung geben nach Zusatz von 1,0 ml 6 N Salzsäure und 10 Tropfen 6 N Perchlorsäure einen weißen, kristallinen Niederschlag.

[*c*] 5 Tropfen Prüflösung geben nach Zusatz von 5,0 ml Wasser und 1,0 ml Magnesiumammoniumsulfat-RL einen weißen, kristallinen Niederschlag. Der auf einem Filter gesammelte und mit Wasser gewaschene Niederschlag zeigt nach Zusatz von 5 Tropfen 0,1 N Silbernitratlösung eine gelbe Färbung.

Reinheitsprüfung

[*d*] *Unlösliche Verunreinigungen, Farbe* (VI, 2.0./3.0.): 0,250 g Substanz müssen sich in 5,0 ml Wasser lösen. Die Lösung muß klar und farblos sein.

[*e*] *Arsen-Ionen* (VI, 5.0.): 5,0 ml Prüflösung werden nach Zusatz von 25,0 ml Wasser, wie unter „Prüfung auf Arsen-Ionen" angegeben, behandelt. Das Quecksilberbromidpapier darf keine stärkere Färbung als das der Vergleichsprobe zeigen (höchstens 0,0002% $As^{3\oplus}/As^{5\oplus}$).

[*f*] *Eisen-Ionen* (VI, 8.0.): 10,0 ml Prüflösung dürfen bei der „Prüfung auf Eisen-Ionen" keine stärkere Färbung als die Vergleichsprobe zeigen (höchstens 0,001% $Fe^{2\oplus}/Fe^{3\oplus}$).

[g] *Schwermetall-Ionen* (VI, 15.0.): 5,0 ml Prüflösung dürfen nach Zusatz von 5,0 ml Wasser bei der „Prüfung auf Schwermetall-Ionen" nach Methode II keine stärkere Färbung und gegebenenfalls keine stärkere Trübung als die Vergleichsprobe zeigen (höchstens 0,002%, berechnet als $Pb^{2\oplus}$).

[h] *Chlorid-Ionen* (VI, 7.0.): 5,0 ml Prüflösung dürfen nach Zusatz von 5,0 ml Wasser bei der „Prüfung auf Chlorid-Ionen" keine stärkere Trübung als die Vergleichsprobe zeigen (höchstens 0,002% $Cl^{\ominus}$).

[i] *Sulfat-Ionen* (VI, 16.0.): 10,0 ml Prüflösung dürfen bei der „Prüfung auf Sulfat-Ionen" keine stärkere Trübung als die Vergleichsprobe zeigen (höchstens 0,005% $SO_4^{2\ominus}$).

[j] *Reduzierende Verunreinigungen:* 5,0 ml Prüflösung werden mit 1,0 ml 3 N Schwefelsäure und 0,200 ml 0,01 N Kaliumpermanganatlösung versetzt. Die Lösung darf nach 15 min keine schwächere Färbung zeigen als die gleichzeitig hergestellte Mischung aus 5,0 ml Wasser, 1,0 ml 3 N Schwefelsäure und 0,100 ml 0,01 N Kaliumpermanganatlösung.

Gehaltsbestimmung

[k] 2,0000 g Substanz werden in 50 ml Wasser gelöst. Nach Zusatz von 2,0 ml Thymolphthalein-I wird die Lösung mit 1 N Kalilauge bis zum Farbumschlag nach Blau titriert.

1 ml 1 N Kalilauge ist 136,1 mg Kaliumdihydrogenphosphat äquivalent.

Aufbewahrung

Höchstens 10 Jahre.

Kalium hydrogencarbonicum

Kaliumhydrogenkarbonat

$KHCO_3$ (100,1)

Gehalt 98,5 bis 100,5% Kaliumhydrogenkarbonat.

Beschreibung

Farblose Kristalle.
Geruch nicht wahrnehmbar.
Geschmack schwach salzig.

Löslichkeit: Wasser . . . . leicht löslich
Äthanol . . . . sehr schwer löslich
Prüflösung: 7,00 g Substanz werden in Wasser zu 70,0 ml gelöst.

Identitätsprüfung

[a] 1,5 ml Prüflösung geben nach Zusatz von 1,5 ml Wasser, 1,0 ml 3 N Salzsäure und 10 Tropfen 6 N Perchlorsäure einen weißen, kristallinen Niederschlag.

[b] 0,50 g Substanz werden nach Zusatz von 5,0 ml Wasser im Wasserbad 120 s erhitzt. Das entweichende Gas trübt Bariumhydroxid-RL.

Reinheitsprüfung

[c] *Unlösliche Verunreinigungen, Farbe* (VI, 2.0./3.0.): 5,0 ml Prüflösung müssen klar und farblos sein.

[d] *Arsen-Ionen* (VI, 5.0.): 10,0 ml Prüflösung werden nach Zusatz von 20,0 ml Wasser, wie unter „Prüfung auf Arsen-Ionen" angegeben, behandelt. Das Quecksilberbromidpapier darf keine stärkere Färbung als das der Vergleichsprobe zeigen (höchstens 0,0001% $As^{3\oplus}/As^{5\oplus}$).

[e] *Eisen-Ionen* (VI, 8.0.): 10,0 ml Prüflösung dürfen bei der „Prüfung auf Eisen-Ionen" keine stärkere Färbung als die Vergleichsprobe zeigen (höchstens 0,001% $Fe^{2\oplus}/Fe^{3\oplus}$).

[f] *Kalzium-Ionen* (VI, 10.0.): 10,0 ml Prüflösung dürfen bei der „Prüfung auf Kalzium-Ionen" keine stärkere Trübung als die Vergleichsprobe zeigen (höchstens 0,005% $Ca^{2\oplus}$).

[g] *Magnesium-Ionen* (VI, 12.0.): 0,50 ml Prüflösung dürfen nach Zusatz von 4,5 ml Wasser bei der „Prüfung auf Magnesium-Ionen" keine stärkere rote Färbung als die Vergleichsprobe II zeigen (höchstens 0,005% $Mg^{2\oplus}$).

3046/I
2. AB – DDR/389/75

[*h*] *Natrium-Ionen:* 3,00 ml Prüflösung werden mit 2,00 ml Äthanol und 3,0 ml Kaliumhexahydroxoantimonat(V)-RL versetzt. Die Lösung darf nach 15 min keine Trübung zeigen.

[*i*] *Schwermetall-Ionen* (VI, 15.0.): 10,0 ml Prüflösung werden mit 6 N Salzsäure auf einen pH-Wert im Bereich von 6 bis 8 eingestellt. Die Lösung darf bei der „Prüfung auf Schwermetall-Ionen" nach Methode II keine stärkere Färbung und gegebenenfalls keine stärkere Trübung als die nachstehend beschriebene Vergleichsprobe zeigen (höchstens 0,001%, berechnet als $Pb^{2\oplus}$).
Vergleichsprobe: 10,0 ml Blei-VL werden nach Zusatz von 2,0 ml Wasser, wie unter „Prüfung auf Schwermetall-Ionen", Methode II angegeben, behandelt.

[*j*] *Chlorid-Ionen* (VI, 7.0.): 1,00 ml Prüflösung darf nach Zusatz von 9,0 ml Wasser bei der „Prüfung auf Chlorid-Ionen" keine stärkere Trübung als die Vergleichsprobe zeigen (höchstens 0,01% $Cl^{\ominus}$).

[*k*] *Nitrat-Ionen* (VI, 13.0.): 1,00 ml Prüflösung darf nach Zusatz von 2,00 ml Wasser und 4 Tropfen konzentrierter Salzsäure bei der „Prüfung auf Nitrat-Ionen" keinen blauen Ring zeigen.

[*l*] *Sulfat-Ionen* (VI, 16.0.): 5,0 ml Prüflösung dürfen nach Zusatz von 2,0 ml 3 N Salzsäure und 3,0 ml Wasser bei der „Prüfung auf Sulfat-Ionen" keine stärkere Trübung als die Vergleichsprobe zeigen (höchstens 0,01% $SO_4^{2\ominus}$).

Gehaltsbestimmung

[*m*] 2,0000 g Substanz werden in 50 ml Wasser gelöst. Nach Zusatz von 3 Tropfen Methylorange-I wird die Lösung mit 1 N Salzsäure titriert. Nachdem die Lösung 120 s im Sieden gehalten und wieder auf 20 °C abgekühlt worden ist, wird die Titration zu Ende geführt.

1 ml 1 N Salzsäure ist 100,1 mg Kaliumhydrogenkarbonat äquivalent.

Aufbewahrung

Höchstens 10 Jahre.

Kalium hydroxydatum

Kaliumhydroxid

Kalii hydroxydum

KOH (56,11)

Gehalt mindestens 83,0% Gesamtalkali, berechnet als Kaliumhydroxid.

Beschreibung

Weiße, trockene, harte Stücke von kristallinem Bruch, Schuppen oder Plätzchen. Die Substanz ist hygroskopisch und nimmt aus der Luft Kohlendioxid auf.

Löslichkeit: Wasser . . . . sehr leicht löslich
Äthanol . . . . leicht löslich

Prüflösung: 1,500 g Substanz werden in Wasser zu 30,0 ml gelöst.

Identitätsprüfung

[a] *Reaktion:* Die Prüflösung zeigt einen pH-Wert >10. Zur Prüfung ist Universalindikatorpapier „Unitest" zu verwenden.

[b] 2,0 ml Prüflösung geben nach Zusatz von 2,0 ml 3 N Salzsäure und 10 Tropfen 6 N Perchlorsäure einen weißen, kristallinen Niederschlag.

Reinheitsprüfung

[c] *Unlösliche Verunreinigungen, Farbe* (VI, 2.0./3.0.): 5,0 ml Prüflösung müssen klar und farblos sein.

[d] *Aluminium-Ionen:* 5,0 ml Prüflösung werden mit 5,0 ml Wasser und 1,00 ml 5 N Essigsäure versetzt. In der Lösung wird 1,00 g Natriumazetat gelöst. Nach Zusatz von 2 Tropfen Thioglykolsäure und 1,00 ml Aluminonlösung (0,0100 g/100,0 ml) wird diese Lösung 10 min stehengelassen. Danach darf sie keine stärkere Färbung als die nachstehend beschriebene Vergleichsprobe zeigen (höchstens 0,01% $Al^{3\oplus}$).
Vergleichsprobe: 0,8784 g Kaliumaluminiumsulfat werden in Wasser zu 100,0 ml gelöst. 1,00 ml der Lösung wird mit Wasser zu 100,0 ml aufgefüllt. 5,0 ml dieser Lösung werden, wie vorstehend angegeben, behandelt.

[e] *Eisen-Ionen* (VI, 8.0.): 6,60 ml Prüflösung werden mit 3 N Salzsäure auf einen pH-Wert im Bereich von 6 bis 8 eingestellt und mit Wasser zu 10,0 ml aufgefüllt. Die Lösung darf bei der „Prüfung auf Eisen-Ionen" keine stärkere Färbung als die Vergleichsprobe zeigen (höchstens 0,003% $Fe^{2\oplus}/Fe^{3\oplus}$).

[f] *Natrium-Ionen:* 0,300 g Substanz werden in 4,0 ml Wasser gelöst. Die Lösung wird mit 1,50 ml Äthanol und 3,0 ml Kaliumhexahydroxoantimonat(V)-RL versetzt. Die Lösung darf nach 30 min keine Trübung zeigen.

[*g*] *Schwermetall-Ionen* (VI, 15.0.): 6,60 ml Prüflösung werden mit 1,50 ml 3 N Salzsäure versetzt und zum Sieden erhitzt. Nach dem Erkalten und Zusatz von 1 Tropfen Phenolphthalein-I wird tropfenweise 6 N Ammoniaklösung bis zur Rosafärbung hinzugegeben und mit Wasser zu 10,0 ml aufgefüllt. Die Lösung darf bei der „Prüfung auf Schwermetall-Ionen" nach Methode II keine stärkere Färbung und gegebenenfalls keine stärkere Trübung als die Vergleichsprobe zeigen (höchstens 0,003%, berechnet als $Pb^{2\oplus}$).

[*h*] *Chlorid-Ionen* (VI, 7.0.): 1,40 ml Prüflösung werden mit 1,00 ml 2 N Salpetersäure versetzt und mit Wasser zu 50,0 ml aufgefüllt. 10,0 ml der Lösung dürfen bei der „Prüfung auf Chlorid-Ionen" keine stärkere Trübung als die Vergleichsprobe zeigen (höchstens 0,07% $Cl^{\ominus}$).

[*i*] *Karbonat-Ionen:* Bei der Titration gegen Methylorange als Indikator, wie bei der Prüfung nach [*m*] angegeben, dürfen bis zum Farbumschlag nach Rosa höchstens 0,29 ml 1 N Salzsäure verbraucht werden (höchstens 4%, berechnet als K_2CO_3).

[*j*] *Nitrat-Ionen* (VI, 13.0.): 1,50 ml Prüflösung dürfen nach Zusatz von 1,50 ml 1 N Salzsäure bei der „Prüfung auf Nitrat-Ionen" keinen blauen Ring zeigen.

[*k*] *Silikat-Ionen:* 2,50 ml Prüflösung werden mit Wasser zu 25,00 ml aufgefüllt. 2,00 ml der Lösung werden mit 8,0 ml Wasser, 1,00 ml Ammoniummolybdatlösung (10,0 g/100,0 ml) sowie 6 Tropfen 6 N Salzsäure versetzt und geschüttelt. Nach 60 s werden 1,50 ml Ammoniumzitrat-RL hinzugefügt. Die Mischung wird unter wiederholtem Schütteln 5 min stehengelassen und nach Zusatz von 0,50 ml Metol-RL erneut geschüttelt. Nach 15 min darf diese Mischung keine stärkere Färbung als die nachstehend beschriebene Vergleichsprobe zeigen (höchstens 0,1%, berechnet als SiO_2).
Vergleichsprobe: 0,4730 g Natriummetasilikat werden in Wasser zu 1000,0 ml gelöst. 1,00 ml der Lösung wird mit Wasser zu 100,0 ml aufgefüllt. 10,0 ml dieser Lösnng werden, wie vorstehend angegeben, mit den Reagenzien behandelt.

[*l*] *Sulfat-Ionen* (VI, 16.0.): 1,00 ml Prüflösung **wird** mit 10 Tropfen 3 N Salzsäure versetzt und mit Wasser zu 10,0 ml aufgefüllt. Die Lösung darf bei der „Prüfung auf Sulfat-Ionen" keine stärkere Trübung als die Vergleichsprobe zeigen (höchstens 0,1% $SO_4^{2\ominus}$).

Gehaltsbestimmung

[*m*] 5,000 g Substanz werden in 30 ml kohlendioxidfreiem Wasser gelöst. Die Lösung wird nach dem Abkühlen auf 20 °C mit kohlendioxidfreiem Wasser zu 100,00 ml aufgefüllt. 20,00 ml dieser Lösung werden nach Zusatz von 3 Tropfen Phenolphthalein-I auf 10 bis 15 °C abgekühlt und mit 1 N Salzsäure titriert. Nach Zusatz von 3 Tropfen Methylorange-I wird mit 1 N Salzsäure bis zum Farbumschlag nach Rosa titriert (Feinbürette). Der Gehalt wird aus dem Gesamtverbrauch an 1 N Salzsäure berechnet.

1 ml 1 N Salzsäure ist 56,11 mg Kaliumhydroxid äquivalent.

Aufbewahrung

Höchstens 10 Jahre.

Kalium jodatum

Kaliumjodid

Kalii iodidum

KJ (166,0)

Gehalt 99,0 bis 100,5% Kaliumjodid, berechnet auf die bei 105 °C getrocknete Substanz.

Beschreibung

Farblose, würfelförmige Kristalle oder weißes, körniges Pulver.
Geruch nicht wahrnehmbar.
Geschmack salzig und schwach bitter.

Löslichkeit: Wasser . . . . sehr leicht löslich
Äthanol . . . . schwer löslich

Prüflösung: 6,00 g Substanz werden in kohlendioxidfreiem Wasser zu 60,0 ml gelöst.

Identitätsprüfung

[*a*] 2,0 ml Prüflösung geben nach Zusatz von 1,0 ml Wasser, 1,0 ml 3 N Salzsäure und 10 Tropfen 6 N Perchlorsäure einen weißen, kristallinen Niederschlag.

[*b*] 2 Tropfen Prüflösung werden nach Zusatz von 3,0 ml Wasser, 5 Tropfen 3 N Schwefelsäure, 3,0 ml Chloroform und 5 Tropfen frisch bereiteter Tosylchloramid-Natrium-Lösung (5,0 g/100,0 ml) geschüttelt. Nach dem Entmischen zeigt die Chloroformschicht eine violette Färbung.

Reinheitsprüfung

[*c*] *Unlösliche Verunreinigungen, Farbe* (VI, 2.0./3.0.): 5,0 ml Prüflösung müssen klar und farblos sein.
Die Prüflösung ist für die Prüfung nach [*i*] aufzubewahren.

[*d*] *Alkalisch reagierende Verunreinigungen:* 10,0 ml Prüflösung dürfen nach Zusatz von 0,400 ml 0,01 N Salzsäure und 1 Tropfen Phenolphthalein-I nicht rot gefärbt sein.

[*e*] *Arsen-Ionen* (VI, 5.0.): 2,00 ml Prüflösung werden nach Zusatz von 28,0 ml Wasser, wie unter „Prüfung auf Arsen-Ionen" angegeben, behandelt. Das Quecksilberbromidpapier darf keine stärkere Färbung als das der Vergleichsprobe zeigen (höchstens 0,0005% $As^{3\oplus}/As^{5\oplus}$).

[*f*] *Barium-Ionen* (VI, 6.0.): 2,50 ml Prüflösung dürfen nach Zusatz von 2,5 ml Wasser bei der „Prüfung auf Barium-Ionen" keine Trübung zeigen.

[*g*] *Eisen-Ionen* (VI, 8.0.): 2,00 ml Prüflösung dürfen nach Zusatz von 8,0 ml Wasser bei der „Prüfung auf Eisen-Ionen“ keine stärkere Färbung als die Vergleichsprobe zeigen (höchstens 0,005% $Fe^{2\oplus}/Fe^{3\oplus}$).

[*h*] *Natrium-Ionen:* 3,00 ml Prüflösung werden mit 2,00 ml Äthanol und 3,0 ml Kaliumhexahydroxoantimonat(V)-RL versetzt. Die Lösung darf nach 15 min keine Trübung zeigen.

[*i*] *Schwermetall-Ionen* (VI, 15.0.): 5,0 ml Prüflösung dürfen nach Zusatz von 5,0 ml Wasser bei der „Prüfung auf Schwermetall-Ionen“ nach Methode I keine stärkere Färbung und gegebenenfalls keine stärkere Trübung als die Vergleichsprobe zeigen (höchstens 0,002%, berechnet als $Pb^{2\oplus}$).

[*j*] *Jodat-, Kupfer-Ionen:* 2,000 g Substanz werden in kohlendioxidfreiem Wasser zu 10,0 ml gelöst. Die Lösung darf bei 18 bis 20 °C nach Zusatz von 1,0 ml Stärke-I, 0,300 ml 0,005 N Natriumthiosulfatlösung und 1,0 ml 1 N Schwefelsäure nicht sofort eine Färbung zeigen.

[*k*] *Sulfat-Ionen* (VI, 16.0.): 5,0 ml Prüflösung dürfen nach Zusatz von 5,0 ml Wasser bei der „Prüfung auf Sulfat-Ionen“ keine stärkere Trübung als die Vergleichsprobe zeigen (höchstens 0,01% $SO_4^{2\ominus}$).

[*l*] *Thiosulfat-Ionen:* 10,0 ml Prüflösung müssen nach Zusatz von 1,0 ml Stärke-I und 0,100 ml 0,01 N Jodlösung bei seitlicher Betrachtung gegen einen mattweißen Hintergrund im Vergleich zu 10,0 ml Wasser eine violette Färbung zeigen.

[*m*] *Zyanid-Ionen:* 2,00 g Substanz werden in 5,0 ml Wasser gelöst. Die Lösung wird mit 0,010 g Eisen(II)-sulfat sowie 1 Tropfen 3 N Natronlauge versetzt und anschließend erwärmt. Nach dem Erkalten und Zusatz von 1 Tropfen Eisen(III)-chloridlösung (5,0 g/100,0 ml) sowie 1,0 ml 6 N Salzsäure wird die Lösung 3 min stehengelassen. Diese Lösung darf nach Zusatz von 1,0 ml 0,1 N Natriumthiosulfatlösung nicht sofort eine grüne oder blaue Färbung zeigen.

[*n*] *Stickstoffhaltige Verunreinigungen:* 10,0 ml Prüflösung werden in einen 250-ml-Langhalsrundkolben gegeben. Nach Zusatz von 100 ml Wasser, 20,0 ml 6 N Natronlauge und 1,00 g Devarda-Legierung wird der Langhalsrundkolben sofort an eine Destillationsapparatur angeschlossen, die aus einem Destillationsrohr nach STUTZER, einem absteigenden Schlangenkühler und einem als Vorlage dienenden 50-ml-Meßzylinder besteht. Der Meßzylinder enthält die Mischung aus 2,50 ml 0,1 N Schwefelsäure und 7,5 ml Wasser. Das gegebenenfalls durch ein Glasrohr verlängerte Ablaufrohr des Kühlers muß 10 mm tief in die vorgelegte Flüssigkeit tauchen. Nach 30 min wird aus dem Langhalsrundkolben in die Vorlage destilliert. Nachdem 18 bis 22 ml Flüssigkeit übergegangen sind, wird die Vorlage so weit gesenkt, daß das Ablaufrohr des Kühlers nicht mehr in die Flüssigkeit taucht. Das Ablaufrohr wird mit Wasser abgespült und die Destillation nach 60 s beendet. Die in der Vorlage befindliche Flüssigkeit wird mit Wasser zu 35,0 ml aufgefüllt. 5,0 ml der Lösung werden mit 1,0 ml 6 N

Natronlauge und 1,0 ml Kaliumdijododibromomerkurat(II)-RL versetzt. Die Mischung darf nach 10 min keine stärkere Färbung als die nachstehend beschriebene Vergleichsprobe zeigen (höchstens 0,02%, berechnet als $NO_3^{\ominus}$).
Vergleichsprobe: 0,0548 g Natriumnitrat werden in Wasser zu 200,0 ml gelöst. 10,00 ml der Lösung werden mit Wasser zu 100,0 ml aufgefüllt. 10,0 ml dieser Lösung werden, wie vorstehend angegeben, behandelt.

[*o*] *Trocknungsverlust* (VI, 19.0.): 0,4000 g Substanz werden, wie unter „Bestimmung des Trocknungsverlustes" angegeben, behandelt und bei 105°C 120 min getrocknet. Die Substanz darf höchstens 1,0% Masse verlieren.

Gehaltsbestimmung

[*p*] 0,5000 g Substanz werden in Natriumazetatlösung (27,0 g/100,0 ml) zu 100,00 ml gelöst. 10,00 ml der Lösung werden nach Zusatz von 5,0 ml Natriumazetatlösung (27,0 g/100,0 ml) unter Schwenken mit 25 bis 30 ml Brom-RL versetzt. Nach 60 s werden tropfenweise 5 N Ameisensäure bis zur Entfärbung der Mischung und danach 0,020 g Natriumsalizylat zugegeben. Nach 5 min werden 1,00 g Kaliumjodid und 10,0 ml 3 N Salzsäure hinzugefügt. Das ausgeschiedene Jod wird mit 0,1 N Natriumthiosulfatlösung titriert. Sobald die Lösung nur noch schwach gelb gefärbt ist, werden 2,0 ml Stärke-I hinzugefügt.

1 ml 0,1 N Natriumthiosulfatlösung ist 2,767 mg Kaliumjodid äquivalent.
Der Gehalt wird auf die bei 105 °C getrocknete Substanz berechnet.

Aufbewahrung

Vorsichtig!
Vor Licht geschützt.
Höchstens 10 Jahre.

Dosierung

Einzelmaximaldosis: oral 2 g — Tagesmaximaldosis: oral 6 g

Kalium nitricum

Kaliumnitrat

Kalii nitras

KNO_3 (101,1)

Gehalt 99,0 bis 100,5% Kaliumnitrat, berechnet auf die bei 120 °C getrocknete Substanz.

Beschreibung

Farblose Kristalle oder weißes, kristallines Pulver.
Geruch nicht wahrnehmbar.
Geschmack kühlend, salzig und schwach bitter.

Löslichkeit: Wasser . . . . leicht löslich
Äthanol . . . . fast unlöslich

Prüflösung: 7,50 g Substanz werden in kohlendioxidfreiem Wasser zu 75,0 ml gelöst.

Identitätsprüfung

[*a*] 1,5 ml Prüflösung geben nach Zusatz von 1,5 ml Wasser, 1,0 ml 3 N Salzsäure und 10 Tropfen 6 N Perchlorsäure einen weißen, kristallinen Niederschlag.

[*b*] 1 Tropfen Prüflösung wird mit 5,0 ml Sulfanilsäure-Naphthylamin-RL und 0,020 g Zinkstaub versetzt. Die Mischung zeigt innerhalb 30 s eine rotviolette Färbung.

Reinheitsprüfung

[*c*] *Unlösliche Verunreinigungen, Farbe* (VI, 2.0./3.0.): 5,0 ml Prüflösung müssen klar und farblos sein.

[*d*] *Alkalisch oder sauer reagierende Verunreinigungen:* 5,0 ml Prüflösung müssen nach Zusatz von 2 Tropfen Phenolphthalein-I farblos und nach darauffolgendem Zusatz von 0,100 ml 0,01 N Kalilauge rot gefärbt sein.

[*e*] *Eisen-Ionen* (VI, 8.0.): 10,0 ml Prüflösung dürfen bei der „Prüfung auf Eisen-Ionen" keine stärkere Färbung als die Vergleichsprobe zeigen (höchstens 0,001% $Fe^{2\oplus}/Fe^{3\oplus}$).

[*f*] *Kalzium-Ionen* (VI, 10.0.): 10,0 ml Prüflösung dürfen bei der „Prüfung auf Kalzium-Ionen" keine stärkere Trübung als die Vergleichsprobe zeigen (höchstens 0,005% $Ca^{2\oplus}$).

[*g*] *Magnesium-Ionen* (VI, 12.0.): 0,50 ml Prüflösung dürfen nach Zusatz von 4,5 ml Wasser bei der „Prüfung auf Magnesium-Ionen" keine stärkere rote Färbung als die Vergleichsprobe II zeigen (höchstens 0,005% $Mg^{2\oplus}$).

[h] *Natrium-Ionen:* 3,00 ml Prüflösung werden mit 2,00 ml Äthanol und 3,0 ml Kalium-hexahydroxoantimonat(V)-RL versetzt. Die Lösung darf nach 15 min keine Trübung zeigen.

[i] *Schwermetall-Ionen* (VI, 15.0.): 10,0 ml Prüflösung dürfen bei der „Prüfung auf Schwermetall-Ionen" nach Methode I keine stärkere Färbung und gegebenenfalls keine stärkere Trübung als die Vergleichsprobe zeigen (höchstens 0,001%, berechnet als $Pb^{2\oplus}$).

[j] *Chlorid-Ionen* (VI, 7.0.): 10,0 ml Prüflösung dürfen bei der „Prüfung auf Chlorid-Ionen" keine stärkere Trübung als die Vergleichsprobe zeigen (höchstens 0,001% $Cl^{\ominus}$).

[k] *Chlorid-, Chlorat-, Perchlorat-Ionen:* 0,100 g Substanz wird in einem Porzellantiegel 5 min schwach geglüht. Nach dem Erkalten wird der Rückstand in der Mischung aus 1,00 ml 2 N Salpetersäure und 10,0 ml Wasser gelöst. Diese Lösung darf nach Zusatz von 3 Tropfen 0,1 N Silbernitratlösung keine stärkere Trübung als die unter „Prüfung auf Chlorid-Ionen" (VI, 7.0.) angegebene Vergleichsprobe zeigen (höchstens 0,004%, berechnet als $Cl^{\ominus}$).

[l] *Jodat-, Nitrit-Ionen:* 10,0 ml Prüflösung werden nach Zusatz von 1,0 ml 3 N Schwefelsäure, 1,0 ml Chloroform und 2 Tropfen frisch bereiteter Kaliumjodidlösung (20,0 g/100,0 ml) geschüttelt. Nach dem Entmischen darf die Chloroformschicht bei seitlicher Betrachtung gegen einen mattweißen Hintergrund keine Färbung zeigen.

[m] *Sulfat-Ionen* (VI, 16.0.): 5,0 ml Prüflösung dürfen nach Zusatz von 5,0 ml Wasser bei der „Prüfung auf Sulfat-Ionen" keine stärkere Trübung als die Vergleichsprobe zeigen (höchstens 0,01% $SO_4^{2\ominus}$).

[n] *Trocknungsverlust* (VI, 19.0.): 0,4000 g Substanz werden, wie unter „Bestimmung des Trocknungsverlustes" angegeben, behandelt und bei 120 °C 120 min getrocknet. Die Substanz darf höchstens 0,50% Masse verlieren.

Gehaltsbestimmung

[o] 0,2500 g Substanz werden in 25,0 ml Wasser gelöst. Die Lösung wird, wie unter „Bestimmung von Kationen durch Ionenaustausch" (VII, 11.0.) angegeben, behandelt.

1 ml 0,1 N Kalilauge ist 10,11 mg Kaliumnitrat äquivalent.
Der Gehalt wird auf die bei 120 °C getrocknete Substanz berechnet.

Aufbewahrung

Höchstens 10 Jahre.

Kalium perchloricum

Kaliumperchlorat

$KClO_4$ (138,6)
Gehalt 99,0 bis 100,5% Kaliumperchlorat.

Beschreibung

Farblose Kristalle oder weißes, kristallines Pulver.
Geruch nicht wahrnehmbar.
Geschmack schwach bitter.

Löslichkeit: Wasser . . . . mäßig löslich
Wasser (100 °C). . . . . leicht löslich
Äthanol. . . . . fast unlöslich

Prüflösung: 6,00 g Substanz werden in 120,0 ml siedendem Wasser gelöst. Die Lösung wird nach dem Abkühlen auf 20 °C mit Wasser zu 120,0 ml aufgefüllt und filtriert. Das Filtrat wird als Prüflösung verwendet.

Identitätsprüfung

[*a*] 5,0 ml Prüflösung geben nach Zusatz von 1,0 ml 3 N Salzsäure und 10 Tropfen 6 N Perchlorsäure einen weißen, kristallinen Niederschlag.

[*b*] 5,0 ml Prüflösung geben nach Zusatz von 5,0 ml heißer Chinidinsulfatlösung (2,00 g/100,0 ml) beim Abkühlen auf 20 °C einen weißen, kristallinen Niederschlag. Der Niederschlag wird auf einem Filter gesammelt. Die 5mal mit 10,0 ml Wasser gewaschenen und bei 105 °C 60 min getrockneten Kristalle schmelzen im Bereich von 261 bis 267 °C (III, 8.0.) unter Zersetzung.

Reinheitsprüfung

[*c*] *Unlösliche Verunreinigungen, Farbe* (VI, 2.0./3.0.): 0,100 g Substanz muß sich in 10,0 ml Wasser lösen. Die Lösung muß klar und farblos sein.

[*d*] *Alkalisch oder sauer reagierende Verunreinigungen:* 10,0 ml Prüflösung müssen nach Zusatz von 2 Tropfen Phenolphthalein-I farblos und nach darauffolgendem Zusatz von 0,250 ml 0,01 N Kalilauge rot gefärbt sein.

[*e*] *Arsen-Ionen* (VI, 5.0.): 20,0 ml Prüflösung werden nach Zusatz von 10,0 ml Wasser, wie unter „Prüfung auf Arsen-Ionen“ angegeben, behandelt. Das Quecksilberbromidpapier darf keine stärkere Färbung als das der Vergleichsprobe zeigen (höchstens 0,0001% $As^{3\oplus}/As^{5\oplus}$).

[*f*] *Kalzium-Ionen* (VI, 10.0.): 10,0 ml Prüflösung dürfen bei der „Prüfung auf Kalzium-Ionen“ keine stärkere Trübung als die Vergleichsprobe zeigen (höchstens 0,01% $Ca^{2\oplus}$).

[*g*] *Magnesium-Ionen* (VI, 12.0.): 5,0 ml Prüflösung dürfen bei der „Prüfung auf Magnesium-Ionen“ keine stärkere rote Färbung als die Vergleichsprobe II zeigen (höchstens 0,001% $Mg^{2\oplus}$).

[*h*] *Natrium-Ionen:* 1,50 ml Prüflösung werden mit 1,50 ml Wasser, 2,00 ml Äthanol und 3,0 ml Kaliumhexahydroxoantimonat(V)-RL versetzt. Die Lösung darf nach 15 min weder eine Trübung noch einen Niederschlag zeigen.

[*i*] *Schwermetall-Ionen* (VI, 15.0.): 10,0 ml Prüflösung dürfen bei der „Prüfung auf Schwermetall-Ionen“ nach Methode I keine stärkere Färbung und gegebenenfalls keine stärkere Trübung als die Vergleichsprobe zeigen (höchstens 0,002%, berechnet als $Pb^{2\oplus}$).

[*j*] *Bromid-, Jodid-Ionen:* 10,0 ml Prüflösung werden nach Zusatz von 1,0 ml 3 N Schwefelsäure, 3,0 ml Chloroform und 1 Tropfen frisch bereiteter Tosylchloramid-Natrium-Lösung (0,50 g/100,0 ml) geschüttelt. Nach dem Entmischen darf die Chloroformschicht bei seitlicher Betrachtung gegen einen mattweißen Hintergrund keine Färbung zeigen. Anschließend wird die Lösung mit 10 Tropfen Tosylchloramid-Natrium-Lösung (0,50 g/100,0 ml) versetzt und erneut geschüttelt. Nach dem Entmischen darf die Chloroformschicht bei seitlicher Betrachtung gegen einen mattweißen Hintergrund keine Färbung zeigen.

[*k*] *Chlorid-Ionen* (VI, 7.0.): 2,00 ml Prüflösung dürfen nach Zusatz von 8,0 ml Wasser bei der „Prüfung auf Chlorid-Ionen“ keine stärkere Trübung als die Vergleichsprobe zeigen (höchstens 0,01% $Cl^{\ominus}$).

[*l*] *Chlorat-Ionen:* 0,100 g Substanz wird auf 1,0 ml konzentrierte Schwefelsäure gestreut. Die konzentrierte Schwefelsäure darf keine Färbung zeigen.

[*m*] *Nitrat-Ionen* (VI, 13.0.): 3,00 ml Prüflösung dürfen bei der „Prüfung auf Nitrat-Ionen“ keinen blauen Ring zeigen.

[*n*] *Sulfat-Ionen* (VI, 16.0.): 10,0 ml Prüflösung dürfen bei der „Prüfung auf Sulfat-Ionen“ keine stärkere Trübung als die Vergleichsprobe zeigen (höchstens 0,01% $SO_4^{2\ominus}$).

Gehaltsbestimmung

[*o*] 0,3000 g bei 105 °C 3 h getrocknete Substanz werden in einem Platintiegel mit 7,0 g Seesand* versetzt und gemischt. Über diese Mischung werden 3,0 g Seesand* geschichtet. Die Mischung wird über einer Flamme 3 min vorsichtig erhitzt und anschließend bei Rotglut bzw. bei 700 °C ± 50 °C 5 min geglüht. Nach dem Erkalten wird der Rückstand in 100,0 ml Wasser suspendiert und die Suspension durch ein

Filterpapier der Sorte m filtriert. Das Filtrat wird nach Zusatz von 1,20 ml frisch bereiteter Natriumhydrogenkarbonatlösung (5,0 g/100,0 ml) und 2,0 ml Kaliumchromat-I mit 0,1 N Silbernitratlösung titriert, bis ein rotbrauner Niederschlag entsteht.

1 ml 0,1 N Silbernitratlösung ist 13,86 mg Kaliumperchlorat äquivalent.

Aufbewahrung

Vorsichtig!
Höchstens 10 Jahre.

Kalium permanganicum

Kaliumpermanganat

Kaliummanganat(VII)

$KMnO_4$ (158,0)

Gehalt 99,0 bis 100,5% Kaliumpermanganat.

Beschreibung

Metallisch glänzende, dunkelviolette Kristalle.
Geruch nicht wahrnehmbar.

Löslichkeit: Wasser . . . . mäßig löslich

Prüflösung: 0,500 g Substanz werden in 15,0 ml Wasser gelöst. Die Lösung wird zum Sieden erhitzt, nach Zusatz von 2,0 ml Äthanol 5 min stehengelassen, anschließend filtriert und das Filtrat unter Waschen des Filters mit Wasser zu 25,0 ml aufgefüllt.

Identitätsprüfung

[*a*] Die Lösung von [*b*] gibt nach Zusatz von 10 Tropfen 6 N Perchlorsäure einen weißen, kristallinen Niederschlag.

[*b*] 0,20 g Substanz werden in der Mischung aus 3,0 ml Wasser und 2,0 ml 3 N Schwefelsäure gelöst. Die Lösung wird tropfenweise mit 1,0 ml konzentrierter Wasserstoffperoxidlösung versetzt. Dabei entfärbt sie sich unter heftiger Entwicklung von Gasblasen.
Die Lösung ist für die Prüfung nach [*a*] aufzubewahren.

Reinheitsprüfung

[*c*] *Chlorid-Ionen* (VI, 7.0.): 5,0 ml Prüflösung dürfen nach Zusatz von 5,0 ml Wasser bei der „Prüfung auf Chlorid-Ionen" keine stärkere Trübung als die Vergleichsprobe zeigen (höchstens 0,01% $Cl^{\ominus}$).

[*d*] *Nitrat-Ionen* (VI, 13.0.): 0,150 ml Prüflösung dürfen nach Zusatz von 2,8 ml Wasser bei der „Prüfung auf Nitrat-Ionen" keinen blauen Ring zeigen.

[*e*] *Sulfat-Ionen* (VI, 16.0.): 6,20 ml Prüflösung dürfen nach Zusatz von 3,8 ml Wasser bei der „Prüfung auf Sulfat-Ionen" keine stärkere Trübung als die Vergleichsprobe zeigen (höchstens 0,04% $SO_4^{2\ominus}$).

Gehaltsbestimmung

[*f*] 0,3000 g Substanz werden in Wasser zu 100,00 ml gelöst. 20,00 ml der Lösung werden mit 20,0 ml Wasser, 1,00 g Kaliumjodid sowie 10,0 ml 3 N Schwefelsäure versetzt und in einem verschlossenen Gefäß 3 min stehengelassen. Das ausgeschiedene Jod wird mit 0,1 N Natriumthiosulfatlösung titriert. Sobald die Lösung nur noch schwach gelb gefärbt ist, werden 2,0 ml Stärke-I hinzugefügt.

1 ml 0,1 N Natriumthiosulfatlösung ist 3,161 mg Kaliumpermanganat äquivalent.

Aufbewahrung

Vor Licht geschützt.
Höchstens 10 Jahre.

Kalium pyrosulfurosum

Kaliumpyrosulfit

Kaliumdisulfit

$K_2S_2O_5$ (222,3)

Gehalt 95,0 bis 100,1% Kaliumpyrosulfit.

Beschreibung

Farblose Kristalle oder weißes, kristallines Pulver.
Geruch schwach nach Schwefeldioxid.
Geschmack sauer und salzig.
Die Substanz wird an der Luft allmählich oxydiert.

Löslichkeit:	Wasser	leicht löslich
	Äthanol	fast unlöslich

Prüflösung I: 2,000 g Substanz werden in Wasser zu 20,0 ml gelöst.

Prüflösung II: 1,000 g Substanz wird in kleinen Anteilen zu 5,0 ml konzentrierter Salpetersäure, die sich in einer Porzellanschale befinden, gegeben. Die Mischung wird auf dem Wasserbad erhitzt, bis ein stechender Geruch nicht mehr wahrnehmbar ist. Der Rückstand wird in Wasser zu 20,0 ml gelöst. Die Lösung wird gegebenenfalls filtriert.

Identitätsprüfung

[*a*] 1,5 ml Prüflösung I geben nach Zusatz von 1,5 ml Wasser, 1,0 ml 3 N Salzsäure und 10 Tropfen 6 N Perchlorsäure einen weißen, kristallinen Niederschlag.

[*b*] 10 Tropfen Prüflösung I werden mit 5,0 ml Wasser und 10 Tropfen 3 N Salzsäure versetzt. Die Lösung wird zu 2,0 ml 0,1 N Kaliumpermanganatlösung gegeben. Die Färbung der Kaliumpermanganatlösung verschwindet sofort. Nach Zusatz von 10 Tropfen Bariumchloridlösung (5,0 g/100,0 ml) gibt diese Lösung einen weißen, kristallinen Niederschlag.

Reinheitsprüfung

[*c*] *Unlösliche Verunreinigungen, Farbe* (VI, 3.0.): 10,00 g Substanz werden in Wasser zu 100,0 ml gelöst. Die Lösung wird durch einen bei 105 °C bis zur Massekonstanz getrockneten Glasfiltertiegel G 4 filtriert. Der Rückstand wird mit Wasser gewaschen und bei 105 °C bis zur Massekonstanz getrocknet. Die Substanz darf höchstens 0,010% Rückstand hinterlassen.
5,0 ml Prüflösung I müssen farblos sein.

[*d*] *Arsen-Ionen* (VI, 5.0.): 4,00 ml Prüflösung II werden nach Zusatz von 26,0 ml Wasser, wie unter „Prüfung auf Arsen-Ionen" angegeben, behandelt. Das Quecksilberbromidpapier darf keine stärkere Färbung als das der Vergleichsprobe zeigen (höchstens 0,0005% $As^{3\oplus}/As^{5\oplus}$).

[*e*] *Schwermetall-Ionen* (VI, 15.0.): 5,0 ml Prüflösung II werden mit 6 N Ammoniaklösung auf einen pH-Wert im Bereich von 6 bis 8 eingestellt und mit Wasser zu 10,0 ml aufgefüllt. Die Lösung darf bei der „Prüfung auf Schwermetall-Ionen" nach Methode II keine stärkere Färbung und gegebenenfalls keine stärkere Trübung als die Vergleichsprobe zeigen (höchstens 0,004%, berechnet als $Pb^{2\oplus}$).

[*f*] *Chlorid-Ionen* (VI, 7.0.): 0,200 g Substanz und 0,10 g Kaliumhydroxid werden in einer Porzellanschale in 10,0 ml Wasser gelöst. Die Lösung wird nach Zusatz von 1,0 ml konzentrierter Wasserstoffperoxidlösung zur Trockne eingedampft. Der Rückstand wird in der Mischung aus 9,0 ml Wasser und 1,0 ml 5 N Salpetersäure gelöst. Die Lösung darf bei der „Prüfung auf Chlorid-Ionen" keine stärkere Trübung als die Vergleichsprobe zeigen (höchstens 0,005% $Cl^{\ominus}$).

[*g*] *Thiosulfat-Ionen:* 10,0 ml Prüflösung I dürfen nach Zusatz von 5,0 ml 3 N Salzsäure keine Trübung zeigen.

Gehaltsbestimmung

[*h*] 0,2000 g Substanz werden mit 50,00 ml 0,1 N Jodlösung und 2,0 ml 3 N Salzsäure versetzt. Der Überschuß an 0,1 N Jodlösung wird mit 0,1 N Natriumthiosulfatlösung titriert. Sobald die Lösung nur noch schwach gelb gefärbt ist, werden 2,0 ml Stärke-I hinzugefügt.

1 ml 0,1 N Jodlösung ist 5,558 mg Kaliumpyrosulfit äquivalent.

Aufbewahrung

Die Substanz ist mindestens in Abständen von 2 Jahren nach [*h*] zu prüfen.

Kalium sulfuricum

Kaliumsulfat

K_2SO_4 (174,3)

Beschreibung

Farblose Kristalle oder weißes, kristallines Pulver.
Geruch nicht wahrnehmbar.
Geschmack bitter und salzig.

Löslichkeit: Wasser . . . . leicht löslich
Äthanol . . . . fast unlöslich

Prüflösung: 7,00 g Substanz werden in kohlendioxidfreiem Wasser zu 70,0 ml gelöst.

Identitätsprüfung

[*a*] 1,0 ml Prüflösung gibt nach Zusatz von 2,0 ml Wasser, 1,0 ml 3 N Salzsäure und 10 Tropfen 6 N Perchlorsäure einen weißen, kristallinen Niederschlag.

[*b*] 5 Tropfen Prüflösung geben nach Zusatz von 5,0 ml Wasser, 10 Tropfen 3 N Salzsäure und 10 Tropfen Bariumchloridlösung (5,0 g/100,0 ml) einen weißen, kristallinen Niederschlag.

Reinheitsprüfung

[*c*] *Unlösliche Verunreinigungen, Farbe* (VI, 3.0.): 10,00 g Substanz werden in Wasser zu 100,0 ml gelöst. Die Lösung wird durch einen bei 105 °C bis zur Massekonstanz getrockneten Glasfiltertiegel G 4 filtriert. Der Rückstand wird nach dem Waschen mit Wasser bei 105 °C bis zur Massekonstanz getrocknet. Die Substanz darf höchstens 0,020% Rückstand hinterlassen.
5,0 ml Prüflösung müssen farblos sein.

[*d*] *Alkalisch oder sauer reagierende Verunreinigungen:* 5,0 ml Prüflösung müssen nach Zusatz von 1 Tropfen Phenolphthalein-I farblos und nach darauffolgendem Zusatz von 0,200 ml 0,01 N Kalilauge rot gefärbt sein.

[*e*] *Arsen-Ionen* (VI, 5.0.): 10,0 ml Prüflösung werden nach Zusatz von 20,0 ml Wasser, wie unter „Prüfung auf Arsen-Ionen“ angegeben, behandelt. Das Quecksilberbromidpapier darf keine stärkere Färbung als das der Vergleichsprobe zeigen (höchstens 0,0001% $As^{3\oplus}/As^{5\oplus}$).

[*f*] *Eisen-Ionen* (VI, 8.0.): 10,0 ml Prüflösung dürfen bei der „Prüfung auf Eisen-Ionen“

keine stärkere Färbung als die Vergleichsprobe zeigen (höchstens 0,001% $Fe^{2\oplus}$/ $Fe^{3\oplus}$).

[*g*] *Kalzium-Ionen* (VI, 10.0.): 2,50 ml Prüflösung dürfen nach Zusatz von 7,5 ml Wasser bei der „Prüfung auf Kalzium-Ionen" keine stärkere Trübung als die Vergleichsprobe zeigen (höchstens 0,02% $Ca^{2\oplus}$).

[*h*] *Magnesium-Ionen* (VI, 12.0.): 0,80 ml Prüflösung dürfen nach Zusatz von 4,2 ml Wasser bei der „Prüfung auf Magnesium-Ionen" keine stärkere rote Färbung als die Vergleichsprobe I zeigen (höchstens 0,012% $Mg^{2\oplus}$).

[*i*] *Natrium-Ionen:* 3,00 ml Prüflösung werden mit 2,0 ml Wasser und 3,0 ml Kaliumhexahydroxoantimonat(V)-RL versetzt. Die Lösung darf nach 15 min keine Trübung zeigen.

[*j*] *Schwermetall-Ionen* (VI, 15.0.): 10,0 ml Prüflösung dürfen bei der „Prüfung auf Schwermetall-Ionen" nach Methode II keine stärkere Färbung und gegebenenfalls keine stärkere Trübung als die Vergleichsprobe zeigen (höchstens 0,001%, berechnet als $Pb^{2\oplus}$).

[*k*] *Chlorid-Ionen* (VI, 7.0.): 1,00 ml Prüflösung darf nach Zusatz von 9,0 ml Wasser bei der „Prüfung auf Chlorid-Ionen" keine stärkere Trübung als die Vergleichsprobe zeigen (höchstens 0,01% $Cl^{\ominus}$).

[*l*] *Nitrat-Ionen* (VI, 13.0.): 0,150 ml Prüflösung dürfen nach Zusatz von 2,90 ml Wasser bei der „Prüfung auf Nitrat-Ionen" keinen blauen Ring zeigen.

[*m*] *Reduzierende Verunreinigungen:* 5,0 ml Prüflösung werden mit 1,0 ml 3 N Schwefelsäure und 0,200 ml 0,01 N Kaliumpermanganatlösung versetzt. Die Lösung darf nach 15 min keine schwächere Färbung zeigen als die gleichzeitig hergestellte Mischung aus 5,0 ml Wasser, 1,0 ml 3 N Schwefelsäure und 0,100 ml 0,01 N Kaliumpermanganatlösung.

Aufbewahrung

Höchstens 10 Jahre.

Kardiolipin-Antigen für die Komplementbindungsreaktion

Äthanolische, mit einem Zusatz von Cholesterol versehene Lösung einer hochgereinigten, aus Rinderherzen extrahierten Mischung aus Kardiolipin und Lezithin.
Die Substanz dient als Lipoidantigen dem spezifischen serologischen Nachweis von Luesantikörpern mit der Komplementbindungsreaktion.

Beschreibung

Klare, farblose oder schwach gelbliche Flüssigkeit.
Geruch nach Äthanol.

Bestimmung der spezifischen Wirksamkeit

Die Substanz wird mit mindestens fünf verschiedenen Seren, die bei den serologischen Methoden der Luesdiagnostik positiv reagieren und von Menschen mit erwiesener luetischer Erkrankung gewonnen worden sind, und mindestens fünf verschiedenen Seren, die unter den gleichen Bedingungen negativ reagieren und von Menschen ohne luetische Erkrankung gewonnen worden sind, in Gegenwart von hämolytischem System und verdünntem Meerschweinchenkomplement auf ihre spezifische serologische Wirksamkeit geprüft.
Die Substanz wird der Deklaration entsprechend verdünnt. Die Verdünnung ist frisch zu bereiten.
Alle Prüfungen werden in Reagenzgläsern durchgeführt.

Hämolytisches System: Gleiche Volumen Schafblutkörperchenaufschwemmung und verdünntes Hämolysin werden gemischt. Die Mischung wird 10 min stehengelassen, anschließend nochmals sorgfältig gemischt und unmittelbar danach verwendet.

Verdünntes Hämolysin: Von „Hämolysin gegen Schaferythrozyten" zur bakteriologischen Diagnostik werden mit Barbital-Puffer Nr. 1 2 Verdünnungsreihen, ausgehend von den Verdünnungen 1:500 bzw. 1:750 bis zu den Verdünnungen 1:8000 bzw. 1:12000, in der Weise hergestellt, daß jede Verdünnung doppelt so hoch ist wie die vorangehende.
0,50 ml jeder Verdünnung werden jeweils mit 0,50 ml Schafblutkörperchenaufschwemmung versetzt. Als Kontrollmischung werden 0,50 ml Schafblutkörperchenaufschwemmung mit 0,50 ml Barbital-Puffer Nr. 1 versetzt.
Nach 10 min werden alle Mischungen jeweils mit 0,50 ml der frisch bereiteten Verdünnung von Meerschweinchenkomplement mit Barbital-Puffer Nr. 1 1:15 sowie mit 1,00 ml Barbital-Puffer Nr. 1 versetzt und anschließend in einem Wasserbad von 37 °C ±1 °C 45 min aufbewahrt.

Nach 15 und 45 min wird jeweils diejenige Mischung ermittelt, die bei der höchsten Verdünnung des Hämolysins noch vollkommene Hämolyse zeigt. Die Kontrollmischung darf keine Hämolyse zeigen.
„Hämolysin gegen Schaferythrozyten" zur bakteriologischen Diagnostik wird mit Barbital-Puffer Nr. 1 so verdünnt, daß die Verdünnung ein Fünftel der nach 45 min hämolysierenden höchsten Verdünnung des Hämolysins beträgt, aber nicht niedriger ist als die nach 15 min hämolysierende höchste Verdünnung des Hämolysins. Diese Mischung wird als verdünntes Hämolysin verwendet und ist frisch zu bereiten.

Verdünntes Meerschweinchenkomplement: Von Meerschweinchenkomplement wird mit Barbital-Puffer Nr. 1 eine Verdünnungsreihe nach der geometrischen Reihe $1{,}25^n$, ausgehend von der Verdünnung 1:12,2 bis zu der Verdünnung 1:142,0, angelegt.
0,50 ml jeder Verdünnung werden jeweils mit 0,50 ml Barbital-Puffer Nr. 1 sowie 0,50 ml Verdünnung der Substanz versetzt. Als Kontrollmischung wird 1,00 ml Barbital-Puffer Nr. 1 mit 0,50 ml der Verdünnung der Substanz versetzt.
Alle Mischungen werden in einem Wasserbad von 37 °C ± 1 °C 30 min aufbewahrt. Dann werden alle Mischungen jeweils mit 1,00 ml hämolytischem System versetzt und in dem gleichen Wasserbad 45 min aufbewahrt.
Anschließend wird diejenige Mischung ermittelt, die bei der höchsten Verdünnung des Meerschweinchenkomplements noch vollkommene Hämolyse zeigt. Die Kontrollmischung darf keine Hämolyse zeigen.
Meerschweinchenkomplement wird mit Barbital-Puffer Nr.1 so verdünnt, daß die Verdünnung zwei Siebentel der ermittelten höchsten Verdünnung beträgt.
Diese Mischung wird als verdünntes Meerschweinchenkomplement verwendet und ist frisch zu bereiten.

Ausführung

Je 1,00 ml aller Seren wird in einem Wasserbad von 56 °C ± 1 °C 30 min aufbewahrt. Nach dem Erkalten werden von jedem Serum mit Barbital-Puffer Nr.1 2 Verdünnungsreihen nach der geometrischen Reihe 2^n, ausgehend von der Verdünnung 1:4 bis zu der Verdünnung 1:512, hergestellt.
0,250 ml jeder Verdünnung einer Reihe werden jeweils mit 0,250 ml der Verdünnung der Substanz versetzt. 0,250 ml jeder Verdünnung der Parallelreihe des gleichen Serums werden jeweils mit 0,250 ml Kardiolipin-Antigen-Standard für die Komplementbindungsreaktion versetzt. Als Kontrollmischungen werden 0,250 ml der Verdünnung 1:4 eines jeden Serums mit 0,250 ml Barbital-Puffer Nr. 1 versetzt.
Alle Mischungen werden mit 0,250 ml verdünntem Meerschweinchenkomplement versetzt, danach bei 4 °C ± 1 °C 16 bis 18 h und anschließend in einem Wasserbad von 37 °C ± 1 °C 30 min aufbewahrt. Nach Zusatz von 0,50 ml hämolytischem System werden alle Mischungen in dem gleichen Wasserbad 45 min aufbewahrt.

Danach müssen die Kontrollmischungen sowie alle Mischungen mit den Verdünnungen der negativ reagierenden Seren Hämolyse zeigen.
In den Verdünnungsreihen der positiv reagierenden Seren wird jeweils diejenige Mischung ermittelt, die bei der höchsten Serumverdünnung noch keine Hämolyse zeigt. Dabei dürfen sich in den 2 Parallelreihen, die von einem Serum hergestellt worden sind, die ermittelten Mischungen nur um eine Verdünnungsstufe des jeweils gleichen Serums unterscheiden.

Aufbewahrung

In sehr gut verschlossenen Gefäßen.
Vor Licht geschützt.
Bei 15 bis 25 °C.
Höchstens 4 Jahre nach Abschluß der staatlichen Prüfung.

Kardiolipin-Antigen für die Mikroflockungsreaktion

Äthanolische, mit einem Zusatz von Cholesterol versehene Lösung einer hochgereinigten, aus Rinderherzen extrahierten Mischung aus Kardiolipin und Lezithin.
Die Substanz dient als Lipoidantigen dem spezifischen serologischen Nachweis von Luesantikörpern mit der Mikroflockungsreaktion.

Beschreibung

Klare, farblose oder schwach gelbliche Flüssigkeit.
Geruch nach Äthanol.

Bestimmung der spezifischen Wirksamkeit

Die Substanz wird mit mindestens fünf verschiedenen Seren, die bei den serologischen Methoden der Luesdiagnostik positiv reagieren und von Menschen mit erwiesener luetischer Erkrankung gewonnen worden sind, und mindestens fünf verschiedenen Seren, die unter den gleichen Bedingungen negativ reagieren und von Menschen ohne luetische Erkrankung gewonnen worden sind, auf ihre spezifische serologische Wirksamkeit geprüft.
Für die Prüfungen nach [*a*] und [*b*] werden 0,50 ml Substanz in 0,40 ml Natriumchlorid-Phosphat-Puffer Nr. 2 unter ständigem Schütteln eingetropft. Nach Zusatz von 4,10 ml Natriumchlorid-Phosphat-Puffer Nr. 2 wird die Verdünnung der Substanz 120 s geschüttelt und ist vor der Verwendung nochmals kurz zu schütteln. Je 1,00 ml aller Seren wird in einem Wasserbad von 56 °C ± 1 °C 30 min aufbewahrt.
Für die Prüfung nach [*b*] werden 0,50 ml Kardiolipin-Antigen-Standard für die Mikroflockungsreaktion in gleicher Weise wie die Substanz mit Natriumchlorid-Phosphat-Puffer Nr. 2 verdünnt.

[*a*] 0,050 ml jedes Serums werden auf einem Hohlschliffobjektträger jeweils mit 0,050 ml der Verdünnung der Substanz versetzt. Anschließend werden die Objektträger horizontal kreisförmig 5 min kräftig bewegt.
Anschließend werden die Mischungen auf den Objektträgern unter dem Mikroskop bei 80facher Vergrößerung betrachtet und beurteilt.

Bei der Beurteilung sind folgende Reaktionen zu unterscheiden:
Reaktion 4^+: Dicht liegende kompakte Schollen in klarer Flüssigkeit.
Reaktion 3^+: Einzeln liegende schollige Verklumpungen in klarer Flüssigkeit.
Reaktion 2^+: Verklumpungen, dazwischen vereinzelte nadelförmige Teilchen.
Reaktion 1^+: kleine Verklumpungen zwischen nadelförmigen Teilchen.
Reaktion negativ: Nadelförmige Teilchen sind gleichmäßig, gelegentlich angehäuft über das Gesichtsfeld verstreut.

Die Mischungen der Substanz mit den positiv reagierenden Seren müssen Reaktionen im Bereich von 1^+ bis 4^+ zeigen. Die Mischungen der Substanz mit den negativ reagierenden Seren müssen die negative Reaktion zeigen.

[*b*] Von jedem Serum, das bei der Prüfung nach [*a*] eine Reaktion im Bereich von 1^+ bis 4^+ zeigt, werden mit Natriumchloridlösung (0,90 g/100,0 ml) 2 Verdünnungsreihen nach der geometrischen Reihe 2^n bis zu der Verdünnung 1:64 hergestellt. 0,050 ml jeder Verdünnung einer Reihe werden auf einem Hohlschliffobjektträger jeweils mit 0,050 ml der Verdünnung der Substanz versetzt. 0,050 ml jeder Verdünnung der Parallelreihe des gleichen Serums werden auf einem Hohlschliffobjektträger jeweils mit 0,050 ml der Verdünnung von Kardiolipin-Antigen-Standard für die Mikroflockungsreaktion versetzt. Anschließend werden alle Objektträger horizontal kreisförmig 5 min kräftig bewegt.
Anschließend werden die Mischungen auf den Objektträgern unter dem Mikroskop bei 80facher Vergrößerung betrachtet und die Reaktionen, wie bei der Prüfung nach [*a*] angegeben, beurteilt.
In den Verdünnungsreihen wird jeweils diejenige Mischung ermittelt, die bei der höchsten Serumverdünnung die Reaktion 1^+ zeigt. Dabei dürfen sich in den 2 Parallelreihen, die von einem Serum hergestellt worden sind, die ermittelten Mischungen nur um eine Verdünnungsstufe des jeweils gleichen Serums unterscheiden.

Aufbewahrung

In sehr gut verschlossenen Gefäßen.
Vor Licht geschützt.
Bei 15 bis 25 °C.
Höchstens 4 Jahre nach Abschluß der staatlichen Prüfung.

Kohlenhydratfreies pankreatisches Pepton

Aus Kasein durch pankreatische Eiweißspaltung erhaltene Mischung von Peptiden und Aminosäuren.
Gehalt an Stickstoff [N(14,01)] mindestens 10,0%, berechnet auf die bei 105°C getrocknete Substanz.

Beschreibung

Weißes oder gelbes Pulver.
Geruch charakteristisch.
Geschmack bitter.
Die Substanz ist hygroskopisch.

Prüflösung I: 5,00 g Substanz und 15,0 ml Wasser werden verrieben. Die Verreibung wird in Wasser zu 50,0 ml gelöst.

Prüflösung II: 30,0 ml Prüflösung I werden mit 115,0 ml Wasser und 0,450 g Natriumchlorid versetzt. Die Lösung wird mit 1 N Natronlauge auf den pH-Wert von 7,2 ± 0,2 eingestellt und mit kohlendioxidfreiem Wasser zu 150,0 ml aufgefüllt. Die Messung des pH-Wertes (III, 7.0.) ist potentiometrisch durchzuführen.

Prüflösung III: 2,00 ml Prüflösung II werden mit 13,0 ml Natriumchloridlösung (0,90 g/100,0 ml) und 25,0 ml Wasser versetzt.

Identitätsprüfung

[*a*] 10 Tropfen Prüflösung I zeigen nach Zusatz von 5,0 ml Wasser, 5 Tropfen 3 N Natronlauge und 1 Tropfen Kupfer(II)-sulfatlösung (10,0 g/100,0 ml) eine rote Färbung. Die Färbung geht nach Zusatz von 1 Tropfen Kupfer(II)-sulfatlösung (10,0 g/100,0 ml) in eine violette über.

[*b*] 10 Tropfen Prüflösung I geben nach Zusatz von 5,0 ml Wasser und 5 Tropfen Phosphorwolframsäure-RL einen weißen, voluminösen Niederschlag.

[*c*] Die Substanz wird auf Abwesenheit von vergärbaren Kohlenhydraten geprüft. Escherichia coli Nr. Bi 7458/41 wird in Schrägagarröhrchen auf der Oberfläche des wie zur Bestimmung der Keimzahl hergestellten Kulturmediums I (X, 7.0.) gehalten und sehr kühl aufbewahrt. In Abständen von je einem Monat wird Escherichia coli Nr. Bi 7458/41 auf neues Kulturmedium gleicher Zusammensetzung überimpft. Nach dem Überimpfen wird bei 37 °C ± 1 °C 24 h bebrütet und diese Stammkultur sehr kühl aufbewahrt. Aus der Stammkultur wird Escherichia coli Nr. Bi 7458/41 auf neues Kulturmedium gleicher Zusammensetzung überimpft und bei 37 °C ± 1 °C 18 h be-

brütet. Anschließend wird die Oberfläche des Kulturmediums mit nach Verfahren a_1) (XV, 1.0.) sterilisierter Natriumchloridlösung (0,90 g/100,0 ml) abgespült. Von der erhaltenen Suspension wird 1,0 ml mit der sterilisierten Natriumchloridlösung (0,90 g/100,0 ml) so weit verdünnt, daß der Keimgehalt der verdünnten Keimsuspension 10 Internationalen Einheiten des Trübungsstandards je Milliliter entspricht. Der Vergleich erfolgt bei der Betrachtung im Gegenlicht. Je 10,0 ml Prüflösung II werden in 4 geeigneten Kulturgefäßen, die mit Durham-Röhrchen versehen sind, nach Verfahren a_1) sterilisiert. In 2 der Kulturgefäße werden je 0,050 ml der verdünnten Keimsuspension gegeben. Die 4 Ansätze werden bei 37 °C ± 1 °C 24 h bebrütet.

Die beimpften Ansätze müssen danach im Gegensatz zu den nicht beimpften Ansätzen eine Trübung zeigen. In den Durham-Röhrchen der 4 Ansätze dürfen keine Gasblasen sichtbar sein. Nach Zusatz von je 5 Tropfen Phenolrot-I* und Schütteln müssen die 4 Ansätze bei seitlicher Betrachtung gegen einen mattweißen Hintergrund rötliche Färbungen gleicher Intensität zeigen.

[*d*] Die Substanz wird auf Anwesenheit von verwertbarem Tryptophan geprüft.

Je 5,0 ml Prüflösung III werden in 4 geeigneten Kulturgefäßen nach Verfahren a_1) (XV, 1.0.) sterilisiert. In 2 der Kulturgefäße werden je 0,050 ml verdünnte Keimsuspension von Escherichia coli Nr. Bi 7458/41, die in gleicher Weise wie die bei der Prüfung nach [*c*] angegebene verdünnte Keimsuspension hergestellt wird, gegeben. Die 4 Ansätze werden bei 37 °C ± 1°C 24 h bebrütet. Jeder Ansatz wird mit 1,00 ml Dimethylaminobenzaldehyd-RL**** überschichtet. Nach kreisförmigem Schwenken muß die obere Schicht der beimpften Ansätze innerhalb 5 min nach dem Reagenzzusatz im Gegensatz zu der der nicht beimpften Ansätze eine rote Färbung zeigen.

[*e*] Die Substanz wird auf Anwesenheit von verwertbaren organisch gebundenen Schwefel enthaltenden Verbindungen geprüft.

15,0 ml Prüflösung II werden mit 5,0 ml Natriumchloridlösung (0,90 g/100,0 ml) und 10,0 ml Wasser versetzt. Je 5,0 ml der Mischung werden in 4 geeigneten Kulturgefäßen nach Verfahren a_1) (XV, 1.0.) sterilisiert. In 2 der Kulturgefäße werden je 0,050 ml verdünnte Keimsuspension von Salmonella typhi O 901 Nr. 58, die in gleicher Weise wie die bei der Prüfung nach [*c*] angegebene verdünnte Keimsuspension von Escherichia coli Nr. Bi 7458/41 hergestellt wird, gegeben. In jedes Kulturgefäß wird ein mit Blei(II)-azetat-RL getränkter und danach getrockneter Streifen Filterpapier von 5 mm Breite und 100 mm Länge so gehängt, daß sich dessen unteres Ende 40 mm über der Flüssigkeitsoberfläche befindet. Die 4 Ansätze werden bei 37 °C ± 1 °C 24 h bebrütet. Die Filterpapiere der beimpften Ansätze müssen im Gegensatz zu denen der nicht beimpften Ansätze am unteren Ende eine schwarze Färbung zeigen.

Reinheitsprüfung

[*f*] *Unlösliche Verunreinigungen:* 1,00 ml Prüflösung I wird mit 4,0 ml Wasser versetzt, nach Verfahren a_1) (XV, 1.0.) sterilisiert und anschließend bei 37 °C ± 1 °C 24 h aufbewahrt. Die Lösung muß klar sein.

[g] *Reaktion:* 1,00 ml Prüflösung I wird mit 9,0 ml kohlendioxidfreiem Wasser versetzt. Die Mischung muß einen pH-Wert (III, 7.0.) im Bereich von 4,0 bis 7,5 zeigen.

[h] *Eiweiß:* 1,00 ml Prüflösung I wird mit 1,00 ml der Mischung aus 1,00 ml Essigsäure und 9,0 ml Äthanol (50 Vol.-%) überschichtet. An der Berührungszone darf kein Niederschlag entstehen.

[i] *Gärungshemmende Stoffe:* 15,0 ml Prüflösung II werden mit 15,0 ml der Lösung von 0,30 g Natriumchlorid und 1,00 g Glukose in 100,0 ml Wasser versetzt. Je 5,0 ml der Mischung werden in 4 geeigneten Kulturgefäßen nach Verfahren a_1) (XV, 1.0.) sterilisiert. In 2 der Kulturgefäße werden je 0,050 ml verdünnte Keimsuspension von Aerobacter aerogenes Nr. 7/62, die in gleicher Weise wie die bei der Prüfung nach [c] angegebene verdünnte Keimsuspension von Escherichia coli Nr. Bi 7458/41 hergestellt wird, gegeben. Die 4 Ansätze werden bei 37 °C ± 1 °C 24 h bebrütet. 2,50 ml jedes Ansatzes werden mit 1,00 ml α-Naphthol-RL und 10 Tropfen 9 N Kalilauge versetzt und geschüttelt. Nach 30 s werden die Mischungen 30 s kräftig geschüttelt. Die Aerobacter aerogenes Nr. 7/62 enthaltenden Mischungen müssen im Gegensatz zu denen der nicht beimpften Ansätze eine rote Färbung zeigen.

[j] *Sulfatasche* (VI, 18.0.): 0,2000 g Substanz werden, wie unter „Bestimmung der Sulfatasche" angegeben, behandelt. Die Substanz darf höchstens 15,0% Rückstand hinterlassen.

[k] *Trocknungsverlust* (VI, 19.0.): 0,4000 g Substanz werden, wie unter „Bestimmung des Trocknungsverlustes" angegeben, behandelt und bei 105 °C getrocknet. Die Substanz darf höchstens 8,0% Masse verlieren.

Gehaltsbestimmung

[l] 0,2000 g Substanz werden, wie unter „Bestimmung des Stickstoffes nach KJELDAHL" (VII, 5.0.) angegeben, behandelt.
Der Gehalt wird auf die bei 105 °C getrocknete Substanz berechnet.

Sonstige Prüfungen

[m] *Mikrobiologische Reinheit* (X, 5.0.): Die Substanz wird, wie unter „Prüfung auf mikrobiologische Reinheit" angegeben, behandelt. Die Keimzahl darf höchstens 10000 betragen.

[n] *Wachstumsfördernde Eigenschaften:* 45,0 ml Prüflösung II werden mit 15,0 ml Natriumchloridlösung (0,90 g/100,0 ml) und 30,0 ml Wasser versetzt. Je 5,0 ml der Mischung werden in 15 geeigneten Kulturgefäßen nach Verfahren a_1) (XV, 1.0.) sterilisiert.
Von Shigella flexneri 1 a N. C. T. C. 8516 und Staphylococcus aureus SG 511 in gleicher Weise wie die bei der Prüfung nach [c] angegebene verdünnte Keimsuspension von Escherichia coli Nr. Bi 7458/41 hergestellte Keimsuspensionen werden mit nach Ver-

fahren a_1) sterilisierter Natriumchloridlösung (0,90 g/100,0 ml) im Verhältnis 1:10000 verdünnt. Je 0,050 ml der Verdünnung jeder Keimsuspension werden in jeweils 5 der Kulturgefäße gegeben.

Die 10 beimpften Ansätze und die 5 nicht beimpften Ansätze werden bei 37 °C ± 1 °C 24 h bebrütet.

Nach der Bebrütung muß in den 10 beimpften Ansätzen Wachstum von Mikroorganismen festgestellt werden. Wird nicht in allen beimpften Ansätzen Wachstum festgestellt, so ist die Prüfung zu wiederholen. Die Substanz entspricht der Forderung, wenn bei der Wiederholung in allen beimpften Ansätzen Wachstum von Mikroorganismen festgestellt wird. Sofern die nicht beimpften Ansätze Wachstum von Mikroorganismen zeigen, ist die Prüfung ungültig.

Aufbewahrung

In sehr gut verschlossenen Gefäßen.

Koniferenöl 50

Mischung aus synthetischen und natürlichen Duftstoffen.

Gehalt an Isobornylazetat [$C_{12}H_{20}O_2$ (196,3)] 44,0 bis 50,0%.
Gehalt an Limonen [$C_{10}H_{16}$ (136,2)] 17,0 bis 23,0%.
Gehalt an Linalylazetat [$C_{12}H_{20}O_2$ (196,3)] 4,0 bis 7,5%.

Beschreibung

Klare, gelbgrüne Flüssigkeit.
Geruch charakteristisch.

Identitätsprüfung

[*a*] Die Bestimmung wird, wie unter „Gaschromatografische Bestimmung" (III, 14.0.) angegeben, durchgeführt.
Säule: Länge: 330 cm; Innendurchmesser: 2,3 mm
Füllung: 10,0% EGSS-X (Trennflüssigkeit) auf Gaschrom Q (Trägermaterial)
Temperatur: 95 bis 210 °C; Temperatursteigerung: 4 °C/min
Trägergas: Stickstoff
Trägergasmengenstrom: 1 800 ml/h
Trennstufenzahl: mindestens 2 100, berechnet für den unter isothermen Bedingungen bei 120 °C bestimmten Fenchon-Standard
Detektor: Flammenionisationsdetektor
Ausführung: Chromatogramm I: 0,100 g Limonen-Standard, 0,025 g Linalylazetat-Standard und 0,240 g Isobornylazetat-Standard werden in 10,0 ml Methylenchlorid gelöst. 0,20 µl der Lösung werden chromatografiert.
Die Peaks erscheinen auf dem Chromatogramm in der Reihenfolge Limonen, Linalylazetat, Isobornylazetat.
Chromatogramm II: 0,5000 g Substanz werden in 10,0 ml Methylenchlorid gelöst. 0,20 µl der Lösung werden chromatografiert.
Auswertung: Chromatogramm II zeigt Peaks mit den gleichen Gesamtretentionszeiten wie die von Limonen, Linalylazetat und Isobornylazetat auf Chromatogramm I.

Reinheitsprüfung

[*b*] *Brechungsindex* (III, 1.0.): 1,462 bis 1,468

[*c*] *Dichte* (III, 2.0.): 0,926 bis 0,932 g/ml

3046/I
2. AB – DDR/834/75

Gehaltsbestimmung

[*d*] Die Bestimmung wird, wie unter „Gaschromatografische Bestimmung" (III, 14.0.) angegeben, durchgeführt. Für Säule, Trägergas, Trägergasmengenstrom, Trennstufenzahl und Detektor gelten die bei der Prüfung nach [*a*] gemachten Angaben.

Ausführung: Chromatogramm III: 0,1000 g Fenchon-Standard (innerer Standard), 0,1000 g Limonen-Standard, 0,0250 g Linalylazetat-Standard und 0,2400 g Isobornylazetat-Standard werden in 10,0 ml Methylenchlorid gelöst. 0,20 µl der Lösung werden chromatografiert.

Chromatogramm IV: 0,1000 g Fenchon-Standard und 0,5000 g Substanz werden in 10,0 ml Methylenchlorid gelöst. 0,20 µl der Lösung werden chromatografiert.

Berechnung:

% Limonen bzw. Linalylazetat

$$\text{bzw. Isobornylazetat} = \frac{h_1}{h_3} \cdot \frac{h_4}{h_2} \cdot \frac{100 \cdot Ew_2 \cdot Ew_3}{Ew_1 \cdot Ew_4}$$

Für die Quotienten $\frac{h_1}{h_3}$ und $\frac{h_4}{h_2}$ sind jeweils deren Mittelwerte von den 3 geforderten Chromatogrammen einzusetzen.

h_1 = Höhe des Fenchon-Peaks auf dem Chromatogramm III in Millimeter.
h_2 = Höhe des Fenchon-Peaks auf dem Chromatogramm IV in Millimeter.
h_3 = Höhe des Limonen-Peaks bzw. des Linalylazetat-Peaks bzw. des Isobornylazetat-Peaks auf dem Chromatogramm III in Millimeter.
h_4 = Höhe des Limonen-Peaks bzw. des Linalylazetat-Peaks bzw. des Isobornylazetat-Peaks auf dem Chromatogramm IV in Millimeter.
Ew_1 = Einwaage des Fenchon-Standards in Gramm für Chromatogramm III.
Ew_2 = Einwaage des Fenchon-Standards in Gramm für Chromatogramm IV.
Ew_3 = Einwaage des Limonen-Standards bzw. des Linalylazetat-Standards bzw. des Isobornylazetat-Standards in Gramm.
Ew_4 = Einwaage der Substanz in Gramm.

Aufbewahrung

In dem Verbrauch angemessenen, vollständig gefüllten Gefäßen.
Vor Licht geschützt.
Höchstens ein Jahr.

Kreosotum

Kreosot

Durch Destillation aus Buchenholzteer gewonnene Mischung aus Guajakol, Kresol und Kreosolen.

Beschreibung

Klare, schwach gelbliche, ölige Flüssigkeit.
Geruch charakteristisch.
Die Substanz ätzt Schleimhäute.

Löslichkeit: Äthanol . . . . mischbar

Identitätsprüfung

[a] *Siedebereich* (III, 9.0.): 200 bis 220 °C. Unterhalb 200 °C dürfen höchstens 2,00 ml und im angegebenen Bereich müssen mindestens 85,0 ml Destillat übergehen.

[b] 1 Tropfen Substanz wird mit 10,0 ml Wasser versetzt. Nach kräftigem Schütteln und Zusatz von 3 Tropfen Eisen(III)-chloridlösung (5,0 g/100,0 ml) zeigt die Lösung eine graugrüne oder blaue Färbung, die in eine braune übergeht.

[c] 5 Tropfen Substanz werden in 2,0 ml Äthanol gelöst. Nach Zusatz von 1 Tropfen Eisen(III)-chloridlösung (5,0 g/100,0 ml) zeigt die Lösung eine blaue Färbung, die nach Zusatz von 2 bis 10 Tropfen Eisen(III)-chloridlösung (5,0 g/100,0 ml) in eine dunkelgrüne übergeht.

Reinheitsprüfung

[d] *Dichte* (III, 2.0.): 1,075 bis 1,090 g/ml

[e] *Unlösliche Verunreinigungen, Farbe* (VI, 2.0./3.0.): 1,00 ml Substanz muß sich in 3,50 ml 3 N Natronlauge lösen. Die Lösung muß klar und darf nicht stärker gefärbt sein als 5,0 ml Farb-VL Ge 6.

[f] *Alkalisch oder sauer reagierende Verunreinigungen:* 1,20 ml Substanz werden mit 25,0 ml Wasser versetzt. Die Mischung wird kräftig geschüttelt und anschließend durch ein angefeuchtetes Papierfilter filtriert. 10,0 ml des Filtrates müssen nach Zusatz von 5 Tropfen Methylrot-I rot und nach darauffolgendem Zusatz von 0,50 ml 0,01 N Kalilauge gelb gefärbt sein.

[g] *Fremde Phenole:* 1,00 ml Substanz wird mit der frisch bereiteten Lösung von 1,00 g Kaliumhydroxid in 4,00 g wasserfreiem Äthanol versetzt, geschüttelt und 10 min stehengelassen. Danach muß die Lösung zu einer kristallinen Masse erstarrt sein.

[*h*] *Hochsiedende Holzteerbestandteile:* 5,0 ml Substanz werden mit 10,0 ml Petroläther sowie 10,0 ml Bariumhydroxid-RL versetzt und geschüttelt. Nach dem Entmischen dürfen bei seitlicher Betrachtung gegen einen mattweißen Hintergrund die obere Schicht keine blaue, blaugraue oder schmutziggraue und die untere Schicht keine rötliche oder rotbraune Färbung zeigen.

[*i*] *Steinkohlenteerkreosot:* 4,00 ml Substanz werden nach Zusatz von 5,0 ml der Mischung aus 8,0 ml Glyzerol und 2,0 ml Wasser kräftig geschüttelt. Das Volumen der oberen Schicht darf nach dem Entmischen nicht weniger als 4,0 ml betragen. Gegebenenfalls wird die Mischung in einem graduierten Zentrifugenglas 120 s zentrifugiert.

Aufbewahrung

Vorsichtig!
Vor Licht geschützt.

Dosierung

Einzelmaximaldosis: oral 0,5 g — Tagesmaximaldosis: oral 1,5 g

Lactosum

Laktose

4-[β-D-Galaktopyranosido]-α-D-glukopyranose

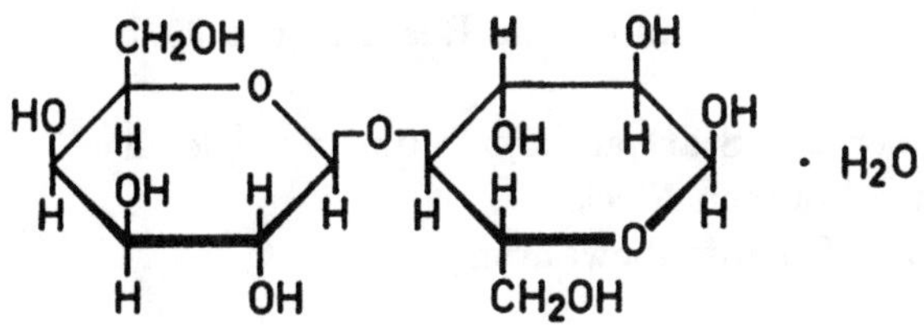

$C_{12}H_{22}O_{11} \cdot H_2O$ (360,3)

Beschreibung

Weißes, kristallines oder mikrokristallines Pulver.
Geruch nicht wahrnehmbar.
Geschmack schwach süß.

Löslichkeit: Wasser . . . . löslich
Äthanol . . . . fast unlöslich

Prüflösung: 2,500 g Substanz werden in kohlendioxidfreiem Wasser zu 50,0 ml gelöst.

Identitätsprüfung

[*a*] *Optische Drehung* (III, 6.0.): $[\alpha]_D^{20} = +52{,}0$ bis $+53{,}0°$. Zur Bestimmung werden 2,5000 g Substanz in 20 ml Wasser unter Erwärmen gelöst. Die Lösung wird nach dem Erkalten und Zusatz von 3 Tropfen 3 N Ammoniaklösung mit Wasser zu 25,00 ml aufgefüllt.

[*b*] Die Prüfung wird, wie unter „Dünnschichtchromatografische Prüfung" (III, 12.0.) angegeben, durchgeführt.
Zelluloseschicht: Zellulosepulver FND
Aufzutragende Lösungen: Lösung 1: 0,150 g Substanz werden in 10,00 ml Wasser gelöst. 20,0 µl der Lösung werden als 20 mm langes Startband a aufgetragen. Lösung 2: 1,00 ml Lösung 1 wird mit Wasser zu 25,0 ml aufgefüllt. 10,0 µl der Lösung werden als Startfleck b aufgetragen.
Aufzutragende Lösung der Testsubstanz: 0,0150 g Laktose-Vergleichssubstanz werden in 25,0 ml Wasser gelöst. 10,0 µl der Lösung werden als Startfleck c aufgetragen.
Beim Auftragen darf das Trocknen nicht durch einen Heißluftstrom beschleunigt werden.
Laufmittel: Äthylazetat-Pyridin-Wasser (61+23+16).

Es wird 3mal chromatografiert und die Dünnschichtplatte zwischendurch jeweils an der Luft 10 min aufbewahrt.

Trocknung: Die Dünnschichtplatte wird nach dem letzten Chromatografieren an der Luft aufbewahrt, bis das Laufmittel verdunstet ist.

Detektion: Reagenz: Anilin-RL*

Die Dünnschichtplatte wird nach dem Besprühen mit dem Reagenz bei 90 bis 105 °C 20 min erhitzt.

Auswertung: Das Chromatogramm zeigt über den Startpunkten b und c in gleicher Entfernung von den Startpunkten je einen braunen Fleck.

Das Chromatogramm ist für die Prüfung nach [*h*] aufzubewahren.

Reinheitsprüfung

[*c*] *Unlösliche Verunreinigungen, Farbe* (VI, 2.0./3.0.): 1,00 g Substanz muß sich in 4,00 ml Wasser unter Erwärmen lösen. Die Lösung muß nach dem Erkalten klar und darf nicht stärker gefärbt sein als 5,0 ml Farb-VL Ge 2.

[*d*] *Alkalisch oder sauer reagierende Verunreinigungen:* 10,0 ml Prüflösung müssen nach Zusatz von 2 Tropfen Phenolphthalein-I farblos und nach darauffolgendem Zusatz von 0,300 ml 0,01 N Kalilauge rot gefärbt sein.

[*e*] *Schwermetall-Ionen* (VI, 15.0.): 8,0 ml Prüflösung dürfen nach Zusatz von 2,0 ml Wasser bei der „Prüfung auf Schwermetall-Ionen" nach Methode I keine Färbung und gegebenenfalls keine stärkere Trübung als die Blindprobe zeigen.

[*f*] *Chlorid-Ionen* (VI, 7.0.): 10,0 ml Prüflösung dürfen bei der „Prüfung auf Chlorid-Ionen" keine stärkere Trübung als die Vergleichsprobe zeigen (höchstens 0,002% $Cl^{\ominus}$).

[*g*] *Eiweiß:* 5,0 ml Prüflösung dürfen nach Zusatz von 0,20 ml frisch bereiteter Gerbsäurelösung (5,0 g/100,0 ml) keine Trübung zeigen.

[*h*] *Fremde Zucker:* Das Chromatogramm von [*b*] darf über der Startlinie a außer einem braunen Fleck keinen weiteren Fleck zeigen.

[*i*] *Sulfatasche* (VI, 18.0.): 1,000 g Substanz wird, wie unter „Bestimmung der Sulfatasche" angegeben, behandelt. Die Substanz darf höchstens 0,10% Rückstand hinterlassen.

[*j*] *Trocknungsverlust* (VI, 19.0.): 0,2000 g Substanz werden, wie unter „Bestimmung des Trocknungsverlustes" angegeben, behandelt und bei 125 bis 130 °C 16 h getrocknet. Die Substanz darf nicht weniger als 4,9% und nicht mehr als 5,5% Masse verlieren.

Aufbewahrung

Höchstens 10 Jahre.

Laevothyroxinum

Lävothyroxin

L-3-[3.5-Dijod-4-(4-hydroxy-3.5-dijodphenoxy)-phenyl]-alanin

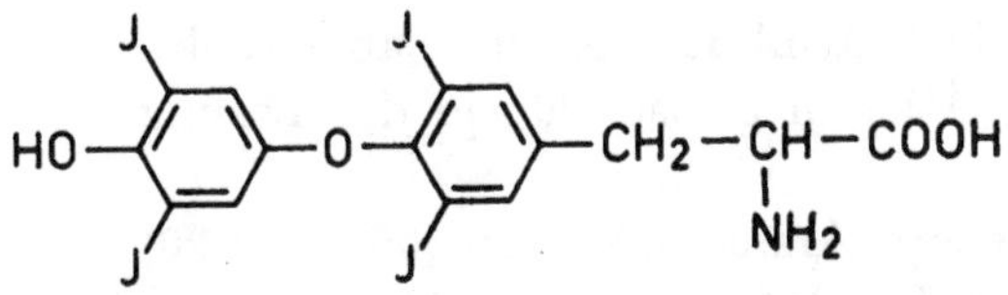

$C_{15}H_{11}J_4NO_4$ (776,9)

Gehalt 96,5 bis 100,5% Lävothyroxin, berechnet auf die bei 105 °C getrocknete Substanz.

Beschreibung

Weißes oder bräunliches Pulver.
Geruch nicht wahrnehmbar.

Löslichkeit:	
Wasser	fast unlöslich
Äthanol	fast unlöslich

Identitätsprüfung

[a] *Lichtabsorption* (III, 5.0.): 0,0500 g Substanz werden in 0,1 N Natronlauge zu 50,00 ml gelöst. 10,00 ml der Lösung werden mit 0,1 N Natronlauge zu 100,00 ml aufgefüllt. Diese Lösung wird unverzüglich gemessen.
Extinktion: 0,760 bis 0,810 bei 325 nm ± 2 nm im Maximum

[b] 0,010 g Substanz wird nach Zusatz von 3,0 ml Äthanol, 2 Tropfen konzentrierter Salzsäure und 1 Tropfen frisch bereiteter Natriumnitritlösung (1,00 g/100,0 ml) erwärmt. Die Lösung zeigt eine gelbe Färbung, die nach dem Abkühlen auf 20 °C und Zusatz von 1,0 ml 3 N Ammoniaklösung in eine rote übergeht.

Reinheitsprüfung

[c] *Unlösliche Verunreinigungen, Farbe* (VI, 2.0./3.0.): 0,050 g Substanz müssen sich in 5,0 ml der Mischung aus 1 Volumenteil 1 N Salzsäure und 8 Volumenteilen Äthanol lösen. Die Lösung muß klar und darf nicht stärker gefärbt sein als 5,0 ml Farb-VL Ge 4.

[d] *Jodid-Ionen:* 0,050 g Substanz werden nach Zusatz von 50,0 ml Wasser 60 s geschüttelt. 10,0 ml des Filtrates werden mit 1,0 ml 3 N Schwefelsäure, 3,0 ml Chloroform und 2 Tropfen frisch bereiteter Tosylchloramid-Natrium-Lösung (0,50 g/100,0 ml) versetzt und geschüttelt.

Nach dem Entmischen darf die Chloroformschicht bei seitlicher Betrachtung gegen einen mattweißen Hintergrund keine Färbung zeigen.

[e] *Tyrosin, Dijodthyronin, Liothyronin:* Die Prüfung wird, wie unter „Dünnschichtchromatografische Prüfung" (III, 12.0.) angegeben, durchgeführt.

Adsorptionsschicht: Kieselgel G

Aufzutragende Lösung: 0,0100 g Substanz wird in 10,0 ml der Mischung aus 1 Volumenteil 1 N Salzsäure und 10 Volumenteilen Äthanol gelöst. 20,0 µl der Lösung werden als Startfleck aufgetragen.

Laufmittel: Äthylazetat—iso-Propanol—konzentrierte Ammoniaklösung (55+35+20)

Trocknung: Die Dünnschichtplatte wird in einem Heißluftstrom getrocknet, bis das Laufmittel verdunstet ist.

Detektion: Reagenz: Triketohydrindenhydrat-RL**

Die Dünnschichtplatte wird nach dem Besprühen mit 2,0 ml Reagenz bei 60 °C 30 min erwärmt.

Auswertung: Das Chromatogramm darf außer einem violettroten Fleck keinen weiteren Fleck zeigen.

[f] *Trocknungsverlust* (VI, 19.0.): 0,4000 g Substanz werden, wie unter „Bestimmung des Trocknungsverlustes" angegeben, behandelt und bei 105 °C 120 min getrocknet. Die Substanz darf höchstens 0,50% Masse verlieren.

Gehaltsbestimmung

[g] 0,01000 g Substanz wird, wie unter „Bestimmung von Halogen und Schwefel nach Schöniger", Methode II (VII, 7.0.) angegeben, behandelt.

1 ml 0,02 N Natriumthiosulfatlösung ist 0,6474 mg Lävothyroxin äquivalent.
Der Gehalt wird auf die bei 105 °C getrocknete Substanz berechnet.

Aufbewahrung

Vorsichtig!
Vor Licht geschützt.

Dosierung

Einzelmaximaldosis: oral 0,0003 g Tagesmaximaldosis: oral 0,001 g

Lanatosidum C

Lanatosid C

Lanatosidum C

3β.12β.14-Trihydroxy-5β-kard-20(22)-enolid-3-[β-D-glukosidomonoazetyltridigitoxosid]

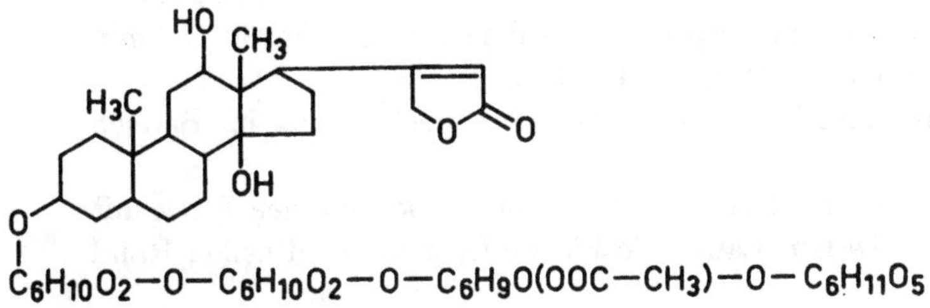

$C_{49}H_{76}O_{20}$ (985,1)

Gehalt 95,0 bis 105,0% Gesamtglykoside, berechnet als Lanatosid C und auf die bei 10 bis 20 Torr über Phosphor(V)-oxid getrocknete Substanz.
Gehalt mindestens 85,0% Lanatosid C, berechnet auf die bei 10 bis 20 Torr über Phosphor(V)-oxid getrocknete Substanz.

Beschreibung

Weißes oder gelbstichiges, kristallines oder mikrokristallines Pulver.
Geruch nicht wahrnehmbar.
Geschmack bitter.

Löslichkeit: Wasser . . . . fast unlöslich
Äthanol . . . . schwer löslich

Identitätsprüfung

[a] Die Prüfung wird, wie unter „Dünnschichtchromatografische Prüfung“ (III, 12.0.) angegeben, durchgeführt.
Adsorptionsschicht: Die Glasplatte wird mit der Adsorbenssuspension aus 2,00 g Kieselgur G und 5,00 ml Wasser beschichtet.
Imprägnierungsmittel: Azeton-Formamid (90+10).
Die Dünnschichtplatte wird vor dem Auftragen der Lösungen in einer Kammer, die mit dem Imprägnierungsmittel in einer Schichthöhe von 4 bis 8 mm gefüllt ist, stehengelassen, bis die Front 18 cm zurückgelegt hat.
Aufzutragende Lösung: 15,0 µl der Substanzlösung von [e] werden auf die noch feuchte Dünnschichtplatte als Startfleck a aufgetragen.
Aufzutragende Lösung der Testsubstanz: 15,0 µl der Lanatosid-C-Standardlösung von [e] werden auf die noch feuchte Dünnschichtplatte als Startfleck b aufgetragen.
Beim Auftragen darf das Trocknen nicht durch einen Luftstrom beschleunigt werden.

Laufmittel: peroxidfreies Tetrahydrofuran-Chloroform-Formamid (50+50+6,5). Das Tetrahydrofuran und das Chloroform werden gemischt. Nach dem Abkühlen auf 20 °C und Zusatz des Formamids wird die Mischung geschüttelt, bis sie klar ist.

Laufstrecke: 15 cm

Trocknung: Die Dünnschichtplatte wird bei 80 °C 90 min getrocknet.

Detektion: Reagenz: 30 Volumenteile Trichloressigsäure-RL und 1 Volumenteil Tosylchloramid-Natrium-RL werden unmittelbar vor der Verwendung gemischt. Die Dünnschichtplatte wird nach dem Besprühen mit dem Reagenz bei 80 °C 5 min erhitzt und anschließend im ultravioletten Licht betrachtet.

Auswertung: Der R_F-Wert des dunkelbraunen Testsubstanzfleckes muß im Bereich von 0,20 bis 0,30 liegen.
Das Chromatogramm zeigt über dem Startpunkt a einen dunkelbraunen Fleck mit dem R_F-Wert des Fleckes der Testsubstanz. Die Flecke können einen hellen Rand zeigen.

Reinheitsprüfung

[b] *Unlösliche Verunreinigungen, Farbe* (VI, 2.0./3.0.): 0,050 g Substanz müssen sich in der Mischung aus 2,50 ml Methanol und 2,50 ml Chloroform lösen. Die Lösung muß klar und farblos sein.

[c] *Trocknungsverlust* (VI, 19.0.): 0,2000 g Substanz werden, wie unter „Bestimmung des Trocknungsverlustes" angegeben, behandelt und bei 10 bis 20 Torr über Phosphor(V)-oxid 24 h getrocknet. Die Substanz darf höchstens 7,50% Masse verlieren.

Gehaltsbestimmung

[d] *Gesamtglykoside:* 5,00 ml der Substanzlösung von [e] werden mit der Mischung aus 3 Volumenteilen Chloroform und 1 Volumenteil Methanol zu 50,00 ml aufgefüllt. 0,500 ml der Lösung werden in einem Erlenmeyerkolben bei 40 °C und 10 bis 20 Torr zur Trockne eingedampft. Der Rückstand wird mit 10,00 ml Dixanthylharnstoff-RL versetzt und die Lösung in dem verschlossenen Gefäß in einem Wasserbad von 60 °C 20 min erwärmt. Anschließend wird die Lösung in Eiswasser 5 min gekühlt und bei 20,0 °C 10 min stehengelassen. Die Extinktion (III, 5.0.) der Lösung wird bei 530 nm ± 2 nm im Maximum gegen die nachstehend beschriebene Blindprobe gemessen.

Blindprobe: 10,0 ml Dixanthylharnstoff-RL werden in einem verschlossenen Gefäß in einem Wasserbad von 60 °C 20 min erwärmt und, wie vorstehend angegeben, weiterbehandelt.

Vergleichsprobe: 5,00 ml der Lanatosid-C-Standardlösung von [e] werden mit der Mischung aus 3 Volumenteilen Chloroform und 1 Volumenteil Methanol zu 50,00 ml aufgefüllt. 0,500 ml der Lösung werden, wie vorstehend angegeben, behandelt.

Berechnung:

% Gesamtglykoside, berechnet als Lanatosid C
und auf die bei 10 bis 20 Torr über

$$\text{Phosphor(V)-oxid getrocknete Substanz} = \frac{100 \cdot E_1 \cdot Ew_2(100 - b)}{E_2 \cdot Ew_1(100 - a)}$$

E_1 = Extinktion der Lösung.
E_2 = Extinktion der Vergleichsprobe.
Ew_1 = Einwaage der Substanz in Gramm bei der Prüfung nach [*e*].
Ew_2 = Einwaage des Lanatosid-C-Standards in Gramm bei der Prüfung nach [*e*].
a = Trocknungsverlust der Substanz in Masseprozent.
b = deklarierter Trocknungsverlust des Lanatosid-C-Standards in Masseprozent.

[*e*] *Lanatosid C:* Die Bestimmung wird spektrofotometrisch nach dünnschichtchromatografischer Abtrennung von Lanatosid C durchgeführt.
Die Abtrennung von Lanatosid C wird, wie unter „Dünnschichtchromatografische Prüfung" (III, 12.0.) angegeben, durchgeführt.
Adsorptionsschicht: Es werden 2 Glasplatten der Abmessung 20 cm × 20 cm verwendet. Jede Glasplatte wird mit der Adsorbenssuspension aus 4,00 g Kieselgur und 10,0 ml Wasser beschichtet, wobei die Schichtdicke des Streichgerätes auf 375 μm eingestellt wird.
Imprägnierungsmittel: Azeton-Formamid (90+10).
Die Dünnschichtplatten werden vor dem Auftragen der Lösungen in einer Kammer, die mit dem Imprägnierungsmittel in einer Schichthöhe von 4 bis 8 mm gefüllt ist, stehengelassen, bis die Front 18 cm zurückgelegt hat.
Aufzutragende Lösungen: Lösung 1: 0,0500 g Substanz werden in der Mischung aus 3 Volumenteilen Chloroform und 1 Volumenteil Methanol zu 25,00 ml gelöst. Je 50,0 μl der Lösung werden jeweils als 30 mm langes Startband 3mal auf die noch feuchte Dünnschichtplatte 1 aufgetragen.
Der Rest der Substanzlösung ist für die Prüfungen nach [*a*] und [*d*] aufzubewahren.
Lösung 2: 0,0500 g Lanatosid-C-Standard werden in der Mischung aus 3 Volumenteilen Chloroform und 1 Volumenteil Methanol zu 25,00 ml gelöst. Je 50,0 μl der Lösung werden jeweils als 30 mm langes Startband 3mal auf die noch feuchte Dünnschichtplatte 2 aufgetragen.
Der Rest der Lanatosid-C-Standardlösung ist für die Prüfungen nach [*a*] und [*d*] aufzubewahren.
Die Startbänder werden so auf den Dünnschichtplatten angeordnet, daß jeweils ein Viertel der Plattenbreite für die Blindprobe frei bleibt.
Die Lösungen werden mit einer Mikro-Kolbenbürette aufgetragen.
Beim Auftragen darf das Trocknen nicht durch einen Luftstrom beschleunigt werden.

Laufmittel: peroxidfreies Tetrahydrofuran-Chloroform-Formamid (50+50+6,5). Das Tetrahydrofuran und das Chloroform werden gemischt. Nach dem Abkühlen auf 20 °C und Zusatz des Formamids wird die Mischung geschüttelt, bis sie klar ist. Es wird 2mal chromatografiert. Die Dünnschichtplatten werden nach dem ersten Chromatografieren an der Luft 10 min aufbewahrt.

Laufstrecke: 15 cm

Trocknung: Die Dünnschichtplatten werden bei 80 °C 90 min getrocknet.

Detektion: Reagenz: Jod-RL

Zur Isolierung von Lanatosid C werden unmittelbar nach der Detektion auf jeder Dünnschichtplatte 3 gleichgroße rechteckige Flächen markiert, die die Flecke einschließen und weitgehend von diesen ausgefüllt werden. Neben diesen Flächen wird außerdem auf jeder Dünnschichtplatte für die Blindprobe eine rechteckige Fläche markiert, die die gleiche Größe hat wie die zu einem Lanatosid-C-Fleck gehörende Fläche. Die Adsorptionsschicht jeder Fläche wird einzeln abgeschabt und jeweils in einen Erlenmeyerkolben gegeben.

Zur spektrofotometrischen Auswertung werden in die 4 Erlenmeyerkolben mit den Adsorptionsschichten der Dünnschichtplatte 1 je 10,00 ml Dixanthylharnstoff-RL gegeben. Die Mischungen werden in den verschlossenen Gefäßen unter wiederholtem Schütteln 30 min stehengelassen und danach in einem Wasserbad von 60 °C 20 min erwärmt. Anschließend werden die Mischungen in Eiswasser 5 min gekühlt und jeweils durch einen Glasfiltertiegel G 4 filtriert. Die Filtrate werden jeweils mit 1 Tropfen 0,1 N Natriumthiosulfatlösung versetzt, geschüttelt und bei 20,0 °C 10 min stehengelassen. Die Extinktion (III, 5.0.) jeder der 3 vom isolierten Lanatosid C erhaltenen Lösungen wird bei 530 nm ± 2 nm im Maximum gegen die Blindprobe gemessen.

Vergleichsprobe: In die 4 Erlenmeyerkolben mit den Adsorptionsschichten der Dünnschichtplatte 2 werden je 10,00 ml Dixanthylharnstoff-RL gegeben. Die Mischungen werden, wie vorstehend angegeben, behandelt.

Berechnung:

% Lanatosid C, berechnet auf die bei 10 bis 20 Torr über Phosphor(V)-oxid getrocknete Substanz $= \dfrac{100 \cdot E_1 \cdot Ew_2(100 - b)}{E_2 \cdot Ew_1(100 - a)}$

E_1 = Mittelwert der Extinktionen der 3 vom isolierten Lanatosid C erhaltenen Lösungen.

E_2 = Mittelwert der Extinktionen der 3 vom isolierten Lanatosid-C-Standard erhaltenen Lösungen bei der Vergleichsprobe.

Ew_1 = Einwaage der Substanz in Gramm.

Ew_2 = Einwaage des Lanatosid-C-Standards in Gramm.

a = Trocknungsverlust der Substanz in Masseprozent.

b = deklarierter Trocknungsverlust des Lanatosid-C-Standards in Masseprozent.

Aufbewahrung

Sehr vorsichtig!

Dosierung

Einzelmaximaldosis:	oral	0,001 g
	im.	0,001 g
	iv.	0,001 g
Tagesmaximaldosis:	oral	0,002 g
	im.	0,002 g
	iv.	0,002 g
Sättigungsdosis:	oral	0,006 g innerhalb 3 d
	im.	0,002 g innerhalb 3 d
	iv.	0,002 g innerhalb 3 d
Erhaltungsdosis:	oral	0,001 g täglich

Lanolinum

Lanolin

Gehalt an Wasser 18,0 bis 21,0%.

Zusammensetzung: dünnflüssiges Paraffin 15,0 g
Wasser 20,0 g
Wollwachs 65,0 g

Herstellung: Die Bestandteile werden in eine Schale gegeben und auf dem Wasserbad erhitzt, bis das Wollwachs geschmolzen ist. Die Mischung wird anschließend bis zum Erkalten gerührt.

Beschreibung

Schwach gelbliche oder gelbe Salbe.
Geruch nach Wollwachs.

Kennzahlen

[*a*] *Säurezahl* (IV, 6.0.): höchstens 0,5. Zur Bestimmung werden 3,000 g Substanz verwendet.

[*b*] *Verseifungszahl* (IV, 7.0.): 57 bis 67. Die Mischung wird 4 h im Sieden gehalten.

Identitätsprüfung

[*c*] Die getrocknete Substanz von [*d*] wird nach Zusatz von 30,0 ml Chloroform 60 s geschüttelt. 5,0 ml der gegebenenfalls filtrierten Lösung zeigen nach Zusatz der Mischung aus 1,0 ml Essigsäureanhydrid und 2 Tropfen konzentrierter Schwefelsäure eine grüne Färbung.

Gehaltsbestimmung

[*d*] 0,1000 g Substanz wird, wie unter „Bestimmung des Trocknungsverlustes" (VI, 19.0.) angegeben, behandelt und bei 105 °C getrocknet.
Die getrocknete Substanz ist für die Prüfung nach [*c*] aufzubewahren.

Wertbestimmung

[*e*] *Wasserzahl:* mindestens 90. Die Bestimmung wird, wie unter „Salben" (XIV, 18.0.) angegeben, durchgeführt.

Sonstige Prüfungen

[*f*] Die Substanz muß den unter „Salben“ (XIV, 18.0.) angegebenen Forderungen entsprechen. Die Bestimmung der Teilchengröße entfällt.

Aufbewahrung

Vor Licht geschützt.
Kühl.

Leucinum

Leuzin

L-2-Amino-4-methylpentansäure

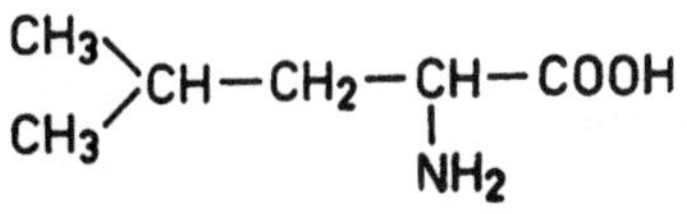

$C_6H_{13}NO_2$ (131,2)

Gehalt 98,0 bis 101,0% L-Leuzin, berechnet auf die bei 105 °C getrocknete Substanz.

Beschreibung

Weiße, glänzende Blättchen.
Geruch wahrnehmbar.
Geschmack schwach bitterlich.

Löslichkeit: Wasser . . . . mäßig löslich
Äthanol . . . . fast unlöslich

Prüflösung: 3,000 g Substanz werden mit 60,0 ml Wasser versetzt. Die Mischung wird 60 s geschüttelt und anschließend filtriert. Das klare Filtrat wird als Prüflösung verwendet.

Identitätsprüfung

[a] *Optische Drehung* (III, 6.0.): $[\alpha]_D^{20} = +12{,}0$ bis $+14{,}5°$. Zur Bestimmung werden 1,2500 g Substanz in 1 N Salzsäure zu 25,00 ml gelöst.

[b] Die Prüfung wird, wie unter „Dünnschichtchromatografische Prüfung" (III, 12.0.) angegeben, durchgeführt.
Adsorptionsschicht: Kieselgel G
Aufzutragende Lösung: 0,0050 g Substanz werden in 5,0 ml der Mischung aus 9,0 ml Wasser und 1,00 ml n-Propanol gelöst. 3,0 µl der Lösung werden als Startfleck a aufgetragen.
Aufzutragende Lösung der Testsubstanz: 0,0050 g Aminoessigsäure werden in 5,0 ml der Mischung aus 9,0 ml Wasser und 1,00 ml n-Propanol gelöst. 3,0 µl der Lösung werden als Startfleck b aufgetragen.
Laufmittel: n-Propanol—konzentrierte Ammoniaklösung (70 + 30)
Trocknung: Die Dünnschichtplatte wird in einem Heißluftstrom getrocknet, bis das Laufmittel verdunstet ist.
Detektion: Reagenz: Triketohydrindenhydrat-RL**

Die Dünnschichtplatte wird nach dem Besprühen mit 2,0 ml Reagenz bei 60 °C 30 min erwärmt.

Auswertung: Der R_F-Wert des violettroten Testsubstanzfleckes muß im Bereich von 0,20 bis 0,40 liegen.

Das Chromatogramm zeigt über dem Startpunkt a einen violettroten Fleck mit einem R_X-Wert im Bereich von 1,60 bis 2,20.

Das Chromatogramm ist für die Prüfung nach [*m*] aufzubewahren.

Reinheitsprüfung

[*c*] *Unlösliche Verunreinigungen, Farbe* (VI, 2.0./3.0.): 0,250 g Substanz müssen sich in 5,0 ml 1 N Salzsäure lösen. Die Lösung muß klar und darf nicht stärker gefärbt sein als 5,0 ml Farb-VL B 1.

[*d*] *Ammonium* (VI, 4.0.): 0,250 g Substanz werden in einem 25-ml-Erlenmeyerkolben mit 5,0 ml Wasser versetzt. Nach Zusatz von 5,0 ml Natriumkarbonatlösung (20,0 g/100,0 ml) wird die Lösung, wie unter „Prüfung auf Ammonium", Methode I angegeben, weiterbehandelt. Das Lackmuspapier darf im Vergleich zu dem der nachstehend beschriebenen Blindprobe keine blaue Färbung zeigen.
Blindprobe: 5,0 ml Wasser werden mit 5,0 ml 3 N Natronlauge versetzt und, wie unter „Prüfung auf Ammonium", Methode I angegeben, weiterbehandelt.

[*e*] *Barium-Ionen* (VI, 6.0.): 0,400 g Substanz werden in 8,0 ml 1 N Salzsäure gelöst. Die Lösung wird filtriert. 5,0 ml des Filtrates dürfen bei der „Prüfung auf Barium-Ionen" keine Trübung zeigen.

[*f*] *Eisen-Ionen* (VI, 8.0.): 10,0 ml Prüflösung dürfen bei der „Prüfung auf Eisen-Ionen" keine stärkere Färbung als die Vergleichsprobe zeigen (höchstens 0,002% $Fe^{2\oplus}$/$Fe^{3\oplus}$).

[*g*] *Kalium-Ionen* (VI, 9.0.): 7,5 ml Prüflösung und 7,5 ml Äthanol (90 Vol.-%) werden gemischt. Die Mischung wird auf 18 bis 20 °C abgekühlt und filtriert. 10,0 ml des Filtrates werden mit 1,00 ml frisch bereiteter Natriumhexanitrokobaltat(III)-lösung (10,0 g/100,0 ml) versetzt, 60 s geschüttelt und bei 18 bis 20 °C stehengelassen. Nach 5 min darf die Mischung keine stärkere Trübung als die unter „Prüfung auf Kalium-Ionen" angegebene Vergleichsprobe zeigen (höchstens 0,06% $K^{\oplus}$).

[*h*] *Kalzium-Ionen* (VI, 10.0.): 0,750 g Substanz werden mit 1,50 ml 6 N Ammoniaklösung und 15,0 ml Wasser versetzt. Die Mischung wird 5 min geschüttelt und anschließend filtriert. 11,0 ml des Filtrates werden mit 2,0 ml Ammoniumoxalatlösung (4,00 g/100,0 ml) versetzt, geschüttelt und 10 min stehengelassen. Danach darf die Lösung keine stärkere Trübung als die unter „Prüfung auf Kalzium-Ionen" angegebene Vergleichsprobe zeigen (höchstens 0,01% $Ca^{2\oplus}$).

[*i*] *Schwermetall-Ionen* (VI, 15.0.): 10,0 ml Prüflösung dürfen bei der „Prüfung auf Schwermetall-Ionen" nach Methode II keine stärkere Färbung und gegebenenfalls

keine stärkere Trübung als die Vergleichsprobe zeigen (höchstens 0,002%, berechnet als $Pb^{2\oplus}$).

[*j*] *Chlorid-Ionen* (VI, 7.0.): 8,0 ml Prüflösung dürfen nach Zusatz von 2,0 ml Wasser bei der „Prüfung auf Chlorid-Ionen" keine stärkere Trübung als die Vergleichsprobe zeigen (höchstens 0,0025% $Cl^{\ominus}$).

[*k*] *Nitrat-Ionen* (VI, 13.0.): 0,150 ml Prüflösung dürfen nach Zusatz von 2,85 ml Wasser bei der „Prüfung auf Nitrat-Ionen" keinen blauen Ring zeigen.

[*l*] *Sulfat-Ionen* (VI, 16.0.): 10,0 ml Prüflösung dürfen bei der „Prüfung auf Sulfat-Ionen" keine stärkere Trübung als die Vergleichsprobe zeigen (höchstens 0,01% $SO_4^{2\ominus}$).

[*m*] *Fremde Aminosäuren:* Das Chromatogramm von [*b*] darf über dem Startpunkt a keinen anderen als den genannten violettroten Fleck zeigen.

[*n*] *Sulfatasche* (VI, 18.0.): 1,000 g Substanz wird, wie unter „Bestimmung der Sulfatasche" angegeben, behandelt. Die Substanz darf höchstens 0,10% Rückstand hinterlassen.

[*o*] *Trocknungsverlust* (VI, 19.0.): 0,4000 g Substanz werden, wie unter „Bestimmung des Trocknungsverlustes" angegeben, behandelt und bei 105 °C 3 h getrocknet. Die Substanz darf höchstens 0,50% Masse verlieren.

Gehaltsbestimmung

[*p*] 0,1000 g Substanz wird in einem Erlenmeyerkolben mit aufgesetztem Silikagelrohr in 20,0 ml Essigsäure* unter Erwärmen gelöst. Nach dem Erkalten und Zusatz von 1 Tropfen Kristallviolett-I sowie 1 Tropfen Malachitgrün-I wird die Lösung mit 0,1 N Perchlorsäure bis zum Farbumschlag nach Blaugrün titriert (Feinbürette).

1 ml 0,1 N Perchlorsäure ist 13,12 mg L-Leuzin äquivalent.
Der Gehalt wird auf die bei 105°C getrocknete Substanz berechnet.

Levarterenolum bitartaricum

Levarterenolbitartrat

Levarterenoli bitartras

2-Amino-1-[3.4-dihydroxyphenyl]-äthanolhydrogentartrat

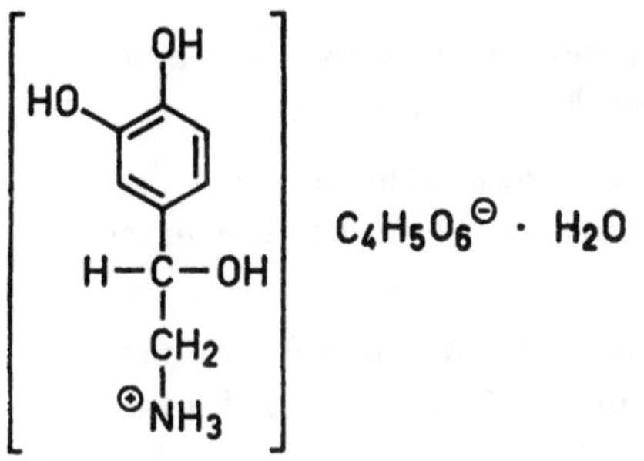

$(C_8H_{11}NO_3)C_4H_6O_6 \cdot H_2O$ (337,3)

Gehalt 97,0 bis 101,0% Levarterenolbitartrat, berechnet auf die bei 15 bis 25 Torr über Phosphor(V)-oxid getrocknete Substanz.

Beschreibung

Weißes oder nahezu weißes Pulver.
Geruch nicht wahrnehmbar.
Die Substanz verfärbt sich unter Luft- und Lichteinwirkung.

Löslichkeit: Wasser . . . . leicht löslich
Äthanol . . . . schwer löslich

Prüflösung: 2,5000 g Substanz werden in kohlendioxidfreiem Wasser zu 25,00 ml gelöst.
Die Prüflösung ist unverzüglich für die Prüfung nach [e] zu verwenden.

Identitätsprüfung

[a] *Schmelzbereich* (III, 8.0.): 93 bis 103 °C

[b] *Lichtabsorption* (III, 5.0.): 0,400 ml Prüflösung werden mit 0,01 N Salzsäure zu 100,00 ml aufgefüllt. 10,00 ml der Lösung werden mit 0,01 N Salzsäure zu 100,00 ml aufgefüllt. Diese Lösung zeigt bei 279 nm ± 2 nm ein Absorptionsmaximum.
Die Lösung ist für die Prüfung nach [g] aufzubewahren.

[c] *Optische Drehung* (III, 6.0.): $[\alpha]_D^{20}$ = −9,0 bis −12,0°. Zur Bestimmung werden 5,00 ml Prüflösung mit kohlendioxidfreiem Wasser zu 25,00 ml aufgefüllt.

[d] 0,050 g Substanz werden in 1,0 ml Wasser gelöst. Die Lösung gibt nach Zusatz von

1,0 ml Kaliumchloridlösung (10,0 g/100,0 ml) innerhalb 10 min einen weißen, kristallinen Niederschlag.

Reinheitsprüfung

[e] *Unlösliche Verunreinigungen, Farbe* (VI, 2.0./3.0.): 5,0 ml Prüflösung müssen klar und dürfen nicht stärker gefärbt sein als 5,0 ml Farb-VL Ge 3.

[f] *Reaktion:* 1,00 ml Prüflösung wird mit 4,0 ml kohlendioxidfreiem Wasser versetzt. Die Lösung muß einen pH-Wert (III, 7.0.) im Bereich von 3,0 bis 4,5 zeigen.

[g] *Noradrenalon:* Die Lichtabsorption (III, 5.0.) der Lösung von [b] wird in einer Schichtdicke von 2 cm bei 310 nm ± 2 nm im Maximum gemessen. Die Extinktion darf höchstens 0,160 betragen.

[h] *Sulfatasche* (VI, 18.0.): 0,500 g Substanz werden, wie unter „Bestimmung der Sulfatasche" angegeben, behandelt. Die Substanz darf höchstens 0,20% Rückstand hinterlassen.

[i] *Trocknungsverlust* (VI, 19.0.): 0,4000 g Substanz werden, wie unter „Bestimmung des Trocknungsverlustes" angegeben, behandelt und bei 15 bis 25 Torr über Phosphor(V)-oxid 4 h getrocknet. Die Substanz darf höchstens 0,50% Masse verlieren.

Gehaltsbestimmung

[j] 0,2000 g Substanz werden in 30,0 ml Essigsäure* gelöst. Nach Zusatz von 4 Tropfen Kristallviolett-I wird die Lösung mit 0,1 N Perchlorsäure bis zum Farbumschlag nach Blau titriert (Feinbürette).

1 ml 0,1 N Perchlorsäure ist 33,73 mg Levarterenolbitartrat äquivalent.
Der Gehalt wird auf die bei 15 bis 25 Torr über Phosphor(V)-oxid getrocknete Substanz berechnet.

Aufbewahrung

Sehr vorsichtig!
In sehr gut verschlossenen Gefäßen.
Vor Licht geschützt.

Dosierung

Einzelmaximaldosis:		Tagesmaximaldosis:	
im.	0,0015 g	im.	0,005 g
iv.	0,0003 g		
sk.	0,0015 g	sk.	0,005 g

Lichen islandicus

Isländisches Moos

Getrockneter, grob zerkleinerter Thallus von Cetraria islandica (L.) Acharius und Cetraria tenuifolia (Retz.) Howe (Parmeliaceae).

Beschreibung

Auf der einen Seite bräunliche, auf der anderen Seite weißlichgraue oder weißlichbraune, steife, brüchige, zum Teil am Rand bewimperte Thallusstücke. Auf der helleren Seite befinden sich eingesenkte weißliche Flecke.
Geruch schwach wahrnehmbar.
Geschmack schwach bitter.

Identitätsprüfung

[*a*] Die Prüfung wird, wie unter „Dünnschichtchromatografische Prüfung“ (III, 12.0.) angegeben, durchgeführt.
Adsorptionsschicht: Kieselgel G
Aufzutragende Lösung: 1,00 g gepulverte Substanz wird mit 5,0 ml Azeton versetzt. Die Mischung wird 30 s im Sieden gehalten und nach dem Abkühlen auf 20 °C filtriert. 18 bis 20 µl des Filtrates werden als Startband a aufgetragen.
Aufzutragende Lösung der Testsubstanz: 0,0100 g 2-Aminobenzoesäure wird in 5,0 ml Azeton gelöst. 18 bis 20 µl der Lösung werden als Startband b aufgetragen.
Laufmittel: n-Butanol—Wasser—Azeton (50+20+10)
Trocknung: Die Dünnschichtplatte wird an der Luft aufbewahrt, bis das Laufmittel verdunstet ist.
Detektion: Reagenz: Eisen(III)-chloridlösung (5,0 g/100,0 ml)
Auswertung: Der R_F-Wert des violettbraunen Testsubstanzfleckes muß im Bereich von 0,60 bis 0,85 liegen.
Das Chromatogramm zeigt über der Startlinie a einen violettbraunen Fleck mit einem R_X-Wert im Bereich von 0,35 bis 0,55 und einen weiteren violettbraunen Fleck oder zwei weitere violettbraune Flecke mit R_X-Werten im Bereich von 0,60 bis 0,75.
Das Chromatogramm ist für die Prüfung nach [*d*] aufzubewahren.

Reinheitsprüfung

[*b*] *Unschädliche Beimengungen* (XI, 4.0.): höchstens 5,0%

[*c*] *Verfärbte Bestandteile* (XI, 4.0.): höchstens 10,0%

[*d*] *Andere Flechtenarten:* Das Chromatogramm von [*a*] darf über der Startlinie a keinen gelbbraunen Fleck mit einem R_X-Wert im Bereich von 0,80 bis 1,0 zeigen.

[*e*] *Asche* (XI, 5.0.): 1,000 g gepulverte Substanz wird, wie unter „Bestimmung der Asche" angegeben, behandelt. Die Substanz darf höchstens 4,0% Rückstand hinterlassen.

Wertbestimmung

[*f*] *Viskosität* (III, 11.0.): 3,30 bis 4,50 cSt. Zur Bestimmung werden 1,500 g gepulverte Substanz in einem 200-ml-Erlenmeyerkolben mit 100,0 ml Wasser versetzt. Die Mischung wird unter Rückflußkühlung 60 min im Sieden gehalten, unverzüglich auf 20 °C abgekühlt und bei 1800 bis 2300 *g* 10 min zentrifugiert. Die überstehende Flüssigkeit wird durch einen Glasfiltertiegel G 3 gesaugt. Die Viskosität dieses Auszuges wird unter Verwendung eines Kapillarviskosimeters bestimmt.

Berechnung:

Viskosität, berechnet auf
einen Auszug, der in 100 ml 1,5 g bei 105 °C
getrocknete Substanz enthält $= \frac{150a}{Ew(100 - b)}$

a = Viskosität des Auszuges in Zentistokes.
b = Trocknungsverlust in Masseprozent.
Ew = Einwaage der Substanz in Gramm.

Lidocainum

Lidokain

Lidocainum

N-[2-Diäthylaminoazetyl]-2.6-dimethylanilin

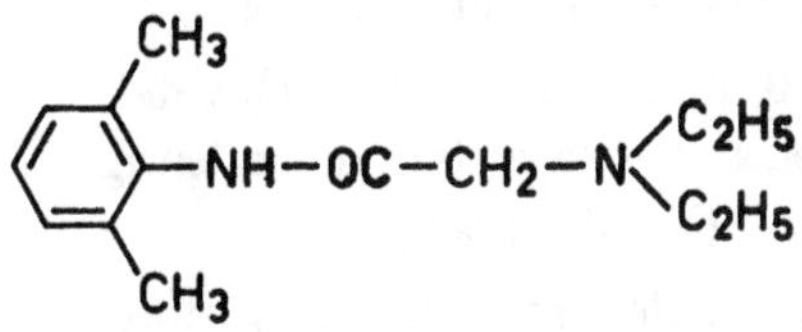

$C_{14}H_{22}N_2O$ (234,3)

Gehalt 99,0 bis 101,0% Lidokain, berechnet auf die über Phosphor(V)-oxid getrocknete Substanz.

Beschreibung

Weißes Pulver.
Geruch nicht wahrnehmbar.
Geschmack schwach bitter und anästhesierend.

Löslichkeit: Wasser . . . . schwer löslich
Prüflösung: 0,150 g Substanz werden in 1 N Schwefelsäure zu 15,0 ml gelöst.

Identitätsprüfung

[a] *Schmelzbereich* (III, 8.0.): 64 bis 69 °C

[b] 0,10 g Substanz wird in 15,0 ml Äthanol gelöst und die Lösung mit 10,0 ml Pikrinsäure-RL versetzt. Die Mischung wird erwärmt, bis eine klare Lösung entstanden ist. Die Lösung wird langsam auf 20 °C abgekühlt. Es entsteht ein Niederschlag. Der auf einem Filter gesammelte Niederschlag wird aus 10,0 ml Äthanol (50 Vol.-%) umkristallisiert. Die 3mal mit je 5,0 ml Wasser gewaschenen und bei 105 °C 30 min getrockneten Kristalle schmelzen im Bereich von 226 bis 234 °C (III, 8.0.) unter Zersetzung.

Reinheitsprüfung

[c] *Unlösliche Verunreinigungen, Farbe* (VI, 2.0./3.0.): 10,0 ml Prüflösung müssen klar und farblos sein.

[d] *Schwermetall-Ionen* (VI, 15.0.): 10,0 ml Prüflösung dürfen bei der „Prüfung auf Schwermetall-Ionen“ nach Methode II keine stärkere Färbung und gegebenenfalls keine stärkere Trübung als die Blindprobe zeigen.

[e] *Chlorid-Ionen* (VI, 7.0.): 0,250 g Substanz werden in der Mischung aus 2,50 ml 2 N Salpetersäure und 22,5 ml Wasser gelöst.
10,0 ml der Lösung sind für die Prüfung nach [f] aufzubewahren.
10,0 ml der Lösung dürfen bei der „Prüfung auf Chlorid-Ionen" keine stärkere Trübung als die Vergleichsprobe zeigen (höchstens 0,01% $Cl^{\ominus}$).

[f] *Sulfat-Ionen* (VI, 16.0.): 10,0 ml der Lösung von [e] dürfen bei der „Prüfung auf Sulfat-Ionen" keine stärkere Trübung als die Vergleichsprobe zeigen (höchstens 0,05% $SO_4^{2\ominus}$).

[g] *Organische Verunreinigungen:* 0,100 g Substanz wird in 5,0 ml konzentrierter Schwefelsäure unter Schütteln gelöst. 15 min nach dem Schwefelsäurezusatz darf die Lösung keine stärkere Färbung als 5,0 ml Farb-VL Ge 2 oder Gr 2 (VI, 3.0.) zeigen.

[h] *Sulfatasche* (VI, 18.0.): 1,000 g Substanz wird, wie unter „Bestimmung der Sulfatasche" angegeben, behandelt. Die Substanz darf höchstens 0,10% Rückstand hinterlassen.

[i] *Trocknungsverlust* (VI, 19.0.): 0,4000 g Substanz werden, wie unter „Bestimmung des Trocknungsverlustes" angegeben, behandelt und über Phosphor(V)-oxid 4 h getrocknet. Die Substanz darf höchstens 0,50% Masse verlieren.

Gehaltsbestimmung

[j] 0,4000 g Substanz werden in 2,0 ml Äthanol gelöst. Nach Zusatz von 25,00 ml 0,1 N Salzsäure wird geschüttelt, bis sich die öligen Abscheidungen vollständig gelöst haben. Die Lösung wird mit 2 Tropfen Methylrot-Methylthioninchlorid-I versetzt und der Überschuß an 0,1 N Salzsäure mit 0,1 N Kalilauge bis zum Farbumschlag nach Grau titriert.

1 ml 0,1 N Salzsäure ist 23,43 mg Lidokain äquivalent.
Der Gehalt wird auf die über Phosphor(V)-oxid getrocknete Substanz berechnet.

Aufbewahrung

Vorsichtig!
Vor Licht geschützt.

Dosierung

Einzelmaximaldosis:		Tagesmaximaldosis:	
oral	0,5 g	oral	1 g
im.	0,6 g	im.	0,6 g
iv.	0,2 g	iv.	0,2 g
sk.	0,6 g	sk.	0,6 g

Maximalkonzentration: 4% zur Anwendung am Auge
5% zur Oberflächenanästhesie

Liothyroninum

Liothyronin

Liothyroninum

L-3-[3.5-Dijod-4-(4-hydroxy-3-jodphenoxy)-phenyl]-alanin

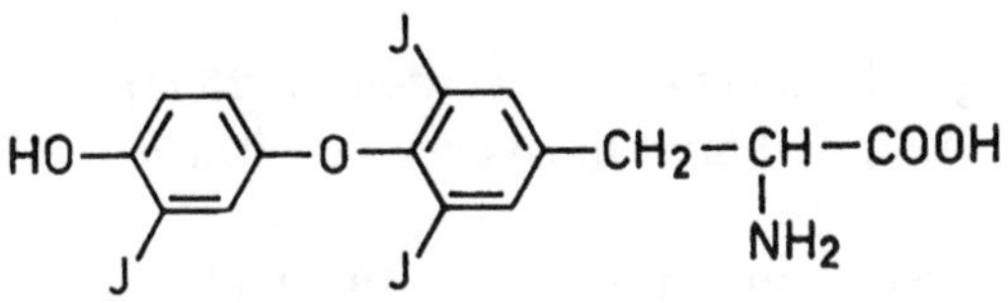

$C_{15}H_{12}J_3NO_4$ (651,0)

Gehalt 96,5 bis 104,5% Liothyronin, berechnet auf die bei 105 °C getrocknete Substanz.

Beschreibung

Weißes oder bräunliches Pulver.
Geruch nicht wahrnehmbar.

Löslichkeit: Wasser . . . . fast unlöslich
Äthanol . . . . fast unlöslich

Identitätsprüfung

[*a*] *Lichtabsorption* (III, 5.0.): 0,0500 g Substanz werden in 0,1 N Natronlauge zu 50,00 ml gelöst. 10,00 ml der Lösung werden mit 0,1 N Natronlauge zu 100,00 ml aufgefüllt. Diese Lösung wird unverzüglich gemessen.
Extinktion: 0,620 bis 0,660 bei 319 nm ± 2 nm im Maximum

[*b*] 0,010 g Substanz wird nach Zusatz von 3,0 ml Äthanol, 2 Tropfen konzentrierter Salzsäure und 1 Tropfen frisch bereiteter Natriumnitritlösung (1,00 g/100,0 ml) erwärmt. Die Lösung zeigt eine gelbe Färbung, die nach dem Abkühlen auf 20 °C und Zusatz von 1,0 ml 3 N Ammoniaklösung in eine rote übergeht.

Reinheitsprüfung

[*c*] *Unlösliche Verunreinigungen, Farbe* (VI, 2.0./3.0.): 0,050 g Substanz müssen sich in 5,0 ml der Mischung aus 1 Volumenteil 1 N Salzsäure und 2 Volumenteilen Äthanol lösen. Die Lösung muß klar und darf nicht stärker gefärbt sein als 5,0 ml Farb-VL Ge 3.

[*d*] *Jodid-Ionen:* 0,100 g Substanz wird nach Zusatz von 10,0 ml Wasser 60 s geschüttelt. Das Filtrat wird mit 1,0 ml 3 N Schwefelsäure, 3,0 ml Chloroform und 2 Tropfen frisch bereiteter Tosylchloramid-Natrium-Lösung (0,50 g/100,0 ml) versetzt und geschüttelt.

Nach dem Entmischen darf die Chloroformschicht bei seitlicher Betrachtung gegen einen mattweißen Hintergrund keine Färbung zeigen.

[e] *Lävothyroxin:* Die Prüfung wird spektrofotometrisch nach papierchromatografischer Abtrennung von Lävothyroxin unter Lichtschutz durchgeführt.

Die Abtrennung von Lävothyroxin wird, wie unter „Papierchromatografische Prüfung" (III, 13.0.) angegeben, nach dem aufsteigenden Verfahren durchgeführt.

Es sind 2 Chromatogramme anzufertigen.

Chromatografierpapier: Sorte D/II, Abmessung 35 × 35 cm. Es werden 6 25 mm lange Startlinien markiert (a bis f), die voneinander 20 mm und von den seitlichen Rändern 50 mm entfernt sind.

Aufzutragende Lösungen: Lösung 1: 0,0500 g Substanz werden in 10,00 ml der Mischung aus 1 Volumenteil 1 N Salzsäure und 10 Volumenteilen Äthanol gelöst. Je 100,0 µl der Lösung werden jeweils als 25 mm langes Startband 3mal auf den Papierstreifen aufgetragen (a, c, e).

Lösung 2: 0,0500 g Lävothyroxin-Vergleichssubstanz werden in 50,0 ml der Mischung aus 1 Volumenteil 1 N Salzsäure und 10 Volumenteilen Äthanol gelöst. Je 10,0 µl der Lösung werden jeweils als 25 mm langes Startband 3mal auf den Papierstreifen aufgetragen (b, d, f).

Beim Auftragen ist das Trocknen durch einen Luftstrom zu beschleunigen.

Laufmittel, Klimatisierungsmittel: tertiäres Pentanol—konzentrierte Ammoniaklösung (50+50). Die Mischung wird 120 s geschüttelt. Nach dem Entmischen wird die obere, gegebenenfalls durch Watte filtrierte Schicht sowohl als Laufmittel als auch zur Kammersättigung verwendet.

Kammersättigungszeit: 8 h

Laufzeit: 18 h

Trocknung: Der Papierstreifen wird an der Luft 3 h aufbewahrt.

Detektion: Reagenz: 0,200 g Triketohydrindenhydrat werden in der Mischung aus 1,0 ml Essigsäure und 99,0 ml Äthanol gelöst.

Der Papierstreifen wird von beiden Seiten kräftig und gleichmäßig mit dem Reagenz besprüht, in einem Heißluftstrom 5 min und anschließend bei 60 °C 20 min getrocknet. Der Papierstreifen wird danach unter Lichtschutz 60 min aufbewahrt.

Zur Isolierung von Lävothyroxin werden 6 gleichgroße rechteckige Flächen, die weitgehend von den Flecken ausgefüllt werden, markiert und ausgeschnitten. Das Papier jeder Fläche wird in 0,5 mm breite Streifen geschnitten. Die Streifen jeder Fläche werden mit einer Pinzette in je einen 50-ml-Erlenmeyerkolben gegeben.

Zur spektrofotometrischen Auswertung werden jeweils 0,50 ml Kupfer(II)-nitrat-RL in die Erlenmeyerkolben gegeben. Die Erlenmeyerkolben werden so lange geschwenkt, bis die Papierstreifen mit der Kupfer(II)-nitrat-RL getränkt sind. Nach Zusatz von 5,00 ml Methanol werden die Erlenmeyerkolben unter wiederholtem Schwenken 30 min stehengelassen. Die Lichtabsorption (III, 5.0.) der überstehenden Lösung wird bei 504 nm ± 2 nm im Maximum gegen Methanol gemessen.

Berechnung:

$$\% \text{ Lävothyroxin} = \frac{20 \cdot E_1 \cdot Ew_2}{E_2 \cdot Ew_1}$$

E_1 = Mittelwert der Extinktionen der 3 vom isolierten Lävothyroxin erhaltenen Lösungen (Startlinien a, c, e).

E_2 = Mittelwert der Extinktionen der 3 von der isolierten Lävothyroxin-Vergleichssubstanz erhaltenen Lösungen (Startlinien b, d, f).

Ew_1 = Einwaage der Substanz in Gramm.

Ew_2 = Einwaage der Lävothyroxin-Vergleichssubstanz in Gramm.

Die Substanz darf nicht weniger als 15% und nicht mehr als 20% Lävothyroxin enthalten.

[*f*] *Trocknungsverlust* (VI, 19.0.): 0,4000 g Substanz werden, wie unter „Bestimmung des Trocknungsverlustes“ angegeben, behandelt und bei 105 °C 120 min getrocknet. Die Substanz darf höchstens 0,50% Masse verlieren.

Gehaltsbestimmung

[*g*] 0,01000 g Substanz werden, wie unter „Bestimmung von Halogen und Schwefel nach SCHÖNIGER“, (VII, 7.0.) Methode II angegeben, behandelt.

1 ml 0,02 N Natriumthiosulfatlösung ist 0,7233 mg Liothyronin äquivalent.
Der Gehalt wird auf die bei 105 °C getrocknete Substanz berechnet.

Aufbewahrung

Vorsichtig!
Vor Licht geschützt.

Dosierung

Einzelmaximaldosis: oral 0,0001 g　　Tagesmaximaldosis: oral 0,0003 g

---

Lithium carbonicum

Lithiumkarbonat

Li_2CO_3 (73,88)

Gehalt 98,0 bis 101,0% Lithiumkarbonat, berechnet auf die bei 105 °C getrocknete Substanz.

Beschreibung

Leichtes, weißes Pulver.
Geruch nicht wahrnehmbar.
Geschmack schwach salzig.

Löslichkeit: Wasser . . . . mäßig löslich
Äthanol . . . . fast unlöslich

Prüflösung: 2,500 g gepulverte Substanz werden mit 20,0 ml Wasser und 25,0 ml 3 N Salzsäure versetzt. Die Mischung wird erhitzt, bis die Gasentwicklung beendet ist, anschließend 120 s im Sieden gehalten und nach dem Erkalten mit Wasser zu 50,0 ml aufgefüllt. Das klare Filtrat wird als Prüflösung verwendet.

Identitätsprüfung

[*a*] Die mit konzentrierter Salzsäure befeuchtete Substanz färbt beim Erhitzen am Platindraht die nichtleuchtende Flamme rot.

[*b*] 0,050 g Substanz werden mit 10,0 ml Wasser versetzt und geschüttelt. Das Filtrat zeigt nach Zusatz von 1 Tropfen Phenolphthalein-I eine rote Färbung.

[*c*] 0,50 g Substanz entwickeln nach Zusatz von 5,0 ml 2 N Salpetersäure unter Aufschäumen ein Gas, das Bariumhydroxid-RL trübt.

Reinheitsprüfung

[*d*] *Unlösliche Verunreinigungen, Farbe* (VI, 3.0.): 2,500 g gepulverte Substanz werden mit 20,0 ml Wasser und 25,0 ml 3 N Salzsäure versetzt. Die Mischung wird erhitzt, bis die Gasentwicklung beendet ist, anschließend 120 s im Sieden gehalten und durch einen bei 105 °C bis zur Massekonstanz getrockneten Glasfiltertiegel G 4 filtriert. Der Rückstand wird 4mal mit je 5,0 ml heißem Wasser gewaschen, bei 105 °C 120 min und anschließend bis zur Massekonstanz getrocknet. Die Substanz darf höchstens 0,10% Rückstand hinterlassen.
10,0 ml Prüflösung müssen farblos sein.

[e] *Arsen-Ionen* (VI, 5.0.): 1,000 g Substanz wird mit 30,0 ml Wasser versetzt. Die Mischung wird, wie unter „Prüfung auf Arsen-Ionen" angegeben, behandelt. Das Quecksilberbromidpapier darf keine stärkere Färbung als das der Vergleichsprobe zeigen (höchstens 0,0001% $As^{3\oplus}/As^{5\oplus}$).

[f] *Barium-Ionen* (VI, 6.0.): 5,0 ml Prüflösung dürfen bei der „Prüfung auf Barium-Ionen" keine Trübung zeigen.

[g] *Eisen-Ionen* (VI, 8.0.): 10,0 ml Prüflösung dürfen bei der „Prüfung auf Eisen-Ionen" keine stärkere Färbung als die Vergleichsprobe zeigen (höchstens 0,002% $Fe^{2\oplus}/Fe^{3\oplus}$).

[h] *Kalium-Ionen* (VI, 9.0.): 0,100 g Substanz wird in der Mischung aus 2,00 ml 5 N Essigsäure und 3,0 ml Wasser unter Erhitzen gelöst. Nach dem Erkalten wird die Lösung filtriert und das Filtrat unter Waschen des Filters mit Wasser zu 5,0 ml aufgefüllt. Diese Lösung darf bei der „Prüfung auf Kalium-Ionen" keine stärkere Trübung als die Vergleichsprobe zeigen (höchstens 0,15% $K^{\oplus}$).

[i] *Magnesium-Ionen* (VI, 12.0.): 5,0 ml Prüflösung dürfen bei der „Prüfung auf Magnesium-Ionen" keine stärkere rote Färbung als die Vergleichsprobe I zeigen (höchstens 0,004% $Mg^{2\oplus}$).

[j] *Schwermetall-Ionen* (VI, 15.0.): 10,0 ml Prüflösung werden mit 6 N Ammoniaklösung auf einen pH-Wert im Bereich von 6 bis 8 eingestellt. Die Lösung darf bei der „Prüfung auf Schwermetall-Ionen" nach Methode II keine stärkere Färbung und gegebenenfalls keine stärkere Trübung als die Vergleichsprobe zeigen (höchstens 0,002%, berechnet als $Pb^{2\oplus}$).

[k] *Chlorid-Ionen* (VI, 7.0.): 0,100 g Substanz wird mit 5,0 ml 5 N Essigsäure versetzt. Die Mischung wird 30 s im Sieden gehalten und nach dem Erkalten filtriert. Das Filtrat wird unter Waschen des Filters mit Wasser zu 10,0 ml aufgefüllt. Diese Lösung darf bei der „Prüfung auf Chlorid-Ionen" keine stärkere Trübung als die Vergleichsprobe zeigen (höchstens 0,01% $Cl^{\ominus}$).

[l] *Nitrat-Ionen* (VI, 13.0.): 1,00 ml Prüflösung darf nach Zusatz von 2,00 ml Wasser bei der „Prüfung auf Nitrat-Ionen" keinen blauen Ring zeigen.

[m] *Sulfat-Ionen* (VI, 16.0.): 2,00 ml Prüflösung dürfen nach Zusatz von 8,0 ml Wasser bei der „Prüfung auf Sulfat-Ionen" keine stärkere Trübung als die Vergleichsprobe zeigen (höchstens 0,05% $SO_4^{2\ominus}$).

[n] *Trocknungsverlust* (VI, 19.0.): 0,4000 g Substanz werden, wie unter „Bestimmung des Trocknungsverlustes" angegeben, behandelt und bei 105 °C 4 h getrocknet. Die Substanz darf höchstens 1,0% Masse verlieren.

Gehaltsbestimmung

[*o*] 0,5000 g gepulverte Substanz werden in 50 ml Wasser suspendiert. Nach Zusatz von 3 Tropfen Methylorange-I wird die Mischung mit 1 N Salzsäure bis zum Farbumschlag titriert. Nachdem die Lösung 120 s im Sieden gehalten und wieder auf 20 °C abgekühlt worden ist, wird die Titration zu Ende geführt.

1 ml 1 N Salzsäure ist 36,94 mg Lithiumkarbonat äquivalent.

Aufbewahrung

Vorsichtig!
Höchstens 10 Jahre.

Dosierung

Einzelmaximaldosis: oral 1,5 g

Tagesmaximaldosis: oral 4,5 g

Lithium citricum

Lithiumzitrat

Trilithiumsalz der 2-Hydroxypropan-1.2.3-trikarbonsäure

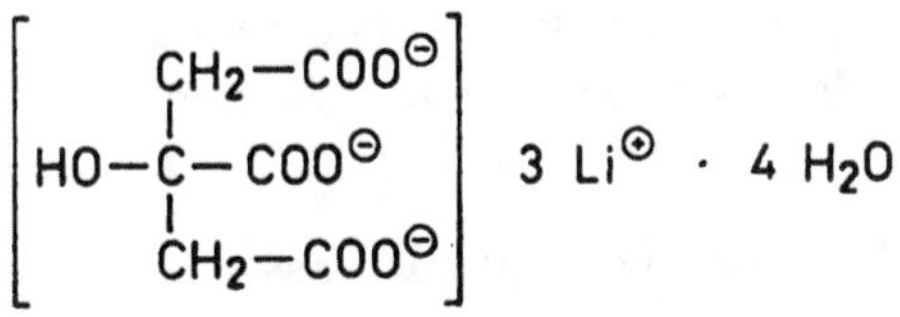

$C_6H_5Li_3O_7 \cdot 4\,H_2O$ (282,0)

Gehalt 97,5 bis 101,5% wasserfreies Lithiumzitrat [$C_6H_5Li_3O_7$ (209,9)], berechnet auf die wasserfreie Substanz.

Beschreibung

Farblose Kristalle oder weißes, kristallines Pulver.
Geruch nicht wahrnehmbar.
Geschmack schwach laugig und salzig.
Die Substanz ist hygroskopisch.

Löslichkeit: Wasser . . . . leicht löslich
Äthanol . . . . fast unlöslich

Prüflösung: 5,00 g Substanz werden in Wasser zu 50,0 ml gelöst. Das Filtrat wird als Prüflösung verwendet.

Identitätsprüfung

[*a*] Die mit konzentrierter Salzsäure befeuchtete Substanz färbt beim Erhitzen am Platindraht die nichtleuchtende Flamme rot.

[*b*] 1,0 ml Prüflösung wird nach Zusatz von 4,0 ml Wasser und 1,0 ml Quecksilber(II)-sulfat-RL zum Sieden erhitzt. Die heiße Lösung gibt nach Zusatz von 10 Tropfen 0,1 N Kaliumpermanganatlösung unter Entfärbung einen weißen Niederschlag.

[*c*] 2,0 ml Prüflösung werden mit 3,0 ml Wasser und 2,0 ml Kalziumchloridlösung (10,0 g/100,0 ml) versetzt. Beim Erhitzen zum Sieden und Schütteln gibt die Lösung einen weißen, kristallinen Niederschlag.

Reinheitsprüfung

[*d*] *Unlösliche Verunreinigungen, Farbe:* 4,000 g Substanz werden in 100 ml Wasser gelöst. Die Lösung wird durch einen bei 105 °C bis zur Massekonstanz getrockneten Glasfiltertiegel G 4 filtriert. Der Rückstand wird 3mal mit je 10,0 ml Wasser ge-

3046/I
2. AB – DDR/410/75

waschen und bei 105 °C bis zur Massekonstanz getrocknet. Die Substanz darf höchstens 0,030% Rückstand hinterlassen.
5,0 ml Prüflösung dürfen nicht stärker gefärbt sein als 5,0 ml Farb-VL Ge 2 (VI, 3.0.).

[*e*] *Arsen-Ionen* (VI, 5.0.): 10,0 ml Prüflösung werden nach Zusatz von 20,0 ml Wasser, wie unter „Prüfung auf Arsen-Ionen" angegeben, behandelt. Das Quecksilberbromidpapier darf keine stärkere Färbung als das der Vergleichsprobe zeigen (höchstens 0,0001% $As^{3\oplus}/As^{5\oplus}$).

[*f*] *Barium-Ionen* (VI, 6.0.): 1,00 ml Prüflösung darf nach Zusatz von 4,0 ml Wasser bei der „Prüfung auf Barium-Ionen" keine Trübung zeigen.

[*g*] *Kalium-Ionen* (VI, 9.0.): 1,25 ml Prüflösung dürfen nach Zusatz von 3,75 ml Wasser bei der „Prüfung auf Kalium-Ionen" keine stärkere Trübung als die Vergleichsprobe zeigen (höchstens 0,1% $K^{\oplus}$).

[*h*] *Kalzium-Ionen* (VI, 10.0.): 1,00 ml Prüflösung darf nach Zusatz von 9,0 ml Wasser bei der „Prüfung auf Kalzium-Ionen" keine stärkere Trübung als die Vergleichsprobe zeigen (höchstens 0,05% $Ca^{2\oplus}$).

[*i*] *Natrium-Ionen:* 3,00 ml Prüflösung werden mit 3,0 ml Kaliumhexahydroxoantimonat-(V)-RL versetzt. Die Lösung darf nach 15 min weder eine Trübung noch einen Niederschlag zeigen.

[*j*] *Schwermetall-Ionen* (VI, 15.0.): 2,00 ml Prüflösung dürfen nach Zusatz von 8,0 ml Wasser bei der „Prüfung auf Schwermetall-Ionen" nach Methode I keine stärkere Färbung und gegebenenfalls keine stärkere Trübung als die Vergleichsprobe zeigen (höchstens 0,005%, berechnet als $Pb^{2\oplus}$).

[*k*] *Sulfat-Ionen* (VI, 16.0.): 5,0 ml Prüflösung dürfen nach Zusatz von 5,0 ml Wasser bei der „Prüfung auf Sulfat-Ionen" keine stärkere Trübung als die Vergleichsprobe zeigen (höchstens 0,01% $SO_4^{2\ominus}$).

[*l*] *Oxalat-Ionen:* 0,500 g Substanz werden in der Mischung aus 9,5 ml Wasser und 10 Tropfen 3 N Salzsäure gelöst. Die Lösung wird filtriert und das Filtrat unter Waschen des Filters mit Wasser zu 9,50 ml aufgefüllt. Die Lösung wird zu der Mischung aus 5 Tropfen Oxalsäurelösung (0,100 g/100,0 ml), 1 Tropfen 3 N Ammoniaklösung sowie 1,50 ml Kalziumchloridlösung (10,0 g/100,0 ml), die zum Sieden erhitzt und anschließend auf 20 °C abgekühlt worden ist, gegeben. Nach 30 min darf die Mischung keine stärkere Trübung als die nachstehend beschriebene Vergleichsprobe zeigen.
Vergleichsprobe: Die Mischung aus 5 Tropfen Oxalsäurelösung (0,100 g/100,0 ml), 1 Tropfen 3 N Ammoniaklösung sowie 1,50 ml Kalziumchloridlösung (10,0 g/100,0 ml) wird zum Sieden erhitzt, anschließend auf 20 °C abgekühlt, mit 10,0 ml Wasser versetzt und 30 min stehengelassen.

[*m*] *Wassergehalt* (VII, 6.0.): 0,0800 bis 0,1000 g Substanz werden, wie unter „Bestimmung des Wassergehaltes“, Methode I, angegeben, behandelt. Die Substanz darf nicht weniger als 25,0% und nicht mehr als 29,0% Wasser enthalten.

Gehaltsbestimmung

[*n*] 0,0900 g Substanz werden in einem Erlenmeyerkolben mit aufgesetztem Silikagelrohr in 25,0 ml wasserfreier Essigsäure unter mäßigem Erwärmen gelöst. Nach dem Abkühlen auf 20 °C und Zusatz von 3 Tropfen Malachitgrün-I wird die Lösung mit 0,1 N Perchlorsäure bis zum Farbumschlag nach Grün titriert (Feinbürette).

1 ml 0,1 N Perchlorsäure ist 69,97 mg wasserfreiem Lithiumzitrat äquivalent.
Der Gehalt wird auf die wasserfreie Substanz berechnet.

Aufbewahrung

Vorsichtig!
In sehr gut verschlossenen Gefäßen.
Höchstens 10 Jahre.

Dosierung

Einzelmaximaldosis: oral 1,5 g

Tagesmaximaldosis: oral 4,5 g

Mafenidum hydrochloricum

Mafenidhydrochlorid

Mafenidi hydrochloridum

4-Aminomethylbenzolsulfonamidhydrochlorid

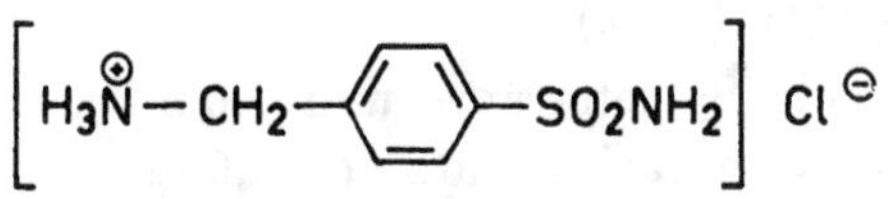

$(C_7H_{10}N_2O_2S)HCl$ (222,7)

Gehalt 99,0 bis 101,0% Mafenidhydrochlorid.

Beschreibung

Weißes oder schwach gelbliches, kristallines oder mikrokristallines Pulver.
Geruch nicht wahrnehmbar.
Geschmack zunächst kühlend, dann salzig und bitter.

Löslichkeit: Wasser . . . . leicht löslich
Äthanol . . . . schwer löslich

Prüflösung: 1,000 g Substanz wird in kohlendioxidfreiem Wasser zu 50,0 ml gelöst.

Identitätsprüfung

[*a*] Die Prüfung wird, wie unter „Dünnschichtchromatografische Prüfung" (III, 12.0.) angegeben, durchgeführt.

Adsorptionsschicht: Kieselgel G

Aufzutragende Lösung: 0,050 g Substanz werden in 5,0 ml Wasser gelöst. Die Lösung wird mit Azeton zu 50,0 ml aufgefüllt. 10,0 µl der Lösung werden als Startfleck a aufgetragen.

Aufzutragende Lösung der Testsubstanz: 0,050 g Sulfaklomid-Vergleichssubstanz werden in 50,0 ml Azeton gelöst. 10,0 µl der Lösung werden als Startfleck b aufgetragen.

Laufmittel: Azeton—n-Butanol—Wasser (50+40+10)

Trocknung: Die Dünnschichtplatte wird an der Luft aufbewahrt, bis das Laufmittel verdunstet ist.

Detektion: Reagenz I: Triketohydrindenhydrat-RL
Reagenz II: Dimethylaminobenzaldehyd-RL*
Die Dünnschichtplatte wird mit Reagenz I besprüht und bei 60 °C 10 min erwärmt. Der braunviolette Fleck über dem Startpunkt a wird markiert. Anschließend wird das Chromatogramm mit dem Reagenz II besprüht.

Auswertung: Der R_F-Wert des gelben Testsubstanzfleckes muß im Bereich von 0,78 bis 0,93 liegen.

Das Chromatogramm zeigt über dem Startpunkt a einen braunvioletten Fleck mit einem R_X-Wert im Bereich von 0,50 bis 0,65.

Das Chromatogramm ist für die Prüfung nach [*g*] aufzubewahren.

[*b*] 0,50 g Substanz werden in 2,0 ml Wasser gelöst. Nach Zusatz von 1,0 ml 3 N Natronlauge entsteht ein weißer Niederschlag. Der Niederschlag wird auf einem Filter gesammelt. Die 4mal mit je 5,0 ml Wasser gewaschenen und bei 105 °C 60 min getrockneten Kristalle schmelzen im Bereich von 149 bis 154 °C (III, 8.0.).

[*c*] 1,0 ml Prüflösung gibt nach Zusatz von 10 Tropfen 5 N Salpetersäure und 1,0 ml 0,1 N Silbernitratlösung einen weißen Niederschlag, der sich nach Zusatz von 4,0 ml 6 N Ammoniaklösung löst.

Reinheitsprüfung

[*d*] *Unlösliche Verunreinigungen, Farbe* (VI, 3.0.): 5,0 ml Prüflösung dürfen nicht stärker getrübt sein als die Mischung aus 2,00 ml der unter „Prüfung auf Chlorid-Ionen" (VI, 7.0.) angegebenen Vergleichsprobe und 3,0 ml Wasser.

5,0 ml Prüflösung müssen farblos sein.

[*e*] *Alkalisch oder sauer reagierende Verunreinigungen:* 25,0 ml Prüflösung müssen nach Zusatz von 2 Tropfen 0,1 N Salzsäure und 3 Tropfen Methylrot-I rot und nach darauffolgendem Zusatz von 4 Tropfen 0,1 N Kalilauge gelb gefärbt sein.

[*f*] *Schwermetall-Ionen* (VI, 15.0.): 5,0 ml gegebenenfalls filtrierte Prüflösung dürfen nach Zusatz von 5,0 ml Wasser bei der „Prüfung auf Schwermetall-Ionen" nach Methode I keine stärkere Färbung und gegebenenfalls keine stärkere Trübung als die Vergleichsprobe zeigen (höchstens 0,01%, berechnet als $Pb^{2\oplus}$).

[*g*] *Primäre aromatische Amine:* Das Chromatogramm von [*a*] darf über dem Startpunkt a keinen anderen als den genannten braunvioletten Fleck zeigen.

Gehaltsbestimmung

[*h*] 0,4500 g Substanz werden in einem 100-ml-Meßkolben in 50 ml Wasser gelöst. Die Lösung wird mit 10,0 ml konzentrierter Salpetersäure sowie 30,00 ml 0,1 N Silbernitratlösung versetzt und mit Wasser zu 100,00 ml aufgefüllt. Nach kräftigem Schütteln wird die Mischung durch ein trocknes Filter filtriert. Die ersten 20 ml Filtrat werden verworfen. 50,00 ml des Filtrates werden mit 5,0 ml Eisen(III)-ammoniumsulfat-I versetzt. Der Überschuß an 0,1 N Silbernitratlösung wird mit 0,1 N Ammoniumthiozyanatlösung bis zur rötlichgelben Färbung titriert.

Unter den gleichen Bedingungen ist ein Blindversuch durchzuführen.

1 ml 0,1 N Silbernitratlösung ist 22,27 mg Mafenidhydrochlorid äquivalent.

Aufbewahrung

Vorsichtig!

Vor Licht geschützt.

Die Substanz ist nur für veterinärmedizinische Zwecke bestimmt.

Magnesium adipinicum

Magnesiumadipat

Magnesiumsalz der Hexandisäure

$$\left[{}^{\ominus}OOC-CH_2-CH_2-CH_2-CH_2-COO^{\ominus}\right] Mg^{2\oplus} \cdot 4\,H_2O$$

$C_6H_8MgO_4 \cdot 4\,H_2O$ (240,5)

Gehalt 99,0 bis 101,0% Magnesiumadipat.

Beschreibung

Weißes, kristallines Pulver.
Geruch nicht wahrnehmbar.
Geschmack bitter.

Löslichkeit: Wasser . . . . leicht löslich
Äthanol . . . . fast unlöslich

Prüflösung: 3,000 g Substanz werden in Wasser zu 60,0 ml gelöst.

Identitätsprüfung

[a] 10 Tropfen Prüflösung geben nach Zusatz von 5,0 ml Wasser, 10 Tropfen Titangelblösung (0,050 g/100,0 ml) und 10 Tropfen 3 N Natronlauge einen roten, flockigen Niederschlag.

[b] 1,00 g Substanz wird in 5,0 ml Wasser gelöst. Die Lösung gibt nach Zusatz von 2,5 ml 5 N Salpetersäure einen weißen, kristallinen Niederschlag. Der Niederschlag wird auf einem Filter gesammelt.
Das Filtrat ist für die Prüfung nach [i] aufzubewahren.
Die 3mal mit je 10,0 ml Wasser gewaschenen und bei 105 °C 60 min getrockneten Kristalle schmelzen im Bereich von 148 bis 153 °C (III, 8.0.).

Reinheitsprüfung

[c] *Unlösliche Verunreinigungen, Farbe* (VI, 2.0./3.0.): 5,0 ml Prüflösung müssen klar und farblos sein.

[d] *Alkalisch oder sauer reagierende Verunreinigungen:* 3,00 ml Prüflösung müssen nach Zusatz von 2,0 ml Wasser und 2 Tropfen Phenolphthalein-I farblos und nach daraufolgendem Zusatz von 0,100 ml 0,01 N Kalilauge rot gefärbt sein.

[e] *Arsen-Ionen* (VI, 5.0.): 10,0 ml Prüflösung werden nach Zusatz von 20,0 ml Wasser, wie unter „Prüfung auf Arsen-Ionen" angegeben, behandelt. Das Quecksilberbromid-

papier darf keine stärkere Färbung als das der Vergleichsprobe zeigen (höchstens 0,0002% $As^{3\oplus}/As^{5\oplus}$).

[*f*] *Eisen-Ionen* (VI, 8.0.): 10,0 ml Prüflösung dürfen bei der „Prüfung auf Eisen-Ionen" keine stärkere Färbung als die Vergleichsprobe zeigen (höchstens 0,002% $Fe^{2\oplus}/Fe^{3\oplus}$).

[*g*] *Kalzium-Ionen:* 1,00 g Substanz wird in 10,0 ml Wasser gelöst. Die Lösung wird mit 2,00 ml Ammoniumoxalatlösung (4,00 g/100,0 ml) versetzt und geschüttelt. Die Lösung darf nach 10 min keine stärkere Trübung als die nachstehend beschriebene Vergleichsprobe zeigen (höchstens 0,005% $Ca^{2\oplus}$).

Vergleichsprobe: 10,0 ml Kalzium-VL (VI, 10.0.) werden mit 1,00 ml 6 N Ammoniaklösung und 2,00 ml Ammoniumoxalatlösung (4,00 g/100,0 ml) versetzt. Nach jedem Zusatz wird geschüttelt.

[*h*] *Schwermetall-Ionen* (VI, 15.0.): 1,000 g Substanz wird in 10,0 ml Wasser gelöst. Die Lösung darf bei der „Prüfung auf Schwermetall-Ionen" nach Methode II keine stärkere Färbung und gegebenenfalls keine stärkere Trübung als die Vergleichsprobe zeigen (höchstens 0,001%, berechnet als $Pb^{2\oplus}$).

[*i*] *Chlorid-Ionen:* 1,00 ml des Filtrates von [*b*] wird nach Zusatz von 10,0 ml Wasser zu 3 Tropfen 0,1 N Silbernitratlösung gegeben und geschüttelt. Die Lösung darf keine stärkere Trübung als die nachstehend beschriebene Vergleichsprobe zeigen (höchstens 0,008% $Cl^{\ominus}$).

Vergleichsprobe: 10,0 ml Chlorid-VL (VI, 7.0.) werden nach Zusatz von 1,00 ml 2 N Salpetersäure zu 3 Tropfen 0,1 N Silbernitratlösung gegeben und geschüttelt.

[*j*] *Nitrat-*, *Nitrit-Ionen:* 3,00 ml Prüflösung dürfen bei der „Prüfung auf Nitrat-Ionen" (VI, 13.0.) innerhalb 5 min keinen blauen Ring zeigen.

[*k*] *Oxalat-Ionen* (VI, 14.0.): 5,0 ml Prüflösung dürfen nach Zusatz von 0,20 g Ammoniumchlorid bei der „Prüfung auf Oxalat-Ionen" nach 60 min keine Trübung zeigen.

[*l*] *Sulfat-Ionen* (VI, 16.0.): 10,0 ml Prüflösung dürfen bei der „Prüfung auf Sulfat-Ionen" keine stärkere Trübung als die Vergleichsprobe zeigen (höchstens 0,01% $SO_4^{2\ominus}$).

Gehaltsbestimmung

[*m*] 0,1500 g Substanz werden in 100 ml Wasser unter Erwärmen gelöst. Nach Zusatz von 5,0 ml Ammoniumchlorid-Ammoniak-Puffer Nr. 1 und 0,050 g Eriochromschwarz-T-I wird die warme Lösung mit 0,1 M ÄDTA-Lösung bis zum Farbumschlag nach Graublau titriert (Feinbürette). Gegen Ende der Titration werden 0,025 g Eriochromschwarz-T-I hinzugegeben.

1 ml 0,1 M ÄDTA-Lösung ist 24,05 mg Magnesiumadipat äquivalent.

Aufbewahrung

Höchstens 10 Jahre.

Magnesium asparticum

Magnesiumaspartat

Magnesiumsalz der DL-2-Aminobernsteinsäure

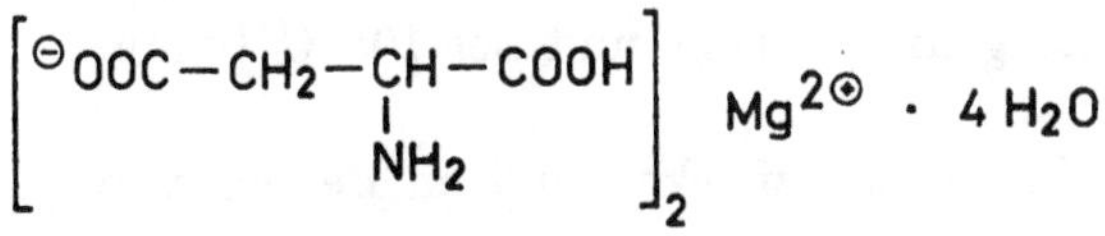

$C_8H_{12}MgN_2O_8 \cdot 4\,H_2O$ (360,6)

Gehalt 99,0 bis 101,5% Magnesiumaspartat.

Beschreibung

Weißes, kristallines Pulver.
Geruch nicht wahrnehmbar.
Geschmack nicht wahrnehmbar.

Löslichkeit: Wasser . . . . schwer löslich
Wasser (100 °C) . . . . leicht löslich
Äthanol . . . . fast unlöslich

Prüflösung: 3,000 g Substanz werden mit 55,0 ml kohlendioxidfreiem Wasser versetzt. Die Mischung wird erwärmt, bis sich die Substanz gelöst hat. Nach dem Abkühlen auf 20 °C wird die Lösung mit kohlendioxidfreiem Wasser zu 60,0 ml aufgefüllt.

Identitätsprüfung

[*a*] 10 Tropfen Prüflösung geben nach Zusatz von 5,0 ml Wasser, 10 Tropfen Titangelblösung (0,050 g/100,0 ml) und 10 Tropfen 3 N Natronlauge einen roten, flockigen Niederschlag.

[*b*] 2,00 ml Prüflösung werden mit 2,00 ml frisch bereiteter Tosylchloramid-Natrium-Lösung (0,50 g/100,0 ml), 1,00 ml Natriumkarbonatlösung (20,0 g/100,0 ml) und 2,00 ml der mindestens 5 min vor der Verwendung bereiteten Mischung gleicher Volumen frisch bereiteter Natriumnitritlösung (1,00 g/100,0 ml) und Sulfanilsäure-RL versetzt, wobei nach jedem Reagenzzusatz geschüttelt wird. Die Lösung zeigt eine Orangefärbung.

[*c*] Die Prüfung wird, wie unter „Dünnschichtchromatografische Prüfung" (III, 12.0.) angegeben, durchgeführt.
Adsorptionsschicht: Kieselgel G
Aufzutragende Lösung: 0,0050 g Substanz werden in 5,0 ml Wasser gelöst. 10,0 µl der Lösung werden als Startfleck a aufgetragen.

Aufzutragende Lösung der Testsubstanz: 0,0050 g Aminoessigsäure werden in 5,0 ml Wasser gelöst. 10,0 µl der Lösung werden als Startfleck b aufgetragen.

Laufmittel: n-Butanol—Essigsäure—Wasser (40+30+20)

Trocknung: Die Dünnschichtplatte wird bei 105 °C 10 min getrocknet.

Detektion: Reagenz: Triketohydrindenhydrat-RL**

Die Dünnschichtplatte wird mit 2,0 ml Reagenz besprüht und bei 105 °C 10 min erhitzt.

Auswertung: Der R_F-Wert des violettroten Testsubstanzfleckes muß im Bereich von 0,40 bis 0,60 liegen.

Das Chromatogramm zeigt über dem Startpunkt a einen violetten Fleck mit dem R_F-Wert des Fleckes der Testsubstanz.

Das Chromatogramm ist für die Prüfung nach [*k*] aufzubewahren.

Reinheitsprüfung

[*d*] *Unlösliche Verunreinigungen, Farbe* (VI, 2.0./3.0.): 5,0 ml Prüflösung müssen klar und farblos sein.

[*e*] *Reaktion:* Die Prüflösung muß einen pH-Wert (III, 7.0.) im Bereich von 6,0 bis 7,0 zeigen.

[*f*] *Ammonium* (VI, 4.0.): 10,0 ml Prüflösung dürfen bei der „Prüfung auf Ammonium" nach Methode II keine stärkere Färbung als die Vergleichsprobe zeigen (höchstens 0,004% $NH_4^{\oplus}$).

[*g*] *Eisen-Ionen* (VI, 8.0.): 5,0 ml Prüflösung dürfen nach Zusatz von 5,0 ml Wasser bei der „Prüfung auf Eisen-Ionen" keine stärkere Färbung als die Vergleichsprobe zeigen (höchstens 0,004% $Fe^{2\oplus}/Fe^{3\oplus}$).

[*h*] *Schwermetall-Ionen* (VI, 15.0.): 10,0 ml Prüflösung dürfen bei der „Prüfung auf Schwermetall-Ionen" nach Methode II keine stärkere Färbung und gegebenenfalls keine stärkere Trübung als die Vergleichsprobe zeigen (höchstens 0,002%, berechnet als $Pb^{2\oplus}$).

[*i*] *Chlorid-Ionen* (VI, 7.0.): 5,0 ml Prüflösung dürfen nach Zusatz von 5,0 ml Wasser bei der „Prüfung auf Chlorid-Ionen" keine stärkere Trübung als die Vergleichsprobe zeigen (höchstens 0,004% $Cl^{\ominus}$).

[*j*] *Sulfat-Ionen:* 10,0 ml Prüflösung werden zu der Mischung aus 1,00 ml Bariumchloridlösung (5,0 g/100,0 ml) und 10 Tropfen 6 N Salzsäure gegeben und geschüttelt. Die Lösung darf nach 15 min keine stärkere Trübung als die nachstehend beschriebene Vergleichsprobe zeigen (höchstens 0,01% $SO_4^{2\ominus}$).

Vergleichsprobe: 10,0 ml Sulfat-VL (VI, 16.0.) werden zu 1,50 ml Bariumchlorid-RL gegeben und geschüttelt.

[*k*] *Fremde Aminosäuren:* Das Chromatogramm von [*c*] darf über dem Startpunkt a keinen anderen als den genannten violetten Fleck zeigen.

Gehaltsbestimmung

[*l*] 0,3000 g werden in 100 ml Wasser unter Erwärmen gelöst. Nach Zusatz von 10,0 ml Ammoniumchlorid-Ammoniak-Puffer Nr. 1 sowie 0,050 g Eriochromschwarz-T-I wird die warme Lösung mit 0,1 M ÄDTA-Lösung bis zum Farbumschlag nach Graublau titriert (Feinbürette). Gegen Ende der Titration werden 0,025 g Eriochromschwarz-T-I hinzugegeben.

1 ml 0,1 M ÄDTA-Lösung ist 36,06 mg Magnesiumaspartat äquivalent.

Magnesium chloratum

Magnesiumchlorid

$MgCl_2 \cdot 6\, H_2O$ (203,3)

Gehalt 98,0 bis 100,5% Magnesiumchlorid.

Beschreibung

Farblose Kristalle.
Geruch nicht wahrnehmbar.
Geschmack schwach bitter und salzig.
Die Substanz ist hygroskopisch.

Löslichkeit: Wasser . . . . sehr leicht löslich
Äthanol . . . . leicht löslich

Prüflösung: 4,000 g Substanz werden in kohlendioxidfreiem Wasser zu 80,0 ml gelöst.

Identitätsprüfung

[*a*] 5 Tropfen Prüflösung geben nach Zusatz von 5,0 ml Wasser, 10 Tropfen Titangelblösung (0,050 g/100,0 ml) und 10 Tropfen 3 N Natronlauge einen roten, flockigen Niederschlag.

[*b*] 10 Tropfen Prüflösung geben nach Zusatz von 5,0 ml Wasser, 10 Tropfen 5 N Salpetersäure und 1,0 ml 0,1 N Silbernitratlösung einen weißen Niederschlag, der sich nach Zusatz von 2,0 ml 6 N Ammoniaklösung löst.

Reinheitsprüfung

[*c*] *Unlösliche Verunreinigungen, Farbe* (VI, 2.0./3.0.): 10,0 ml Prüflösung müssen klar und farblos sein.

[*d*] *Alkalisch oder sauer reagierende Verunreinigungen:* 10,0 ml Prüflösung müssen nach Zusatz von 2 Tropfen Phenolphthalein-I farblos und nach darauffolgendem Zusatz von 0,100 ml 0,1 N Kalilauge rot gefärbt sein.

[*e*] *Arsen-Ionen* (VI, 5.0.): 30,0 ml Prüflösung werden, wie unter „Prüfung auf Arsen-Ionen“ angegeben, behandelt. Das Quecksilberbromidpapier darf keine stärkere Färbung als das der Vergleichsprobe zeigen (höchstens 0,000 07% $As^{3\oplus}/As^{5\oplus}$).

[*f*] *Barium-Ionen* (VI, 6.0.): 5,0 ml Prüflösung dürfen bei der „Prüfung auf Barium-Ionen“ keine Trübung zeigen.

[*g*] *Eisen-Ionen* (VI, 8.0.): 10,0 ml Prüflösung dürfen bei der „Prüfung auf Eisen-Ionen" keine stärkere Färbung als die Vergleichsprobe zeigen (höchstens 0,002% $Fe^{2\oplus}/Fe^{3\oplus}$).

[*h*] *Kalzium-Ionen:* 2,00 ml Prüflösung werden mit 9,0 ml Wasser und 2,00 ml Ammoniumoxalatlösung (4,00 g/100,0 ml) versetzt und geschüttelt. Die Lösung darf nach 10 min keine stärkere Trübung als die nachstehend beschriebene Vergleichsprobe zeigen (höchstens 0,05% $Ca^{2\oplus}$).
Vergleichsprobe: 10,0 ml Kalzium-VL (VI, 10.0.) werden mit 1,00 ml 6 N Ammoniaklösung und 2,00 ml Ammoniumoxalatlösung (4,00 g/100,0 ml) versetzt. Nach jedem Zusatz wird geschüttelt.

[*i*] *Schwermetall-Ionen* (VI, 15.0.): 1,000 g Substanz wird in 10,0 ml Wasser gelöst. Die Lösung darf bei der „Prüfung auf Schwermetall-Ionen" nach Methode II keine stärkere Färbung als die Vergleichsprobe zeigen (höchstens 0,001%, berechnet als $Pb^{2\oplus}$).

[*j*] *Zink-Ionen:* 2,00 ml Prüflösung dürfen nach Zusatz von 8,0 ml Wasser, 1,0 ml 6 N Salzsäure und 10 Tropfen Kaliumhexazyanoferrat(II)-lösung (5,0 g/100,0 ml) keine Trübung zeigen.

[*k*] *Sulfat-Ionen* (VI, 16.0.): 10,0 ml Prüflösung dürfen bei der „Prüfung auf Sulfat-Ionen" keine stärkere Trübung als die Vergleichsprobe zeigen (höchstens 0,01% $SO_4^{2\ominus}$).

Gehaltsbestimmung

[*l*] 0,3000 g Substanz werden in 100 ml Wasser gelöst. Nach Zusatz von 5,0 ml Ammoniumchlorid-Ammoniak-Puffer Nr. 1 und 0,050 g Eriochromschwarz-T-I wird die Lösung mit 0,1 M ÄDTA-Lösung bis zum Farbumschlag nach Blau titriert.

1 ml 0,1 M ÄDTA-Lösung ist 20,33 mg Magnesiumchlorid äquivalent.

Aufbewahrung

In sehr gut verschlossenen Gefäßen.
Höchstens 10 Jahre.

Magnesium nicotinicum

Magnesiumnikotinat

Magnesiumsalz der Pyridin-3-karbonsäure

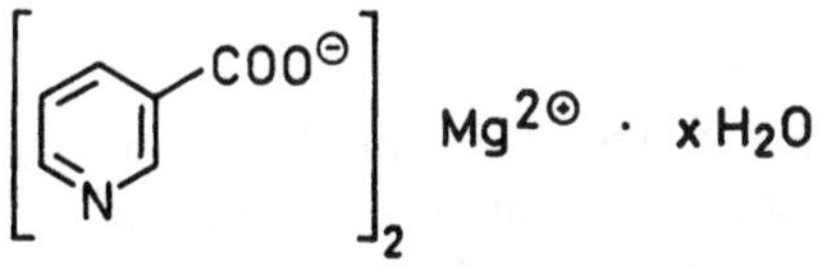

$C_{12}H_8MgN_2O_4 \cdot x\,H_2O$

Gehalt 98,0 bis 101,5% wasserfreies Magnesiumnikotinat [$C_{12}H_8MgN_2O_4$ (268,5)], berechnet auf die wasserfreie Substanz.

Beschreibung

Weißes oder rötlichweißes Pulver.
Geruch nicht wahrnehmbar.
Geschmack schwach bitter.

Löslichkeit: Wasser . . . . leicht löslich
Äthanol . . . . fast unlöslich

Prüflösung: 5,00 g Substanz werden in 50,0 ml Wasser unter Erhitzen zum Sieden gelöst. Die Lösung wird nach dem Erkalten mit Wasser zu 50,0 ml aufgefüllt.

Identitätsprüfung

[*a*] 5 Tropfen Prüflösung geben nach Zusatz von 5,0 ml Wasser, 10 Tropfen Titangelblösung (0,050 g/100,0 ml) und 10 Tropfen 3 N Natronlauge einen roten, flockigen Niederschlag.

[*b*] 0,020 g Substanz werden in einem Porzellantiegel nach Zusatz von 0,10 g wasserfreiem Natriumkarbonat erhitzt. Es ist der Geruch des Pyridins wahrnehmbar.

[*c*] 5,0 ml Prüflösung geben nach Zusatz von 2 Tropfen 5 N Essigsäure und 5,0 ml Kupfer(II)-sulfatlösung (10,0 g/100,0 ml) einen blauen Niederschlag.

Reinheitsprüfung

[*d*] *Unlösliche Verunreinigungen, Farbe der Lösung* (VI, 2.0./3.0.): 5,0 ml Prüflösung müssen klar und farblos sein.

[*e*] *Alkalisch oder sauer reagierende Verunreinigungen:* 10,0 ml Prüflösung müssen nach

Zusatz von 2 Tropfen Phenolphthalein-I farblos und nach darauffolgendem Zusatz von 1,00 ml 0,01 N Kalilauge rot gefärbt sein.

[*f*] *Ammonium* (VI, 4.0.): 1,00 ml Prüflösung wird nach Zusatz von 4,0 ml Wasser, wie unter „Prüfung auf Ammonium", Methode I angegeben, behandelt. Das Lackmuspapier darf keine blaue Färbung zeigen.

[*g*] *Schwermetall-Ionen* (VI, 15.0.): 10,0 ml Prüflösung dürfen bei der „Prüfung auf Schwermetall-Ionen" nach Methode II keine stärkere Färbung und gegebenenfalls keine stärkere Trübung als die Vergleichsprobe zeigen (höchstens 0,001%, berechnet als $Pb^{2\oplus}$).

[*h*] *Chlorid-Ionen* (VI, 7.0.): 1,00 ml Prüflösung darf nach Zusatz von 9,0 ml Wasser bei der „Prüfung auf Chlorid-Ionen" keine stärkere Trübung als die Vergleichsprobe zeigen (höchstens 0,01% $Cl^{\ominus}$).

[*i*] *Nitrat-Ionen* (VI, 13.0.): 0,50 ml Prüflösung dürfen nach Zusatz von 2,50 ml Wasser bei der „Prüfung auf Nitrat-Ionen" keinen blauen Ring zeigen.

[*j*] *Sulfat-Ionen* (VI, 16.0.): 1,00 ml Prüflösung darf nach Zusatz von 9,0 ml Wasser bei der „Prüfung auf Sulfat-Ionen" keine stärkere Trübung als die Vergleichsprobe zeigen (höchstens 0,05% $SO_4^{2\ominus}$).

[*k*] *Nitroverbindungen:* 5,0 ml Prüflösung werden mit 4,0 ml Wasser und 1,00 ml 6 N Natronlauge versetzt. Die Mischung wird filtriert und das Filtrat unter Waschen des Filters mit Wasser zu 10,0 ml aufgefüllt. 5,0 ml der Lösung dürfen keine stärkere Färbung zeigen als 5,0 ml Farb-VL Gr 3 (VI, 3.0.).

[*l*] *2.6-Pyridindikarbonsäure:* 5,0 ml Prüflösung dürfen nach Zusatz von 10 Tropfen frisch bereiteter Eisen(II)-sulfatlösung (5,0 g/100,0 ml) eine gelbe, jedoch keine orangerote Färbung zeigen.

[*m*] *Wassergehalt* (VII, 6.0.): 0,0500 g Substanz werden, wie unter „Bestimmung des Wassergehaltes", Methode I angegeben, behandelt. Die Substanz darf höchstens 20,0% Wasser enthalten.

Gehaltsbestimmung

[*n*] 0,3000 g Substanz werden in 100 ml Wasser gelöst. Nach Zusatz von 5,0 ml Ammoniumchlorid-Ammoniak-Puffer Nr. 1 und 0,050 g Eriochromschwarz-T-I wird die Lösung mit 0,1 M ÄDTA-Lösung bis zum Farbumschlag nach Blau titriert.

1 ml 0,1 M ÄDTA-Lösung ist 26,85 mg wasserfreiem Magnesiumnikotinat äquivalent. Der Gehalt wird auf die wasserfreie Substanz berechnet.

Aufbewahrung

Vorsichtig!
Vor Licht geschützt.
Höchstens 10 Jahre.

Dosierung

Einzelmaximaldosis: oral 0,5 g

Tagesmaximaldosis: oral 2,5 g

Magnesium oxydatum

Magnesiumoxid

MgO (40,31)

Gehalt der geglühten Substanz 95,0 bis 100,5% Magnesiumoxid.

Beschreibung

Weißes, nichtkristallines Pulver.
Geruch nicht wahrnehmbar.
Geschmack schwach laugig.

Löslichkeit: Wasser . . . . fast unlöslich
Äthanol . . . . fast unlöslich

Prüflösung I: 0,500 g Substanz werden mit 5,0 ml Wasser und 7,5 ml 5 N Essigsäure versetzt. Die Mischung wird zum Sieden erhitzt und nach dem Erkalten mit Wasser zu 25,0 ml aufgefüllt. Das Filtrat wird als Prüflösung I verwendet.

Prüflösung II: 5,00 ml Prüflösung I werden mit Wasser zu 50,0 ml aufgefüllt.

Identitätsprüfung

[*a*] 3 Tropfen Prüflösung I geben nach Zusatz von 5,0 ml Wasser, 10 Tropfen Titangelblösung (0,050 g/100,0 ml) und 10 Tropfen 3 N Natronlauge einen roten, flockigen Niederschlag.

[*b*] 0,50 g Substanz werden mit 20,0 ml Wasser versetzt. Die Mischung wird 5 min geschüttelt und anschließend filtriert. Das Filtrat zeigt nach Zusatz von 3 Tropfen Phenolphthalein-I eine rote Färbung.

Reinheitsprüfung

[*c*] *Unlösliche Verunreinigungen, Farbe* (VI, 3.0.): 1,000 g Substanz wird mit 10,0 ml Wasser und anteilweise mit 9,0 ml 6 N Salzsäure versetzt. Die Mischung wird zum Sieden erhitzt und durch ein Filterpapier der Sorte h filtriert. Der Rückstand wird 4mal mit je 20,0 ml heißem Wasser gewaschen und, wie unter „Bestimmung des Glührückstandes" (VI, 17.0.) angegeben, behandelt. Die Substanz darf höchstens 0,30% Rückstand hinterlassen.
5,0 ml Prüflösung I dürfen nicht stärker gefärbt sein als 5,0 ml Farb-VL B 1.

[*d*] *Wasserlösliche Verunreinigungen:* Die Lösung von [*e*] wird, wie unter „Bestimmung des Verdampfungsrückstandes" (VI, 20.0.) angegeben, behandelt. Es darf höchstens 0,010 g Rückstand verbleiben.

[*e*] *Alkalisch reagierende Verunreinigungen:* 1,000 g Substanz wird mit 40,0 ml kohlendioxidfreiem Wasser versetzt. Die Mischung wird 60 s im Sieden gehalten und heiß filtriert. 20,0 ml des erkalteten Filtrates müssen nach Zusatz von 2,00 ml 0,01 N Salzsäure und 3 Tropfen Phenolphthalein-I farblos sein.
Die Lösung ist für die Prüfung nach [*d*] aufzubewahren.

[*f*] *Arsen-Ionen* (VI, 5.0.): 2,50 ml Prüflösung I werden nach Zusatz von 27,5 ml Wasser, wie unter „Prüfung auf Arsen-Ionen" angegeben, behandelt. Das Quecksilberbromidpapier darf keine stärkere Färbung als das der Vergleichsprobe zeigen (höchstens 0,002% $As^{3\oplus}/As^{5\oplus}$).

[*g*] *Eisen-Ionen* (VI, 8.0.): 7,0 ml Prüflösung II dürfen nach Zusatz von 3,0 ml Wasser bei der „Prüfung auf Eisen-Ionen" keine stärkere Färbung als die Vergleichsprobe zeigen (höchstens 0,07% $Fe^{2\oplus}/Fe^{3\oplus}$).

[*h*] *Kalzium-Ionen* (VI, 10.0.): 5,0 ml Prüflösung II werden nach Zusatz von 6,0 ml Wasser sowie 2,00 ml Ammoniumoxalatlösung (4,00 g/100,0 ml) versetzt und geschüttelt. Die Lösung darf nach 10 min keine stärkere Trübung als die nachstehend beschriebene Vergleichsprobe zeigen (höchstens 0,5% $Ca^{2\oplus}$).
Vergleichsprobe: 10,0 ml Kalzium-VL (VI, 10.0.) werden mit 1,00 ml 6 N Ammoniaklösung und 2,00 ml Ammoniumoxalatlösung (4,00 g/100,0 ml) versetzt. Nach jedem Zusatz wird geschüttelt.

[*i*] *Schwermetall-Ionen* (VI, 15.0.): 10,0 ml Prüflösung II dürfen bei der „Prüfung auf Schwermetall-Ionen" nach Methode II keine Färbung und gegebenenfalls keine stärkere Trübung als die Blindprobe zeigen.

[*j*] *Chlorid-Ionen* (VI, 7.0.): 3,30 ml Prüflösung II dürfen nach Zusatz von 6,7 ml Wasser bei der „Prüfung auf Chlorid-Ionen" keine stärkere Trübung als die Vergleichsprobe zeigen (höchstens 0,15% $Cl^{\ominus}$).

[*k*] *Sulfat-Ionen* (VI, 16.0.): 5,0 ml Prüflösung II dürfen nach Zusatz von 5,0 ml Wasser bei der „Prüfung auf Sulfat-Ionen" keine stärkere Trübung als die Vergleichsprobe zeigen (höchstens 0,5% $SO_4^{2\ominus}$).

[*l*] *Glührückstand* (VI, 17.0.): 0,5000 g Substanz werden, wie unter „Bestimmung des Glührückstandes" angegeben, behandelt. Die Substanz muß mindestens 90,0% Rückstand hinterlassen.
Der Rückstand ist für die Prüfung nach [*m*] aufzubewahren.

Gehaltsbestimmung

[*m*] 0,0500 g des Rückstandes von [*l*] werden mit 30,00 ml 0,1 N Salzsäure versetzt. Die Mischung wird zum Sieden erhitzt. Nach dem Erkalten und Zusatz von 3 Tropfen Methylorange-I wird der Überschuß an 0,1 N Salzsäure mit 0,1 N Kalilauge titriert.
Die Lösung ist für die Prüfung nach [*n*] aufzubewahren.

1 ml 0,1 N Salzsäure ist 2,016 mg Magnesiumoxid äquivalent.

[*n*] Die Lösung von [*m*] wird nach Zusatz von 60 ml Wasser, 3,0 ml Ammoniumchlorid-Ammoniak-Puffer Nr. 1 und 0,050 g Eriochromschwarz-T-I mit 0,1 M ÄDTA-Lösung bis zum Farbumschlag nach Grün titriert.

1 ml 0,1 M ÄDTA-Lösung ist 4,031 mg Magnesiumoxid äquivalent.

Aufbewahrung

Höchstens 10 Jahre.

Magnesium salicylicum

Magnesiumsalizylat

Magnesiumsalz der 2-Hydroxybenzoesäure

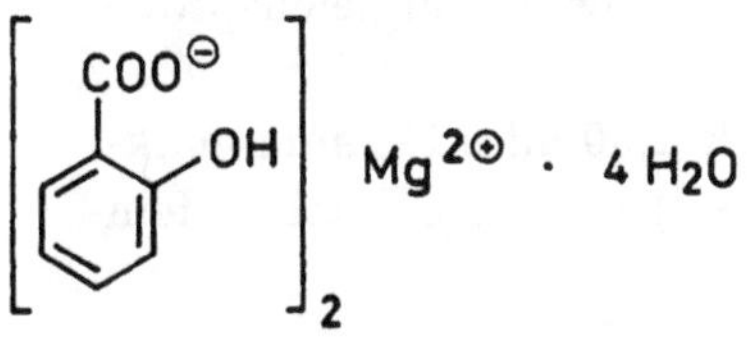

$C_{14}H_{10}MgO_6 \cdot 4\,H_2O$ (370,6)

Gehalt 98,0 bis 101,0% wasserfreies Magnesiumsalizylat, [$C_{14}H_{10}MgO_6$ (298,5)] berechnet auf die bei 120 °C getrocknete Substanz.

Beschreibung

Weißes, kristallines Pulver.
Geruch nicht wahrnehmbar.
Geschmack süßlich und schwach bitter.

Löslichkeit: Wasser . . . . leicht löslich
Äthanol . . . . leicht löslich
Prüflösung: 0,500 g Substanz werden in Wasser zu 50,0 ml gelöst.

Identitätsprüfung

[*a*] 3,00 ml Prüflösung geben nach Zusatz von 2,0 ml Wasser, 10 Tropfen Titangelblösung (0,050 g/100,0 ml) und 10 Tropfen 3 N Natronlauge einen roten, flockigen Niederschlag.

[*b*] Die Lösung von [*c*] wird mit 5,0 ml Wasser und 3,0 ml 2 N Salpetersäure versetzt. Es entsteht ein weißer, kristalliner Niederschlag. Der Niederschlag wird auf einem Filter gesammelt. Die 5mal mit je 10,0 ml Wasser gewaschenen und bei 105 °C 60 min getrockneten Kristalle schmelzen im Bereich von 158 bis 161 °C (III, 8.0.).

Reinheitsprüfung

[*c*] *Unlösliche Verunreinigungen, Farbe* (VI, 2.0./3.0.): 1,00 g Substanz muß sich in 10,0 ml Wasser von 20 °C ± 3 °C lösen. Die Lösung muß klar und darf nicht stärker gefärbt sein als 5,0 ml Farb-VL R 3.
Die Lösung ist für die Prüfung nach [*b*] aufzubewahren.

[*d*] *Arsen-Ionen* (VI, 5.0.): 10,0 ml Prüflösung werden nach Zusatz von 20,0 ml Wasser, wie unter „Prüfung auf Arsen-Ionen" angegeben, behandelt. Das Quecksilberbromid-

papier darf keine stärkere Färbung als das der Vergleichsprobe zeigen (höchstens 0,001% $As^{3\oplus}/As^{5\oplus}$).

[e] *Kalzium-Ionen:* 2,00 ml Prüflösung werden mit 9,0 ml Wasser sowie 2,00 ml Ammoniumoxalatlösung (4,00 g/100,0 ml) versetzt und geschüttelt. Die Lösung darf nach 10 min keine stärkere Trübung als die nachstehend beschriebene Vergleichsprobe zeigen (höchstens 0,25% $Ca^{2\oplus}$).
Vergleichsprobe: 10,0 ml Kalzium-VL (VI, 10.0.) werden mit 1,00 ml 6 N Ammoniaklösung und 2,00 ml Ammoniumoxalatlösung (4,00 g/100,0 ml) versetzt. Nach jedem Zusatz wird geschüttelt.

[f] *Schwermetall-Ionen* (VI, 15.0.): 5,0 ml Prüflösung dürfen nach Zusatz von 5,0 ml Wasser bei der „Prüfung auf Schwermetall-Ionen" nach Methode II keine Färbung und gegebenenfalls keine stärkere Trübung als die Blindprobe zeigen.

[g] *Chlorid-Ionen* (VI, 7.0.): 10,0 ml Prüflösung werden mit 1,0 ml 2 N Salpetersäure versetzt und geschüttelt, bis ein Niederschlag entsteht. Die Mischung wird filtriert. 5,0 ml des Filtrates dürfen nach Zusatz von 5,0 ml Wasser bei der „Prüfung auf Chlorid-Ionen" keine stärkere Trübung als die Vergleichsprobe zeigen (höchstens 0,02% $Cl^{\ominus}$).

[h] *Sulfat-Ionen* (VI, 16.0.): 10,0 ml Prüflösung werden mit 10 Tropfen 3 N Salzsäure versetzt und geschüttelt, bis ein Niederschlag entsteht. Die Mischung wird filtriert. Das Filtrat darf nach Zusatz von 5 Tropfen 3 N Natronlauge bei der „Prüfung auf Sulfat-Ionen" keine stärkere Trübung als die Vergleichsprobe zeigen (höchstens 0,05% $SO_4^{2\ominus}$).

[i] *Trocknungsverlust* (VI, 19.0.): 0,4000 g Substanz werden, wie unter „Bestimmung des Trocknungsverlustes" angegeben, behandelt und bei 120 °C 3 h getrocknet. Die Substanz darf nicht weniger als 18,5% und nicht mehr als 20,5% Masse verlieren.

Gehaltsbestimmung

[j] 0,3000 g Substanz werden in 100 ml Wasser unter Erwärmen gelöst. Die warme Lösung wird nach Zusatz von 10,0 ml Ammoniumchlorid-Ammoniak-Puffer Nr. 1 sowie 0,050 g Eriochromschwarz-T-I mit 0,1 M ÄDTA-Lösung bis zum Farbumschlag nach Graublau titriert (Feinbürette). Gegen Ende der Titration werden 0,025 g Eriochromschwarz-T-I hinzugegeben.

1 ml 0,1 M ÄDTA-Lösung ist 29,85 mg wasserfreiem Magnesiumsalizylat äquivalent. Der Gehalt wird auf die bei 120 °C getrocknete Substanz berechnet.

Aufbewahrung

Vor Licht geschützt.
Höchstens 10 Jahre.

Magnesium stearinicum

Magnesiumstearat

Mischung aus Magnesiumsalzen gesättigter, höherer aliphatischer Fettsäuren, bei denen es sich vorwiegend um das Magnesiumsalz der Stearinsäure [$C_{36}H_{70}MgO_4$ (591,3)] handelt.

Gehalt an Magnesiumverbindungen, berechnet als Magnesiumoxid [MgO (40,31)] und auf die bei 105 °C getrocknete Substanz, 6,5 bis 8,0%.

Beschreibung

Weißes oder nahezu weißes, mikrokristallines Pulver.
Geruch wahrnehmbar.
Geschmack nicht wahrnehmbar.

Löslichkeit: Wasser . . . . fast unlöslich
Äthanol . . . . fast unlöslich

Prüflösung: 1,000 g Substanz wird in einem Porzellantiegel verascht. Der Rückstand wird mit 2,0 ml 5 N Essigsäure versetzt. Die Mischung wird 120 s erhitzt und anschließend filtriert. Das Filtrat wird unter Waschen des Porzellantiegels und des Filters mit Wasser zu 25,0 ml aufgefüllt.

Identitätsprüfung

[*a*] 1,0 ml Prüflösung gibt nach Zusatz von 4,0 ml Wasser, 10 Tropfen Titangelblösung (0,050 g/100,0 ml) und 10 Tropfen 3 N Natronlauge einen roten, flockigen Niederschlag.

[*b*] Die Fettsäuren von [*c*] werden, wie unter „Bestimmung der Erstarrungstemperatur", Methode II (III, 3.0.) angegeben, behandelt. Die Fettsäuren erstarren oberhalb 51 °C.

Reinheitsprüfung

[*c*] *Ammonium* (VI, 4.0.): 5,00 g Substanz werden mit 40 ml heißem Wasser und 10,0 ml 6 N Salzsäure versetzt. Die Mischung wird unter ständigem Rühren so lange erhitzt, bis die Fettsäureschicht durchsichtig geworden ist. Nach dem Erkalten werden die erstarrten Fettsäuren abgetrennt und zwischen Filterpapier abgepreßt.
Die Fettsäuren sind für die Prüfung nach [*b*] aufzubewahren.
Die wäßrige Lösung wird mit Wasser zu 50,0 ml aufgefüllt.
30,0 ml der Lösung sind für die Prüfung nach [*d*] aufzubewahren.
5,0 ml der Lösung werden, wie unter „Prüfung auf Ammonium", Methode I angegeben, behandelt. Das Lackmuspapier darf keine blaue Färbung zeigen.

[*d*] *Arsen-Ionen* (VI, 5.0.): 30,0 ml der Lösung von [*c*] werden, wie unter „Prüfung auf Arsen-Ionen" angegeben, behandelt. Das Quecksilberbromidpapier darf keine stärkere Färbung als das der Vergleichsprobe zeigen (höchstens 0,00003% $As^{3\oplus}/As^{5\oplus}$).

[*e*] *Barium-Ionen* (VI, 6.0.): 5,0 ml Prüflösung dürfen bei der „Prüfung auf Barium-Ionen" keine Trübung zeigen.

[*f*] *Kalzium-Ionen* (VI, 10.0.): 1,00 ml Prüflösung wird mit Wasser zu 10,0 ml aufgefüllt. 1,00 ml der Lösung ist für die Prüfung nach [*i*] aufzubewahren.
5,0 ml der Lösung dürfen nach Zusatz von 5,0 ml Wasser und 0,100 g Ammoniumchlorid bei der „Prüfung auf Kalzium-Ionen" keine stärkere Trübung als die Vergleichsprobe zeigen (höchstens 0,25% $Ca^{2\oplus}$).

[*g*] *Schwermetall-Ionen* (VI, 15.0.): 1,00 ml Prüflösung darf nach Zusatz von 9,0 ml Wasser bei der „Prüfung auf Schwermetall-Ionen" nach Methode II keine stärkere Färbung und gegebenenfalls keine stärkere Trübung als die Vergleichsprobe zeigen (höchstens 0,025%, berechnet als $Pb^{2\oplus}$).

[*h*] *Chlorid-Ionen* (VI, 7.0.): 1,00 ml Prüflösung wird mit Wasser zu 10,0 ml aufgefüllt. 0,400 ml der Lösung dürfen nach Zusatz von 9,6 ml Wasser bei der „Prüfung auf Chlorid-Ionen" keine stärkere Trübung als die Vergleichsprobe zeigen (höchstens 0,6% $Cl^{\ominus}$).

[*i*] *Sulfat-Ionen* (VI, 16.0.): 1,00 ml der Lösung von [*f*] darf nach Zusatz von 9,0 ml Wasser bei der „Prüfung auf Sulfat-Ionen" keine stärkere Trübung als die Vergleichsprobe zeigen (höchstens 1,25% $SO_4^{2\ominus}$).

[*j*] *Fettsäuren:* 1,00 g Substanz wird in einem 100-ml-Erlenmeyerkolben mit 20,0 ml der Mischung aus 15,0 ml Äther, 15,0 ml Äthanol und 5 Tropfen Phenolphthalein-I versetzt, die vorher mit 0,1 N Kalilauge bis zur Rosafärbung versetzt worden ist. Diese Mischung wird in dem verschlossenen Gefäß unter wiederholtem Schütteln 15 min stehengelassen und anschließend filtriert. Das Filtrat wird mit der Äther-Äthanol-Mischung zu 20,0 ml aufgefüllt. 5,0 ml der Lösung müssen nach Zusatz von 2,00 ml 0,01 N Kalilauge eine rote Färbung zeigen.

[*k*] *Glührückstand* (VI, 17.0.): 0,1000 g Substanz wird, wie unter „Bestimmung des Glührückstandes" angegeben, behandelt. Die Substanz darf höchstens 9,5% Rückstand hinterlassen.

[*l*] *Trocknungsverlust* (VI, 19.0.): 0,4000 g Substanz werden, wie unter „Bestimmung des Trocknungsverlustes" angegeben, behandelt und bei 105 °C 60 min getrocknet. Die Substanz darf höchstens 5,5% Masse verlieren.

Gehaltsbestimmung

[*m*] 0,5000 g Substanz werden mit der Mischung aus 25,0 ml Äthanol und 25,0 ml n-Butanol versetzt. Nach Zusatz von 5,0 ml konzentrierter Ammoniaklösung, 3,0 ml Ammoniumchlorid-Ammoniak-Puffer Nr. 1 und 25,00 ml 0,1 M ÄDTA-Lösung wird

die Mischung unter wiederholtem Schütteln bei 45 bis 50 °C gehalten, bis sich die Substanz gelöst hat. In der mäßig warmen Lösung wird nach Zusatz von 0,050 g Eriochromschwarz-T-I der Überschuß an 0,1 M ÄDTA-Lösung mit 0,1 M Zinksulfatlösung bis zum Farbumschlag nach Violett titriert.

1 ml 0,1 M ÄDTA-Lösung ist 4,031 mg Magnesiumoxid äquivalent.
Der Gehalt wird auf die bei 105 °C getrocknete Substanz berechnet.

Aufbewahrung

Höchstens 10 Jahre.

Magnesium subcarbonicum

Basisches Magnesiumkarbonat

Gehalt 40,0 bis 43,5% basische Magnesiumkarbonate, berechnet als Magnesiumoxid [MgO (40,31)].

Beschreibung

Weißes, nichtkristallines Pulver.
Geruch nicht wahrnehmbar.
Geschmack nicht wahrnehmbar.

Löslichkeit: Wasser . . . . fast unlöslich
Äthanol . . . . fast unlöslich

Prüflösung: 0,500 g Substanz werden mit 5,0 ml Wasser und 5,0 ml 5 N Essigsäure versetzt. Die Mischung wird zum Sieden erhitzt und nach dem Erkalten mit Wasser zu 25,0 ml aufgefüllt. Das Filtrat wird als Prüflösung verwendet.

Identitätsprüfung

[*a*] 5 Tropfen Prüflösung geben nach Zusatz von 5,0 ml Wasser, 10 Tropfen Titangelblösung (0,050 g/100,0 ml) und 10 Tropfen 3 N Natronlauge einen roten, flockigen Niederschlag.

[*b*] 0,50 g Substanz entwickeln nach Zusatz von 5,0 ml 2 N Salpetersäure unter Aufschäumen ein Gas, das Bariumhydroxid-RL trübt.

Reinheitsprüfung

[*c*] *Unlösliche Verunreinigungen, Farbe* (VI, 3.0.): 2,000 g Substanz werden mit 10,0 ml Wasser und anteilweise mit 9,0 ml 6 N Salzsäure versetzt. Die Mischung wird zum Sieden erhitzt und durch ein Filterpapier der Sorte h filtriert. Der Rückstand wird 4mal mit je 20,0 ml heißem Wasser gewaschen und, wie unter „Bestimmung des Glührückstandes" (VI, 17.0.) angegeben, behandelt. Die Substanz darf höchstens 0,15% Rückstand hinterlassen.
5,0 ml Prüflösung müssen farblos sein.

[*d*] *Wasserlösliche Verunreinigungen:* Die Lösung von [*e*] wird, wie unter „Bestimmung des Verdampfungsrückstandes" (VI, 20.0.) angegeben, behandelt. Es darf höchstens 0,010 g Rückstand verbleiben.

[*e*] *Alkalisch reagierende Verunreinigungen:* 2,00 g Substanz werden mit 40,0 ml kohlendioxidfreiem Wasser versetzt. Die Mischung wird 60 s im Sieden gehalten und heiß

filtriert. 20,0 ml des erkalteten Filtrates müssen nach Zusatz von 2,00 ml 0,01 N Salzsäure und 3 Tropfen Phenolphthalein-I farblos sein.

Die Lösung ist für die Prüfung nach [*d*] aufzubewahren.

[*f*] *Arsen-Ionen* (VI, 5.0.): 6,0 ml Prüflösung werden nach Zusatz von 24,0 ml Wasser, wie unter „Prüfung auf Arsen-Ionen" angegeben, behandelt. Das Quecksilberbromidpapier darf keine stärkere Färbung als das der Vergleichsprobe zeigen (höchstens 0,0008% $As^{3\oplus}/As^{5\oplus}$).

[*g*] *Eisen-Ionen* (VI, 8.0.): 1,50 ml Prüflösung dürfen nach Zusatz von 8,5 ml Wasser bei der „Prüfung auf Eisen-Ionen" keine stärkere Färbung als die Vergleichsprobe zeigen (höchstens 0,03% $Fe^{2\oplus}/Fe^{3\oplus}$).

[*h*] *Kalzium-Ionen:* 1,00 ml Prüflösung wird mit 10,0 ml Wasser und 2,00 ml Ammoniumoxalatlösung (4,00 g/100,0 ml) versetzt und geschüttelt. Nach 10 min darf die Lösung keine stärkere Trübung als die nachstehend beschriebene Vergleichsprobe zeigen (höchstens 0,25% $Ca^{2\oplus}$).

Vergleichsprobe: 10,0 ml Kalzium-VL (VI, 10.0.) werden mit 1,00 ml 6 N Ammoniaklösung und 2,00 ml Ammoniumoxalatlösung (4,00 g/100,0 ml) versetzt und geschüttelt.

[*i*] *Schwermetall-Ionen* (VI, 15.0.): 2,00 ml Prüflösung dürfen nach Zusatz von 8,0 ml Wasser bei der „Prüfung auf Schwermetall-Ionen" nach Methode II keine Färbung und gegebenenfalls keine stärkere Trübung als die Blindprobe zeigen.

[*j*] *Chlorid-Ionen* (VI, 7.0.): 0,90 ml Prüflösung dürfen nach Zusatz von 9,0 ml Wasser bei der „Prüfung auf Chlorid-Ionen" keine stärkere Trübung als die Vergleichsprobe zeigen (höchstens 0,05% $Cl^{\ominus}$).

[*k*] *Sulfat-Ionen* (VI, 16.0.): 1,00 ml Prüflösung darf nach Zusatz von 9,0 ml Wasser bei der „Prüfung auf Sulfat-Ionen" keine stärkere Trübung als die Vergleichsprobe zeigen (höchstens 0,25% $SO_4^{2\ominus}$).

Gehaltsbestimmung

[*l*] 0,1000 g Substanz wird mit 30,00 ml 0,1 N Salzsäure versetzt und die Mischung zum Sieden erhitzt. Nach dem Erkalten und Zusatz von 5 Tropfen Methylrot-I wird der Überschuß an 0,1 N Salzsäure mit 0,1 N Kalilauge titriert.

Die Lösung ist für die Prüfung nach [*m*] aufzubewahren.

1 ml 0,1 N Salzsäure ist 2,016 mg Magnesiumoxid äquivalent.

[*m*] Die Lösung von [*l*] wird nach Zusatz von 60 ml Wasser, 3,0 ml Ammoniumchlorid-Ammoniak-Puffer Nr. 1 und 0,050 g Eriochromschwarz-T-I mit 0,1 M ÄDTA-Lösung bis zum Farbumschlag nach Grün titriert.

1 ml 0,1 M ÄDTA-Lösung ist 4,031 mg Magnesiumoxid äquivalent.

Aufbewahrung

Höchstens 10 Jahre.

Magnesium sulfuricum

Magnesiumsulfat

$MgSO_4 \cdot 7\ H_2O$ (246,5)

Gehalt 98,5 bis 102,0% Magnesiumsulfat.

Beschreibung

Farblose Kristalle.
Geruch nicht wahrnehmbar.
Geschmack bitter und salzig.

Löslichkeit: Wasser . . . . sehr leicht löslich
Äthanol . . . . fast unlöslich

Prüflösung: 3,500 g Substanz werden in kohlendioxidfreiem Wasser zu 70,0 ml gelöst.

Identitätsprüfung

[*a*] 5 Tropfen Prüflösung geben nach Zusatz von 5,0 ml Wasser, 10 Tropfen Titangelblösung (0,050 g/100,0 ml) und 10 Tropfen 3 N Natronlauge einen roten, flockigen Niederschlag.

[*b*] 1,0 ml Prüflösung gibt nach Zusatz von 4,0 ml Wasser, 10 Tropfen 3 N Salzsäure und 10 Tropfen Bariumchloridlösung (5,0 g/100,0 ml) einen weißen, kristallinen Niederschlag.

Reinheitsprüfung

[*c*] *Unlösliche Verunreinigungen, Farbe* (VI, 2.0./3.0.): 5,0 ml Prüflösung müssen klar und farblos sein.

[*d*] *Alkalisch oder sauer reagierende Verunreinigungen:* 10,0 ml Prüflösung müssen nach Zusatz von 2 Tropfen Phenolphthalein-I farblos und nach darauffolgendem Zusatz von 0,050 ml 0,01 N Kalilauge rot gefärbt sein.

[*e*] *Arsen-Ionen* (VI, 5.0.): 20,0 ml Prüflösung werden nach Zusatz von 10,0 ml Wasser, wie unter „Prüfung auf Arsen-Ionen" angegeben, behandelt. Das Quecksilberbromidpapier darf keine stärkere Färbung als das der Vergleichsprobe zeigen (höchstens 0,0001% $As^{3\oplus}/As^{5\oplus}$).

[*f*] *Eisen-Ionen* (VI, 8.0.): 10,0 ml Prüflösung dürfen bei der „Prüfung auf Eisen-Ionen" keine stärkere Färbung als die Vergleichsprobe zeigen (höchstens 0,002% $Fe^{2\oplus}/Fe^{3\oplus}$).

[*g*] *Kalzium-Ionen:* 10,0 ml Prüflösung werden mit 2,00 ml Ammoniumoxalatlösung (4,00 g/100,0 ml) versetzt und geschüttelt. Die Lösung darf nach 10 min keine stärkere Trübung als die nachstehend beschriebene Vergleichsprobe zeigen (höchstens 0,01% $Ca^{2\oplus}$).

Vergleichsprobe: 10,0 ml Kalzium-VL (VI, 10.0.) werden mit 1,00 ml 6 N Ammoniaklösung und 2,00 ml Ammoniumoxalatlösung (4,00 g/100,0 ml) versetzt. Nach jedem Zusatz wird geschüttelt.

[*h*] *Schwermetall-Ionen* (VI, 15.0.): 10,0 ml Prüflösung dürfen bei der „Prüfung auf Schwermetall-Ionen" nach Methode II keine stärkere Färbung und gegebenenfalls keine stärkere Trübung als die Vergleichsprobe zeigen (höchstens 0,002%, berechnet als $Pb^{2\oplus}$).

[*i*] *Chlorid-Ionen* (VI, 7.0.): 2,00 ml Prüflösung dürfen nach Zusatz von 8,0 ml Wasser bei der „Prüfung auf Chlorid-Ionen" keine stärkere Trübung als die Vergleichsprobe zeigen (höchstens 0,01% $Cl^{\ominus}$).

[*j*] *Alkalisalze:* 2,000 g Substanz werden mit 40,0 ml Wasser und 6,0 g Bariumkarbonat versetzt. Die Mischung wird unter Rückflußkühlung 60 min im Sieden gehalten und nach dem Erkalten durch einen Glasfiltertiegel G 4 filtriert. 20,0 ml des Filtrates werden, wie unter „Bestimmung des Verdampfungsrückstandes" (VI, 20.0.) angegeben, behandelt. Es dürfen höchstens 0,0070 g Rückstand verbleiben.

Gehaltsbestimmung

[*k*] 0,3000 g Substanz werden in 100 ml Wasser gelöst. Nach Zusatz von 5,0 ml Ammoniumchlorid-Ammoniak-Puffer Nr. 1 und 0,050 g Eriochromschwarz-T-I wird die Lösung mit 0,1 M ÄDTA-Lösung bis zum Farbumschlag nach Blau titriert.

1 ml 0,1 M ÄDTA-Lösung ist 24,65 mg Magnesiumsulfat äquivalent.

Aufbewahrung

Höchstens 10 Jahre.

Zur Herstellung von Pulvermischungen ist getrocknetes Magnesiumsulfat zu verwenden.

Magnesium sulfuricum siccatum

Getrocknetes Magnesiumsulfat

Gehalt 70,0 bis 78,0% wasserfreies Magnesiumsulfat [$MgSO_4$ (120,4)].

Herstellung: Magnesiumsulfat wird in einer gewogenen Porzellanschale auf dem Wasserbad erhitzt, bis ein Masseverlust von 35 bis 37% erreicht ist, und anschließend durch das Sieb Nr. VIII geschlagen.

Beschreibung

Weißes Pulver.
Geruch nicht wahrnehmbar.
Geschmack bitter und salzig.

Löslichkeit: Wasser . . . . leicht löslich
Äthanol . . . . fast unlöslich

Prüflösung: 2,500 g Substanz werden in kohlendioxidfreiem Wasser zu 50,0 ml gelöst.

Identitätsprüfung

[*a*] 5 Tropfen Prüflösung geben nach Zusatz von 5,0 ml Wasser, 10 Tropfen Titangelblösung (0,050 g/100,0 ml) und 10 Tropfen 3 N Natronlauge einen roten, flockigen Niederschlag.

[*b*] 10 Tropfen Prüflösung geben nach Zusatz von 4,0 ml Wasser, 10 Tropfen 3 N Salzsäure und 10 Tropfen Bariumchloridlösung (5,0 g/100,0 ml) einen weißen, kristallinen Niederschlag.

Reinheitsprüfung

[*c*] *Unlösliche Verunreinigungen, Farbe* (VI, 2.0./3.0.): 3,50 ml Prüflösung müssen nach Zusatz von 1,5 ml Wasser klar und farblos sein.

[*d*] *Alkalisch oder sauer reagierende Verunreinigungen:* 7,0 ml Prüflösung müssen nach Zusatz von 3,0 ml Wasser und 1 Tropfen Phenolphthalein-I farblos und nach daraufolgendem Zusatz von 0,050 ml 0,01 N Kalilauge rot gefärbt sein.

[*e*] *Arsen-Ionen* (VI, 5.0.): 14,0 ml Prüflösung werden nach Zusatz von 16,0 ml Wasser, wie unter „Prüfung auf Arsen-Ionen" angegeben, behandelt. Das Quecksilberbromidpapier darf keine stärkere Färbung als das der Vergleichsprobe zeigen (höchstens 0,000 15% $As^{3\oplus}/As^{5\oplus}$).

[f] *Eisen-Ionen* (VI, 8.0.): 7,0 ml Prüflösung dürfen nach Zusatz von 3,0 ml Wasser bei der „Prüfung auf Eisen-Ionen" keine stärkere Färbung als die Vergleichsprobe zeigen (höchstens 0,003% $Fe^{2\oplus}/Fe^{3\oplus}$).

[g] *Kalzium-Ionen* (VI, 10.0.): 7,0 ml Prüflösung dürfen nach Zusatz von 4,0 ml Wasser bei der „Prüfung auf Kalzium-Ionen" ohne Zusatz der 6 N Ammoniaklösung keine stärkere Trübung als die Vergleichsprobe zeigen (höchstens 0,015% $Ca^{2\oplus}$).

[h] *Schwermetall-Ionen* (VI, 15.0.): 2,50 ml Prüflösung dürfen nach Zusatz von 7,5 ml Wasser bei der „Prüfung auf Schwermetall-Ionen" nach Methode II keine Färbung und gegebenenfalls keine stärkere Trübung als die Blindprobe zeigen.

[i] *Chlorid-Ionen* (VI, 7.0.): 1,40 ml Prüflösung dürfen nach Zusatz von 8,6 ml Wasser bei der „Prüfung auf Chlorid-Ionen" keine stärkere Trübung als die Vergleichsprobe zeigen (höchstens 0,015% $Cl^{\ominus}$).

[j] *Alkalisalze:* 1,300 g Substanz werden mit 40,0 ml Wasser und 6,0 g Bariumkarbonat versetzt. Die Mischung wird unter Rückflußkühlung 60 min im Sieden gehalten und nach dem Erkalten durch einen Glasfiltertiegel G 4 filtriert. 20,0 ml des Filtrates werden, wie unter „Bestimmung des Verdampfungsrückstandes" (VI, 20.0.) angegeben, behandelt. Es dürfen höchstens 0,0070 g Rückstand verbleiben.

Gehaltsbestimmung

[k] 0,2000 g Substanz werden in 100 ml Wasser gelöst. Nach Zusatz von 5,0 ml Ammoniumchlorid-Ammoniak-Puffer Nr. 1 und 0,050 g Eriochromschwarz-T-I wird die Lösung mit 0,1 M ÄDTA-Lösung bis zum Farbumschlag nach Blau titriert.

1 ml 0,1 M ÄDTA-Lösung ist 12,04 mg wasserfreiem Magnesiumsulfat äquivalent.

Aufbewahrung

Höchstens 10 Jahre.

Malachitgrün

N.N.N'.N'-Tetramethyl-4-aminofuchsonimoniumhydrogenoxalat

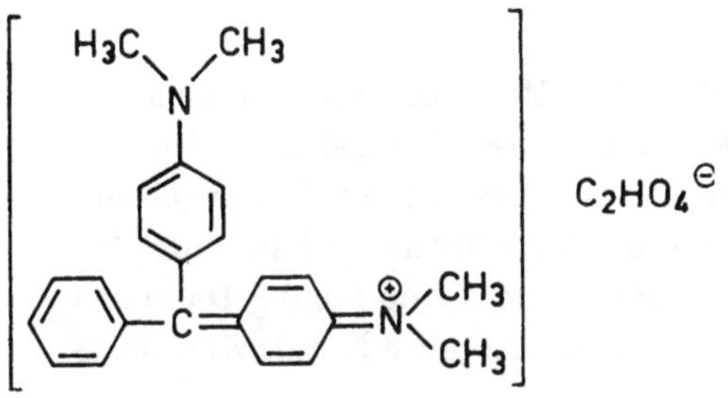

$(C_{23}H_{25}N_2)C_2HO_4$ (418,5)

Beschreibung

Dunkelgrüne, metallisch glänzende Kristalle oder dunkelgrünes, metallisch glänzendes, kristallines Pulver.
Geruch höchstens schwach wahrnehmbar.

Löslichkeit: Wasser . . . . löslich
Äthanol . . . . löslich

Prüflösung: 0,100 g Substanz wird in 100,0 ml Wasser gelöst.

Identitätsprüfung

[*a*] Die Prüfung wird, wie unter „Dünnschichtchromatografische Prüfung" (III, 12.0.) angegeben, durchgeführt.
Adsorptionsschicht: Kieselgel G
Aufzutragende Lösung: 0,50 ml Prüflösung werden mit Äthanol zu 10,0 ml aufgefüllt. 10,0 µl der Lösung werden als Startband a aufgetragen.
Aufzutragende Lösung der Testsubstanz: 0,0100 g Kristallviolett wird in 10,0 ml Wasser gelöst. 0,50 ml der Lösung werden mit Äthanol zu 10,0 ml aufgefüllt. 10,0 µl dieser Lösung werden als Startband b aufgetragen.
Laufmittel: n-Butanol—Essigsäure—Wasser (40+10+50). Die Mischung wird geschüttelt. Nach dem Entmischen wird die obere Schicht verwendet.
Trocknung: Die Dünnschichtplatte wird an der Luft aufbewahrt, bis das Laufmittel verdunstet ist.
Auswertung: Der R_F-Wert des violetten Testsubstanzfleckes muß im Bereich von 0,50 bis 0,65 liegen.

Das Chromatogramm zeigt über der Startlinie a einen blaugrünen Fleck mit einem R_X-Wert im Bereich von 0,75 bis 0,95.
Das Chromatogramm ist für die Prüfung nach [*f*] aufzubewahren.

[*b*] 10,0 ml Prüflösung zeigen nach Zusatz von 2,0 ml 6 N Salzsäure sofort eine dunkelbraune Färbung, die allmählich schwächer wird.

[*c*] 0,100 g Substanz wird mit 10,0 ml Wasser versetzt. Die Mischung wird zum Sieden erhitzt. Die heiße Lösung wird zu 2,0 ml 6 N Ammoniaklösung gegeben. Beim Erhitzen zum Sieden entsteht unter Entfärbung ein weißer Niederschlag. Die Mischung wird durch ein Filterpapier der Sorte h filtriert. 5,0 ml des Filtrates geben nach Zusatz von 2,0 ml 5 N Essigsäure und 3 Tropfen Kalziumchloridlösung (10,0 g/100,0 ml) sofort einen weißen Niederschlag, der sich nach Zusatz von 2,0 ml 6 N Salzsäure löst.

Reinheitsprüfung

[*d*] *Eisen-Ionen* (VI, 8.0.): 0,100 g Substanz wird in einem 200-ml-Erlenmeyerkolben mit 2,0 ml konzentrierter Schwefelsäure versetzt und auf einer Graphitplatte erhitzt. Die Lösung wird vorsichtig tropfenweise mit 3,0 ml konzentrierter Wasserstoffperoxidlösung versetzt und erneut erhitzt, bis weiße Dämpfe entweichen. Der Zusatz von konzentrierter Wasserstoffperoxidlösung und das Erhitzen werden 2mal wiederholt. Nach dem Erkalten wird die Lösung mit Wasser zu 50,0 ml aufgefüllt.
5,0 ml der Lösung sind für die Prüfung nach [*e*] aufzubewahren.
0,50 ml der Lösung dürfen nach Zusatz von 9,5 ml Wasser bei der „Prüfung auf Eisen-Ionen" keine stärkere Färbung als die nachstehend beschriebene Vergleichsprobe zeigen (höchstens 1% $Fe^{2\oplus}/Fe^{3\oplus}$).
Vergleichsprobe: 9,0 ml konzentrierte Wasserstoffperoxidlösung werden mit 2,0 ml konzentrierter Schwefelsäure versetzt und erhitzt, bis weiße Nebel entweichen. Die Lösung wird nach dem Erkalten mit Wasser zu 50,0 ml aufgefüllt.
5,0 ml dieser Lösung sind für die Vergleichsprobe der Prüfung nach [*e*] aufzubewahren.
0,50 ml der Lösung werden nach Zusatz von 1,00 ml Eisen-VL und 8,0 ml Wasser, wie unter „Prüfung auf Eisen-Ionen" angegeben, behandelt.

[*e*] *Schwermetall-Ionen:* 5,0 ml der Lösung von [*d*] werden mit 3,0 ml Natriumazetatlösung (20,0 g/100,0 ml), 1,00 ml frisch bereiteter Askorbinsäurelösung (5,0 g/100,0 ml) und 1,0 ml Wasser versetzt. Die Lösung wird zu 2,0 ml Schwefelwasserstoff-RL gegeben und geschüttelt. Nach 10 min darf diese Lösung keine stärkere Färbung und gegebenenfalls keine stärkere Trübung als die nachstehend beschriebene Vergleichsprobe zeigen (höchstens 0,1%, berechnet als $Pb^{2\oplus}$).
Vergleichsprobe: 5,0 ml der Lösung von [*d*] werden mit 0,100 ml konzentrierter Blei-VL (VI, 15.0.), 3,0 ml Natriumazetatlösung (20,0 g/100,0 ml), 1,00 ml frisch bereiteter Askorbinsäurelösung (5,0 g/100,0 ml) und 1,0 ml Wasser versetzt. Die Lösung wird zu 2,0 ml Schwefelwasserstoff-RL gegeben und geschüttelt.

[*f*] *Fremde Farbstoffe:* Das Chromatogramm von [*a*] darf über der Startlinie a außer dem genannten blaugrünen Fleck keine weiteren Flecke zeigen.

[*g*] *Sulfatasche* (VI, 18.0.): 0,2000 g Substanz werden, wie unter „Bestimmung der Sulfatasche" angegeben, behandelt. Die Substanz darf höchstens 5,0% Rückstand hinterlassen.

[*h*] *Trocknungsverlust* (VI, 19.0.): 0,2000 g Substanz werden, wie unter „Bestimmung des Trocknungsverlustes" angegeben, behandelt und bei 105 °C 60 min getrocknet. Die Substanz darf höchstens 5,0% Masse verlieren.
Die getrocknete Substanz ist für die Prüfung nach [*i*] aufzubewahren.

Wertbestimmung

[*i*] *Lichtabsorption* (III, 5.0.): 0,0250 g getrocknete Substanz von [*h*] werden in Wasser zu 500,0 ml gelöst. 5,00 ml der Lösung werden mit Ammoniumazetat-Puffer Nr. 1 zu 100,00 ml aufgefüllt. Diese Lösung wird gegen Ammoniumazetat-Puffer Nr. 1 gemessen. Sie zeigt bei 617 nm ± 2 nm ein Absorptionsmaximum.
Extinktion: mindestens 0,345 bei 617 nm ± 2 nm im Maximum

Aufbewahrung

Vor Licht geschützt.

Manganum chloratum

Mangan(II)-chlorid

$MnCl_2 \cdot 4\ H_2O$ (197,9)

Gehalt 97,0 bis 100,5% Mangan(II)-chlorid.

Beschreibung

Rosafarbene Kristalle.
Geruch höchstens schwach wahrnehmbar.
Geschmack scharf und bitter.
Die Substanz ist hygroskopisch.

Löslichkeit: Wasser . . . . sehr leicht löslich
Äthanol . . . . löslich

Prüflösung: 1,500 g Substanz werden in Wasser zu 30,0 ml gelöst.

Identitätsprüfung

[*a*] 10 Tropfen Prüflösung werden nach Zusatz von 0,50 g Blei(IV)-oxid und 1,0 ml konzentrierter Salpetersäure 30 s im Sieden gehalten. Nach Zusatz von 15,0 ml Wasser wird die Mischung filtriert. Das Filtrat zeigt eine rotviolette Färbung.

[*b*] 3 Tropfen Prüflösung geben nach Zusatz von 1,0 ml Wasser und 1,0 ml 0,1 N Silbernitratlösung einen weißen Niederschlag.

Reinheitsprüfung

[*c*] *Unlösliche Verunreinigungen:* 10,00 g Substanz werden in Wasser zu 100,0 ml gelöst. Die Lösung wird durch einen bei 105 °C bis zur Massekonstanz getrockneten Glasfiltertiegel G 4 filtriert. Der Rückstand wird mit Wasser gewaschen und bei 105 °C bis zur Massekonstanz getrocknet. Die Substanz darf höchstens 0,010% Rückstand hinterlassen.

[*d*] *Arsen-Ionen* (VI, 5.0.): 20,0 ml Prüflösung werden nach Zusatz von 10,0 ml Wasser, wie unter „Prüfung auf Arsen-Ionen" angegeben, behandelt. Das Quecksilberbromidpapier darf keine stärkere Färbung als das der Vergleichsprobe zeigen (höchstens 0,0001% $As^{3\oplus}/As^{5\oplus}$).

[*e*] *Eisen-Ionen:* 0,500 g Substanz werden in 10,0 ml 1 N Salzsäure gelöst. Die Lösung wird mit 2 Tropfen Brom-RL versetzt und geschüttelt. Nach 120 s wird die Lösung mit 3,0 ml Ammoniumthiozyanatlösung (15,0 g/100,0 ml) versetzt und geschüttelt.

Diese Lösung darf nach 120 s keine stärkere Färbung als die nachstehend beschriebene Vergleichsprobe zeigen (höchstens 0,002% $Fe^{2\oplus}/Fe^{3\oplus}$).

Vergleichsprobe: 1,00 ml Eisen-VL wird mit 9,0 ml 1 N Salzsäure sowie 2 Tropfen Brom-RL versetzt und geschüttelt. Nach 120 s wird die Lösung mit 3,0 ml Ammoniumthiozyanatlösung (15,0 g/100,0 ml) versetzt und geschüttelt.

[*f*] *Schwermetall-Ionen* (VI, 15.0.): 10,0 ml Prüflösung dürfen bei der „Prüfung auf Schwermetall-Ionen" nach Methode II keine stärkere Färbung und gegebenenfalls keine stärkere Trübung als die Vergleichsprobe zeigen (höchstens 0,002%, berechnet als $Pb^{2\oplus}$).

[*g*] *Sulfat-Ionen* (VI, 16.0.): 2,00 ml Prüflösung dürfen nach Zusatz von 8,0 ml Wasser bei der „Prüfung auf Sulfat-Ionen" keine stärkere Trübung als die Vergleichsprobe zeigen (höchstens 0,05% $SO_4^{2\ominus}$).

[*h*] *Reduzierende Verunreinigungen:* 10,0 ml Wasser, 1,00 ml 6 N Schwefelsäure und 1,00 ml 3 M Phosphorsäure werden gemischt und mit 0,01 N Kaliumpermanganatlösung versetzt, bis die Rosafärbung 30 s bestehenbleibt. In der Lösung werden 0,80 g Substanz gelöst. Nach Zusatz von 0,100 ml 0,01 N Kaliumpermanganatlösung muß die Rosafärbung im Vergleich zur nachstehend beschriebenen Blindprobe 60 s bestehenbleiben.

Blindprobe: 0,80 g Substanz werden in 10,0 ml Wasser gelöst. Die Lösung wird mit 1,00 ml 6 N Schwefelsäure und 1,00 ml 3 M Phosphorsäure versetzt.

Gehaltsbestimmung

[*i*] 0,2500 g Substanz werden in Wasser zu 50,00 ml gelöst. 10,00 ml der Lösung werden mit 90,0 ml Wasser, 0,100 g Hydroxylaminhydrochlorid, 2,0 ml Triäthanolamin und 5,0 ml Ammoniumchlorid-Ammoniak-Puffer Nr. 1 versetzt. Nach Zusatz von 0,200 g Eriochromschwarz-T-I wird die Mischung mit 0,01 M ÄDTA-Lösung bis zum Farbumschlag nach Blau titriert.

1 ml 0,01 M ÄDTA-Lösung ist 1,979 mg Mangan(II)-chlorid äquivalent.

Aufbewahrung

Höchstens 10 Jahre.

Manganum sulfuricum

Mangan(II)-sulfat

$MnSO_4 \cdot 4\,H_2O$ (223,1)

Gehalt 99,0 bis 100,5% Mangan(II)-sulfat.

Beschreibung

Schwach rosafarbene Kristalle.
Geruch nicht wahrnehmbar.
Geschmack salzig und bitter.

Löslichkeit: Wasser . . . . leicht löslich
Äthanol . . . . fast unlöslich

Prüflösung: 4,000 g Substanz werden in Wasser zu 80,0 ml gelöst.

Identitätsprüfung

[*a*] 10 Tropfen Prüflösung werden nach Zusatz von 0,50 g Blei(IV)-oxid und 1,0 ml konzentrierter Salpetersäure 30 s im Sieden gehalten. Nach Zusatz von 15,0 ml Wasser wird die Mischung filtriert. Das Filtrat zeigt eine rotviolette Färbung.

[*b*] 1,0 ml Prüflösung gibt nach Zusatz von 4,0 ml Wasser, 10 Tropfen 3 N Salzsäure und 10 Tropfen Bariumchloridlösung (5,0 g/100,0 ml) einen weißen, kristallinen Niederschlag.

Reinheitsprüfung

[*c*] *Unlösliche Verunreinigungen:* 10,00 g Substanz werden in Wasser zu 100,0 ml gelöst. Die Lösung wird durch einen bei 105 °C bis zur Massekonstanz getrockneten Glasfiltertiegel G 4 filtriert. Der Rückstand wird mit Wasser gewaschen und bei 105 °C 120 min getrocknet. Die Substanz darf höchstens 0,010% Rückstand hinterlassen.

[*d*] *Alkali-, Erdalkali-Ionen:* 40,0 ml Prüflösung werden mit 50,0 ml Wasser und 2,0 ml konzentrierter Wasserstoffperoxidlösung versetzt. Die Lösung wird auf 60 °C erwärmt und anschließend mit 5,0 ml konzentrierter Ammoniaklösung versetzt. Die Mischung wird mit Wasser zu 100,0 ml aufgefüllt, gemischt und nach dem Absetzen des Niederschlages filtriert. 50,0 ml des klaren Filtrates werden in einer bis zur Massekonstanz geglühten Porzellanschale zur Trockne eingedampft. Der Rückstand wird, wie unter „Bestimmung des Glührückstandes" (VI, 17.0.) angegeben, behandelt. Es dürfen höchstens 0,004 g Rückstand verbleiben.

[*e*] *Arsen-Ionen* (VI, 5.0.): 20,0 ml Prüflösung werden nach Zusatz von 10,0 ml Wasser, wie unter „Prüfung auf Arsen-Ionen" angegeben, behandelt. Das Quecksilberbromid-

papier darf keine stärkere Färbung als das der Vergleichsprobe zeigen (höchstens 0,0001% $As^{3\oplus}/As^{5\oplus}$).

[f] *Eisen-Ionen:* 1,00 g Substanz wird in 10,0 ml 1 N Salzsäure gelöst. Die Lösung wird mit 2 Tropfen Brom-RL versetzt und geschüttelt. Nach 120 s wird die Lösung mit 3,0 ml Ammoniumthiozyanatlösung (15,0 g/100,0 ml) versetzt und geschüttelt. Die Lösung darf nach 120 s keine stärkere Färbung als die nachstehend beschriebene Vergleichsprobe zeigen (höchstens 0,001% $Fe^{2\oplus}/Fe^{3\oplus}$).
Vergleichsprobe: 1,00 ml Eisen-VL (VI, 8.0.) wird mit 9,0 ml 1 N Salzsäure sowie 2 Tropfen Brom-RL versetzt und geschüttelt. Nach 120 s wird die Lösung mit 3,0 ml Ammoniumthiozyanatlösung (15,0 g/100,0 ml) versetzt und geschüttelt.

[g] *Schwermetall-Ionen* (VI, 15.0.): 10,0 ml Prüflösung dürfen bei der „Prüfung auf Schwermetall-Ionen" nach Methode II keine stärkere Färbung als die Vergleichsprobe zeigen (höchstens 0,002%, berechnet als $Pb^{2\oplus}$).

[h] *Zink-Ionen:* 0,50 ml Prüflösung, 4,5 ml Wasser und 2,00 ml konzentrierte Salzsäure werden gemischt. Die Lösung wird mit 5 Tropfen Kaliumhexazyanoferrat(II)-lösung (5,0 g/100,0 ml) versetzt und geschüttelt. Nach 10 min darf die Lösung keine Trübung zeigen.

[i] *Chlorid-Ionen* (VI, 7.0.): 4,00 ml Prüflösung dürfen nach Zusatz von 6,0 ml Wasser bei der „Prüfung auf Chlorid-Ionen" keine stärkere Trübung als die Vergleichsprobe zeigen (höchstens 0,005% $Cl^{\ominus}$).

[j] *Reduzierende Verunreinigungen:* 10,0 ml Wasser, 1,00 ml 6 N Schwefelsäure und 1,00 ml 3 M Phosphorsäure werden gemischt und mit 0,01 N Kaliumpermanganatlösung versetzt, bis die Rosafärbung 30 s bestehenbleibt. In der Lösung werden 0,80 g Substanz gelöst. Nach Zusatz von 0,100 ml 0,01 N Kaliumpermanganatlösung muß die Rosafärbung im Vergleich zur nachstehend beschriebenen Blindprobe 60 s bestehenbleiben.
Blindprobe: 0,80 g Substanz werden in 10,0 ml Wasser gelöst. Die Lösung wird mit 1,00 ml 6 N Schwefelsäure und 1,00 ml 3 M Phosphorsäure versetzt.

Gehaltsbestimmung

[k] 0,2500 g Substanz werden in Wasser zu 50,00 ml gelöst. 10,00 ml der Lösung werden mit 90,0 ml Wasser, 0,100 g Hydroxylaminhydrochlorid, 2,0 ml Triäthanolamin und 5,0 ml Ammoniumchlorid-Ammoniak-Puffer Nr. 1 versetzt. Nach Zusatz von 0,200 g Eriochromschwarz-T-I wird die Mischung mit 0,01 M ÄDTA-Lösung bis zum Farbumschlag nach Blau titriert.

1 ml 0,01 M ÄDTA-Lösung ist 2,231 mg Mangan(II)-sulfat äquivalent.

Aufbewahrung

Höchstens 10 Jahre.

Mannitolum

Mannitol

D-Mannohexit

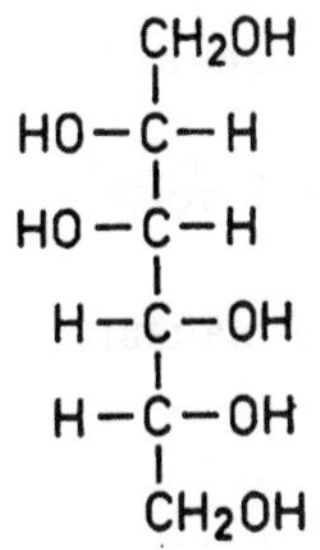

$C_6H_{14}O_6$ (182,2)

Gehalt 98,0 bis 101,0% Polyalkohole, berechnet als Mannitol und auf die bei 105 °C getrocknete Substanz.

Beschreibung

Weißes, kristallines oder mikrokristallines Pulver.
Geruch höchstens schwach wahrnehmbar.
Geschmack süß.

Löslichkeit: Wasser . . . . leicht löslich
Äthanol . . . . sehr schwer löslich

Prüflösung: 3,000 g Substanz werden in kohlendioxidfreiem Wasser zu 30,0 ml gelöst.

Identitätsprüfung

[a] *Schmelzbereich* (III, 8.0.): 165 bis 168 °C

[b] Die Prüfung wird, wie unter „Dünnschichtchromatografische Prüfung" (III, 12.0.) angegeben, durchgeführt.

Adsorptionsschicht: Kieselgel G. Zur Herstellung der Adsorbenssuspension wird statt Wasser 0,1 M Borsäurelösung verwendet.

Aufzutragende Lösung: 0,0300 g Substanz werden in 100,0 ml Wasser gelöst. 15,0 µl der Lösung werden als Startfleck a und 5,0 µl als Startfleck b aufgetragen.

Aufzutragende Lösung der Testsubstanz: 0,0150 g Mannitol-Vergleichssubstanz werden in 50,0 ml Wasser gelöst. 5,0 µl der Lösung werden als Startfleck c aufgetragen.

Beim Auftragen darf das Trocknen nicht durch einen Heißluftstrom beschleunigt werden.

Laufmittel: Wasser—iso-Propanol—Äthylazetat (54 + 34 + 12)

Trocknung: Die Dünnschichtplatte wird an der Luft aufbewahrt, bis das Laufmittel verdunstet ist.

Detektion: Reagenz I: frisch bereitete Natriumtetraoxojodatlösung (0,100 g/100,0 ml)
Reagenz II: Benzidin-RL*
Die Dünnschichtplatte wird mit dem Reagenz I und nach 5 min mit dem Reagenz II besprüht.

Auswertung: Der R_F-Wert des weißen Fleckes auf blauem Grund muß im Bereich von 0,35 bis 0,50 liegen.
Das Chromatogramm zeigt über dem Startpunkt b einen weißen Fleck auf blauem Grund mit dem R_F-Wert des Fleckes der Testsubstanz.

Das Chromatogramm ist für die Prüfung nach [*g*] aufzubewahren.

Reinheitsprüfung

[*c*] *Unlösliche Verunreinigungen, Farbe* (VI, 3.0.): 10,0 ml Prüflösung dürfen nicht stärker getrübt sein als die Mischung aus 5,0 ml der unter „Prüfung auf Sulfat-Ionen" (VI, 16.0.) angegebenen Vergleichsprobe und 5,0 ml Wasser.
10,0 ml Prüflösung müssen farblos sein.

[*d*] *Alkalisch oder sauer reagierende Verunreinigungen:* 0,500 g Substanz werden in kohlendioxidfreiem Wasser zu 10,0 ml gelöst. Die Lösung muß nach Zusatz von 2 Tropfen Phenolphthalein-I farblos und nach darauffolgendem Zusatz von 0,200 ml 0,01 N Kalilauge rot gefärbt sein.

[*e*] *Schwermetall-Ionen* (VI, 15.0.): 2,00 ml Prüflösung dürfen nach Zusatz von 8,0 ml Wasser bei der „Prüfung auf Schwermetall-Ionen" nach Methode I keine Färbung und gegebenenfalls keine stärkere Trübung als die Blindprobe zeigen.

[*f*] *Chlorid-Ionen:* 10,0 ml Prüflösung werden mit 2,00 ml konzentrierter Salpetersäure versetzt und 30 s im Sieden gehalten. Nach dem Abkühlen auf 20 °C wird die Lösung zu 3 Tropfen 0,1 N Silbernitratlösung gegeben und geschüttelt. Diese Lösung darf keine stärkere Trübung als die nachstehend beschriebene Vergleichsprobe zeigen (höchstens 0,001 % $Cl^{\ominus}$).
Vergleichsprobe: 10,0 ml Chlorid-VL (VI, 7.0.) werden nach Zusatz von 2,00 ml konzentrierter Salpetersäure zu 3 Tropfen 0,1 N Silbernitratlösung gegeben und geschüttelt.

[*g*] *Sorbitol:* Das Chromatogramm von [*b*] darf über dem Startpunkt a außer einem weißen Fleck auf blauem Grund keinen weiteren Fleck zeigen.

[*h*] *Stärke, Dextrin:* 5,0 ml Prüflösung werden nach Zusatz von 5,0 ml Wasser zum Sieden erhitzt. Nach dem Erkalten und Zusatz von 1 Tropfen 0,1 N Jodlösung darf die Lösung keine andere Färbung zeigen als die Mischung aus 1 Tropfen 0,1 N Jodlösung und 10,0 ml Wasser.

[i] *Reduzierende Zucker:* 10,00 g Substanz werden in einem 200-ml-Erlenmeyerkolben in 25,0 ml Wasser unter Erwärmen gelöst. Die Lösung wird nach Zusatz von 20,00 ml Fehling-RL innerhalb 3 min zum Sieden gebracht und 120 s im Sieden gehalten, wobei in den Erlenmeyerkolben ein Trichter einzuhängen ist. Anschließend wird die Mischung schnell unter fließendem Wasser auf 20 °C abgekühlt. Nach Zusatz von 3,0 g Kaliumjodid und 10,0 ml 6 N Schwefelsäure wird das ausgeschiedene Jod mit 0,1 N Natriumthiosulfatlösung titriert. Sobald die Mischung nur noch schwach gelb gefärbt ist, werden 10,0 ml Stärke-I hinzugefügt.
Unter den gleichen Bedingungen ist ein Blindversuch durchzuführen.
Es dürfen höchstens 2,0 ml 0,1 N Natriumthiosulfatlösung verbraucht werden (höchstens 0,06%, berechnet als Glukose).

[j] *Sulfatasche* (VI, 18.0.): 1,000 g Substanz wird, wie unter „Bestimmung der Sulfatasche" angegeben, behandelt. Die Substanz darf höchstens 0,10% Rückstand hinterlassen.

[k] *Trocknungsverlust* (VI, 19.0.): 0,4000 g Substanz werden, wie unter „Bestimmung des Trocknungsverlustes" angegeben, behandelt und bei 105 °C 120 min getrocknet. Die Substanz darf höchstens 0,50% Masse verlieren.

Gehaltsbestimmung

[l] 0,2000 g Substanz werden in Wasser zu 100,00 ml gelöst. 10,00 ml der Lösung werden in einem 100-ml-Erlenmeyerkolben nach Zusatz von 20,00 ml 0,1 N Natriumtetraoxojodatlösung im Wasserbad 10 min erhitzt. Anschließend wird die Lösung unter fliessendem Wasser auf 20 °C abgekühlt, mit 0,50 g Kaliumhydrogenkarbonat, 25,00 ml 0,1 N Natriumarsenitlösung sowie 0,25 g Kaliumjodid versetzt und in dem verschlossenen Gefäß 15 min stehengelassen. Nach Zusatz von 2,0 ml Stärke-I wird die Lösung mit 0,1 N Jodlösung bis zur Blaufärbung titriert.
Unter den gleichen Bedingungen ist ein Blindversuch durchzuführen.

1 ml 0,1 N Jodlösung ist 1,822 mg Mannitol äquivalent.
Der Gehalt wird auf die bei 105 °C getrocknete Substanz berechnet.

Sonstige Prüfungen

[m] *Pyrogene Verunreinigungen* (X, 3.0.): Die unter Verwendung von Wasser zur Injektion bereitete Lösung (5,00 g/100,0 ml) muß den unter „Prüfung auf pyrogene Verunreinigungen" angegebenen Forderungen entsprechen.

Aufbewahrung

In dem Verbrauch angemessenen Gefäßen.
Höchstens 10 Jahre.

Masern-Impfstoff

Vermehrungsfähiges Masernvirus, das auf stationären Einschichtzellkulturen primärer Hundenierenzellen in einer für die Zellzucht geeigneten Salzlösung unter Zusatz von Laktalbuminhydrolysat, Gelatine, Dextran und Neomyzin vermehrt und lyophilisiert wurde. Die Herstellung erfolgt nach dem Saatvirusverfahren, wobei von den Zellkulturen mehrere Virusernten gewonnen werden. Die zur Vermehrung des Masernvirus verwendeten Zellkulturen werden, wie unter „Prüfung von Substraten zur Virusvermehrung" (XVII, 3.0.), Prüfung von primären Zellkulturen aus Hundenieren angegeben, hergestellt und geprüft.
Das Lyophilisat wird vor der Verwendung nach Vorschrift im Suspensionsmittel aufgeschwemmt.
Das Suspensionsmittel ist eine Lösung von Natriumchlorid, Dinatriumhydrogenphosphat, Kaliumdihydrogenphosphat und Phenolrot in Wasser zur Injektion.
Der Impfstoff dient der aktiven Immunisierung des Menschen gegen Masern.
Die Substanz enthält mindestens 1000 mittlere infektiöse Dosen (ID_{50}) je Impfdosis.
Die Substanz darf bei entsprechender Deklaration höchstens 0,10 mg Neomyzinsulfat je Impfdosis enthalten.

Beschreibung

Nahezu klare, rötliche Flüssigkeit.
Lyophilisat: Gelblichweiße, zusammenhängende, lockere Masse.
Geruch schwach peptonartig.
Suspensionsmittel: Klare, rötliche Flüssigkeit.

Identitätsprüfung

[*a*] Testserum „Anti-Masern" und Serum von Tieren der gleichen Art, das als Kontroll serum dient, werden jeweils mit einem geeigneten Zellzuchtmedium im Verhältnis 1 : 16 verdünnt. Die Verdünnungen werden im Wasserbad bei 56 °C ± 0,5 °C 30 min aufbewahrt und anschließend nach der geometrischen Reihe 4^n weiterverdünnt, wobei die Verdünnungsreihe den Titer des Testserums einschließen muß. Die Substanz wird mit dem Zellzuchtmedium so verdünnt, daß je Milliliter der Verdünnung nicht weniger als 50 und nicht mehr als 500 ID_{50} enthalten sind. Jeweils gleiche Volumenteile der Verdünnung und der Verdünnungen des Testserums werden gemischt und die Mischungen im Wasserbad bei 30 °C ± 0,5 °C 60 min aufbewahrt. Als Kontrollmischungen werden von den Verdünnungen des Kontrollserums mit der Verdünnung der Substanz in gleicher Weise Mischungen hergestellt und aufbewahrt.

Mindestens 6 stationäre Einschichtzellkulturen einer geeigneten Zellinie in Kulturröhrchen werden mit je 1,00 ml jeder Mischung bzw. Kontrollmischung beimpft und bei 33 °C ± 1 °C 14 d aufbewahrt. Danach werden die Zellkulturen unter dem Mikroskop bei 80facher Vergrößerung durchgemustert. Die mit den Kontrollmischungen beimpften Zellkulturen müssen die für die Vermehrung des Masernvirus typischen Riesenzellen aufweisen. Die mit den das Testserum enthaltenden Mischungen beimpften Zellkulturen dürfen bis zu der dem Titer des Testserums entsprechenden Verdünnungsstufe keine morphologischen Veränderungen aufweisen, wobei jedoch Abweichungen vom Titer um eine Verdünnungsstufe zulässig sind.

[*b*] 20,0 ml Suspensionsmittel werden auf 5,0 ml eingedampft und nach dem Abkühlen auf 20 °C mit 0,050 g Aktivkohle versetzt. Die Mischung wird 60 s geschüttelt und anschließend durch ein Filterpapier der Sorte w filtriert. Das Filtrat wird nach Zusatz von 1,00 ml frisch bereiteter Natriumhexanitrokobaltat(III)-lösung (10,0 g/100,0 ml) 60 s geschüttelt. Die Lösung zeigt eine Trübung, und innerhalb 30 min entsteht ein gelber Niederschlag.

[*c*] Das Suspensionsmittel färbt beim Erhitzen am Platindraht die nichtleuchtende Flamme kräftig gelb.

[*d*] 10 Tropfen Suspensionsmittel geben nach Zusatz von 2,0 ml Wasser, 10 Tropfen 5 N Salpetersäure und 1,0 ml 0,1 N Silbernitratlösung einen weißen Niederschlag, der sich nach Zusatz von 2,0 ml 6 N Ammoniaklösung löst.

[*e*] 15,0 ml Suspensionsmittel werden auf 5,0 ml eingedampft und nach dem Abkühlen auf 20 °C mit 2,0 ml Magnesiumammoniumsulfat-RL versetzt. Es entsteht ein weißer, kristalliner Niederschlag. Der auf einem Filter gesammelte und mit Wasser gewaschene Niederschlag zeigt nach Zusatz von 5 Tropfen 0,1 N Silbernitratlösung eine gelbe Färbung.

Reinheitsprüfung

[*f*] *Gefrierpunktserniedrigung* (III, 4.0.): 0,45 bis 0,60 °C. Zur Bestimmung wird die Substanz verwendet.

[*g*] *Reaktion:* Die Substanz muß einen pH-Wert (III, 7.0.) im Bereich von 7,0 bis 7,4 zeigen.

[*h*] *Stickstoffhaltige Bestandteile:* Das Lyophilisat darf höchstens 0,30 mg Gesamt-Stickstoff und höchstens 0,12 mg Eiweiß-Stickstoff je Impfdosis enthalten.
Für die Bestimmungen wird die 100 Impfdosen entsprechende Menge Lyophilisat in 10,00 ml Wasser aufgeschwemmt.
Zur Bestimmung des Gesamt-Stickstoffes werden 2,00 ml der Aufschwemmung, wie unter „Bestimmung des Stickstoffes nach Kjeldahl" (VII, 5.0.) angegeben, behandelt.
Der Eiweiß-Stickstoff wird aus der Differenz zwischen Gesamt-Stickstoff und nach dem Fällen des Eiweißes verbleibendem Rest-Stickstoff ermittelt.

Zur Bestimmung des Rest-Stickstoffes werden 8,00 ml der Aufschwemmung mit 8,00 ml Trichloressigsäurelösung (20,0 g/100,0 ml) versetzt. Die Mischung wird 20 min stehengelassen und anschließend bei 4000 *g* 10 min zentrifugiert. 8,00 ml der überstehenden Flüssigkeit werden, wie unter „Bestimmung des Stickstoffes nach KJELDAHL" angegeben, behandelt.

Berechnung:

Milligramm Eiweiß-Stickstoff je Impfdosis Lyophilisat $= 0{,}03502(2b + c - 2a - d)$

a = Anzahl Milliliter verbrauchter 0,1 N Kalilauge bei der Bestimmung des Gesamt-Stickstoffes.

b = Anzahl Milliliter verbrauchter 0,1 N Kalilauge im Blindversuch bei der Bestimmung des Gesamt-Stickstoffes.

c = Anzahl Milliliter verbrauchter 0,1 N Kalilauge bei der Bestimmung des Rest-Stickstoffes.

d = Anzahl Milliliter verbrauchter 0,1 N Kalilauge im Blindversuch bei der Bestimmung des Rest-Stickstoffes.

[*i*] *Abwesenheit von Tollwut-, Coxsackie- und Herpesvirus:* Die Mischung aller Virusernten wird, wie unter „Prüfung von Substraten zur Virusvermehrung" (XVII, 3.0.), Prüfung von primären Zellkulturen aus Hundenieren, [*d*] angegeben, geprüft.

[*j*] *Abwesenheit von Toxoplasmen, Herpesvirus und Virus der lymphozytären Choriomeningitis:* Die Mischung aller Virusernten wird, wie unter „Prüfung von Substraten zur Virusvermehrung" (XVII, 3.0.), Prüfung von primären Zellkulturen aus Hundenieren, [*e*] angegeben, geprüft.

[*k*] *Abwesenheit von Mykoplasmen* (XVII, 7.0.): Die Mischung aller Virusernten wird, wie unter „Prüfung auf Abwesenheit von Mykoplasmen" angegeben, geprüft.

[*l*] *Trocknungsverlust* (VI, 19.0.): 0,2000 g Lyophilisat werden, wie unter „Bestimmung des Trocknungsverlustes" angegeben, behandelt und bei höchstens 5 Torr über Phosphor(V)-oxid 24 h getrocknet. Das Lyophilisat darf höchstens 3,0% Masse verlieren.

Biologische Wertbestimmung

[*m*] Die Bestimmung beruht auf der Wirkung der Substanz, bei der Beimpfung von stationären Einschichtzellkulturen einer für das Masernvirus empfindlichen Zellinie typische morphologische Veränderungen der Zellen hervorzurufen. Es wird die Dosis ermittelt, die diese Veränderungen in 50% der beimpften Zellkulturen hervorruft.

Der Masern-Impfstoff-Standard und die Substanz werden mit geeignetem Zellzuchtmedium verdünnt. Die Standardsuspensionen S_{I}, S_{II} und S_{III} werden so hergestellt, daß sie 0,1, 1,0 bzw. 10 ID_{50} je Milliliter enthalten. Die Substanz wird so verdünnt, daß die Prüfsuspensionen P_{I}, P_{II} und P_{III} je Milliliter die gleiche Anzahl ID_{50} enthalten wie die Standardsuspensionen, bezogen auf die deklarierte Wirksamkeit der Substanz.

120 Einschichtzellkulturen in Kulturröhrchen werden in 6 Gruppen zu je 20 Kulturen eingeteilt. Alle Kulturen einer Gruppe werden nach Entfernung des Zellzuchtmediums mit je 1,00 ml der Standardsuspensionen S_I, S_{II} oder S_{III} bzw. der Prüfsuspensionen P_I, P_{II} oder P_{III} beimpft. Die beimpften Kulturen werden bei 33 °C ± 1 °C 14 d gegebenenfalls unter mehrfacher Erneuerung des Zellzuchtmediums aufbewahrt. Anschließend werden die Einschichtzellkulturen unter dem Mikroskop bei 80facher Vergrößerung durchgemustert. Es wird die Anzahl der Zellkulturen ermittelt, die die für die Vermehrung des Masernvirus typischen Riesenzellen zeigen.

Auswertung

Für den Masern-Impfstoff-Standard und die Substanz wird jeweils die ID_{50}, wie unter „Ermittlung der ED_{50} ohne Verwendung einer Standardsubstanz (Methode nach Spearman und Kürber)" (X, 8.0.) angegeben, berechnet. Der aus der ID_{50} des Masern-Impfstoffstandards (S) und der ID_{50} der Substanz (P) gebildete Quotient $S:P$ muß mindestens 1 betragen.

Die ID_{50} des Masern-Impfstoff-Standards und die der Substanz muß jeweils innerhalb der Vertrauensgrenzen von mindestens 80% und höchstens 125% liegen.

Sonstige Prüfungen

[n] *Pufferkapazität:* Von 100,00 ml Suspensionsmittel wird der pH-Wert (III, 7.0.) bestimmt. Danach wird das Suspensionsmittel unter Rühren mit 0,1 N Schwefelsäure versetzt, bis der pH-Wert dieser Lösung gegenüber dem des Suspensionsmittels um 1 niedriger ist. Der Verbrauch an 0,1 N Schwefelsäure muß mindestens 5,00 ml betragen.

[o] *Sterilität* (X, 4.0.): Die Substanz muß den unter „Prüfung auf Sterilität" angegebenen Forderungen entsprechen. Zur Prüfung werden die Kulturmedien 2, 3, 4 und 5 (X, 7.0.) verwendet. Das feste Kulturmedium sowie je 10,0 ml der flüssigen Kulturmedien werden mit je 0,10 ml Substanz beimpft.

[p] *Verträglichkeit:* I. Die Prüfung wird an 5 gesunden, 18 bis 22 g schweren Mäusen durchgeführt. Jeder Maus wird die 10 Impfdosen entsprechende Menge des Lyophilisates, suspendiert in 0,50 ml Suspensionsmittel, oberhalb des Schwanzansatzes subkutan injiziert.

II. Die Prüfung wird an 5 gesunden, 300 bis 400 g schweren Meerschweinchen durchgeführt. Jedem Meerschweinchen wird die 20 Impfdosen entsprechende Menge des Lyophilisates, suspendiert in 2,00 ml Suspensionsmittel, intraperitoneal injiziert.

Die Substanz ist als verträglich anzusehen, wenn bei beiden Prüfungen die Tiere innerhalb 21 d weder örtliche oder allgemeine Unverträglichkeitserscheinungen zeigen noch sterben.

[q] Das Suspensionsmittel muß den unter „Injektions- und Infusionszubereitungen" (XIV, 13.0.) angegebenen Forderungen entsprechen.

Aufbewahrung

Lyophilisat:

In Ampullen.
Vor Licht geschützt.
Sehr kühl.
Höchstens 12 Monate nach Abschluß der staatlichen Prüfung.

Suspensionsmittel:

In Injektionsflaschen.
Vor Licht geschützt.
Höchstens 2 Jahre.

Die durch Aufschwemmen des Lyophilisates im Suspensionsmittel vorschriftsmäßig hergestellte Substanz darf höchstens 60 min aufbewahrt werden.
Die Substanz ist klinisch an mindestens 10 Probanden im Alter von mindestens einem Jahr in dazu bestimmten Einrichtungen zu prüfen.
Die Substanz ist als klinisch verträglich anzusehen, wenn
- nach der Applikation an der Injektionsstelle innerhalb 4 d keine lokalen Reaktionen auftreten,
- die rektal gemessenen Körpertemperaturen zwischen dem 7. und 12. Tag bei höchstens 50% der Probanden über 39 °C und bei höchstens 10% der Probanden über 40 °C betragen,
- ein z. T. flüchtiges Exanthem bei höchstens 20% der Probanden auftritt und
- innerhalb 14 d Beeinträchtigungen des Allgemeinbefindens und Krankheitssymptome, die über die zu erwartenden Impfreaktionen hinausgehen, nicht auftreten.

Jedem Probanden wird unmittelbar vor der Applikation und in der 4. Woche nach der Applikation jeweils eine Probe venösen Blutes entnommen und auf das Vorhandensein von Masern-Antikörpern geprüft.
Bei mindestens 90% der Probanden muß die Bildung von Masern-Antikörpern nachweisbar sein.

Massa suppositoriorum 15

Zäpfchenmasse 15

Gemisch der Triglyzeride aliphatischer gesättigter Fettsäuren mit 12 bis 18 C-Atomen, das vorwiegend Laurylstearyltriglyzerid und eine der Hydroxylzahl entsprechende Menge von Mono- und Diglyzeriden enthält.

Beschreibung

Weiße oder schwach gelbliche, fett- oder wachsähnliche Masse.
Geruch wahrnehmbar.
Geschmack wahrnehmbar.

Löslichkeit: Äthanol . . . . fast unlöslich
Äther . . . . leicht löslich

Kennzahlen

[a] *Hydroxylzahl* (IV, 3.0.): höchstens 15,0

[b] *Jodzahl* (IV, 4.0.): höchstens 1,5

[c] *Säurezahl* (IV, 6.0.): höchstens 1,0

[d] *Verseifungszahl* (IV, 7.0.): 230 bis 245

Identitätsprüfung

[e] *Schmelzbereich* (III, 8.0.): 35 bis 37 °C. Zur Bestimmung wird die Kapillare mit der festen Substanz gefüllt.

[f] 1,0 g Substanz wird nach Zusatz von 2,0 ml konzentrierter Phosphorsäure erhitzt, bis ein stechender Geruch wahrnehmbar ist. In die entweichenden Dämpfe wird ein mit der unmittelbar vor der Verwendung bereiteten Mischung aus 9,5 ml frisch bereiteter Dinatriumpentazyanonitrosylferratlösung (1,00 g/100,0 ml) und 0,50 ml Piperidin angefeuchtetes Stück Filterpapier gehalten. Dieses zeigt eine kräftig blaue Färbung.

Reinheitsprüfung

[g] *Erstarrungstemperatur* (III, 3.0.): 27 bis 29 °C. Die Bestimmung wird nach Methode II durchgeführt.

[h] *Viskosität* (III, 11.0.): mindestens 28 cP. Die Bestimmung wird bei 40 °C ± 0,3 °C durchgeführt.

[i] *Farbe* (VI, 3.0.): 5,0 ml geschmolzene Substanz dürfen nicht stärker gefärbt sein als 5,0 ml Farb-VL Ge 5.

[j] *Glührückstand* (VI, 17.0.): 1,000 g Substanz wird, wie unter „Bestimmung des Glührückstandes" angegeben, behandelt. Die Substanz darf höchstens 0,10% Rückstand hinterlassen.

Massa tabulettarum I

Tablettenmasse I

Mischung aus natürlichen sowie halbsynthetischen Polysacchariden und Tablettenmasse II.
Die Substanz liegt der Deklaration entsprechend als fein zerkleinertes, feinst zerkleinertes oder grob gepulvertes Granulat vor.

Beschreibung

Weißes oder nahezu weißes Granulat mit pulverförmigen Anteilen.
Geruch nicht wahrnehmbar.
Geschmack schwach wahrnehmbar.

Identitätsprüfung

[*a*] 0,500 g Substanz werden mit 25,0 ml Wasser versetzt. Die Mischung wird unter Rühren zum Sieden erhitzt und anschließend auf 20 °C abgekühlt.
5,0 g der Mischung sind für die Prüfung nach [*c*] aufzubewahren.
1,0 g der Mischung zeigt nach Zusatz von 9,0 ml Wasser und 1 Tropfen 0,1 N Jodlösung eine dunkelblaue Färbung.

[*b*] 10,0 g Substanz werden in einem 100-ml-Erlenmeyerkolben mit 15,0 ml Wasser und 5,0 ml Kupfer(II)-sulfatlösung (7,0 g/100,0 ml) versetzt. Die Mischung wird in dem verschlossenen Gefäß unter wiederholtem Schütteln 30 min stehengelassen und danach filtriert. Das Filtrat wird in einem 50-ml-Erlenmeyerkolben mit 4,0 ml Fehling-RL versetzt. Die Mischung wird 30 s im Sieden gehalten. Es entsteht ein roter Niederschlag.

Reinheitsprüfung

[*c*] *Alkalisch oder sauer reagierende Verunreinigungen:* 5,0 g der Mischung von [*a*] müssen nach Zusatz von 1 Tropfen Phenolphthalein-I farblos und nach darauffolgendem Zusatz von 0,300 ml 0,01 N Kalilauge rot gefärbt sein.

[*d*] *Glührückstand* (VI, 17.0.): 0,2000 g getrocknete Substanz von [*e*] werden, wie unter „Bestimmung des Glührückstandes" angegeben, behandelt. Die getrocknete Substanz darf nicht weniger als 4,2% und nicht mehr als 6,9% Rückstand hinterlassen.

[*e*] *Trocknungsverlust* (VI, 19.0.): 0,5000 g Substanz werden, wie unter „Bestimmung des Trocknungsverlustes" angegeben, behandelt und bei 120 °C 4 h getrocknet. Die Substanz darf nicht weniger als 7,0% und nicht mehr als 15,0% Masse verlieren.
Die getrocknete Substanz ist für die Prüfung nach [*d*] aufzubewahren.

Sonstige Prüfungen

[*f*] *Zerkleinerungsgrad* (XI, 2.0.): 50,0 g Substanz werden gesiebt.
Fein zerkleinerte Substanz: Die Substanz muß das Sieb Nr. IV vollständig passieren. Höchstens 20,0% der Substanz dürfen das Sieb Nr. VI passieren. Mindestens 6,70% der Substanz müssen das Sieb Nr. VII passieren.
Feinst zerkleinerte Substanz: Die Substanz muß das Sieb Nr. V vollständig passieren. Mindestens 6,70% der Substanz müssen und höchstens 20,0% der Substanz dürfen das Sieb Nr. VII passieren.
Grob gepulverte Substanz: Die Substanz muß das Sieb Nr. VI vollständig passieren. Mindestens 80,0% der Substanz müssen das Sieb Nr. VII passieren.

Massa tabulettarum II

Tablettenmasse II

Mischung aus natürlichem, wasserhaltigem Aluminiumsilikat von wechselnder Zusammensetzung sowie gesättigten, höheren aliphatischen Alkoholen und Natriumalkylsulfaten.

Beschreibung

Weißes, grau- oder braunstichiges, sich fettig anfühlendes Pulver.
Geruch höchstens schwach wahrnehmbar.
Geschmack höchstens schwach wahrnehmbar.

Prüflösung: 2,500 g Substanz werden mit 45,0 ml Wasser und 5,0 ml 6 N Salzsäure versetzt. Die Mischung wird unter Rückflußkühlung 60 s im Sieden gehalten und nach dem Erkalten filtriert. Das Filtrat wird als Prüflösung verwendet.

Identitätsprüfung

[*a*] Das Filtrat von [*b*] wird nach Zusatz von 10,0 ml 6 N Natronlauge zum Sieden erhitzt. Die heiße Mischung wird filtriert. Das Filtrat wird auf 20 °C abgekühlt und in kleinen Anteilen mit 6 N Salzsäure versetzt, bis sich der zunächst entstandene Niederschlag wieder gelöst hat. 5,0 ml der Lösung geben nach Zusatz von 3,0 ml konzentrierter Ammoniaklösung einen weißen, gelatinösen Niederschlag, der sich nach Zusatz von 3,0 ml 6 N Natronlauge löst.

[*b*] 0,500 g Substanz werden in einem Platin- oder Nickeltiegel mit 1,50 g wasserfreiem Natriumkarbonat sowie 1,50 g Kaliumkarbonat versetzt. Die Mischung wird erhitzt und 15 min geglüht und danach durch Einstellen des heißen Tiegels in kaltes Wasser abgekühlt. Der Rückstand wird gepulvert und in einer Porzellanschale in kleinen Anteilen mit 25,0 ml 3 N Salzsäure versetzt. Die Mischung wird zur Trockne eingedampft. Der Rückstand wird nach dem Erkalten mit 2,0 ml konzentrierter Salzsäure versetzt und 10 min stehengelassen. Nach Zusatz von 10,0 ml Wasser wird diese Mischung zum Sieden erhitzt und nach dem Erkalten filtriert.
Das Filtrat ist für die Prüfung nach [*a*] aufzubewahren.
Der Rückstand wird 2mal mit je 5,0 ml Wasser gewaschen, in einen Bleitiegel gegeben und durch Erhitzen auf dem Wasserbad getrocknet. Nach Zusatz von 0,20 g Kalziumfluorid und 2,0 ml konzentrierter Schwefelsäure wird der Bleitiegel mit dem durchbohrten Bleideckel, dessen Öffnung mit angefeuchtetem, schwarzem Papier bedeckt worden ist, verschlossen und auf das Wasserbad gestellt. Innerhalb 120 s bildet sich auf dem Papier ein weißer Fleck.

[*c*] 10,0 g Substanz werden mit 50,0 ml Wasser versetzt. Die Mischung wird zum Sieden erhitzt und nach dem Erkalten filtriert. 5,0 ml des Filtrates werden mit 2,0 ml Chloroform, 3 Tropfen 3 N Schwefelsäure und 2 Tropfen Dimethylgelb-I versetzt und 10 s geschüttelt. Nach dem Entmischen zeigt die Chloroformschicht eine rote Färbung.

Reinheitsprüfung

[*d*] *Säurelösliche Verunreinigungen:* 20,00 ml Prüflösung werden, wie unter „Bestimmung des Verdampfungsrückstandes" (VI, 20.0.) angegeben, behandelt. Es dürfen höchstens 0,030 g Rückstand verbleiben.

[*e*] *Sauer reagierende Verunreinigungen:* 1,00 g Substanz wird nach Zusatz von 20,0 ml Wasser 60 s geschüttelt. Die Mischung wird filtriert. 5,0 ml des Filtrates dürfen nach Zusatz von 2 Tropfen Bromphenolblau-I nicht gelb gefärbt sein.

[*f*] *Arsen-Ionen* (VI, 5.0.): 4,00 ml Prüflösung werden nach Zusatz von 26,0 ml Wasser, wie unter „Prüfung auf Arsen-Ionen" angegeben, behandelt. Das Quecksilberbromidpapier darf keine stärkere Färbung als das der Vergleichsprobe zeigen (höchstens 0,0005% $As^{3\oplus}/As^{5\oplus}$).

[*g*] *Eisen-Ionen* (VI, 8.0.): 1,00 ml Prüflösung wird mit Wasser zu 10,0 ml aufgefüllt. 1,00 ml der Lösung darf nach Zusatz von 9,0 ml Wasser bei der „Prüfung auf Eisen-Ionen" keine stärkere Färbung als die Vergleichsprobe zeigen (höchstens 0,2% $Fe^{2\oplus}/Fe^{3\oplus}$).

[*h*] *Sand:* 2,0 g Substanz werden in einer Porzellanschale mit 100 ml Wasser aufgeschlämmt. Nach 60 s wird die Flüssigkeit abgegossen. Der entstandene Bodensatz darf sich nicht sandig anfühlen.

[*i*] *Glührückstand* (VI, 17.0.): 1,0000 g Substanz wird, wie unter „Bestimmung des Glührückstandes" angegeben, behandelt. Die Substanz darf nicht weniger als 76,0% und nicht mehr als 91,0% Rückstand hinterlassen.

Mechlorphenoxatum hydrochloricum

Mechlorphenoxathydrochlorid

Meclofenoxati hydrochloridum

4-Chlorphenoxyessigsäure-2-dimethylaminoäthylesterhydrochlorid

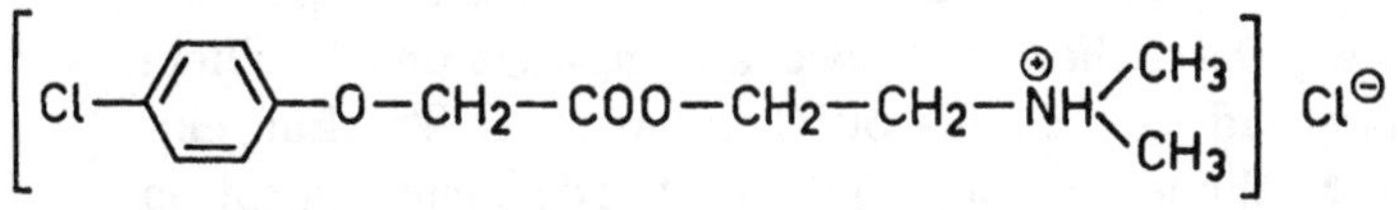

$(C_{12}H_{16}ClNO_3)HCl$ (294,2)

Gehalt 98,0 bis 101,0% Mechlorphenoxathydrochlorid, berechnet auf die bei 105 °C getrocknete Substanz.

Beschreibung

Weißes oder nahezu weißes, kristallines Pulver.
Geruch nicht wahrnehmbar.
Geschmack bitter.

Löslichkeit: Wasser . . . . sehr leicht löslich
Äthanol . . . . löslich

Prüflösung: 2,000 g Substanz werden in Wasser von 20 °C zu 40,0 ml gelöst.
Die Prüflösung ist innerhalb 3 h, für die Prüfung nach [*e*] jedoch innerhalb 5 min, zu verwenden.

Identitätsprüfung

[*a*] *Schmelzbereich* (III, 8.0.): 134 bis 140 °C. Die Bestimmung ist unter Verwendung der Einschlußküvette nach FISCHER durchzuführen.

[*b*] 8,0 ml Prüflösung werden in einem 50-ml-Rundkolben nach Zusatz von 2,0 ml 3 N Natronlauge unter Rückflußkühlung 10 min im Sieden gehalten. Nach dem Erkalten und Zusatz von 3,0 ml 3 N Salzsäure entsteht ein kristalliner Niederschlag. Der Niederschlag wird auf einem Filter gesammelt und 2mal mit je 5,0 ml Wasser gewaschen. Die bei 105 °C 120 min getrockneten Kristalle schmelzen im Bereich von 156 bis 159 °C (III, 8.0.).
Die getrockneten Kristalle sind für die Prüfung nach [*g*] aufzubewahren.

[*c*] 10 Tropfen Prüflösung geben nach Zusatz von 2,0 ml Wasser, 1,0 ml 5 N Salpetersäure und 1,0 ml 0,1 N Silbernitratlösung einen weißen Niederschlag, der sich nach Zusatz von 3,0 ml 6 N Ammoniaklösung löst.

Reinheitsprüfung

[*d*] *Unlösliche Verunreinigungen, Farbe der Lösung* (VI, 2.0./3.0.): 10,0 ml Prüflösung müssen klar und dürfen nicht stärker gefärbt sein als 5,0 ml Farb-VL B 1.

[e] *Reaktion:* Die Prüflösung muß einen pH-Wert (III, 7.0.) im Bereich von 3,5 bis 4,5 zeigen.

[f] *Schwermetall-Ionen* (VI, 15.0.): 10,0 ml Prüflösung dürfen bei der „Prüfung auf Schwermetall-Ionen" nach Methode II keine stärkere Färbung und gegebenenfalls keine stärkere Trübung als die Vergleichsprobe zeigen (höchstens 0,002%, berechnet als $Pb^{2\oplus}$).

[g] *4-Chlorphenoxyessigsäure:* 0,5000 g Substanz werden in einem Glasfiltertiegel G 4 3mal mit je 10,0 ml Äther* versetzt. Der Äther wird jeweils abgesaugt und in einem 100-ml-Meßkolben in einem Wasserbad von 40 bis 50 °C nahezu zur Trockne eingedampft. Der Rückstand wird in Methanol zu 100,00 ml gelöst. Die Lichtabsorption (III, 5.0.) der Lösung wird bei 276 nm ± 2 nm im Maximum gemessen. Die Extinktion darf nicht höher sein als die der nachstehend beschriebenen Vergleichsprobe (höchstens 0,65% 4-Chlorphenoxyessigsäure).

Vergleichsprobe: 0,0500 g der getrockneten Kristalle von [b] werden in Methanol zu 100,00 ml gelöst. 6,50 ml der Lösung werden mit Methanol zu 100,00 ml aufgefüllt.

[h] *Organische Verunreinigungen:* 0,100 g Substanz wird in 5,0 ml konzentrierter Schwefelsäure unter Schütteln gelöst. 15 min nach dem Schwefelsäurezusatz darf die Lösung keine stärkere Färbung zeigen als 5,0 ml der nachstehend beschriebenen Farbvergleichsprobe I oder II.

Farbvergleichsprobe I: 0,94 ml Eisen-FL, 3,15 ml Kobalt-FL, 0,480 ml Kupfer-FL und 0,250 ml 0,1 N Kaliumdichromatlösung werden gemischt und mit 0,2 N Schwefelsäure zu 250,0 ml aufgefüllt.

Farbvergleichsprobe II: 0,310 ml Eisen-FL, 0,274 ml Kobalt-FL, 1,57 ml Kupfer-FL und 0,81 ml 0,1 N Kaliumdichromatlösung werden gemischt und mit 0,2 N Schwefelsäure zu 250,0 ml aufgefüllt.

[i] *Sulfatasche* (VI, 18.0.): 1,000 g Substanz wird, wie unter „Bestimmung der Sulfatasche" angegeben, behandelt. Die Substanz darf höchstens 0,10% Rückstand hinterlassen.

[j] *Trocknungsverlust* (VI, 19.0.): 0,4000 g Substanz werden, wie unter „Bestimmung des Trocknungsverlustes" angegeben, behandelt und bei 105 °C 120 min getrocknet. Die Substanz darf höchstens 0,50% Masse verlieren.

Gehaltsbestimmung

[k] 0,2000 g Substanz werden in der Mischung aus 30,0 ml Essigsäureanhydrid und 10,0 ml Quecksilber(II)-azetat-RL gelöst. Nach Zusatz von 5 Tropfen Tropäolin-00-I wird die Lösung mit 0,1 N Perchlorsäure bis zum Farbumschlag nach Rotviolett titriert (Feinbürette).

1 ml 0,1 N Perchlorsäure ist 29,42 mg Mechlorphenoxathydrochlorid äquivalent.

Der Gehalt wird auf die bei 105 °C getrocknete Substanz berechnet.

Aufbewahrung

Vorsichtig!

Megluminum

Meglumin

Megluminum

1-Methylamino-1-desoxy-D-glukohexit

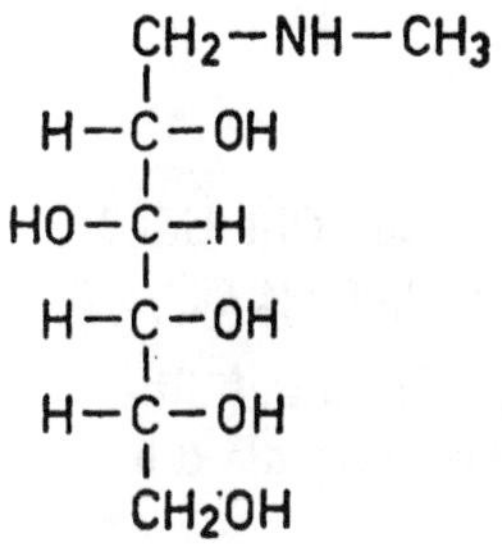

$C_7H_{17}NO_5$ (195,2)

Gehalt 99,0 bis 100,5% Meglumin.

Beschreibung

Weißes oder nahezu weißes, kristallines Pulver.
Geruch höchstens schwach wahrnehmbar.
Geschmack süßlich und laugig.

Löslichkeit: Wasser . . . . leicht löslich
Äthanol . . . . schwer löslich

Prüflösung: 2,5000 g Substanz werden in Wasser zu 50,00 ml gelöst.

Identitätsprüfung

[a] *Schmelzbereich* (III, 8.0.): 127 bis 130 °C

[b] *Optische Drehung* (III, 6.0.): $[\alpha]_D^{20} = -16,0$ bis $-17,0°$. Zur Bestimmung wird die Prüflösung verwendet.

Reinheitsprüfung

[c] *Schwermetall-Ionen* (VI, 15.0.): 10,0 ml Prüflösung dürfen bei der „Prüfung auf Schwermetall-Ionen“ nach Methode I keine stärkere Färbung und gegebenenfalls keine stärkere Trübung als die Vergleichsprobe zeigen (höchstens 0,002%, berechnet als $Pb^{2\oplus}$).

3046/I
2. AB – DDR/427/75

[*d*] *Chlorid-Ionen* (VI, 7.0.): 10,0 ml Prüflösung dürfen bei der „Prüfung auf Chlorid-Ionen“ keine stärkere Trübung als die Vergleichsprobe zeigen (höchstens 0,002% $Cl^{\ominus}$).

[*e*] *Sulfat-Ionen* (VI, 16.0.): 2,00 ml Prüflösung werden mit Wasser zu 10,0 ml aufgefüllt. Die Lösung darf bei der „Prüfung auf Sulfat-Ionen“ keine stärkere Trübung als die Vergleichsprobe zeigen (höchstens 0,05% $SO_4^{2\ominus}$).

[*f*] *Organische Verunreinigungen:* 0,250 g Substanz werden in 5,0 ml konzentrierter Schwefelsäure unter Schütteln gelöst. 15 min nach dem Schwefelsäurezusatz darf die Lösung keine stärkere Färbung als 5,0 ml Farb-VL B 2 (VI, 3.0.) zeigen.

[*g*] *Sulfatasche* (VI, 18.0.): 0,400 g Substanz werden, wie unter „Bestimmung der Sulfatasche“ angegeben, behandelt. Die Substanz darf höchstens 0,25% Rückstand hinterlassen.

Gehaltsbestimmung

[*h*] 0,2000 g Substanz werden in 50,0 ml Wasser gelöst. Nach Zusatz von 3 Tropfen Methylrot-I wird die Lösung mit 0,1 N Salzsäure bis zum Farbumschlag nach Rot titriert.

1 ml 0,1 N Salzsäure ist 19,52 mg Meglumin äquivalent.

Aufbewahrung

Vor Licht geschützt.

Menadionum Natrium bisulfurosum

Menadion-Natriumbisulfit

Menadioni natrii bisulfis

Natriumsalz der 2-Methyl-1.4-naphthochinon-2-sulfonsäure

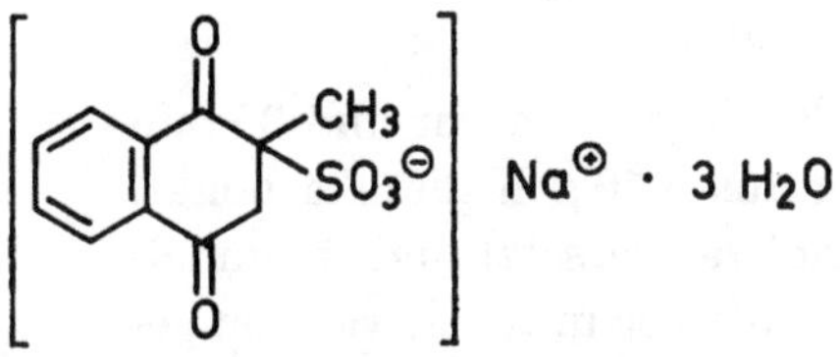

$C_{11}H_9NaO_5S \cdot 3H_2O$ (330,3)

Gehalt 95,0 bis 101,0% Menadion-Natriumbisulfit, berechnet auf die wasserfreie Substanz.

Beschreibung

Weißes, kristallines Pulver.
Geruch nicht wahrnehmbar.
Geschmack bitter.

Löslichkeit: Wasser . . . . leicht löslich
Äthanol . . . . schwer löslich

Prüflösung: 0,800 g Substanz werden in Wasser zu 40,0 ml gelöst.

Identitätsprüfung

[*a*] Die mit konzentrierter Salzsäure befeuchtete Substanz färbt beim Erhitzen am Platindraht die nichtleuchtende Flamme kräftig und anhaltend gelb.

[]*b* 5,0 ml Prüflösung werden in einem Scheidetrichter mit 10,0 ml Chloroform versetzt und geschüttelt. Nach Zusatz von 0,2 bis 0,3 g Natriumhydroxid wird die Mischung kräftig geschüttelt, bis sich das Natriumhydroxid gelöst hat. Die Chloroformschicht wird abgetrennt, mit 10,0 ml Wasser ausgeschüttelt und durch ein mit Chloroform getränktes Papierfilter in eine kleine Abdampfschale filtriert. Das Filtrat wird auf dem Wasserbad zur Trockne eingedampft. Der über Silikagel unter Lichtschutz 24 h getrocknete Rückstand schmilzt im Bereich von 102 bis 106 °C (III, 8.0.).

[*c*] 5,0 ml Prüflösung und 1,0 ml 3 M Phosphorsäure werden in einem 25-ml-Erlenmeyerkolben gemischt. Der Erlenmeyerkolben wird mit 2 durchbohrten Uhrgläsern bedeckt, zwischen denen im Bereich der Bohrungen ein Stück Filterpapier liegt, das mit

einer Anreibung von 0,10 g Kaliumjodat in 2,0 ml Stärke-I angefeuchtet ist. Beim Erwärmen der Mischung zeigt das Filterpapier eine blaue Färbung, die beim Erhitzen der Mischung teilweise verschwindet.

Reinheitsprüfung

[*d*] *Unlösliche Verunreinigungen, Farbe* (VI, 2.0./3.0.): 5,0 ml Prüflösung müssen klar und dürfen nicht stärker gefärbt sein als 5,0 ml Farb-VL Ge 2.

[*e*] *Chrom-Ionen:* 0,600 g Substanz werden in einem Porzellantiegel verascht und 30 min geglüht. Der Rückstand wird mit 0,100 g der Mischung aus 0,50 g Kaliumkarbonat, 0,50 g wasserfreiem Natriumkarbonat und 0,30 g Kaliumnitrat versetzt und geschmolzen. Nach dem Erkalten wird dieser Rückstand in 5,0 ml Wasser unter Erwärmen gelöst, die Lösung in einen 25-ml-Meßzylinder übergeführt und der Porzellantiegel 2mal mit je 3,0 ml Wasser gewaschen. Die vereinigten Flüssigkeiten werden mit 2,0 ml 3 N Schwefelsäure versetzt und mit Wasser zu 15,0 ml aufgefüllt. 5,0 ml dieser Lösung dürfen nach Zusatz von 5,0 ml Wasser und 4 Tropfen Diphenylkarbazid-RL keine stärkere Färbung als die nachstehend beschriebene Vergleichsprobe zeigen (höchstens 0,005% $Cr^{3\oplus}/Cr^{6\oplus}$).
Vergleichsprobe: 0,1000 g Kaliumdichromat wird in Wasser zu 100,0 ml gelöst. 1,00 ml der Lösung wird mit Wasser zu 100,0 ml aufgefüllt. 3,00 ml dieser Lösung werden mit 1,0 ml 3 N Schwefelsäure, 6,0 ml Wasser und 4 Tropfen Diphenylkarbazid-RL versetzt.

[*f*] *Schwermetall-Ionen* (VI, 15.0.): 0,500 g Substanz werden in einem Porzellantiegel vorsichtig verascht und anschließend 10 min geglüht. Der Rückstand wird in 2,0 ml heißer 2 N Salpetersäure gelöst. Die Lösung wird mit 3 N Ammoniaklösung auf einen pH-Wert im Bereich von 6 bis 8 eingestellt und filtriert. Das Filtrat wird mit Wasser zu 10,0 ml aufgefüllt. Die Lösung darf bei der „Prüfung auf Schwermetall-Ionen" nach Methode II keine stärkere Färbung und gegebenenfalls keine stärkere Trübung als die Vergleichsprobe zeigen (höchstens 0,002%, berechnet als $Pb^{2\oplus}$).

[*g*] *Chlorid-Ionen* (VI, 7.0.): 10,0 ml Prüflösung dürfen bei der „Prüfung auf Chlorid-Ionen" keine stärkere Trübung als die Vergleichsprobe zeigen (höchstens 0,005% $Cl^{\ominus}$).

[*h*] *Natriumsulfat:* 0,300 g Substanz werden in einem Erlenmeyerkolben mit 30,0 ml Äthanol versetzt. Die Mischung wird im Wasserbad unter häufigem Schwenken 8 min erhitzt. Anschließend wird die Mischung durch einen bei 105 °C bis zur Massekonstanz getrockneten Glasfiltertiegel G 4 filtriert. Erlenmeyerkolben und Glasfiltertiegel werden mit insgesamt 20,0 ml Äthanol gewaschen. Der Rückstand wird bei 105 °C 30 min getrocknet. Die Substanz darf höchstens 2,0% Rückstand hinterlassen.

[*i*] *2-Methyl-1.4-naphthohydrochinon-3-sulfonat:* 5,0 ml Prüflösung dürfen nach Zusatz von 2 Tropfen Ferroin-I keine Trübung zeigen.

[j] *Wassergehalt* (VII, 6.0.): 0,1500 g Substanz werden, wie unter „Bestimmung des Wassergehaltes", Methode I angegeben, behandelt. Die Substanz darf nicht weniger als 10,5% und nicht mehr als 16,0% Wasser enthalten.

Gehaltsbestimmung

[k] Die Bestimmung ist ohne Verzögerung und unter Lichtschutz durchzuführen.

0,3000 g Substanz werden in einem Scheidetrichter in 20,0 ml Wasser gelöst. Die Lösung wird mit 20,0 ml Chloroform versetzt und geschüttelt. Nach Zusatz von 5,0 ml 3 N Natronlauge wird die Mischung kräftig geschüttelt. Die Chloroformschicht wird abgetrennt und die wäßrige Schicht noch 2mal mit je 20,0 ml Chloroform ausgeschüttelt. Die vereinigten Chloroformauszüge werden mit 10,0 ml Wasser ausgeschüttelt und durch ein mit Chloroform getränktes Papierfilter in einen Erlenmeyerkolben filtriert. Das Filter wird mit 5,0 ml Chloroform gewaschen. Die vereinigten Filtrate werden auf dem Wasserbad unter vermindertem Druck zur Trockne eingedampft. Nach Zusatz von 15,0 ml Essigsäure und 15,0 ml 3 N Salzsäure wird die Mischung geschwenkt, bis sich der Rückstand gelöst hat. Nach Zusatz von 3,0 g Zinkstaub wird der Erlenmeyerkolben sofort mit einem Stopfen mit Bunsenventil verschlossen und unter häufigem Schütteln 30 min stehengelassen. Danach wird die überstehende Lösung über Watte in einen zweiten Erlenmeyerkolben dekantiert, der Rückstand 3mal mit je 10,0 ml kohlendioxidfreiem Wasser gewaschen und die Waschflüssigkeit durch dieselbe Watte filtriert. Die vereinigten Filtrate werden mit 2 Tropfen Ferroin-I versetzt und unverzüglich mit 0,1 N Zer(IV)-sulfatlösung bis zum Farbumschlag nach Grün titriert.

Zur Durchführung des Blindversuches werden 15,0 ml Essigsäure, 15,0 ml 3 N Salzsäure und 3,0 g Zinkstaub in einen Erlenmeyerkolben gegeben. Der Erlenmeyerkolben wird sofort mit einem Stopfen mit Bunsenventil verschlossen und die Mischung, wie vorstehend angegeben, weiterbehandelt.

1 ml 0,1 N Zer(IV)-sulfatlösung ist 13,81 mg Menadion-Natriumbisulfit äquivalent.

Der Gehalt wird auf die wasserfreie Substanz berechnet.

Aufbewahrung

Vor Licht geschützt.

Dosierung

Einzelmaximaldosis:		Tagesmaximaldosis:	
oral	0,05 g	oral	0,15 g
im.	0,05 g	im.	0,05 g
iv.	0,05 g	iv.	0,05 g

Mentholum

Menthol

D-2-Isopropyl-5-methylzyklohexanol

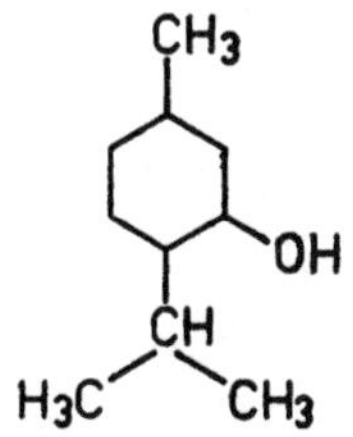

$C_{10}H_{20}O$ (156,3)

Beschreibung

Farblose Kristalle oder weißes, kristallines Pulver.
Geruch charakteristisch.
Geschmack erfrischend, kühlend.

Löslichkeit: Wasser . . . . sehr schwer löslich
Äthanol . . . . sehr leicht löslich

Prüflösung: 2,5000 g Substanz werden in Äthanol zu 25,00 ml gelöst.

Identitätsprüfung

[*a*] *Optische Drehung* (III, 6.0.): $[\alpha]_D^{20} = -47{,}0$ bis $-51{,}0°$. Zur Bestimmung wird die Prüflösung verwendet.
Die Prüflösung ist für die weiteren Prüfungen aufzubewahren.

[*b*] *Schmelzbereich* (III, 8.0.): 40 bis 43 °C

Reinheitsprüfung

[*c*] *Unlösliche Verunreinigungen, Farbe* (VI, 2.0.): 5,0 ml Prüflösung müssen klar und farblos sein.

[*d*] *Alkalisch oder sauer reagierende Verunreinigungen:* 10,0 ml Prüflösung müssen nach Zusatz von 2 Tropfen Methylrot-I rot und nach darauffolgendem Zusatz von 0,200 ml 0,01 N Kalilauge gelb gefärbt sein.

[*e*] *Verdampfungsrückstand* (VI, 20.0.): 1,000 g Substanz wird, wie unter „Bestimmung des Verdampfungsrückstandes" angegeben, behandelt. Die Substanz darf höchstens 0,10% Rückstand hinterlassen.

Mephenesinum

Mephenesin

Mephenesinum

3-[2-Methylphenoxy]-propandiol-(1.2)

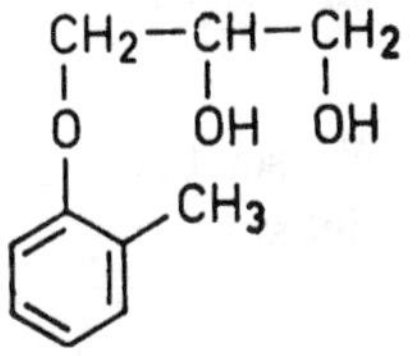

$C_{10}H_{14}O_3$ (182,2)

Gehalt 97,0 bis 101,5% Mephenesin, berechnet auf die über Phosphor(V)-oxid getrocknete Substanz.

Beschreibung

Weißes, kristallines oder mikrokristallines Pulver.
Geruch wahrnehmbar.
Geschmack bitter.

Löslichkeit: Wasser . . . . schwer löslich
Äthanol . . . . leicht löslich

Prüflösung: 0,300 g Substanz werden mit 30,0 ml Wasser versetzt. Die Mischung wird 60 s geschüttelt und anschließend durch einen Glasfiltertiegel G 4 filtriert. Das klare Filtrat wird als Prüflösung verwendet.

Identitätsprüfung

[*a*] *Lichtabsorption* (III, 5.0.): 0,0500 g Substanz werden in Wasser zu 100,00 ml gelöst. 20,00 ml der Lösung werden mit Wasser zu 100,00 ml aufgefüllt. Extinktion: 0,780 bis 0,820 bei 270 nm ± 2 nm im Maximum.

[*b*] *Schmelzbereich* (III, 8.0.): 64 bis 72 °C

[*c*] 0,050 g Substanz werden in 5,0 ml konzentrierter Schwefelsäure gelöst. Die Lösung zeigt eine Rosafärbung.
2,0 ml der Lösung sind für die Prüfung nach [*d*] aufzubewahren.

2,0 ml Lösung zeigen nach Zusatz von 1 Tropfen Formaldehydlösung eine rotviolette Färbung.

[*d*] 2,0 ml der Lösung von [*c*] zeigen nach Zusatz von 1 Tropfen Eisen(III)-chloridlösung (5,0 g/100,0 ml) keine blaue Färbung.

Reinheitsprüfung

[*e*] *Farbe* (VI, 3.0.): 5,0 ml Prüflösung dürfen nicht stärker gefärbt sein als 5,0 ml Farb-VL B 1.
Die Prüflösung ist für die Prüfung nach [*g*] aufzubewahren.

[*f*] *Schwermetall-Ionen* (VI, 15.0.): 10,0 ml Prüflösung dürfen bei der „Prüfung auf Schwermetall-Ionen“ nach Methode II keine stärkere Färbung als 10,0 ml Prüflösung zeigen.

[*g*] *Chlorid-Ionen* (VI, 7.0.): 5,0 ml Prüflösung dürfen nach Zusatz von 5,0 ml Wasser bei der „Prüfung auf Chlorid-Ionen“ keine stärkere Trübung als die Vergleichsprobe zeigen (höchstens 0,02% $Cl^{\ominus}$).

[*h*] *Kresole:* 0,050 g Substanz werden in 10,0 ml Äthanol (70 Vol.-%) gelöst. Die Lösung wird nach Zusatz von 2,00 ml Dinatriumhydrogenphosphatlösung (2,50 g/100,0 ml), 1 Tropfen 4-Aminoantipyrinlösung (2,00 g/100,0 ml) und 10 Tropfen frisch bereiteter Kaliumhexazyanoferrat(III)-lösung (1,00 g/100,0 ml) geschüttelt. Diese Lösung darf keine stärkere Färbung als die nachstehend beschriebene Vergleichsprobe zeigen (höchstens 0,03% Kresole, berechnet als Phenol).
Vergleichsprobe: 0,150 g Phenol werden in Wasser zu 100,0 ml gelöst. 1,00 ml der Lösung wird mit Äthanol (70 Vol.-%) zu 100,0 ml aufgefüllt. 1,00 ml dieser Lösung wird nach Zusatz von 9,0 ml Äthanol (70 Vol.-%), wie vorstehend angegeben, behandelt.

[*i*] *Sulfatasche* (VI, 18.0.): 0,500 g Substanz werden, wie unter „Bestimmung der Sulfatasche“ angegeben, behandelt. Die Substanz darf höchstens 0,20% Rückstand hinterlassen.

[*j*] *Trocknungsverlust* (VI, 19.0.): 0,4000 g Substanz werden, wie unter „Bestimmung des Trocknungsverlustes“ angegeben, behandelt und über Phosphor(V)-oxid 4 h getrocknet. Die Substanz darf höchstens 0,50% Masse verlieren.

Gehaltsbestimmung

[*k*] 0,8000 bis 0,8500 g Substanz werden in einem 200-ml-Erlenmeyerkolben mit 8,00 ml Azetylierungsgemisch versetzt und nach dem Aufsetzen eines Kühlrohres im Wasserbad 120 min erhitzt. Nach dem Abkühlen auf 20 °C werden durch das Kühlrohr 50,0 ml Wasser zugegeben. Nach Zusatz von 3 Tropfen Phenolphthalein-I wird die Lösung mit 0,5 N Kalilauge bis zur Rosafärbung titriert.
Unter den gleichen Bedingungen ist ein Blindversuch durchzuführen.

1 ml 0,5 N Kalilauge ist 45,56 mg Mephenesin äquivalent.
Der Gehalt wird auf die über Phosphor(V)-oxid getrocknete Substanz berechnet.

Aufbewahrung

Vorsichtig!
Vor Licht geschützt.

Dosierung

Einzelmaximaldosis: oral 1 g

Tagesmaximaldosis: oral 5 g

Mephenterminum hydrochloricum

Mephenterminhydrochlorid

Mephentermini hydrochloridum

2-Methyl-2-methylamino-1-phenylpropanhydrochlorid

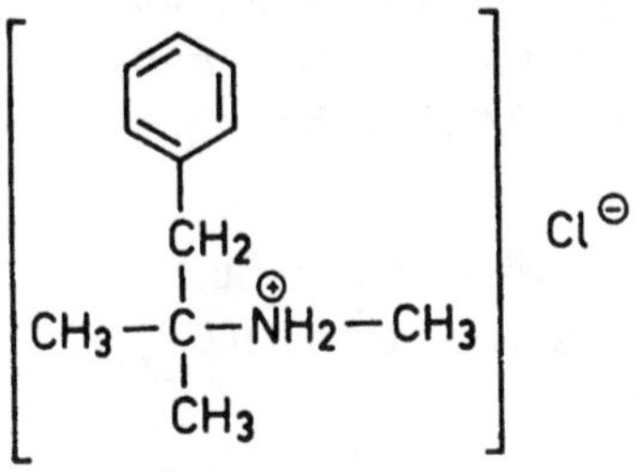

$(C_{11}H_{17}N)HCl$ (199,7)

Gehalt 98,5 bis 100,5% Mephenterminhydrochlorid, berechnet auf die bei 105 °C getrocknete Substanz.

Beschreibung

Weißes, kristallines Pulver.
Geruch nicht wahrnehmbar.
Geschmack bitter.

Löslichkeit: Wasser . . . . sehr leicht löslich
Äthanol . . . . leicht löslich

Prüflösung: 2,500 g Substanz werden in kohlendioxidfreiem Wasser zu 50,0 ml gelöst.

Identitätsprüfung

[a] *Lichtabsorption* (III, 5.0.): 1,00 ml Prüflösung wird mit 0,1 N Salzsäure zu 100,00 ml aufgefüllt.
Extinktion: 0,380 bis 0,420 bei 258 nm ± 2 nm im Maximum
0,250 bis 0,280 bei 248 nm ± 2 nm im Maximum

[b] *Schmelzbereich* (III, 8.0.): 174 bis 178 °C

[c] 5 Tropfen Prüflösung geben nach Zusatz von 5 Tropfen Kaliumtetrajodomerkurat(II)-RL einen gelblichweißen Niederschlag, der sich nach Zusatz von 10,0 ml Kaliumtetrajodomerkurat(II)-RL löst.

[d] 1,0 ml Prüflösung gibt nach Zusatz von 5 Tropfen 5 N Salpetersäure und 1,0 ml 0,1 N Silbernitratlösung einen weißen Niederschlag, der sich nach Zusatz von 2,0 ml 6 N Ammoniaklösung löst.

Reinheitsprüfung

[*e*] *Unlösliche Verunreinigungen, Farbe* (VI, 2.0./3.0.): 4,0 ml Prüflösung müssen nach Zusatz von 6,0 ml Wasser klar und farblos sein.

[*f*] *Reaktion:* Die Prüflösung muß einen pH-Wert (III, 7.0.) im Bereich von 4,0 bis 6,0 zeigen.

[*g*] *Schwermetall-Ionen* (VI, 15.0.): 10,0 ml Prüflösung dürfen bei der „Prüfung auf Schwermetall-Ionen" nach Methode I keine stärkere Färbung und gegebenenfalls keine stärkere Trübung als die Vergleichsprobe zeigen (höchstens 0,002%, berechnet als $Pb^{2\oplus}$).

[*h*] *Sulfat-Ionen* (VI, 16.0.): 10,0 ml Prüflösung dürfen bei der „Prüfung auf Sulfat-Ionen" keine stärkere Trübung als die Vergleichsprobe zeigen (höchstens 0,01% $SO_4^{2\ominus}$).

[*i*] *Organische Verunreinigungen:* 0,100 g Substanz wird in 5,0 ml konzentrierter Schwefelsäure unter Schütteln gelöst. 5 min nach dem Schwefelsäurezusatz darf die Lösung keine stärkere Färbung als 5,0 ml Farb-VL Ge 3 (VI, 3.0.) zeigen.

[*j*] *Sulfatasche* (VI, 18.0.): 1,000 g Substanz wird, wie unter „Bestimmung der Sulfatasche" angegeben, behandelt. Die Substanz darf höchstens 0,10% Rückstand hinterlassen.

[*k*] *Trocknungsverlust* (VI, 19.0.): 0,4000 g Substanz werden, wie unter „Bestimmung des Trocknungsverlustes" angegeben, behandelt und bei 105 °C 3 h getrocknet. Die Substanz darf höchstens 0,50% Masse verlieren.

Gehaltsbestimmung

[*l*] 0,1700 g Substanz werden in der Mischung aus 10,0 ml wasserfreier Essigsäure und 10,0 ml Quecksilber(II)-azetat-RL gelöst. Nach Zusatz von 2 Tropfen Kristallviolett-I wird die Lösung mit 0,1 N Perchlorsäure bis zum Farbumschlag nach Blau titriert (Feinbürette).

1 ml 0,1 N Perchlorsäure ist 19,97 mg Mephenterminhydrochlorid äquivalent.
Der Gehalt wird auf die bei 105 °C getrocknete Substanz berechnet.

Aufbewahrung

Vorsichtig!

Dosierung

Einzelmaximaldosis:		Tagesmaximaldosis:	
oral	0,05 g	oral	0,15 g
iv.	0,06 g	iv.	0,18 g
im.	0,06 g	im.	0,18 g

Meprobamatum

Meprobamat

Meprobamatum

2-Methyl-2-propylpropandiol-(1.3)-dikarbamat

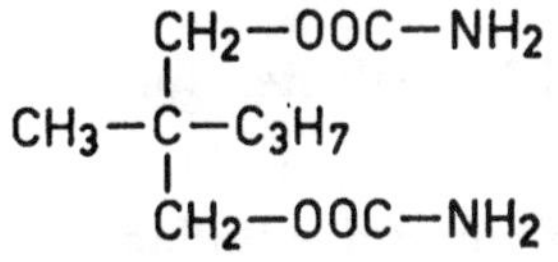

$C_9H_{18}N_2O_4$ (218,3)

Gehalt 98,0 bis 101,0% Meprobamat, berechnet auf die bei 60 °C und höchstens 5 Torr getrocknete Substanz.

Beschreibung

Weißes, kristallines oder mikrokristallines Pulver.
Geruch nicht wahrnehmbar.
Geschmack stark bitter.

Löslichkeit: Wasser . . . . fast unlöslich
Äthanol . . . . leicht löslich

Identitätsprüfung

[a] *Schmelzbereich* (III, 8.0.): 103 bis 107 °C

[b] *Eutektische Temperatur der Mischung mit Azetanilid* (III, 8.0.): 81 bis 85 °C

Reinheitsprüfung

[c] *Unlösliche Verunreinigungen, Farbe* (VI, 2.0./3.0.): 0,500 g Substanz müssen sich in 10,0 ml Äthanol lösen. Die Lösung muß klar und farblos sein.

[d] *Alkalisch oder sauer reagierende Verunreinigungen:* 0,75 g Substanz werden nach Zusatz von 15,0 ml Wasser 120 s kräftig geschüttelt. 10,0 ml des klaren Filtrates müssen nach Zusatz von 2 Tropfen Phenolphthalein-I und 0,200 ml 0,01 N Salzsäure farblos und nach darauffolgendem Zusatz von 0,400 ml 0,01 N Kalilauge rot gefärbt sein.

[e] *Schwermetall-Ionen* (VI, 15.0.): 1,000 g Substanz wird in 4,00 ml 5 N Essigsäure unter Erwärmen gelöst. Nach dem Erkalten wird die Lösung mit Wasser zu 20,0 ml aufgefüllt und filtriert. 10,0 ml des Filtrates dürfen bei der „Prüfung auf Schwermetall-

Ionen“ nach Methode II keine stärkere Färbung und gegebenenfalls keine stärkere Trübung als die Vergleichsprobe zeigen (höchstens 0,002%, berechnet als $Pb^{2\oplus}$).

[*f*] *Chlorid-Ionen* (VI, 7.0.): 0,200 g Substanz werden in der Mischung aus 1,00 ml 2 N Salpetersäure und 15,0 ml Wasser unter Erwärmen gelöst. Nach dem Erkalten wird die Lösung mit Wasser zu 20,0 ml aufgefüllt und filtriert. 10,0 ml des Filtrates dürfen bei der „Prüfung auf Chlorid-Ionen“ keine stärkere Trübung als die nachstehend beschriebene Vergleichsprobe zeigen (höchstens 0,01% $Cl^{\ominus}$).
Vergleichsprobe: Die Mischung aus 10,0 ml Chlorid-VL und 0,50 ml 2 N Salpetersäure wird, wie unter „Prüfung auf Chlorid-Ionen“ angegeben, behandelt.

[*g*] *Sulfatasche* (VI, 18.0.): 1,000 g Substanz wird, wie unter „Bestimmung der Sulfatasche“ angegeben, behandelt. Die Substanz darf höchstens 0,10% Rückstand hinterlassen.

[*h*] *Trocknungsverlust* (VI, 19.0.): 0,4000 g Substanz werden, wie unter „Bestimmung des Trocknungsverlustes“ angegeben, behandelt und bei 60 °C und höchstens 5 Torr 4 h getrocknet. Die Substanz darf höchstens 0,50% Masse verlieren.

Gehaltsbestimmung

[*i*] 0,2000 g Substanz werden in einem Erlenmeyerkolben mit 10,0 ml Äthanol versetzt. Die Mischung wird nach Zusatz von 10,00 ml äthanolischer 0,5 N Kalilauge in einem Wasserbad von 90 °C unter Rückflußkühlung 90 min erhitzt. Anschließend wird die Lösung nach Zusatz von 10,0 ml Äthanol in demselben Wasserbad unter Rückflußkühlung 20 min erhitzt. Danach wird die Lösung auf 20 °C abgekühlt und nach Zusatz von 5 Tropfen Phenolphthalein-I mit 0,2 N Salzsäure titriert.
Unter den gleichen Bedingungen ist ein Blindversuch durchzuführen.

Berechnung:

% Meprobamat, berechnet auf die bei 60 °C und höchstens 5 Torr getrocknete Substanz $= \dfrac{218{,}3(b - a)}{Ew(100 - c)}$

a = Anzahl Milliliter verbrauchter 0,2 N Salzsäure.
b = Anzahl Milliliter verbrauchter 0,2 N Salzsäure im Blindversuch.
c = Trocknungsverlust in Masseprozent.
Ew = Einwaage der Substanz in Gramm.

Aufbewahrung

Vorsichtig!

Dosierung

Einzelmaximaldosis: oral 1 g Tagesmaximaldosis: oral 5 g

Merbrominum

Merbromin

Merbrominum

Dinatriumsalz des 2.7-Dibrom-4-hydroxymerkuri-6-hydroxy-9-[2-karboxyphenyl]-isoxanthenons-(3)

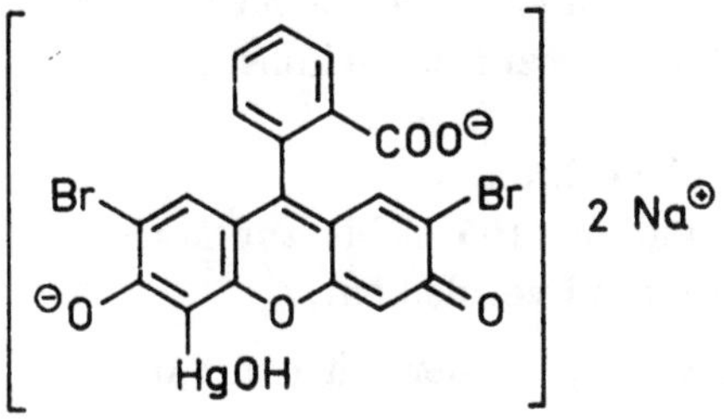

$C_{20}H_8Br_2HgNa_2O_6$ (750,7)

Gehalt an Quecksilber [Hg (200,6)] 24,0 bis 27,0% und an Brom [Br (79,91)] 19,0 bis 22,5%, berechnet auf die bei 105 °C getrocknete Substanz.

Beschreibung

Dunkelgrüne, metallisch glänzende Kristalle oder grünschwarzes, kristallines Pulver.
Geruch nicht wahrnehmbar.
Die Substanz ist hygroskopisch.

Löslichkeit: Wasser . . . . leicht löslich
Äthanol . . . . fast unlöslich

Identitätsprüfung

[*a*] 0,100 g Substanz wird in einem Porzellantiegel verascht und 5 min geglüht. Nach dem Erkalten wird der Rückstand in 2,00 ml 3 N Schwefelsäure gelöst. Die Lösung färbt beim Erhitzen am Platindraht die nichtleuchtende Flamme kräftig und anhaltend gelb.
1,50 ml der Lösung sind für die Prüfung nach [*c*] aufzubewahren.

[*b*] 0,050 g Substanz werden mit 1,00 ml konzentrierter Schwefelsäure versetzt. Die Mischung wird zum Sieden erhitzt und danach vorsichtig tropfenweise mit konzentrierter Wasserstoffperoxidlösung versetzt, bis sie bei erneutem Erhitzen zum Sieden farblos bleibt. Die erkaltete Mischung wird zu 2,0 ml Wasser gegeben. 3 Tropfen der Lösung werden auf ein blankes Kupferblech gegeben. Auf diesem bildet sich innerhalb 60 s ein grauer Beschlag, der beim Reiben mit Filterpapier silberglänzend wird und beim Erhitzen über freier Flamme verschwindet.

[*c*] 1,50 ml der Lösung von [*a*] werden nach Zusatz von 5,0 ml Wasser, 3,0 ml Chloroform und 10 Tropfen frisch bereiteter Tosylchloramid-Natrium-Lösung (5,0 g/100,0 ml) geschüttelt. Nach dem Entmischen zeigt die Chloroformschicht eine gelbbraune oder rotbraune Färbung.

Reinheitsprüfung

[*d*] *Unlösliche Verunreinigungen:* 4,500 g Substanz werden in kohlendioxidfreiem Wasser zu 50,0 ml gelöst. Die Lösung wird durch einen bei 105 °C bis zur Massekonstanz getrockneten Glasfiltertiegel G 4 filtriert.
Das Filtrat ist für die Prüfungen nach [*e*] und [*f*] aufzubewahren.
Der Rückstand wird mit 5,0 ml Wasser gewaschen und bei 105 °C bis zur Massekonstanz getrocknet. Es dürfen höchstens 0,010 g Rückstand verbleiben.

[*e*] *Reaktion:* Das Filtrat von [*d*] muß einen pH-Wert (III, 7.0.) im Bereich von 8,0 bis 9,0 zeigen.

[*f*] *Quecksilber-(II)-Ionen:* 10,0 ml des Filtrates von [*d*] geben nach Zusatz von 10,0 ml Wasser und 4,0 ml 3 N Schwefelsäure einen orangeroten Niederschlag. Die Mischung wird filtriert.
10,0 ml des Filtrates sind für die Prüfung nach [*g*] aufzubewahren.
5,0 ml des Filtrates werden nach Zusatz von 5,0 ml Wasser zu 2,0 ml Schwefelwasserstoff-RL gegeben und geschüttelt. Nach 10 min darf die Lösung keine stärkere Färbung und gegebenenfalls keine stärkere Trübung als die nachstehend beschriebene Vergleichsprobe zeigen (höchstens 0,11% $Hg^{2\oplus}$).
Vergleichsprobe: 2 Tropfen Quecksilber(II)-chloridlösung (0,150 g/100,0 ml) werden nach Zusatz von 8,0 ml Wasser und 2,0 ml 3 N Schwefelsäure zu 2,0 ml Schwefelwasserstoff-RL gegeben und geschüttelt.

[*g*] *Bromid-Ionen:* 10,0 ml des Filtrates von [*f*] werden nach Zusatz von 1,00 ml 2 N Salpetersäure zu 3 Tropfen 0,1 N Silbernitratlösung gegeben. Die Lösung darf eine Trübung, aber keinen Niederschlag geben.

[*h*] *Trocknungsverlust* (VI, 19.0.): 0,4000 g Substanz werden, wie unter „Bestimmung des Trocknungsverlustes" angegeben, behandelt und bei 105 °C 3 h getrocknet. Die Substanz darf höchstens 5,0% Masse verlieren.

Gehaltsbestimmung

[*i*] *Quecksilber:* 1,0000 g Substanz wird in einem 100-ml-Rundkolben mit 10,0 ml Wasser, 10,0 ml 9 N Kalilauge und 1,50 g Zinkstaub* versetzt. Die Mischung wird unter Rückflußkühlung 20 min im Sieden gehalten. Nach dem Erkalten werden durch den Rückflußkühler 20,0 ml Wasser zu der Mischung gegeben. Die überstehende Flüssigkeit wird in einen Glasfiltertiegel G 4 dekantiert und der Rundkolben mit dem Rückstand 2mal mit je 10,0 ml Wasser gewaschen.

Die vereinigten Filtrate sind für die Prüfung nach [j] aufzubewahren.
Durch den Rückflußkühler werden 6,0 ml konzentrierte Salpetersäure in den Rundkolben gegeben. Die Mischung wird erhitzt, bis sich der Rückstand gelöst hat. Die warme Lösung wird in den Glasfiltertiegel G 4, der einen Teil des Rückstandes enthält, gegeben. Die Lösung wird unter schwachem Unterdruck abgesaugt und der Glasfiltertiegel mit 4,0 ml warmer konzentrierter Salpetersäure sowie 80,0 ml Wasser gewaschen. Die vereinigten Filtrate werden auf 20 °C abgekühlt und mit Kaliumpermanganatlösung (1,00 g/100,0 ml) bis zur bleibenden Rosafärbung versetzt. Nach dem Entfärben mit wenig Eisen(II)-sulfat wird die Lösung auf 10 bis 15 °C abgekühlt, mit 5,0 ml Eisen(III)-ammoniumsulfat-I versetzt und mit 0,1 N Ammoniumthiozyanatlösung bis zur rötlichgelben Färbung titriert.

1 ml 0,1 N Ammoniumthiozyanatlösung ist 10,03 mg Quecksilber äquivalent.
Der Gehalt wird auf die bei 105 °C getrocknete Substanz berechnet.

[j] *Brom:* Die vereinigten Filtrate von [i] werden mit 20,0 ml 5 N Salpetersäure und 50,00 ml 0,1 N Silbernitratlösung versetzt. Nach Zusatz von 5,0 ml Eisen(III)-ammoniumsulfat-I und 5,0 ml Nitrobenzol wird der Überschuß an 0,1 N Silbernitratlösung mit 0,1 N Ammoniumthiozyanatlösung bis zur rötlichgelben Färbung titriert.

1 ml 0,1 N Silbernitratlösung ist 7,991 mg Brom äquivalent.
Der Gehalt wird auf die bei 105 °C getrocknete Substanz berechnet.

Aufbewahrung

Sehr vorsichtig!
In sehr gut verschlossenen Gefäßen.
Vor Licht geschützt.

Dosierung

Maximalkonzentration: 2% nur an der unversehrten Haut
Lösungen, die 2% Substanz oder weniger enthalten, sind „vorsichtig" aufzubewahren.

Mestranolum

Mestranol

Mestranolum

17α-Äthinyl-3-methoxy-1.3.5(10)-östratrien-17β-ol

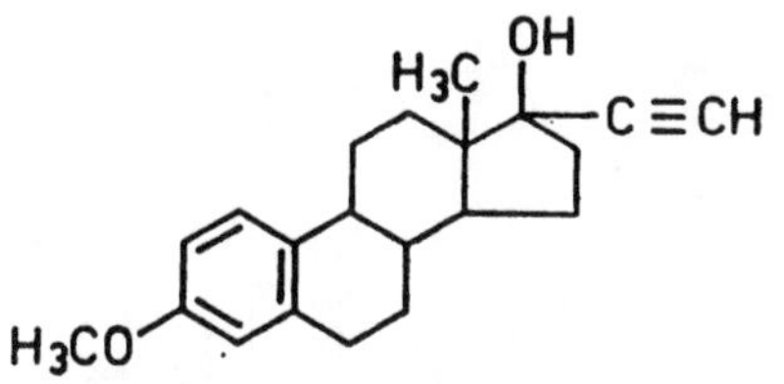

$C_{21}H_{26}O_2$ (310,4)

Gehalt 97,0 bis 102,0% Mestranol, berechnet auf die bei 105 °C getrocknete Substanz.

Beschreibung

Weißes oder nahezu weißes, kristallines Pulver.
Geruch nicht wahrnehmbar.

Löslichkeit: Wasser . . . . fast unlöslich
Äthanol . . . . schwer löslich

Identitätsprüfung

[*a*] *Lichtabsorption* (III, 5.0.): Die Infrarot-Absorptionsspektren der Substanz und des Mestranol-Standards müssen übereinstimmen. Zur Prüfung werden KBr-Preßlinge verwendet.

[*b*] *Optische Drehung* (III, 6.0.): $[\alpha]_D^{20} = +2,0$ bis $+8,0°$. Zur Bestimmung werden 0,5000 g Substanz in 1.4-Dioxan zu 25,00 ml gelöst.

Reinheitsprüfung

Alle Prüfungen und die Bestimmung des „Schmelzbereiches“ sowie der „Lichtabsorption“ werden, wie unter „Mestranolum“/CM-RGW angegeben, durchgeführt.

Gehaltsbestimmung

Die Bestimmung wird, wie unter „Mestranolum“/CM-RGW angegeben, durchgeführt.

Aufbewahrung

Vorsichtig!
Vor Licht geschützt.

Dosierung

Einzelmaximaldosis: 0,0002 g

Tagesmaximaldosis: 0,0004 g

Methamphetaminum hydrochloricum †

Methamphetaminhydrochlorid

Methamphetamini hydrochloridum

D-2-Methylamino-1-phenylpropanhydrochlorid

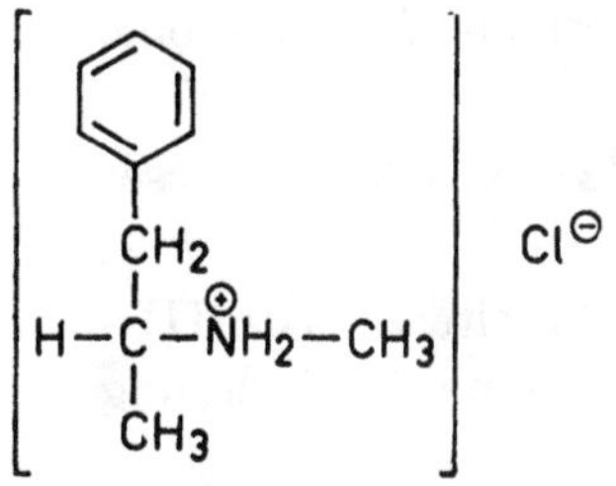

$(C_{10}H_{15}N)HCl$ (185,7)

Gehalt 98,5 bis 101,0% Methamphetaminhydrochlorid, berechnet auf die bei 105 °C getrocknete Substanz.

Beschreibung

Weißes, kristallines Pulver.
Geruch nicht wahrnehmbar.
Geschmack brennend und bitter.

Löslichkeit: Wasser . . . . leicht löslich
Äthanol . . . . leicht löslich

Prüflösung: 0,500 g Substanz werden in kohlendioxidfreiem Wasser zu 25,0 ml gelöst

Identitätsprüfung

[a] *Optische Drehung* (III, 6.0.): $[\alpha]_D^{20} = +16{,}0$ bis $+19{,}0°$. Zur Bestimmung werden 1,2500 g Substanz in Wasser zu 25,00 ml gelöst.

[b] *Schmelzbereich* (III, 8.0.): 169 bis 174 °C

[c] 2,0 ml Prüflösung werden mit 10,0 ml Pikrinsäure-RL versetzt. Es entsteht ein kristalliner Niederschlag. Der Niederschlag wird auf einem Filter gesammelt. Die 3mal mit je 5,0 ml Wasser gewaschenen und bei 105 °C 120 min getrockneten Kristalle schmelzen im Bereich von 143 bis 147 °C (III, 8.0.).

[d] 1,0 ml Prüflösung gibt nach Zusatz von 5 Tropfen 5 N Salpetersäure und 1,0 ml 0,1 N Silbernitratlösung einen weißen Niederschlag.

Reinheitsprüfung

[*e*] *Unlösliche Verunreinigungen, Farbe* (VI, 2.0./3.0.): 5,0 ml Prüflösung müssen klar und farblos sein.

[*f*] *Reaktion:* Die Prüflösung muß einen pH-Wert (III, 7.0.) im Bereich von 4,5 bis 6,0 zeigen.

[*g*] *Schwermetall-Ionen* (VI, 15.0.): 5,0 ml Prüflösung dürfen nach Zusatz von 5,0 ml Wasser bei der „Prüfung auf Schwermetall-Ionen" nach Methode I weder eine Trübung noch eine Färbung zeigen.

[*h*] *Sulfat-Ionen* (VI, 16.0.): 5,0 ml Prüflösung dürfen nach Zusatz von 5,0 ml Wasser bei der „Prüfung auf Sulfat-Ionen" keine Trübung zeigen.

[*i*] *Phenole:* 1,00 ml Prüflösung darf nach Zusatz von 4 Tropfen frisch bereiteter Eisen(III)-chloridlösung (0,50 g/100,0 ml) im Vergleich zur Blindprobe keine Veränderung zeigen.

[*j*] *Organische Verunreinigungen:* 0,100 g Substanz wird in 5,0 ml konzentrierter Schwefelsäure unter Schütteln gelöst. 5 min nach dem Schwefelsäurezusatz darf die Lösung keine stärkere Färbung als 5,0 ml Farb-VL B 3 (VI, 3.0.) zeigen.

[*k*] *Sulfatasche* (VI, 18.0.): 1,000 g Substanz wird, wie unter „Bestimmung der Sulfatasche" angegeben, behandelt. Die Substanz darf höchstens 0,10% Rückstand hinterlassen.

[*l*] *Trocknungsverlust* (VI, 19.0.): 0,4000 g Substanz werden, wie unter „Bestimmung des Trocknungsverlustes" angegeben, behandelt und bei 105 °C getrocknet. Die Substanz darf höchstens 0,50% Masse verlieren.

Gehaltsbestimmung

[*m*] 0,1500 g Substanz werden in der Mischung aus 10,0 ml wasserfreier Essigsäure und 10,0 ml Quecksilber(II)-azetat-RL gelöst. Nach Zusatz von 3 Tropfen Kristallviolett-I wird die Lösung mit 0,1 N Perchlorsäure bis zum Farbumschlag nach Blau titriert (Feinbürette).

1 ml 0,1 N Perchlorsäure ist 18,57 mg Methamphetaminhydrochlorid äquivalent.
Der Gehalt wird auf die bei 105 °C getrocknete Substanz berechnet.

Aufbewahrung

Vorsichtig!
Vor Licht geschützt.

Dosierung

Einzelmaximaldosis:			Tagesmaximaldosis:		
	oral	0,015 g		oral	0,03 g
	im.	0,015 g		im.	0,03 g
	iv.	0,015 g		iv.	0,03 g
	sk.	0,015 g		sk.	0,03 g

Methaqualonum

Methaqualon

Methaqualonum

2-Methyl-3-[2-methylphenyl]-3.4-dihydrochinazolinon-(4)

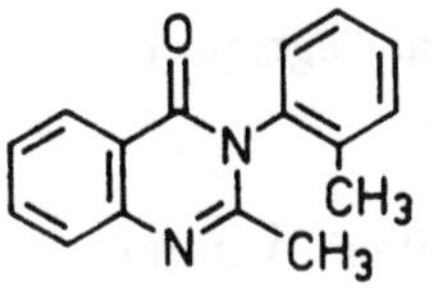

$C_{16}H_{14}N_2O$ (250,3)

Gehalt 98,5 bis 100,2% Methaqualon, berechnet auf die bei 95 bis 100 °C getrocknete Substanz.

Beschreibung

Weißes, kristallines Pulver.
Geruch nicht wahrnehmbar.
Geschmack schwach bitter.

Löslichkeit: Wasser . . . . fast unlöslich
Äthanol . . . . leicht löslich

Prüflösung: 0,500 g Substanz werden mit 20,0 ml Wasser versetzt. Die Mischung wird zum Sieden erhitzt, nach dem Erkalten filtriert und das Filtrat als Prüflösung verwendet.

Identitätsprüfung

[a] *Lichtabsorption* (III, 5.0.): 0,0500 g Substanz werden in Äthanol zu 100,0 ml gelöst. 1,00 ml der Lösung wird mit Äthanol zu 100,0 ml aufgefüllt. Diese Lösung zeigt bei 305 nm ± 1 nm, 265 nm ± 1 nm und 225 nm ± 2 nm je ein Absorptionsmaximum.

[b] *Schmelzbereich* (III, 8.0.): 112 bis 118 °C

Reinheitsprüfung

[c] *Farbe* (VI, 3.0.): 5,0 ml Prüflösung müssen farblos sein.

[d] *Alkalisch oder sauer reagierende Verunreinigungen:* 10,0 ml Prüflösung müssen nach Zusatz von 1 Tropfen Methylrot-I und 0,50 ml 0,01 N Salzsäure rot und nach darauffolgendem Zusatz von 1,00 ml 0,01 N Kalilauge gelb gefärbt sein.

[*e*] *Schwermetall-Ionen* (VI, 15.0.): 1,00 g Substanz wird mit 4 Tropfen 5 N Essigsäure und 5,0 ml Wasser versetzt. Die Mischung wird zum Sieden erhitzt und nach dem Erkalten filtriert. Das unter Waschen des Filters mit Wasser zu 10,0 ml aufgefüllte Filtrat darf bei der „Prüfung auf Schwermetall-Ionen" nach Methode II keine stärkere Färbung und gegebenenfalls keine stärkere Trübung als die Vergleichsprobe zeigen (höchstens 0,001%, berechnet als $Pb^{2\oplus}$).

[*f*] *2-Aminobenzoesäure:* Die Prüfung wird, wie unter „Dünnschichtchromatografische Prüfung" (III, 12.0.) angegeben, durchgeführt.

Adsorptionsschicht: Kieselgel G

Aufzutragende Lösungen: Lösung 1: 0,250 g Substanz werden in 25,0 ml Äthanol gelöst. 20,0 µl der Lösung werden als Startfleck a aufgetragen.

Lösung 2: 0,0100 g 2-Aminobenzoesäure wird in 100,0 ml Äthanol gelöst. 5,0 µl der Lösung werden als Startfleck b aufgetragen.

Laufmittel: Di-n-butyläther—Essigsäure—Äthylazetat (80+16+4)

Trocknung: Die Dünnschichtplatte wird in einem Heißluftstrom getrocknet, bis das Laufmittel verdunstet ist.

Detektion: Reagenz: 0,1 N Natronlauge

Die Dünnschichtplatte wird nach dem Besprühen mit dem Reagenz an der Luft getrocknet und im ultravioletten Licht betrachtet.

Auswertung: Das Chromatogramm darf über dem Startpunkt a nur einen blau fluoreszierenden Fleck zeigen, der hinsichtlich R_F-Wert mit dem Fleck über dem Startpunkt b übereinstimmt und der weder größer ist noch stärker fluoresziert als dieser (höchstens 0,25% 2-Aminobenzoesäure). Weitere Flecke dürfen nicht vorhanden sein.

[*g*] *Organische Verunreinigungen:* 0,100 g Substanz wird in 5,0 ml konzentrierter Schwefelsäure unter Schütteln gelöst. 15 min nach dem Schwefelsäurezusatz darf die Lösung keine stärkere Färbung als 5,0 ml Farb-VL Ge 3 (VI, 3.0.) zeigen.

[*h*] *Sulfatasche* (VI, 18.0.): 1,000 g Substanz wird, wie unter „Bestimmung der Sulfatasche" angegeben, behandelt. Die Substanz darf höchstens 0,10% Rückstand hinterlassen.

[*i*] *Trocknungsverlust* (VI, 19.0.): 0,4000 g Substanz werden, wie unter „Bestimmung des Trocknungsverlustes" angegeben, behandelt und bei 95 bis 100 °C 3 h getrocknet. Die Substanz darf höchstens 1,0% Masse verlieren.

Gehaltsbestimmung

[*j*] 0,2000 g Substanz werden in 20,0 ml wasserfreier Essigsäure gelöst. Nach Zusatz von 2 Tropfen Kristallviolett-I wird die Lösung mit 0,1 N Perchlorsäure bis zum Farbumschlag nach Blaugrün titriert (Feinbürette).

1 ml 0,1 N Perchlorsäure ist 25,03 mg Methaqualon äquivalent.
Der Gehalt wird auf die bei 95 bis 100 °C getrocknete Substanz berechnet.

Aufbewahrung

Vorsichtig!
Vor Licht geschützt.

Dosierung

Einzelmaximaldosis: oral 0,6 g

Tagesmaximaldosis: oral 0,8 g

Methioninum

Methionin

Methioninum

DL-2-Amino-4-methylthiobutansäure

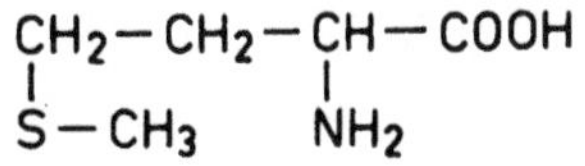

$C_5H_{11}NO_2S$ (149,2)

Gehalt 98,5 bis 100,5% Methionin, berechnet auf die bei 105 °C getrocknete Substanz.

Beschreibung

Weißes, kristallines Pulver oder weiße, schuppenförmige Blättchen.
Geruch charakteristisch.
Geschmack schwach süßlich.

Löslichkeit: Wasser . . . . mäßig löslich
Äthanol . . . . fast unlöslich

Prüflösung: 1,000 g Substanz wird in 35,0 ml kohlendioxidfreiem Wasser unter Erwärmen gelöst. Die Lösung wird nach dem Erkalten mit kohlendioxidfreiem Wasser zu 40,0 ml aufgefüllt.

Identitätsprüfung

[*a*] Die Prüfung wird, wie unter „Dünnschichtchromatografische Prüfung" (III, 12.0.) angegeben, durchgeführt.
Adsorptionsschicht: Kieselgel G
Aufzutragende Lösung: 0,0050 g Substanz werden in 5,0 ml der Mischung aus 9,0 ml Wasser und 1,00 ml n-Propanol gelöst. 3,0 µl der Lösung werden als Startfleck a aufgetragen.
Aufzutragende Lösung der Testsubstanz: 0,0050 g Aminoessigsäure werden in 5,0 ml der Mischung aus 9,0 ml Wasser und 1,00 ml n-Propanol gelöst. 3,0 µl der Lösung werden als Startfleck b aufgetragen.
Laufmittel: n-Propanol—konzentrierte Ammoniaklösung (70+30)
Trocknung: Die Dünnschichtplatte wird in einem Heißluftstrom getrocknet, bis das Laufmittel verdunstet ist.
Detektion: Reagenz: Triketohydrindenhydrat-RL**
Die Dünnschichtplatte wird nach dem Besprühen mit 2,0 ml Reagenz bei 60 °C 30 min erwärmt.

Auswertung: Der R_F-Wert des violettroten Testsubstanzfleckes muß im Bereich von 0,20 bis 0,40 liegen.

Das Chromatogramm zeigt über dem Startpunkt a einen violettroten Fleck mit einem R_X-Wert im Bereich von 1,50 bis 2,10.

[*b*] 0,100 g Substanz wird in 3,0 ml 3 N Natronlauge gelöst. Die Lösung wird mit 1,0 ml frisch bereiteter Dinatriumpentazyanonitrosylferratlösung (1,00 g/100,0 ml) versetzt und bei 40 °C 10 min erwärmt. Nach dem Erkalten und Zusatz von 1,0 ml der Mischung aus 9,0 ml konzentrierter Salzsäure und 1,00 ml konzentrierter Phosphorsäure zeigt die Lösung eine rote Färbung.

Reinheitsprüfung

Alle Prüfungen und die Bestimmung der „Reaktion der Lösung" werden, wie unter „Methioninum"/CM-RGW angegeben, durchgeführt.

Gehaltsbestimmung

Die Bestimmung wird, wie unter „Methioninum"/CM-RGW angegeben, durchgeführt.

Methylacetamidum

Methylazetamid

N-Methylessigsäureamid

$CH_3-CO-NH-CH_3$

C_3H_7NO (73,09)

Gehalt 99,8 bis 100,0% Methylazetamid.

Beschreibung

Farblose Kristalle oder farblose Flüssigkeit oder Mischung aus fester und flüssiger Substanz.
Geruch höchstens schwach wahrnehmbar.
Geschmack süßlich.
Die Substanz ist hygroskopisch.

Löslichkeit: Wasser, Äthanol . . . . mischbar

Zur Durchführung der Prüfungen sowie zur Herstellung der Prüflösung ist die gegebenenfalls durch mäßiges Erwärmen verflüssigte Substanz zu verwenden.

Prüflösung: 2,000 g Substanz werden in Wasser zu 20,0 ml gelöst.

Identitätsprüfung

[a] *Erstarrungstemperatur* (III, 3.0.): mindestens 28 °C. Die Bestimmung wird nach Methode I durchgeführt.

[b] Die Bestimmung wird, wie unter „Gaschromatografische Bestimmung" (III, 14.0.) angegeben, durchgeführt.

Säule: Länge: 300 cm; Innendurchmesser: 2,3 mm

Füllung: 10,0% Äthylenglykoladipinsäurepolyester (Trennflüssigkeit) und 3,0% konzentrierte Phosphorsäure auf säuregewaschenem Kieselgur (Trägermaterial)

Temperatur: 140,0 °C

Trägergas: Stickstoff

Trägergasmengenstrom: 3 000 ml/h

Trennstufenzahl: mindestens 1 500

Detektor: Flammenionisationsdetektor

Ausführung: Chromatogramm I: 0,10 µl Methylazetamid-Vergleichssubstanz wird chromatografiert.

Chromatogramm II: 0,10 µl Substanz wird chromatografiert.

Auswertung: Die Gesamtretentionszeit des Hauptpeaks der Substanz muß mit der der Methylazetamid-Vergleichssubstanz übereinstimmen.

Reinheitsprüfung

[c] *Unlösliche Verunreinigungen, Farbe* (VI, 2.0./3.0.): 2,000 g Substanz werden in 2,00 ml Wasser gelöst. Die Lösung muß klar und farblos sein.

[*d*] *Schwermetall-Ionen* (VI, 15.0.): 10,0 ml Prüflösung dürfen bei der „Prüfung auf Schwermetall-Ionen" nach Methode I keine stärkere Färbung und gegebenenfalls keine stärkere Trübung als die Vergleichsprobe zeigen (höchstens 0,001%, berechnet als $Pb^{2\oplus}$).

[*e*] *Chlorid-Ionen* (VI, 7.0.): 1,00 ml Prüflösung darf nach Zusatz von 9,0 ml Wasser bei der „Prüfung auf Chlorid-Ionen" keine stärkere Trübung als die Vergleichsprobe zeigen (höchstens 0,01% $Cl^{\ominus}$).

[*f*] *Sulfat-Ionen* (VI, 16.0.): 5,0 ml Prüflösung dürfen nach Zusatz von 5,0 ml Wasser bei der „Prüfung auf Sulfat-Ionen" keine stärkere Trübung als die Vergleichsprobe zeigen (höchstens 0,01% $SO_4^{2\ominus}$).

[*g*] *Organische Verunreinigungen:*

I. Auf dem Chromatogramm III von [*i*] darf außer der Peakfläche des Methylazetamids keine größer als 0,1% der Summe aller Peakflächen sein.

II. 2,50 ml Substanz werden unter Kühlen und vorsichtigem Schütteln mit 2,50 ml konzentrierter Schwefelsäure versetzt. 10 min nach dem Schwefelsäurezusatz darf die Lösung keine stärkere Färbung als 5,0 ml Farb-VL B 1 (VI, 3.0.) zeigen. Eventuell auftretende Blasen werden durch Anlegen eines Vakuums beseitigt.

[*h*] *Verdampfungsrückstand* (VI, 20.0.): 2,000 g Substanz werden, wie unter „Bestimmung des Verdampfungsrückstandes" angegeben, behandelt. Die Substanz darf höchstens 0,10% Rückstand hinterlassen.

Gehaltsbestimmung

[*i*] Die Bestimmung wird, wie unter „Gaschromatografische Bestimmung" (III, 14.0.) angegeben, durchgeführt. Für Säule, Trägergas, Trägergasmengenstrom, Trennstufenzahl und Detektor gelten die bei der Prüfung nach [*b*] gemachten Angaben.

Ausführung: Chromatogramm III: 0,10 µl Substanz wird chromatografiert, bis die doppelte Gesamtretentionszeit des Methylazetamids vergangen ist.

Berechnung:

$$\% \text{ Methylazetamid} = \frac{100a}{b}$$

a = Fläche des Methylazetamidpeaks in Quadratzentimeter.
b = Summe der Fläche aller Peaks in Quadratzentimeter.

Das Chromatogramm III ist für die Prüfung nach [*g*] aufzubewahren.

Aufbewahrung

Vorsichtig!

Dosierung

Einzelmaximaldosis: iv. 0,05 g — Tagesmaximaldosis: iv. 0,1 g

Methylephedrinum hydrochloricum

Methylephedrinhydrochlorid

DL-erythro-2-Dimethylamino-1-phenylpropanol-(1)-hydrochlorid

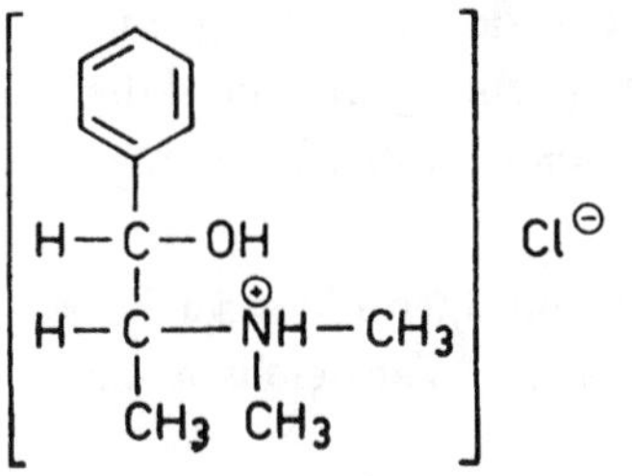

$(C_{11}H_{17}NO)HCl$ (215,7)

Gehalt 98,5 bis 101,0% Methylephedrinhydrochlorid.

Beschreibung

Weißes, kristallines Pulver.
Geruch nicht wahrnehmbar.
Geschmack bitter.

Löslichkeit: Wasser . . . . leicht löslich
Äthanol . . . . löslich

Prüflösung: 2,500 g Substanz werden in kohlendioxidfreiem Wasser zu 50,0 ml gelöst.

Identitätsprüfung

[*a*] *Schmelzbereich* (III, 8.0.): 206 bis 212 °C unter Zersetzung

[*b*] 0,50 g Substanz werden in 2,0 ml Wasser gelöst. Die Lösung wird nach Zusatz von 5,0 ml 3 N Natronlauge und 2,0 ml Äther geschüttelt. Die Ätherschicht wird abgetrennt. Nach dem Verdunsten des Äthers wird der Rückstand bei höchstens 30 Torr über Phosphor(V)-oxid 4 h getrocknet. Die entstandenen Kristalle schmelzen im Bereich von 60 bis 64 °C (III, 8.0.).

[*c*] 1,0 ml Prüflösung gibt nach Zusatz von 5 Tropfen 5 N Salpetersäure und 1,0 ml 0,1 N Silbernitratlösung einen weißen Niederschlag, der sich nach Zusatz von 1,0 ml 6 N Ammoniaklösung löst.

Reinheitsprüfung

[*d*] *Unlösliche Verunreinigungen, Farbe* (VI, 2.0./3.0.): 10,0 ml Prüflösung müssen klar und farblos sein.

[*e*] *Reaktion:* Die Prüflösung muß einen pH-Wert (III, 7.0.) im Bereich von 4,5 bis 6,0 zeigen.

[*f*] *Schwermetall-Ionen* (VI, 15.0.): 10,0 ml Prüflösung dürfen bei der „Prüfung auf Schwermetall-Ionen" nach Methode I keine stärkere Färbung und gegebenenfalls keine stärkere Trübung als die Vergleichsprobe zeigen (höchstens 0,002%, berechnet als $Pb^{2\oplus}$).

[*g*] *Sulfat-Ionen* (VI, 16.0.): 5,0 ml Prüflösung dürfen nach Zusatz von 5,0 ml Wasser bei der „Prüfung auf Sulfat-Ionen" keine stärkere Trübung als die Vergleichsprobe zeigen (höchstens 0,02% $SO_4^{2\ominus}$).

[*h*] *Organische Verunreinigungen:* 0,250 g Substanz werden in 5,0 ml konzentrierter Schwefelsäure unter Schütteln gelöst. 5 min nach dem Schwefelsäurezusatz darf die Lösung keine stärkere Färbung als 5,0 ml Farb-VL Gr 2 (VI, 3.0.) zeigen.

[*i*] *Sulfatasche* (VI, 18.0.): 1,000 g Substanz wird, wie unter „Bestimmung der Sulfatasche" angegeben, behandelt. Die Substanz darf höchstens 0,10% Rückstand hinterlassen.

Gehaltsbestimmung

[*j*] 0,1800 g Substanz werden in der Mischung aus 10,0 ml wasserfreier Essigsäure und 10,0 ml Quecksilber(II)-azetat-RL gelöst. Nach Zusatz von 3 Tropfen Kristallviolett-I wird die Lösung mit 0,1 N Perchlorsäure bis zum Farbumschlag nach Blaugrün titriert (Feinbürette).

1 ml 0,1 N Perchlorsäure ist 21,57 mg Methylephedrinhydrochlorid äquivalent.

Aufbewahrung

Vorsichtig!
Vor Licht geschützt.

Dosierung

Einzelmaximaldosis:		Tagesmaximaldosis:	
	oral 0,1 g		oral 0,3 g
	im. 0,1 g		im. 0,3 g
	sk. 0,1 g		sk. 0,3 g

Methylergomerinum bimaleinicum

Methylergometrinbimaleinat

Methylergometrini bimaleas

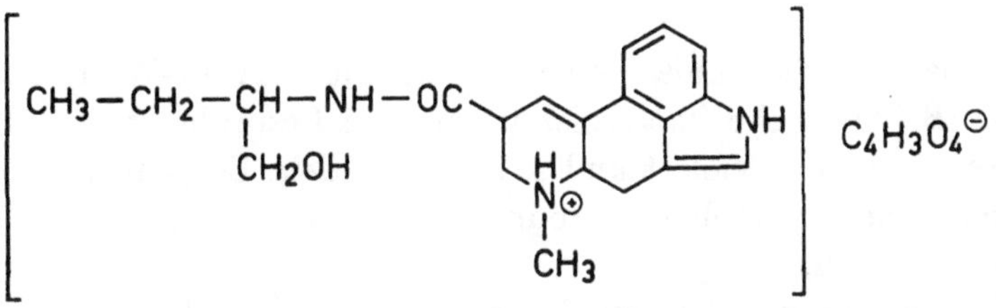

$(C_{20}H_{25}N_3O_2)C_4H_4O_4$ (455,5)

Gehalt 95,0 bis 105,0% Methylergometrinbimaleinat, berechnet auf die bei 80°C und höchstens 5 Torr über Phosphor(V)-oxid getrocknete Substanz.

Beschreibung

Weißes, grauweißes oder gelbstichiges, mikrokristallines Pulver.
Geruch nicht wahrnehmbar.
Geschmack bitter.

Löslichkeit: Wasser . . . . schwer löslich
Äthanol . . . . schwer löslich

Identitätsprüfung

[*a*] 0,0070 g Substanz werden in 10,0 ml Methanol gelöst. Die Lösung zeigt bei der Betrachtung von oben gegen einen mattschwarzen Untergrund eine blaue Fluoreszenz. Die Lösung ist für die Prüfung nach [*b*] aufzubewahren.

[*b*] Die Prüfung wird, wie unter „Dünnschichtchromatografische Prüfung" (III, 12.0.) angegeben, durchgeführt. Die Prüfung ist unter weitgehendem Ausschluß von Tageslicht durchzuführen.
Adsorptionsschicht: Kieselgel G
Aufzutragende Lösung: 5,0 µl der Lösung von [*a*] werden als Startband a aufgetragen.
Aufzutragende Lösung der Testsubstanz: 0,0100 g Methylergometrinbimaleinat-Standard wird in 10,0 ml Methanol gelöst. 5,0 µl der Lösung werden als Startband b aufgetragen.
Laufmittel: Chloroform-Äthanol-Diäthylamin (85+10+1)
Laufstrecke: 13 cm
Trocknung: Die Dünnschichtplatte wird an der Luft aufbewahrt, bis das Laufmittel verdunstet ist.

Detektion: Reagenz: Dimethylaminobenzaldehyd-Eisen(III)-chlorid-RL*

Die Dünnschichtplatte wird im ultravioletten Licht betrachtet, anschließend mit dem Reagenz besprüht, in einem Luftstrom 5 min getrocknet und nach 20 min im Tageslicht betrachtet.

Auswertung: Der R_F-Wert des Testsubstanzfleckes muß im Bereich von 0,10 bis 0,30 liegen.

Das Chromatogramm zeigt über der Startlinie a einen Fleck mit dem R_F-Wert des Fleckes der Testsubstanz. Beide Flecke fluoreszieren vor dem Besprühen mit dem Reagenz im ultravioletten Licht blauviolett und zeigen nach dem Besprühen mit dem Reagenz im Tageslicht eine violettblaue Färbung.

Weitere Flecke können vorhanden sein.

Das Chromatogramm ist für die Prüfung nach [c] aufzubewahren.

Reinheitsprüfung

[c] *Andere Mutterkornalkaloide:* Das Chromatogramm von [b] darf über der Startlinie a nach dem Besprühen mit dem Reagenz außer dem bei der Prüfung nach [b] identifizierten Substanzfleck keinen weiteren Fleck zeigen.

[d] *Trocknungsverlust* (VI, 19.0.): 0,4000 g Substanz werden, wie unter „Bestimmung des Trocknungsverlustes" angegeben, behandelt und bei 80 °C und höchstens 5 Torr über Phosphor(V)-oxid 4 h getrocknet. Die Substanz darf höchstens 3,0% Masse verlieren.

Gehaltsbestimmung

[e] 0,0100 g Substanz wird in Wasser zu 500,0 ml gelöst. Die Extinktion (III, 5.0.) der Lösung wird bei 312 nm ± 2 nm im Maximum gemessen.

Vergleichsprobe: 0,0100 g Methylergometrinbimaleinat-Standard wird, wie vorstehend angegeben, behandelt.

Berechnung:

% Methylergometrinbimaleinat, berechnet auf die bei 80 °C und höchstens 5 Torr über Phosphor(V)-oxid getrocknete Substanz $= \frac{100 \cdot E_2 \cdot Ew_1(100 - b)}{E_2 \cdot Ew_1(100 - a)}$

E_1 = Extinktion der Lösung.
E_2 = Extinktion der Vergleichsprobe.
Ew_1 = Einwaage der Substanz in Gramm.
Ew_2 = Einwaage des Methylergometrinbimaleinat-Standards in Gramm.
a = Trocknungsverlust der Substanz in Masseprozent.
b = deklarierter Trocknungsverlust des Methylergometrinbimaleinat-Standards in Masseprozent.

Aufbewahrung

Sehr vorsichtig!
In sehr gut verschlossenen Gefäßen.
Vor Licht geschützt.

Dosierung

Einzelmaximaldosis:			Tagesmaximaldosis:		
	oral	0,0005 g		oral	0,0015 g
	iv.	0,0002 g		iv.	0,0006 g
	im.	0,0002 g		im.	0,0006 g
	sk.	0,0002 g		sk.	0,0006 g

Methylium hydroxybenzoicum

Methylhydroxybenzoat

4-Hydroxybenzoesäuremethylester

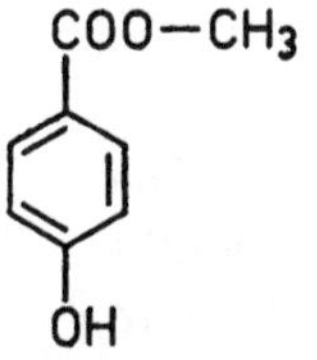

$C_8H_8O_3$ (152,2)

Gehalt 98,8 bis 101,2% Methylhydroxybenzoat.

Beschreibung

Weißes, kristallines oder mikrokristallines Pulver.
Geruch höchstens schwach wahrnehmbar.
Geschmack schwach brennend.

Löslichkeit: Wasser . . . . schwer löslich
Äthanol . . . . leicht löslich

Identitätsprüfung

[*a*] *Schmelzbereich* (III, 8.0.): 124 bis 126 °C

[*b*] 0,50 g Substanz werden nach Zusatz von 5,0 ml 3 N Natronlauge im Wasserbad 5 min erhitzt. Nach dem Erkalten werden 7,0 ml 3 N Schwefelsäure hinzugefügt. Es entsteht ein farbloser, kristalliner Niederschlag. Der Niederschlag wird auf einem Filter gesammelt und mit Wasser gewaschen. Die bei 105 °C 30 min getrockneten Kristalle schmelzen im Bereich von 212 bis 215 °C unter Zersetzung (III, 8.0.).

Reinheitsprüfung

[*c*] *Unlösliche Verunreinigungen, Farbe* (VI, 2.0./3.0.): 0,500 g Substanz müssen sich in 5,00 ml Äthanol lösen. Die Lösung darf nicht stärker getrübt sein als die Mischung aus 2,00 ml der unter „Prüfung auf Chlorid-Ionen" (VI, 7.0.) angegebenen Vergleichsprobe und 3,0 ml Wasser.
Die Lösung muß farblos sein.

[*d*] *Sauer reagierende Verunreinigungen:* 0,50 g Substanz werden nach Zusatz von 5,0 ml kohlendioxidfreiem Wasser 120 s geschüttelt. Das Filtrat darf nach Zusatz von 1 Tropfen Methylorange-I nicht rot gefärbt sein.

[e] *Schwermetall-Ionen* (VI, 15.0.): 0,100 g Substanz wird in 7,0 ml Azeton gelöst. Die Lösung darf nach Zusatz von 3,0 ml Wasser bei der „Prüfung auf Schwermetall-Ionen" nach Methode II keine stärkere Färbung und gegebenenfalls keine stärkere Trübung als die nachstehend beschriebene Vergleichsprobe zeigen (höchstens 0,002%, berechnet als $Pb^{2\oplus}$).
Vergleichsprobe: Die Mischung aus 2,00 ml Blei-VL, 7,0 ml Azeton und 1,0 ml Wasser wird, wie unter „Prüfung auf Schwermetall-Ionen" nach Methode II angegeben, behandelt.

[f] *Organische Verunreinigungen:* 0,100 g Substanz wird in 5,0 ml konzentrierter Schwefelsäure unter Schütteln gelöst. 15 min nach dem Schwefelsäurezusatz darf die Lösung keine stärkere Färbung als 5,0 ml Farb-VL Ge 3 (VI, 3.0.) zeigen.

[g] *Sulfatasche* (VI, 18.0.): 1,000 g Substanz wird, wie unter „Bestimmung der Sulfatasche" angegeben, behandelt. Die Substanz darf höchstens 0,10% Rückstand hinterlassen.

Gehaltsbestimmung

[h] 0,1000 g Substanz wird in einem Erlenmeyerkolben nach Zusatz von 10,0 ml 1 N Kalilauge im Wasserbad 15 min erhitzt. Nach dem Erkalten werden 50,00 ml 0,1 N Kaliumbromatlösung, 15,0 ml Kaliumbromidlösung (20,0 g/100,0 ml) und 10,0 ml 6 N Schwefelsäure hinzugefügt. Die Mischung wird in dem verschlossenen Gefäß unter Lichtschutz 15 min stehengelassen. Nach Zusatz von 1,00 g Kaliumjodid wird das ausgeschiedene Jod mit 0,1 N Natriumthiosulfatlösung titriert. Sobald die Lösung nur noch schwach gelb gefärbt ist, werden 2,0 ml Stärke-I hinzugefügt.

1 ml 0,1 N Kaliumbromatlösung ist 2,536 mg Methylhydroxybenzoat äquivalent.

Methylium salicylicum

Methylsalizylat

2-Hydroxybenzoesäuremethylester

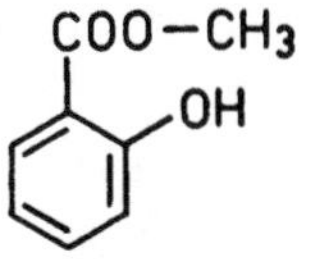

$C_8H_8O_3$ (152,2)

Gehalt 98,0 bis 100,0% Methylsalizylat.

Beschreibung

Klare, farblose Flüssigkeit.
Geruch charakteristisch.
Geschmack süßlich und brennend.

Löslichkeit: Wasser . . . . sehr schwer löslich
Äthanol, Erdnußöl . . . . . . mischbar

Prüflösung: 10,00 ml Substanz und 20,0 ml Äthanol werden gemischt.

Identitätsprüfung

[a] *Brechungsindex* (III, 1.0.): 1,535 bis 1,538

[b] 3 Tropfen Substanz werden mit 10,0 ml Wasser und 2 Tropfen Eisen(III)-chloridlösung (5,0 g/100,0 ml) versetzt. Die Mischung zeigt eine violette Färbung.

Reinheitsprüfung

[c] *Sauer reagierende Verunreinigungen:* 15,0 ml Prüflösung müssen nach Zusatz von 5 Tropfen Bromthymolblau-I und 0,50 ml 0,1 N Kalilauge grün oder blau gefärbt sein.

Gehaltsbestimmung

[d] 2,0000 g Substanz werden in einem Erlenmeyerkolben nach Zusatz von 25,00 ml 1 N Kalilauge im Wasserbad unter Rückflußkühlung und häufigem Schwenken 15 min erhitzt. Nach dem Erkalten und Zusatz von 3 Tropfen Phenolphthalein-I wird der Überschuß an 1 N Kalilauge mit 1 N Salzsäure titriert.

1 ml 1 N Kalilauge ist 152,2 mg Methylsalizylat äquivalent.

Aufbewahrung

In sehr gut verschlossenen Gefäßen.
Vor Licht geschützt.

Methylpentynolum

Methylpentynol

Methylpentynolum

DL-3-Methylpentin-(1)-ol-(3)

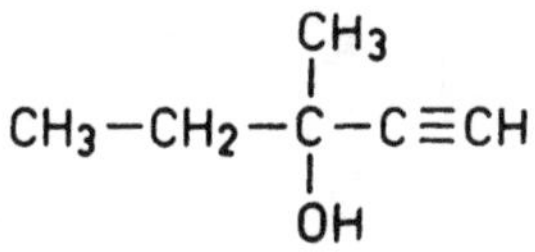

$C_6H_{10}O$ (98,15)

Gehalt 98,0 bis 100,2% Methylpentynol.

Beschreibung

Klare, farblose oder gelbstichige Flüssigkeit.
Geruch charakteristisch.
Geschmack brennend und erfrischend.
Die Substanz ist flüchtig und brennt mit rußender Flamme.

Löslichkeit: Wasser . . . . löslich
Äthanol . . . . mischbar

Prüflösung: 1,500 g Substanz werden unter Schütteln in Wasser zu 30,0 ml gelöst.

Identitätsprüfung

[a] *Brechungsindex* (III, 1.0.): 1,4305 bis 1,4315

[b] 2,5 ml Prüflösung geben nach Zusatz von 2,5 ml Quecksilber(II)-chloridlösung (5,0 g/100,0 ml) einen weißen Niederschlag, der sich nach Zusatz von 5,0 ml Äthanol löst.

Reinheitsprüfung

[c] *Unlösliche Verunreinigungen, Farbe* (VI, 2.0./3.0.): 5,0 ml Prüflösung müssen klar und farblos sein.

[d] *Reaktion:* Die Prüflösung muß einen pH-Wert (III, 7.0.) im Bereich von 4,0 bis 5,0 zeigen.

[e] *Verdampfungsrückstand* (VI, 20.0.): 10,00 ml Substanz werden, wie unter „Bestimmung des Verdampfungsrückstandes“ angegeben, behandelt. Die Substanz darf höchstens 0,0010 g Rückstand hinterlassen.

Gehaltsbestimmung

[*f*] 0,2000 g Substanz werden in einen Erlenmeyerkolben, der 15,0 ml Wasser enthält, gegeben. Nach Zusatz von 4,00 g Silbernitrat und 6 Tropfen Methylrot-Methylthioninium-chlorid-I wird die Lösung mit 0,1 N Kalilauge bis zum Farbumschlag nach Graugrün titriert.

1 ml 0,1 N Kalilauge ist 9,815 mg Methylpentynol äquivalent.

Aufbewahrung

Vorsichtig!
Vor Licht geschützt.

Dosierung

Einzelmaximaldosis: oral 0,8 g — Tagesmaximaldosis: oral 5 g

Methylphenobarbitalum

Methylphenobarbital

Methylphenobarbitalum

DL-5-Äthyl-1-methyl-5-phenylbarbitursäure

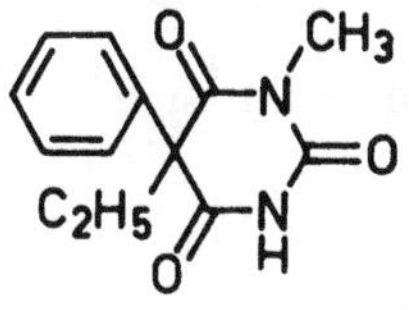

$C_{13}H_{14}N_2O_3$ (246,3)

Gehalt 98,5 bis 100,5% Methylphenobarbital, berechnet auf die bei 105 °C getrocknete Substanz.

Beschreibung

Weißes, kristallines Pulver.
Geruch nicht wahrnehmbar.
Geschmack schwach bitter.

Löslichkeit: Wasser . . . . fast unlöslich
Äthanol . . . . schwer löslich

Prüflösung: 0,500 g Substanz werden mit 20,0 ml Wasser versetzt. Die Mischung wird zum Sieden erhitzt und nach dem Abkühlen auf 20 °C filtriert. Das Filtrat wird als Prüflösung verwendet.

Identitätsprüfung

[*a*] *Schmelzbereich* (III, 8.0.): 177 bis 181 °C

[*b*] Die Prüfung wird, wie unter „Dünnschichtchromatografische Prüfung" (III, 12.0.) angegeben, durchgeführt.

Adsorptionsschicht: Kieselgel G

Aufzutragende Lösung: 0,050 g Substanz werden in 10,0 ml Äthanol gelöst. 20,0 µl der Lösung werden als Startfleck a aufgetragen.

Aufzutragende Lösung der Testsubstanz: 0,050 g Barbital-Vergleichssubstanz werden in 10,0 ml Äthanol gelöst. 20,0 µl der Lösung werden als Startfleck b aufgetragen.

Laufmittel: Chloroform—iso-Propanol—konzentrierte Ammoniaklösung (45+45+10). Die Mischung wird 30 min nach der Herstellung verwendet.

Trocknung: Die Dünnschichtplatte wird an der Luft aufbewahrt, bis das Laufmittel verdunstet ist.

Detektion: Reagenz: Quecksilber(II)-chlorid-RL

Auswertung: Der R_F-Wert des weißen Testsubstanzfleckes auf grauem Grund muß im Bereich von 0,40 bis 0,60 liegen.

Das Chromatogramm zeigt über dem Startpunkt a einen weißen Fleck auf grauem Grund mit dem R_F-Wert des Fleckes der Testsubstanz.

Reinheitsprüfung

[c] *Unlösliche Verunreinigungen, Farbe* (VI, 2.0./3.0.): 0,200 g Substanz müssen sich in 2,00 ml 1 N Kalilauge lösen. Die Lösung muß klar und farblos sein.
5,0 ml Prüflösung müssen farblos sein.

[d] *Schwermetall-Ionen* (VI, 15.0.): 1,000 g Substanz wird mit 4 Tropfen 5 N Essigsäure und 10,0 ml Wasser versetzt. Die Mischung wird zum Sieden erhitzt und nach dem Abkühlen auf 20 °C filtriert. Das Filtrat wird unter Waschen des Rückstandes mit Wasser zu 10,0 ml aufgefüllt. Die Lösung darf bei der „Prüfung auf Schwermetall-Ionen" nach Methode I keine stärkere Färbung und gegebenenfalls keine stärkere Trübung als die Vergleichsprobe zeigen (höchstens 0,001%, berechnet als $Pb^{2\oplus}$).

[e] *Bromid-, Chlorid-Ionen:* 0,80 ml Prüflösung dürfen nach Zusatz von 9,2 ml Wasser bei der „Prüfung auf Chlorid-Ionen" (VI, 7.0.) keine stärkere Trübung als die Vergleichsprobe zeigen (höchstens 0,05%, berechnet als $Cl^{\ominus}$).

[f] *Sulfat-Ionen* (VI, 16.0.): 10,0 ml Prüflösung dürfen bei der „Prüfung auf Sulfat-Ionen" keine stärkere Trübung als die Vergleichsprobe zeigen (höchstens 0,02% $SO_4^{2\ominus}$).

[g] *Organische Verunreinigungen:* 0,100 g Substanz wird in 5,0 ml konzentrierter Schwefelsäure unter Schütteln gelöst. 15 min nach dem Schwefelsäurezusatz darf die Lösung keine stärkere Färbung als 5,0 ml Farb-VL B 1 (VI, 3.0.) zeigen.

[h] *Reduzierende Verunreinigungen:* 0,050 g Substanz werden nach Zusatz von 2,00 ml 0,1 N Kalilauge und 8,0 ml Wasser 3 min geschüttelt. Das Filtrat wird mit 0,60 ml frisch bereiteter Kaliumpermanganatlösung (0,100 g/100,0 ml) versetzt. Die Lösung darf nach 30 min keine schwächere Färbung zeigen als die gleichzeitig hergestellte Mischung aus 0,100 ml Kaliumpermanganatlösung (0,100 g/100,0 ml), 2,00 ml 0,1 N Kalilauge und 8,0 ml Wasser.

[i] *Sulfatasche* (VI, 18.0.): 0,400 g Substanz werden, wie unter „Bestimmung der Sulfatasche" angegeben, behandelt. Die Substanz darf höchstens 0,25% Rückstand hinterlassen.

[j] *Trocknungsverlust* (VI, 19.0.): 0,4000 g Substanz werden, wie unter „Bestimmung des Trocknungsverlustes" angegeben, behandelt und bei 105 °C 120 min getrocknet. Die Substanz darf höchstens 0,50% Masse verlieren.

Gehaltsbestimmung

[*k*] 0,2000 g Substanz werden in einem 100-ml-Erlenmeyerkolben in 30,0 ml Dimethylformamid gelöst. Nach Zusatz von 2 Tropfen Thymolphthalein-I** wird der Erlenmeyerkolben mit einem 3fach durchbohrten Stopfen verschlossen und die Lösung, wie unter „0,1 N Natriummethoxidlösung" (VII, 10.0.), Bestimmung des Faktors angegeben, mit 0,1 N Natriummethoxidlösung bis zum Farbumschlag nach Blau titriert (Feinbürette).

1 ml 0,1 N Natriummethoxidlösung ist 24,63 mg Methylphenobarbital äquivalent. Der Gehalt wird auf die bei 105 °C getrocknete Substanz berechnet.

Aufbewahrung

Vorsichtig!
Vor Licht geschützt.

Dosierung

Einzelmaximaldosis: oral 0,3 g   Tagesmaximaldosis: oral 0,6 g

---

Methylpromethazinium methylsulfuricum

Methylpromethaziniummethylsulfat

10-[2-Trimethylammoniopropyl]-phenothiazinmethylsulfat

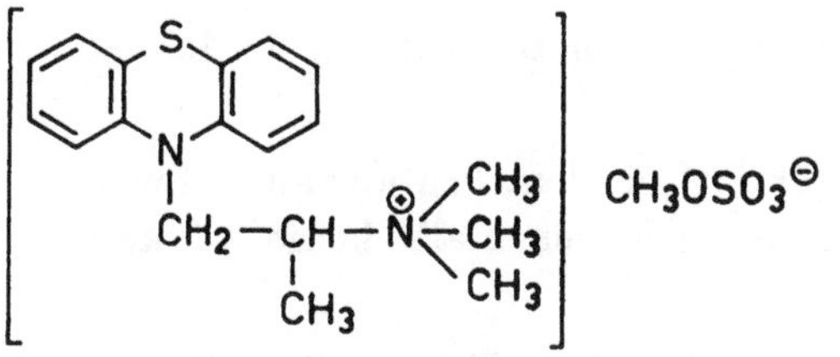

$C_{19}H_{26}N_2O_4S_2$ (410,6)

Gehalt 98,0 bis 103,0% Methylpromethaziniummethylsulfat, berechnet auf die über konzentrierter Schwefelsäure getrocknete Substanz.

Beschreibung

Weißes oder gelbstichiges, kristallines oder mikrokristallines Pulver.
Geruch höchstens schwach wahrnehmbar.
Geschmack bitter.

Löslichkeit: Wasser . . . . leicht löslich
Äthanol . . . . schwer löslich

Prüflösung: 0,800 g Substanz werden in kohlendioxidfreiem Wasser zu 40,0 ml gelöst.

Identitätsprüfung

[*a*] *Schmelzbereich* (III, 8.0.): 200 bis 215 °C unter Zersetzung. Die Bestimmung ist unter Verwendung der Einschlußküvette nach Fischer durchzuführen.

[*b*] 0,005 bis 0,010 g Substanz werden in 1,0 ml konzentrierter Schwefelsäure gelöst. Die Lösung zeigt eine rotviolette Färbung.

[*c*] 5,0 ml Prüflösung zeigen nach Zusatz von 5 Tropfen 3 N Natronlauge keine Veränderung.

[*d*] 0,050 g Substanz werden nach Zusatz von 0,20 g Kaliumhydroxid über einer kleinen Flamme 4 min erhitzt. Es ist ein aminartiger Geruch wahrnehmbar. Nach dem Erkalten wird der Rückstand mit 5,0 ml Wasser und 2,0 ml 6 N Salzsäure versetzt. Die Mischung wird 10 s geschüttelt und filtriert. Das Filtrat gibt nach Zusatz von 0,005 bis 0,01 g Askorbinsäure und 10 Tropfen Bariumchloridlösung (5,0 g/100,0 ml) einen weißen, kristallinen Niederschlag.

Reinheitsprüfung

[*e*] *Unlösliche Verunreinigungen, Farbe* (VI, 2.0./3.0.): 5,0 ml Prüflösung müssen nach Zusatz von 5,0 ml Wasser klar und farblos sein.
Die Lösung ist für die Prüfung nach [*g*] aufzubewahren.

[*f*] *Reaktion:* Die Prüflösung muß einen pH-Wert (III, 7.0.) im Bereich von 5,0 bis 6,0 zeigen.

[*g*] *Schwermetall-Ionen* (VI, 15.0.): Die Lösung von [*e*] darf bei der „Prüfung auf Schwermetall-Ionen" nach Methode I keine Färbung und gegebenenfalls keine stärkere Trübung als die Blindprobe zeigen.

[*h*] *Sulfat-Ionen* (VI, 16.0.): 10,0 ml Prüflösung dürfen bei der „Prüfung auf Sulfat-Ionen" keine stärkere Trübung als die Vergleichsprobe zeigen (höchstens 0,025% $SO_4^{2\ominus}$).

[*i*] *Phenothiazin:* Die Prüfung wird, wie unter „Dünnschichtchromatografische Prüfung" (III, 12.0.) angegeben, durchgeführt.
Adsorptionsschicht: Kieselgel G
Aufzutragende Lösungen: Lösung 1: 0,100 g Substanz wird in 40,0 ml Methanol gelöst. 10,0 µl der Lösung werden als Startfleck a aufgetragen.
Lösung 2: 0,0500 g Phenothiazin-Vergleichssubstanz werden in 100,0 ml Methanol gelöst. 5 bis 8 µl der Lösung werden als Startfleck b aufgetragen.
Die Lösungen sind unter Lichtschutz aufzubewahren und innerhalb 30 min nach der Herstellung zu verwenden.
Laufmittel: Toluol—Azeton—konzentrierte Ammoniaklösung (70+29+1). Die Mischung wird nach dem Schütteln durch Watte filtriert. Das klare Filtrat wird verwendet.
Trocknung: Die Dünnschichtplatte wird bei 105 °C getrocknet, bis der Geruch des Toluols nicht mehr wahrnehmbar ist.
Detektion: Reagenz: Formaldehyd-Schwefelsäure-RL
Die Dünnschichtplatte wird nach dem Besprühen mit dem Reagenz bei 105 °C 10 min erhitzt.
Auswertung: Das Chromatogramm zeigt über dem Startpunkt b einen rotvioletten Fleck mit einem R_F-Wert im Bereich von 0,60 bis 0,80 und auf dem Startpunkt a einen roten Fleck. Oberhalb des Startpunktes a darf kein Fleck sichtbar sein.

[*j*] *Sulfatasche* (VI, 18.0.): 1,000 g Substanz wird, wie unter „Bestimmung der Sulfatasche" angegeben, behandelt. Die Substanz darf höchstens 0,10% Rückstand hinterlassen.

[*k*] *Trocknungsverlust* (VI, 19.0.): 0,4000 g Substanz werden, wie unter „Bestimmung des Trocknungsverlustes" angegeben, behandelt und über konzentrierter Schwefelsäure 24 h getrocknet. Die Substanz darf höchstens 0,50% Masse verlieren.

Gehaltsbestimmung

[*l*] 0,1000 g Substanz wird in Wasser zu 500,0 ml gelöst. 25,00 ml der Lösung werden mit Wasser zu 1000,0 ml aufgefüllt. Die Extinktion (III, 5.0.) dieser Lösung wird bei 251 nm ± 2 nm im Maximum gemessen.
Vergleichsprobe: 0,1000 g Methylpromethaziniummethylsulfat-Standard wird, wie vorstehend angegeben, behandelt.

Berechnung:

% Methylpromethaziniummethylsulfat, berechnet auf die über konzentrierter Schwefelsäure getrocknete Substanz $= \frac{100 \cdot E_1 \cdot Ew_2(100 - b)}{E_2 \cdot Ew_1(100 - a)}$

E_1 = Extinktion der Lösung.
E_2 = Extinktion der Vergleichsprobe.
Ew_1 = Einwaage der Substanz in Gramm.
Ew_2 = Einwaage des Methylpromethaziniummethylsulfat-Standards in Gramm.
a = Trocknungsverlust in Masseprozent.
b = deklarierter Trocknungsverlust des Methylpromethaziniummethylsulfat-Standards in Masseprozent.

Aufbewahrung

Vorsichtig!
Vor Licht geschützt.

Dosierung

Einzelmaximaldosis: oral 0,1 g
iv. 0,05 g
im. 0,05 g

Tagesmaximaldosis: oral 0,3 g
iv. 0,15 g
im. 0,15 g

Methylrosanilinium chloratum

Methylrosaniliniumchlorid

Methylrosanilinii chloridum

N.N.N'.N'.N''.N''-Hexamethyl-4.4'-diaminofuchsonimoniumchlorid

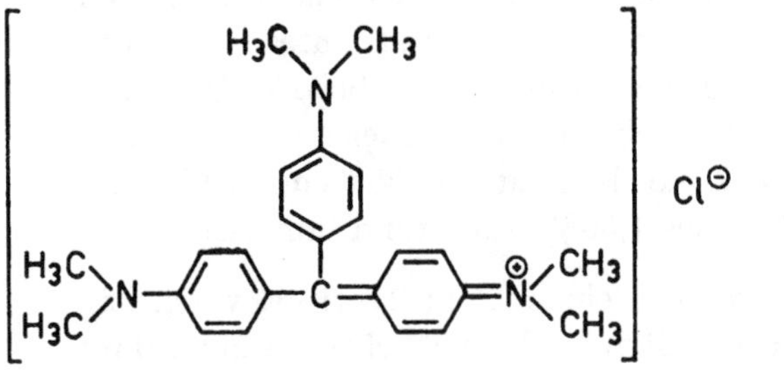

$C_{25}H_{30}ClN_3$ (408,0)

Gehalt der bei 105 °C getrockneten Substanz 90,0 bis 101,0% Methylrosaniliniumchlorid.

Beschreibung

Dunkelgrünes, mikrokristallines Pulver mit einzelnen metallisch glänzenden Kristallen. Geruch höchstens schwach wahrnehmbar.

Löslichkeit: Wasser . . . . löslich
Äthanol . . . . leicht löslich

Identitätsprüfung

[a] *Lichtabsorption* (III, 5.0.): 0,0500 g getrocknete Substanz von [h] werden in Wasser zu 500,0 ml gelöst. 5,00 ml der Lösung werden mit Phosphat-Puffer Nr. 4 zu 250,0 ml aufgefüllt. Diese Lösung wird gegen Phosphat-Puffer Nr. 4 gemessen.
Extinktion: mindestens 0,430 bei 591 nm ± 1 nm im Maximum

[b] 0,0020 g Substanz werden in 1,00 ml konzentrierter Schwefelsäure gelöst. Die Lösung zeigt eine orange Färbung, die nach Zusatz von 100 ml Wasser in eine grüne übergeht.

[c] 0,100 g Substanz wird in einem Porzellantiegel mit 0,25 g wasserfreiem Natriumkarbonat und 0,25 g Kaliumnitrat versetzt. Die Mischung wird vorsichtig erhitzt und anschließend 10 min geglüht. Nach dem Erkalten wird der Rückstand in 5,0 ml

2 N Salpetersäure gelöst. Die Lösung gibt nach Zusatz von 1,0 ml 0,1 N Silbernitratlösung einen weißen Niederschlag, der sich nach Zusatz von 3,0 ml 6 N Ammoniaklösung löst.

Reinheitsprüfung

[d] *Unlösliche Verunreinigungen:* 1,0000 g Substanz wird in einem 100-ml-Rundkolben mit 50,0 ml Äthanol versetzt. Die Mischung wird im Wasserbad unter Rückflußkühlung 15 min im Sieden gehalten und anschließend durch einen bei 105 °C bis zur Massekonstanz getrockneten Glasfiltertiegel G 4 filtriert. Der Rückstand wird mit Äthanol gewaschen, bis die Waschflüssigkeit farblos ist, und bei 105 °C bis zur Massekonstanz getrocknet. Die Substanz darf höchstens 1,50% Rückstand hinterlassen.

[e] *Eisen-Ionen* (VI, 8.0.): 0,400 g Substanz werden in einem Porzellantiegel vorsichtig erhitzt und anschließend geglüht. Nach dem Erkalten wird der Rückstand mit 2,0 ml konzentrierter Salpetersäure versetzt und die Mischung zur Trockne eingedampft. Dieser Rückstand wird in 10,0 ml 6 N Salzsäure gelöst.
5,0 ml der Lösung sind für die Prüfung nach [*f*] aufzubewahren.
1,00 ml der Lösung wird mit 9,0 ml Wasser versetzt. 2,50 ml dieser Lösung dürfen nach Zusatz von 7,5 ml Wasser bei der „Prüfung auf Eisen-Ionen" keine stärkere Färbung als die Vergleichsprobe zeigen (höchstens 0,1% $Fe^{2\oplus}/Fe^{3\oplus}$).

[f] *Schwermetall-Ionen:* 5,0 ml der Lösung von [e] werden nach Zusatz von 4,5 ml 6 N Ammoniaklösung mit 6 N Ammoniaklösung auf einen pH-Wert im Bereich von 6 bis 8 eingestellt. Die Lösung wird mit 2,00 ml 5 N Essigsäure und 1,00 ml frisch bereiteter Askorbinsäurelösung (5,0 g/100,0 ml) versetzt. Diese Lösung wird zu 2,0 ml Schwefelwasserstoff-RL gegeben und geschüttelt. Nach 10 min darf die Lösung keine stärkere Färbung als die nachstehend beschriebene Vergleichsprobe zeigen (höchstens 0,005%, berechnet als $Pb^{2\oplus}$).
Vergleichsprobe: 5,0 ml 6 N Salzsäure werden nach Zusatz von 4,5 ml 6 N Ammoniaklösung mit 6 N Ammoniaklösung auf einen pH-Wert im Bereich von 6 bis 8 eingestellt. Die Lösung wird mit 0,100 ml konzentrierter Blei-VL (VI, 15.0.), 2,00 ml 5 N Essigsäure und 1,00 ml frisch bereiteter Askorbinsäurelösung (5,0 g/100,0 ml) versetzt. Diese Lösung wird zu 2,0 ml Schwefelwasserstoff-RL gegeben und geschüttelt.

[g] *Sulfatasche* (VI, 18.0.): 0,2000 g Substanz werden, wie unter „Bestimmung der Sulfatasche" angegeben, behandelt. Die Substanz darf höchstens 1,50% Rückstand hinterlassen.

[h] *Trocknungsverlust* (VI, 19.0.): 0,4000 g Substanz werden, wie unter „Bestimmung des Trocknungsverlustes" angegeben, behandelt und bei 105 °C getrocknet. Die Substanz darf höchstens 10,0% Masse verlieren.
Die getrocknete Substanz ist für die Prüfungen nach [*a*] und [*i*] aufzubewahren.

Gehaltsbestimmung

[*i*] 0,0600 g getrocknete Substanz von [*h*] werden in 100,0 ml Essigsäureanhydrid gelöst. Die Lösung wird mit 0,1 N Perchlorsäure unter Verwendung der Glaselektrode als Indikatorelektrode potentiometrisch titriert (Mechanische Kolbenbürette MEKB-2,5 des VEB Kombinat Technisches Glas Ilmenau).

1 ml 0,1 N Perchlorsäure ist 40,80 mg Methylrosaniliniumchlorid äquivalent.

Aufbewahrung

Vor Licht geschützt.

Methyltestosteronum

Methyltestosteron

Methyltestosteronum

17β-Hydroxy-17α-methyl-4-androsten-3-on

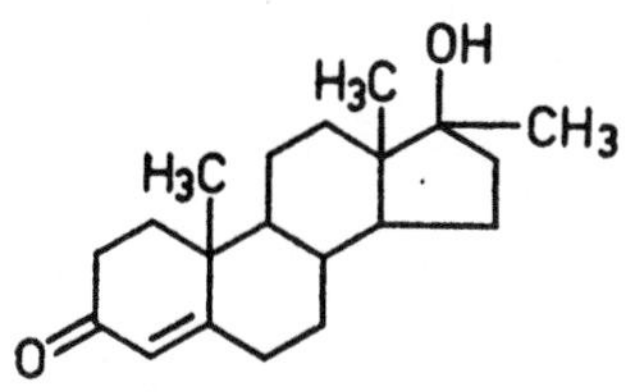

$C_{20}H_{30}O_2$ (302,5)

Gehalt 97,0 bis 103,0% Methyltestosteron, berechnet auf die bei 105 °C getrocknete Substanz.

Beschreibung

Weißes oder nahezu weißes, kristallines Pulver.
Geruch nicht wahrnehmbar.

Löslichkeit: Wasser . . . . fast unlöslich
Äthanol . . . . leicht löslich

Identitätsprüfung

[a] *Lichtabsorption* (III, 5.0.): Die Infrarot-Absorptionsspektren der Substanz und des Methyltestosteron-Standards müssen übereinstimmen. Zur Prüfung werden KBr-Preßlinge verwendet.

[b] *Optische Drehung* (III, 6.0.): $[\alpha]_D^{20} = +79{,}0$ bis $+85{,}0°$. Zur Bestimmung werden 0,2500 g Substanz in Äthanol zu 25,00 ml gelöst.
Die Berechnung wird auf die bei 105 °C getrocknete Substanz bezogen.

Reinheitsprüfung

Alle Prüfungen und die „Bestimmung des Schmelzbereiches“ werden, wie unter „Methyltestosteronum“/CM-RGW angegeben, durchgeführt.

Gehaltsbestimmung

Die Bestimmung wird, wie unter „Methyltestosteronum“/CM-RGW angegeben, durchgeführt.

Aufbewahrung

V o r s i c h t i g !
Vor Licht geschützt.

Dosierung

Einzelmaximaldosis: oral 0,025 g

Tagesmaximaldosis: oral 0,05 g

Methylthioninium chloratum

Methylthioniniumchlorid

Methylthioninii chloridum

2.7-Bis-[dimethylamino]-9-thionia-10-azaanthrazenchlorid

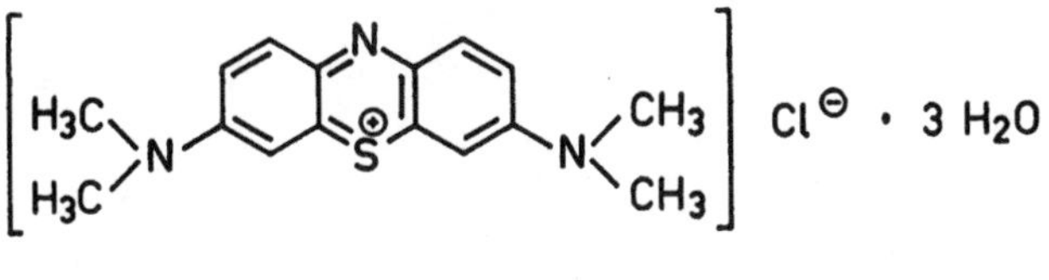

$C_{16}H_{18}ClN_3S \cdot 3\,H_2O$ (373,9)

Gehalt 96,0 bis 100,5% wasserfreies Methylthioniniumchlorid [$C_{16}H_{18}ClN_3S$ (319,9)], berechnet auf die bei 110 °C getrocknete Substanz.

Beschreibung

Dunkelgrüne, metallisch glänzende Kristalle oder dunkelgrünes, metallisch glänzendes, kristallines Pulver.
Geruch nicht wahrnehmbar.

Löslichkeit:	Wasser	mäßig löslich
	Äthanol	mäßig löslich

Prüflösung I: 0,400 g Substanz werden in Wasser zu 40,0 ml gelöst.

Prüflösung II: Der Rückstand von [j] wird in 2,0 ml konzentrierter Salpetersäure gelöst. Die Lösung wird auf dem Wasserbad zur Trockne eingedampft. Dieser Rückstand wird in 10,0 ml 6 N Salzsäure unter Erhitzen gelöst. Das Filtrat wird unter Waschen des Filters mit Wasser zu 20,0 ml aufgefüllt.

Identitätsprüfung

[a] 1,0 ml Prüflösung I wird nach Zusatz von 9,0 ml Wasser, 2,0 ml 6 N Schwefelsäure und 0,20 g Zinkstaub 120 s im Sieden gehalten. Die Mischung wird entfärbt und zeigt nach Zusatz von 2,5 ml 6 N Ammoniaklösung erneut eine blaue Färbung.

[b] 0,050 g Substanz werden in einem Porzellantiegel mit 0,50 g wasserfreiem Natriumkarbonat versetzt. Die Mischung wird vorsichtig erhitzt. Die entweichenden Dämpfe färben angefeuchtetes rotes Lackmuspapier blau. Die Mischung wird 10 min geglüht.

Nach dem Erkalten wird der Rückstand in 10,0 ml 5 N Salpetersäure gelöst und die Lösung filtriert. 4,0 ml des Filtrates geben nach Zusatz von 3,0 ml Bariumchloridlösung (5,0 g/100,0 ml) einen weißen, kristallinen Niederschlag.
Der Rest des Filtrates ist für die Prüfung nach [*c*] aufzubewahren.

[*c*] 5,0 ml des Filtrates von [*b*] geben nach Zusatz von 1,0 ml 0,1 N Silbernitratlösung einen weißen Niederschlag, der sich nach Zusatz von 10,0 ml 6 N Ammoniaklösung löst.

Reinheitsprüfung

[*d*] *Unlösliche Verunreinigungen:* 0,500 g Substanz werden in einem 100-ml-Rundkolben mit 50,0 ml Äthanol versetzt. Die Mischung wird im Wasserbad unter Rückflußkühlung 30 min im Sieden gehalten und noch heiß durch einen bei 105 °C bis zur Massekonstanz getrockneten Glasfiltertiegel G 4 filtriert. Der Rückstand wird mit Äthanol gewaschen, bis die Waschflüssigkeit nicht mehr blau gefärbt ist, und danach bei 105 °C bis zur Massekonstanz getrocknet. Die Substanz darf höchstens 1,0% Rückstand hinterlassen.

[*e*] *Arsen-Ionen* (VI, 5.0.): 30,0 ml Prüflösung I werden, wie unter „Prüfung auf Arsen-Ionen" angegeben, behandelt. Das Quecksilberbromidpapier darf keine Färbung zeigen.

[*f*] *Eisen-Ionen* (VI, 8.0.): 5,0 ml Prüflösung II dürfen nach Zusatz von 5,0 ml 3 N Ammoniaklösung bei der „Prüfung auf Eisen-Ionen" keine stärkere Färbung als die Vergleichsprobe zeigen (höchstens 0,004% $Fe^{2\oplus}/Fe^{3\oplus}$).

[*g*] *Kupfer-Ionen* (VI, 11.0.): 5,0 ml Prüflösung II werden mit 5,0 ml 3 N Ammoniaklösung versetzt. 5,0 ml der Lösung dürfen bei der „Prüfung auf Kupfer-Ionen" keine Färbung zeigen.

[*h*] *Zink-Ionen:* 5,0 ml Prüflösung II dürfen nach Zusatz von 5 Tropfen Kaliumhexazyanoferrat(II)-lösung (5,0 g/100,0 ml) nach 120 s keine Trübung zeigen.

[*i*] *Methylviolett:* 0,100 g Substanz wird mit 0,100 g wasserfreiem Natriumazetat und 2,5 ml Essigsäureanhydrid versetzt und die Mischung in einem Wasserbad von 90 °C 5 min erhitzt. Nach dem Erkalten und Zusatz von 40,0 ml Wasser wird 1 Tropfen der Mischung auf ein Stück Filterpapier gegeben. Der entstandene blaue Fleck darf keinen grünen Rand zeigen.

[*j*] *Glührückstand* (VI, 17.0.): 1,000 g Substanz wird, wie unter „Bestimmung des Glührückstandes" angegeben, behandelt. Die Substanz darf höchstens 1,0% Rückstand hinterlassen.
Der Rückstand ist für die Herstellung der Prüflösung II aufzubewahren.

[*k*] *Trocknungsverlust* (VI, 19.0.): 0,4000 g Substanz werden, wie unter „Bestimmung des Trocknungsverlustes" angegeben, behandelt und bei 110 °C getrocknet. Die Substanz darf nicht weniger als 14,5% und nicht mehr als 16,5% Masse verlieren.

Gehaltsbestimmung

[*l*] 0,3000 g Substanz werden in einem 100-ml-Meßkolben in 30,0 ml Wasser unter Erwärmen in einem Wasserbad von 70 °C gelöst. Nach dem Erkalten und Zusatz von 50,00 ml 0,1 N Kaliumdichromatlösung wird die Mischung geschüttelt, mit Wasser zu 100,00 ml aufgefüllt, unter wiederholtem Schütteln 10 min stehengelassen und danach filtriert. Die ersten 20,0 ml Filtrat werden verworfen. 50,00 ml des Filtrates werden in einem 200-ml-Erlenmeyerkolben mit 30,0 ml 6 N Schwefelsäure sowie 1,00 g Kaliumjodid versetzt und in dem verschlossenen Gefäß unter Lichtschutz 5 min stehengelassen. Nach Zusatz von 100 ml Wasser und 2,0 ml Stärke-I wird die Lösung mit 0,1 N Natriumthiosulfatlösung bis zum Farbumschlag nach Blaugrün titriert. Unter den gleichen Bedingungen ist ein Blindversuch durchzuführen.

1 ml 0,1 N Kaliumdichromatlösung ist 10,66 mg wasserfreiem Methylthioniniumchlorid äquivalent.
Der Gehalt wird auf die bei 110 °C getrocknete Substanz berechnet.

Aufbewahrung

Vor Licht geschützt.

Methylthiouracilum

Methylthiourazil

Methylthiouracilum

6-Methyl-2-thiooxo-1H.2H-pyrimidinon-(4)

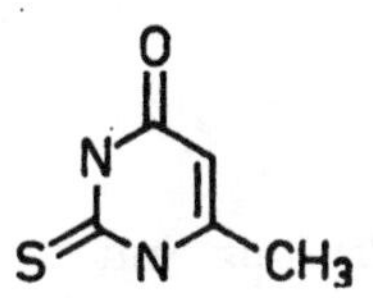

$C_5H_6N_2OS$ (142,2)

Gehalt 98,0 bis 100,5% Methylthiourazil, berechnet auf die bei 105 °C getrocknete Substanz.

Beschreibung

Weißes oder schwach gelbliches, kristallines Pulver.
Geruch nicht wahrnehmbar.
Geschmack bitter.

Löslichkeit: Wasser . . . . sehr schwer löslich
Äthanol . . . . sehr schwer löslich

Prüflösung: 1,500 g Substanz werden mit 30,0 ml Wasser versetzt. Die Mischung wird 60 s im Sieden gehalten und nach dem Erkalten filtriert. Das Filtrat wird als Prüflösung verwendet.

Identitätsprüfung

[*a*] *Lichtabsorption* (III, 5.0.): 0,0500 g Substanz werden in 0,1 N Natronlauge zu 100,00 ml gelöst. 1,00 ml der Lösung wird mit 0,1 N Natronlauge zu 100,00 ml aufgefüllt. Diese Lösung zeigt bei 225 nm $\pm$ 2 nm und 260 nm $\pm$ 2 nm je ein Absorptionsmaximum und bei 245 nm $\pm$ 2 nm ein Absorptionsminimum.

[*b*] 0,010 g Substanz wird nach Zusatz von 4,0 ml Brom-RL 5 min geschüttelt. Die Mischung wird im Sieden gehalten, bis der Überschuß an Brom entfernt ist, und nach dem Erkalten filtriert. Das Filtrat gibt nach Zusatz von 10,0 ml Bariumhydroxid-RL einen weißen, kristallinen Niederschlag.

[*c*] 0,200 g Substanz werden in 10 Tropfen 3 N Natronlauge unter Erhitzen im Wasserbad gelöst. Nach Zusatz von 10 Tropfen Benzylchlorid wird die heiße Mischung bis zur Emulsionsbildung kräftig geschüttelt, weitere 60 s unter ständigem Schütteln im Wasserbad erhitzt und anschließend mit 5,0 ml Äthanol versetzt. Eine entstandene

Kristallkruste wird gegebenenfalls mit einem Glasstab zerdrückt. Die Mischung wird im Wasserbad zum Sieden erhitzt, danach auf 1 bis 4 °C abgekühlt und nach Zusatz von 4,0 ml Wasser erneut abgekühlt. Es entsteht ein kristalliner Niederschlag. Der Niederschlag wird auf einem Filter gesammelt und in 5,0 ml heißem Äthanol gelöst. Die Lösung wird auf 1 bis 2 ml eingedampft und zur Kristallisation auf 1 bis 4 °C abgekühlt. Die auf einem Filter gesammelten und bei 105 °C 10 min getrockneten Kristalle schmelzen im Bereich von 177 bis 182 °C (III, 9.0.).

Reinheitsprüfung

[*d*] *Schwermetall-Ionen* (VI, 15.0.): 10,0 ml Prüflösung dürfen bei der „Prüfung auf Schwermetall-Ionen" nach Methode I keine stärkere Färbung und gegebenenfalls keine stärkere Trübung als die Vergleichsprobe zeigen (höchstens 0,002%, berechnet als $Pb^{2\oplus}$).

[*e*] *Sulfat-Ionen* (VI, 16.0.): 10,0 ml Prüflösung dürfen bei der „Prüfung auf Sulfat-Ionen" keine stärkere Trübung als die Vergleichsprobe zeigen (höchstens 0,01% $SO_4^{2\ominus}$).

[*f*] *Thioharnstoff:* 0,50 ml Prüflösung dürfen nach Zusatz von 5,0 ml 3 N Ammoniaklösung und 2,0 ml 0,1 N Silbernitratlösung keine stärkere Färbung als 5,0 ml Farb-VL Ge 1 (VI, 3.0.) zeigen.

[*g*] *Organische Verunreinigungen:* 0,150 g Substanz werden nach Zusatz von 5,0 ml konzentrierter Schwefelsäure im Wasserbad unter ständigem Schütteln 5 min erhitzt. Die Lösung wird 10 min stehengelassen und darf danach keine stärkere Färbung als 5,0 ml Farb-VL Ge 3 (VI, 3.0.) zeigen.

[*h*] *Sulfatasche* (VI, 18.0.): 0,400 g Substanz werden, wie unter „Bestimmung der Sulfatasche" angegeben, behandelt. Die Substanz darf höchstens 0,30% Rückstand hinterlassen.

[*i*] *Trocknungsverlust* (VI, 19.0.): 0,4000 g Substanz werden, wie unter „Bestimmung des Trocknungsverlustes" angegeben, behandelt und bei 105 °C 60 min getrocknet. Die Substanz darf höchstens 0,50% Masse verlieren.

Gehaltsbestimmung

[*j*] 0,1500 g Substanz werden mit 20,0 ml Wasser versetzt. Die Mischung wird zum Sieden erhitzt, mit 15,00 ml 0,1 N Kalilauge versetzt und erneut erhitzt, bis sich die Substanz gelöst hat. Nach Zusatz von 25,0 ml 0,1 N Silbernitratlösung und 1,00 ml Bromthymolblau-I wird die Lösung mit 0,1 N Kalilauge bis zum Farbumschlag nach Grünblau titriert.

1 ml 0,1 N Kalilauge ist 7,109 mg Methylthiouracil äquivalent.
Der Gehalt wird auf die bei 105 °C getrocknete Substanz berechnet.

Aufbewahrung

Vorsichtig!
Vor Licht geschützt.

Dosierung

Einzelmaximaldosis: oral 0,15 g Tagesmaximaldosis: oral 0,5 g

Für Säuglinge und Kinder gelten die Angaben der Spalte B (IX, 1.0.).

Metriphonatum

Metriphonat

Metrifonatum

[1-Hydroxy-2.2.2-trichloräthyl]-phosphonsäuredimethylester

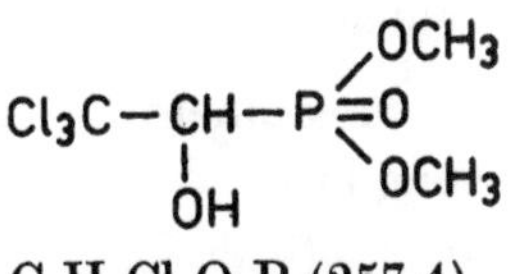

$C_4H_8Cl_3O_4P$ (257,4)

Gehalt 95,0 bis 101,0% Metriphonat.

Beschreibung

Weißes oder gelblichweißes, kristallines Pulver.
Geruch stark wahrnehmbar.

Löslichkeit: Wasser . . . . mäßig löslich
Äthanol . . . . sehr leicht löslich

Prüflösung: 0,500 g Substanz werden in Wasser zu 20,0 ml gelöst. Die Lösung wird gegebenenfalls zentrifugiert und die überstehende, klare Lösung als Prüflösung verwendet.

Identitätsprüfung

[a] *Erstarrungstemperatur* (III, 3.0.): mindestens 73,5 °C. Zur Bestimmung werden 25 g Substanz in einem Wasserbad von 85 °C geschmolzen und nach Zusatz von 8,0 g Kalziumsulfat* auf 80,0 °C erhitzt. Die Temperatur der geschmolzenen Substanz wird mit einem Thermometer gemessen, dessen Skale in Abschnitte, die 0,1 °C entsprechen, unterteilt ist. Anschließend wird das Gefriergefäß, wie unter „Bestimmung der Gefrierpunktserniedrigung“ (III, 4.0.) angegeben, in das Luftbadgefäß eingesetzt. Außerdem wird ein Hilfsthermometer verwendet, dessen Quecksilbergefäß sich in halber Höhe des Quecksilberfadens des Thermometers befindet, das aus der Schmelze herausragt. Das Luftbadgefäß wird 7 cm tief in ein Wasserbad von 55 °C getaucht, die Schmelze bis zum Beginn des Erstarrens gerührt und die Temperaturen t_1 und t_2 abgelesen.

Erstarrungstemperatur $(t) = t_1 + 0{,}000157\, n(t_1 - t_2)$

t_1 = abgelesene Erstarrungstemperatur.
t_2 = abgelesene Temperatur am Hilfsthermometer.
n = Anzahl Grad Celsius, die der Quecksilberfaden aus der Schmelze herausragt.

3046/I
2. AB – DDR/450/75

[*b*] 0,100 g Substanz wird in einem Porzellantiegel mit 0,200 g der Mischung aus gleichen Teilen Kaliumnitrat und wasserfreiem Natriumkarbonat gemischt, vorsichtig erhitzt und 3 min geglüht. Nach dem Erkalten wird der Rückstand in 10,0 ml 5 N Salpetersäure gelöst.

2,0 ml der Lösung sind für die Prüfung nach [*c*] aufzubewahren.

5,0 ml der Lösung werden nach Zusatz von 2,0 ml Ammoniummolybdatlösung (10,0 g/100,0 ml) zum Sieden erhitzt. Es entsteht ein gelber, kristalliner Niederschlag.

[*c*] 2,0 ml der Lösung von [*b*] geben nach Zusatz von 1,0 ml 0,1 N Silbernitratlösung einen weißen Niederschlag, der sich nach Zusatz von 3,0 ml 6 N Ammoniaklösung löst.

Reinheitsprüfung

[*d*] *Unlösliche Verunreinigungen, Farbe* (VI, 2.0./3.0.): 0,500 g Substanz werden in 5,0 ml Azeton gelöst. Die Lösung darf nicht stärker getrübt sein als 5,0 ml der nachstehend beschriebenen Vergleichsprobe und nicht stärker gefärbt sein als 5,0 ml Farb-VL Ge 1.

Vergleichsprobe: 6,0 ml Sulfat-VL werden nach Zusatz von 4,0 ml Wasser, wie unter „Prüfung auf Sulfat-Ionen" (VI, 16.0.) angegeben, behandelt.

[*e*] *Reaktion:* Die Prüflösung muß einen pH-Wert (III, 7.0.) im Bereich von 2,0 bis 3,5 zeigen.

[*f*] *Schwermetall-Ionen* (VI, 15.0.): 0,400 ml Prüflösung dürfen nach Zusatz von 9,6 ml Wasser bei der „Prüfung auf Schwermetall-Ionen" nach Methode I keine stärkere Färbung und gegebenenfalls keine stärkere Trübung als die Vergleichsprobe zeigen (höchstens 0,1%, berechnet als $Pb^{2\oplus}$).

[*g*] *Chlorid-Ionen* (VI, 7.0.): 0,80 ml Prüflösung dürfen nach Zusatz von 9,2 ml Wasser bei der „Prüfung auf Chlorid-Ionen" keine stärkere Trübung als die Vergleichsprobe zeigen (höchstens 0,05% $Cl^{\ominus}$).

[*h*] *Sulfatasche* (VI, 18.0.): 0,500 g Substanz werden, wie unter „Bestimmung der Sulfatasche" angegeben, behandelt. Die Substanz darf höchstens 0,30% Rückstand hinterlassen.

[*i*] *Wassergehalt* (VII, 6.0.): 2,0000 g Substanz werden, wie unter „Bestimmung des Wassergehaltes" nach Methode I angegeben, behandelt. Die Substanz darf höchstens 0,75% Wasser enthalten.

Gehaltsbestimmung

[*j*] 1,0000 g Substanz wird in einem 250-ml-Erlenmeyerkolben in 90,0 ml Methanol gelöst. Nach Zusatz von 10,0 ml Äthanolamin wird die Lösung bei 20 °C ± 0,5 °C 60 min stehengelassen und anschließend in Eiswasser 10 min gekühlt. Die Lösung wird mit

50 ml 5 N Salpetersäure versetzt und bei 20 °C mit 0,1 N Silbernitratlösung unter Verwendung der Silberelektrode als Indikatorelektrode potentiometrisch titriert.

1 ml 0,1 N Silbernitratlösung ist 25,74 mg Metriphonat äquivalent.

Aufbewahrung

Vorsichtig!
Höchstens 3 Jahre.
Die Substanz ist nur für veterinärmedizinische Zwecke bestimmt.

Metronidazolum

Metronidazol

Metronidazolum

1-[2-Hydroxyäthyl]-2-methyl-5-nitroimidazol

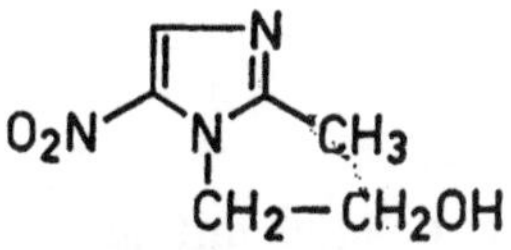

$C_6H_9N_3O_3$ (171,2)

Gehalt 98,0 bis 100,5% Metronidazol, berechnet auf die bei 80 °C getrocknete Substanz.

Beschreibung

Schwach grünlichgelbe Kristalle.
Geruch nicht wahrnehmbar.
Geschmack bitter.

Löslichkeit: Wasser . . . . schwer löslich
Äthanol . . . . schwer löslich

Prüflösung: 0,100 g gepulverte Substanz wird in 50,0 ml Wasser unter mäßigem Erwärmen gelöst.

Identitätsprüfung

[*a*] *Schmelzbereich* (III, 8.0.): 158 bis 163 °C

[*b*] *Eutektische Temperatur der Mischung mit Benzanilid* (III, 8.0.): 135 bis 139 °C

Reinheitsprüfung

[*c*] *Unlösliche Verunreinigungen, Farbe* (VI, 2.0./3.0.): 5,0 ml Prüflösung müssen klar und dürfen nicht stärker gefärbt sein als 5,0 ml Farb-VL Gr 1.

[*d*] *Schwermetall-Ionen* (VI, 15.0.): 10,0 ml Prüflösung dürfen bei der „Prüfung auf Schwermetall-Ionen" nach Methode II keine stärkere Färbung zeigen als die Mischung aus 10,0 ml Prüflösung, 1,00 ml 5 N Essigsäure und 2,0 ml Wasser.

[*e*] *Chlorid-Ionen* (VI, 7.0.): 10,0 ml Prüflösung dürfen bei der „Prüfung auf Chlorid-Ionen" keine stärkere Trübung als die Vergleichsprobe zeigen (höchstens 0,05% $Cl^{\ominus}$).

[*f*] *2-Methyl-4-nitroimidazol:* 0,500 g Substanz werden in 20,0 ml Wasser unter Erhitzen gelöst. Nach dem Abkühlen auf 20 °C wird die Lösung mit 10,00 ml 0,1 N Silbernitratlösung versetzt und unter Lichtschutz 60 min stehengelassen. Anschließend wird die

Mischung durch einen Glasfiltertiegel G 4 filtriert. Der Rückstand wird 3mal mit je 10,0 ml Wasser von 5 bis 10 °C gewaschen. Die vereinigten Filtrate werden mit 5,0 ml 2 N Salpetersäure und 2,0 ml Eisen(III)-ammoniumsulfat-I versetzt. Der Überschuß an 0,1 N Silbernitratlösung wird mit 0,1 N Ammoniumthiozyanatlösung bis zur rötlichgelben Färbung titriert (Feinbürette). Es müssen mindestens 9,80 ml 0,1 N Ammoniumthiozyanatlösung verbraucht werden (höchstens 0,5% 2-Methyl-4-nitroimidazol).

[*g*] *Sulfatasche* (VI, 18.0.): 1,000 g Substanz wird, wie unter „Bestimmung der Sulfatasche" angegeben, behandelt. Die Substanz darf höchstens 0,10% Rückstand hinterlassen.

[*h*] *Trocknungsverlust* (VI, 19.0.): 0,4000 g Substanz werden, wie unter „Bestimmung des Trocknungsverlustes" angegeben, behandelt und bei 80 °C 4 h getrocknet. Die Substanz darf höchstens 0,50% Masse verlieren.

Gehaltsbestimmung

[*i*] 0,1500 g Substanz werden in 20,0 ml wasserfreier Essigsäure gelöst. Nach Zusatz von 1 Tropfen Malachitgrün-I wird die Lösung mit 0,1 N Perchlorsäure bis zum Farbumschlag nach Gelb titriert (Feinbürette).

1 ml 0,1 N Perchlorsäure ist 17,12 mg Metronidazol äquivalent.
Der Gehalt wird auf die bei 80 °C getrocknete Substanz berechnet.

Aufbewahrung

Vorsichtig!
Vor Licht geschützt.

Mikrokristalline Zellulose

Aus Holzzellulose durch Hydrolyse mit Säuren erhaltenes und von Lignin und anderen Begleitstoffen gereinigtes und gemahlenes Pulver.

Beschreibung

Weißes oder nahezu weißes, mikrokristallines Pulver.
Geruch nicht wahrnehmbar.
Geschmack nicht wahrnehmbar.

Löslichkeit: Wasser . . . . fast unlöslich
Äthanol . . . . fast unlöslich

Prüflösung: 2,500 g Substanz werden mit 50,0 ml Wasser versetzt. Die Mischung wird 120 s im Sieden gehalten, unter wiederholtem Schütteln auf 20 °C abgekühlt und durch einen Glasfiltertiegel G 5 filtriert. Das Filtrat wird mit kohlendioxidfreiem Wasser zu 50,0 ml aufgefüllt.

Identitätsprüfung

[*a*] 0,050 g Substanz werden in 10,0 ml Kupfer(II)-tetrammin-RL gelöst. Die Lösung gibt nach Zusatz von 5,0 ml Äthanol einen Niederschlag.

[*b*] 0,100 g Substanz wird mit 3 Tropfen Chlorzinkjod-RL versetzt. Die Substanz zeigt eine blauviolette Färbung.

Reinheitsprüfung

[*c*] *Wasserlösliche Verunreinigungen:* 5,00 g Substanz werden mit 80,0 ml Wasser versetzt. Die Mischung wird unter Rückflußkühlung 30 min im Sieden gehalten. Die heiße Mischung wird durch einen Glasfiltertiegel G 4 filtriert und das Filtrat, wie unter „Bestimmung des Verdampfungsrückstandes" (VI, 20.0.) angegeben, behandelt. Die Substanz darf höchstens 0,50% Rückstand hinterlassen.

[*d*] *Ätherlösliche Verunreinigungen:* 10,00 g Substanz werden in einem Soxhletapparat mit der Mischung gleicher Volumen Äther und Methylenchlorid 4 h extrahiert. Der Extrakt wird, wie unter „Bestimmung des Verdampfungsrückstandes" (VI, 20.0.) angegeben, behandelt. Die Substanz darf höchstens 0,15% Rückstand hinterlassen.

[*e*] *Alkalisch oder sauer reagierende Verunreinigungen:* 10,0 ml Prüflösung müssen nach Zusatz von 2 Tropfen Phenolphthalein-I farblos und nach darauffolgendem Zusatz von 0,60 ml 0,01 N Kalilauge rot gefärbt sein.

[*f*] *Kalzium-Ionen* (VI, 10.0.): 5,0 ml Prüflösung dürfen nach Zusatz von 5,0 ml Wasser bei der „Prüfung auf Kalzium-Ionen" keine stärkere Trübung als die Vergleichsprobe zeigen (höchstens 0,02% $Ca^{2\oplus}$).

[*g*] *Schwermetall-Ionen* (VI, 15.0.): 10,0 ml Prüflösung dürfen bei der „Prüfung auf Schwermetall-Ionen" nach Methode I keine stärkere Färbung und gegebenenfalls keine stärkere Trübung als die Vergleichsprobe zeigen (höchstens 0,002%, berechnet als $Pb^{2\oplus}$).

[*h*] *Chlorid-Ionen* (VI, 7.0.): 2,00 ml Prüflösung dürfen nach Zusatz von 8,0 ml Wasser bei der „Prüfung auf Chlorid-Ionen" keine stärkere Trübung als die Vergleichsprobe zeigen (höchstens 0,01% $Cl^{\ominus}$).

[*i*] *Sulfat-Ionen* (VI, 16.0.): 2,00 ml Prüflösung dürfen nach Zusatz von 8,0 ml Wasser bei der „Prüfung auf Sulfat-Ionen" keine stärkere Trübung als die Vergleichsprobe zeigen (höchstens 0,05% $SO_4^{2\ominus}$).

[*j*] *Lignin:* 0,100 g Substanz wird mit 2 Tropfen Phlorogluzin-RL versetzt. Nach 60 s werden 2 Tropfen 6 N Salzsäure hinzugefügt. Die Substanz darf keine Rosa- oder Rotfärbung zeigen.

[*k*] *Schönungsmittel:* 5,0 ml Prüflösung dürfen nicht stärker gefärbt sein als 5,0 ml Farb-VL Ge 1 (VI, 3.0.).

[*l*] *Fluoreszierende Schönungsmittel:* Die Substanz darf im ultravioletten Licht der Wellenlänge von 366 nm höchstens eine schwach hellblaue oder schwach gelblichgrüne, aber keine starke Fluoreszenz zeigen.

[*m*] *Stärke:* 0,500 g Substanz werden in 10,0 ml Wasser suspendiert und mit 1,0 ml Jod-Kaliumjodid-RL versetzt. Nach dem Schütteln darf die Mischung keine Violett- oder Blaufärbung zeigen.

[*n*] *Sulfatasche* (VI, 18.0.): 1,000 g Substanz wird, wie unter „Bestimmung der Sulfatasche" angegeben, behandelt. Die Substanz darf höchstens 0,20% Rückstand hinterlassen.

[*o*] *Trocknungsverlust* (VI, 19.0.): 0,4000 g Substanz werden, wie unter „Bestimmung des Trocknungsverlustes" angegeben, behandelt und bei 105 °C 3 h getrocknet. Die Substanz darf höchstens 5,0% Masse verlieren.

Sonstige Prüfungen

[*p*] *Teilchengröße:* 0,010 g Substanz wird mit 2 Tropfen dünnflüssigem Paraffin gemischt, auf der halben Fläche eines Objektträgers ausgestrichen und unter dem Mikroskop bei 200facher Vergrößerung betrachtet. In 3 Blickfeldern darf kein Teilchen sichtbar sein, dessen größte Ausdehnung mehr als 200 μm beträgt.

[q] *Mikrobiologische Reinheit* (X, 5.0.): Die Substanz wird, wie unter „Prüfung auf mikrobiologische Reinheit" angegeben, behandelt, wobei zur Bestimmung der Keimzahl in gleicher Weise wie Kulturmedium 1 auch Kulturmedium 5, das je 1 000 ml 20 bis 25 g Agar für Kulturmedien enthält, verwendet, jedoch bei 22 bis 24 °C bebrütet wird.
Die unter Verwendung von Kulturmedium 1 erhaltene Keimzahl darf höchstens 1 000 betragen. Die unter Verwendung des vorstehend angegebenen Kulturmediums 5 erhaltene Pilzkeimzahl darf höchstens 100 betragen.
Enterobacteriaceae, Pseudomonas aeruginosa und Staphylococcus aureus dürfen in 1 g Substanz nicht nachweisbar sein.

[r] *Schüttmasse:* Ein 100-ml-Meßzylinder, dessen Fußdurchmesser etwa 60 mm beträgt und der einen inneren Durchmesser von 26 bis 29 mm hat, wird an der 50-ml-Marke glatt abgesprengt. Der Zylinderteil mit Fuß wird gewogen und danach mit dem anderen Zylinderteil durch einen etwa 40 mm langen Schlauch verbunden.
In ein 250-ml-Becherglas von etwa 66 mm innerem Durchmesser und etwa 90 mm Höhe wird eine 20 mm hohe Schicht Seesand gegeben. Durch einen Trichter, dessen Hals 60 bis 70 mm lang ist und der einen inneren Durchmesser von höchstens 10 mm hat, wird mit Hilfe eines Drahtes oder Glasstabes Substanz in den vorbereiteten Meßzylinder bis zur 70-ml-Marke gegeben. Der Meßzylinder wird 5mal aus 6 cm Höhe senkrecht auf die Sandschicht in dem Becherglas fallengelassen.
Anschließend wird erneut Substanz in den Meßzylinder bis zur 70-ml-Marke gefüllt. Der Meßzylinder wird 5mal aus 3 cm Höhe auf die Sandschicht fallengelassen. Danach wird der Meßzylinder aus dem Becherglas herausgenommen, der obere Zylinderteil mit dem Schlauch entfernt und die Substanz glatt gestrichen. Der Zylinderteil mit der Substanz wird gewogen.

Berechnung:

$$\text{Schüttmasse in Gramm je Milliliter} = \frac{a}{50}$$

a = Masse der Substanz in Gramm.
Die Schüttmasse muß im Bereich von 0,400 bis 0,500 g je Milliliter liegen.

Mischwatte

Mischung aus gereinigter Baumwolle und Zellwolle.
Gehalt der bei 105 °C getrockneten Substanz an Baumwolle 40,0 bis 60,0%.

Beschreibung

Weiße oder gelbliche, glänzende, glatte, bis etwa 4 cm lange Fasern und weiße, bis etwa 3 cm lange Samenhaare.
Geruch nicht wahrnehmbar.

Prüflösung I: 15,00 g Mischwatte werden in einem Becherglas mit 150 ml siedendem Wasser versetzt und auf dem Wasserbad 15 min erhitzt. Die überstehende Flüssigkeit wird durch einen Glasfiltertiegel G 4 filtriert und das Filtrat als Prüflösung I verwendet.

Prüflösung II: 25,0 ml Prüflösung I werden mit 10 Tropfen konzentrierter Salpetersäure versetzt und 2mal mit je 20,0 ml Äther ausgeschüttelt. Die wäßrige Lösung wird filtriert und das Filtrat als Prüflösung II verwendet.

Identitätsprüfung

[*a*] Mischwatte zeigt im mikroskopischen Bild einzellige, bandartig flache, häufig um ihre Achse gedrehte, bis 40 µm breite Fasern (Baumwolle) und gleichmäßige Fasern mit parallel zu den Rändern verlaufenden Linien (Zellwolle).
Nach dem Betupfen mit Chlorzinkjod-RL zeigt Mischwatte im mikroskopischen Bild rosaviolette Bestandteile (Baumwolle) und blauviolette Bestandteile (Zellwolle). Die Intensität der blauvioletten Färbung nimmt rasch zu.

Reinheitsprüfung

[*b*] *Ätherlösliche Verunreinigungen:* 10,00 g Mischwatte werden in einem Soxhletapparat mit der Mischung gleicher Volumen Äther und Methylenchlorid 4 h extrahiert. Der Extrakt wird, wie unter „Bestimmung des Verdampfungsrückstandes" (VI, 20.0.) angegeben, behandelt. Es dürfen höchstens 0,30% Rückstand verbleiben.

[*c*] *Alkalisch oder sauer reagierende Verunreinigungen:* 50,0 ml Prüflösung I müssen nach Zusatz von 3 Tropfen Phenolphthalein-I farblos und nach darauffolgendem Zusatz von 0,150 ml 0,1 N Kalilauge rot gefärbt sein.

[*d*] *Kalzium-Ionen* (VI, 10.0.): 2,00 ml Prüflösung II dürfen nach Zusatz von 8,0 ml Wasser bei der „Prüfung auf Kalzium-Ionen" keine stärkere Trübung als die Vergleichsprobe zeigen (höchstens 0,025% $Ca^{2\oplus}$).

[*e*] *Chlorid-Ionen* (VI, 7.0.): 1,00 ml Prüflösung II darf nach Zusatz von 9,0 ml Wasser bei der „Prüfung auf Chlorid-Ionen" keine stärkere Trübung als die Vergleichsprobe zeigen (höchstens 0,01% $Cl^{\ominus}$).

[*f*] *Sulfat-Ionen* (VI, 16.0.): 1,00 ml Prüflösung II darf nach Zusatz von 9,0 ml Wasser bei der „Prüfung auf Sulfat-Ionen" keine stärkere Trübung als die Vergleichsprobe zeigen (höchstens 0,05% $SO_4^{2\ominus}$).

[*g*] *Schönungsmittel:* 2,50 ml Prüflösung I dürfen nach Zusatz von 2,5 ml Wasser nicht stärker gefärbt sein als 5,0 ml Farb-VL Ge 3 (VI, 3.0.).

[*h*] *Fluoreszierende Schönungsmittel:* Mischwatte darf im ultravioletten Licht der Wellenlänge von 366 nm höchstens eine schwach hellblaue oder schwach rötlichblaue, aber keine starke Fluoreszenz zeigen.

[*i*] *Kupferzahl* (XII, 1.0.): Mischwatte wird, wie unter „Bestimmung der Kupferzahl" angegeben, behandelt. Zur Bestimmung werden 70,0 ml Kupfertartrat-RL verwendet. Die Kupferzahl darf höchstens 0,90 und bei sterilisierter Mischwatte höchstens 1,20 betragen.

[*j*] *Glührückstand* (VI, 17.0.): 2,000 g Mischwatte werden, wie unter „Bestimmung des Glührückstandes" angegeben, behandelt. Die Mischwatte darf höchstens 0,30% Rückstand hinterlassen.

[*k*] *Trocknungsverlust* (VI, 19.0.): 1,0000 g Mischwatte wird, wie unter „Bestimmung des Trocknungsverlustes" angegeben, behandelt und bei 105 °C 120 min getrocknet. Die Mischwatte darf höchstens 10,0% Masse verlieren.

Gehaltsbestimmung

[*l*] Aus einem Vlies Mischwatte wird ein nahezu quadratisches Stück von 0,2 bis 0,4 g Masse ausgeschnitten und bei 105 °C 120 min getrocknet. Die getrocknete Mischwatte wird nach dem Erkalten im Exsikkator auf 0,0005 g genau gewogen und in einem Erlenmeyerkolben mit der 40,0 °C warmen Lösung von 20,0 g wasserfreiem Zinkchlorid in 80,0 g Ameisensäure versetzt. Die Mischung wird in dem verschlossenen Gefäß kräftig geschüttelt, anschließend bei 40,0 °C unter wiederholtem Schütteln 150 min stehengelassen und durch einen bei 105 °C bis zur Massekonstanz getrockneten Glasfiltertiegel G 3 filtriert. Der Rückstand wird mit Wasser gewaschen, bis die Waschflüssigkeit blaues Lackmuspapier nicht mehr rot färbt, und bei 105 °C bis zur Massekonstanz getrocknet.

1 g getrockneter Rückstand entspricht 1 g Baumwolle.
Der Beurteilung ist der Mittelwert der Ergebnisse von 3 Bestimmungen zugrunde zu legen.

Wertbestimmung

[*m*] ***Untersinkdauer*** (XII, 2.0.): Mischwatte wird, wie unter „Bestimmung der Untersinkdauer" angegeben, behandelt. Die Untersinkdauer darf höchstens 10 s betragen.

[*n*] ***Wasseraufnahmevermögen*** (XII, 3.0.): Mischwatte wird, wie unter „Bestimmung des Wasseraufnahmevermögens" angegeben, behandelt. 1 g Mischwatte muß mindestens 20,0 g Wasser aufnehmen.

[*o*] ***Wasserhaltevermögen*** (XII, 4.0.): Mischwatte wird, wie unter „Bestimmung des Wasserhaltevermögens" angegeben, behandelt. 1 g Mischwatte muß mindestens 18,0 g Wasser festhalten.

Morphinum hydrochloricum †

Morphinhydrochlorid

Morphini hydrochloridum

4.5-Epoxy-3.6-dihydroxy-17-methylmorphinen-(7)-hydrochlorid

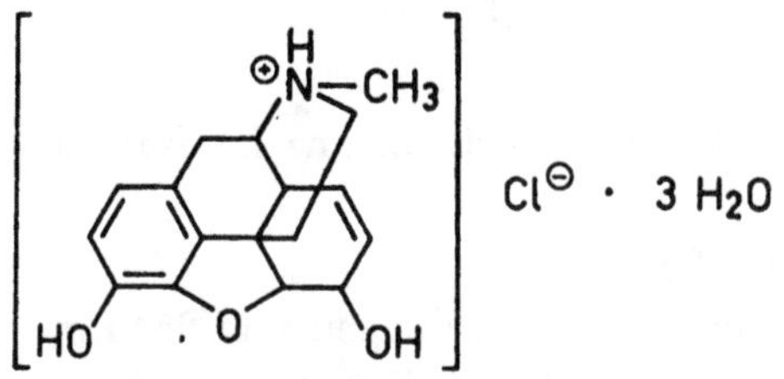

$(C_{17}H_{19}NO_3)HCl \cdot 3\,H_2O$ (375,9)

Gehalt der bei 105 °C getrockneten Substanz 98,0 bis 100,5% wasserfreies Morphinhydrochlorid [$(C_{17}H_{19}NO_3)HCl$ (321,8)].

Beschreibung

Farblose, nadelförmige, glänzende Kristalle bzw. weißes oder nahezu weißes, mikrokristallines Pulver.
Geruch nicht wahrnehmbar.
Geschmack bitter.

Löslichkeit:		
	Wasser	löslich
	Wasser (100 °C)	leicht löslich
	Äthanol	schwer löslich

Prüflösung: 0,5000 g Substanz werden in Wasser zu 25,00 ml gelöst.

Identitätsprüfung

[*a*] *Optische Drehung* (III, 6.0.): $[\alpha]_D^{20} = -112$ bis $-115°$. Zur Bestimmung wird die Prüflösung verwendet. Die Berechnung wird auf die bei 105 °C getrocknete Substanz bezogen.
Die Prüflösung ist für die weiteren Prüfungen aufzubewahren.

[*b*] Die Prüfung wird, wie unter „Dünnschichtchromatografische Prüfung" (III, 12.0.) angegeben, durchgeführt.

Adsorptionsschicht: Kieselgel GF_{254}

Aufzutragende Lösung: 0,050 g Substanz werden in 10,0 ml Methanol gelöst. 10,0 µl der Lösung werden als Startband a aufgetragen.

Aufzutragende Lösung der Testsubstanz: 0,050 g Kodeinphosphat-Vergleichssubstanz werden in 10,0 ml Äthanol (70 Vol.-%) gelöst. 5,0 µl der Lösung werden als Startband b aufgetragen.

Laufmittel: Methylenchlorid—Methanol—6 N Ammoniaklösung (85+15+2)

Laufstrecke: 13 bis 15 cm

Trocknung: Die Dünnschichtplatte wird an der Luft aufbewahrt, bis das Laufmittel verdunstet ist.

Detektion: Reagenz: Kaliumtetrajodowismutat(III)-RL*

Die Dünnschichtplatte wird im ultravioletten Licht der Wellenlängen von 254 nm und 366 nm innerhalb 10 min betrachtet, anschließend mit dem Reagenz besprüht und im Tageslicht betrachtet.

Auswertung: Der R_F-Wert des Testsubstanzfleckes muß im Bereich von 0,55 bis 0,80 liegen.

Das Chromatogramm zeigt über der Startlinie a einen Fleck mit einem R_X-Wert im Bereich von 0,48 bis 0,73.

Beide Flecke zeigen vor dem Besprühen mit dem Reagenz bei der Betrachtung im ultravioletten Licht der Wellenlänge von 254 nm eine blaue und nach dem Besprühen mit dem Reagenz bei der Betrachtung im Tageslicht eine orangerote Färbung.

Das Chromatogramm ist für die Reinheitsprüfung auf „Fremde Alkaloide, II." aufzubewahren.

[c] 3,0 ml Prüflösung geben nach Zusatz von 2,0 ml Wasser, 5 Tropfen 5 N Salpetersäure und 1,0 ml 0,1 N Silbernitratlösung einen weißen Niederschlag.

Reinheitsprüfung

Alle Prüfungen werden, wie unter „Morphini hydrochloridum"/CM-RGW angegeben, durchgeführt.

Gehaltsbestimmung

Die Bestimmung wird, wie unter „Morphini hydrochloridum"/CM-RGW angegeben, durchgeführt.

Aufbewahrung

Vorsichtig!
Vor Licht geschützt.
Höchstens 10 Jahre.

Dosierung

Einzelmaximaldosis:			Tagesmaximaldosis:		
	oral	0,03 g		oral	0,1 g
	im.	0,02 g		im.	0,06 g
	sk.	0,02 g		sk.	0,06 g

Für Säuglinge und Kinder gelten die Angaben der Spalte B (IX, 1.0.).

Mumpsvirus-Testantigen

Allantoisflüssigkeit embryonierter Hühnereier, die mit einem definierten Stamm von Myxovirus parotitidis infiziert, gegen Natriumchlorid-Phosphat-Puffer Nr. 1 und Glyzerol dialysiert und mit Thiomersal und Natriumazid konserviert worden ist.
Die Substanz dient dem serologischen Nachweis von Mumps-Erkrankungen sowohl mit der Komplementbindungsreaktion als auch mit dem Hämagglutinationshemmungstest.
0,20 ml der dem deklarierten Titer für die Komplementbindungsreaktion entsprechenden Verdünnung der Substanz haben die Wirksamkeit von 2 Antigen-Einheiten des Mumpsvirus-Testantigens.
0,25 ml der dem deklarierten Titer für den Hämagglutinationshemmungstest entsprechenden Verdünnung der Substanz haben die Wirksamkeit von 4 hämagglutinierenden Einheiten des Mumpsvirus-Testantigens.
Eine Antigen-Einheit des Mumpsvirus-Testantigens ($A.E._M$) ist in 0,20 ml derjenigen Verdünnung der Substanz enthalten, die mit 0,20 ml der dem deklarierten Titer des Mumpsvirus-Testserums entsprechenden Verdünnung in Gegenwart von verdünntem Meerschweinchenkomplement und hämolytischem System noch keine Hämolyse zeigt.
Eine hämagglutinierende Einheit des Mumpsvirus-Testantigens ($h.\ E._M$) ist in 0,25 ml derjenigen Verdünnung der Substanz enthalten, die in Gegenwart von 0,25 ml Natriumchlorid-Phosphat-Puffer Nr. 1 und 0,50 ml einer Suspension der Deklaration entsprechender Blutkörperchen noch Hämagglutination zeigt.

Beschreibung

Schwach trübe, gelbliche, viskose Flüssigkeit.
Geruch schwach wahrnehmbar.

Identitätsprüfung

[*a*] Die Substanz wird, wie unter „Prüfung von Myxovirus- und Adenovirus-Testantigenen" (XVII, 9.0.), Bestimmung der spezifischen Wirksamkeit, Methode I angegeben, mit Mumpsvirus-, Influenzavirus- und Parainfluenza-1-Sendaivirus-Testserum geprüft.

[*b*] Die Substanz wird, wie unter „Prüfung von Myxovirus- und Adenovirus-Testantigenen" (XVII, 9.0.), Bestimmung der spezifischen Wirksamkeit, Methode II angegeben, mit Mumpsvirus-, Influenzavirus- und Parainfluenza-1-Sendaivirus-Testserum geprüft.

Reinheitsprüfung

[*c*] *Reaktion:* Die Substanz muß einen pH-Wert (III, 7.0.) im Bereich von 6,8 bis 10,0 zeigen.

Wertbestimmung

[*d*] *Bestimmung der Antigen-Einheiten:* Die Substanz wird, wie unter „Prüfung von Myxovirus- und Adenovirus-Testantigenen" (XVII, 9.0.), Wertbestimmung, Methode I angegeben, mit dem Mumpsvirus-Testserum geprüft, mit dem die Substanz bei der Prüfung nach [*a*] spezifisch reagierte.

[*e*] *Bestimmung der hämagglutinierenden Einheiten:* Die Substanz wird, wie unter „Prüfung von Myxovirus- und Adenovirus-Testantigenen" (XVII, 9.0.), Wertbestimmung, Methode II angegeben, geprüft.

Sonstige Prüfungen

[*f*] *Sterilität* (X, 4.0.): Die Substanz muß den unter „Prüfung auf Sterilität" angegebenen Forderungen entsprechen. Zur Prüfung werden die Kulturmedien 1, 2 und 5 (X, 7.0.) verwendet.

Aufbewahrung

Vor Licht geschützt.
Sehr kühl.
Höchstens ein Jahr nach Abschluß der staatlichen Prüfung.

Myrrha

Myrrhe

Gummiharz von Commiphoraarten (Burseraceae).

Beschreibung

Rötlichbraune oder graubräunliche, unregelmäßige oder rundliche Stücke, die außen meist matt und bestäubt und innen meist rötlichbraun, bisweilen weißlich sind. Die Stücke sind bröcklig oder hart. Der meist unregelmäßige Bruch kann feucht glänzend sein.
Die Substanz kann in zerkleinerter Form vorliegen.
Geruch charakteristisch.
Geschmack eigenartig und bitter.

Identitätsprüfung

[*a*] Die Prüfung wird, wie unter „Dünnschichtchromatografische Prüfung" (III, 12.0.) angegeben, durchgeführt.

Adsorptionsschicht: Kieselgel G

Aufzutragende Lösung: 1,00 g gepulverte Substanz von [*b*] wird mit 10,0 ml Chloroform versetzt. Die Mischung wird 60 s geschüttelt und filtriert. 8 bis 10 µl des Filtrates werden als Startfleck a aufgetragen.

Aufzutragende Lösung der Testsubstanz: 0,050 ml Dipenten-Vergleichssubstanz werden in 10,0 ml Chloroform gelöst. 8 bis 10 µl der Lösung werden als Startfleck b aufgetragen.

Laufmittel: Zyklohexan

Detektion: Reagenz: Antimon(III)-chlorid-RL*

Die Dünnschichtplatte wird nach dem Besprühen mit 9 bis 10 ml Reagenz bei 120 °C 10 min erhitzt und nach dem Erkalten im ultravioletten Licht betrachtet.

Auswertung: Der R_F-Wert des rötlichen Testsubstanzfleckes muß im Bereich von 0,45 bis 0,60 liegen.

Das Chromatogramm zeigt über dem Startpunkt a einen hellvioletten oder bläulichen Fleck mit einem R_X-Wert im Bereich von 0,95 bis 1,05. Weitere Flecke sind vorhanden.

Das Chromatogramm ist für die Prüfung nach [*e*] aufzubewahren.

Reinheitsprüfung

[*b*] *Äthanolunlösliche Bestandteile:* 100 g Substanz werden gepulvert.
2,00 g gepulverte Substanz sind für die Prüfungen nach [*a*] und [*f*] aufzubewahren.
3,000 g gepulverte Substanz werden in einer bei 105 °C bis zur Massekonstanz ge-

trockneten Extraktionshülse in einem Soxhletapparat mit einem 100-ml-Extraktionsmittelstück mit 150,0 ml Äthanol (90 Vol.-%) 4 h extrahiert. Der Rückstand wird bei 105 °C bis zur Massekonstanz getrocknet. Die Substanz darf höchstens 66,0% Rückstand hinterlassen.

[*c*] *Unschädliche Beimengungen* (XI, 4.0.): höchstens 2,0%. Zur Prüfung sind 300,0 g Substanz zu verwenden.

[*d*] *Verfärbte Bestandteile* (XI, 4.0.): höchstens 5,0%. Zur Prüfung sind 300,0 g Substanz zu verwenden.

[*e*] *Andere Harze:* Das Chromatogramm von [*a*] darf über dem Startpunkt a oberhalb des genannten Fleckes keinen weiteren Fleck zeigen.

[*f*] *Asche* (XI, 5.0.): 1,000 g gepulverte Substanz von [*b*] wird, wie unter „Bestimmung der Asche" angegeben, behandelt. Die Substanz darf höchstens 10,0% Rückstand hinterlassen.